운동역학 2.0

움직임 과학

정철수 신인식 김용운 서정석 천영진 구도훈
문영진 문제헌 최치선 박재범 양종현 손지훈

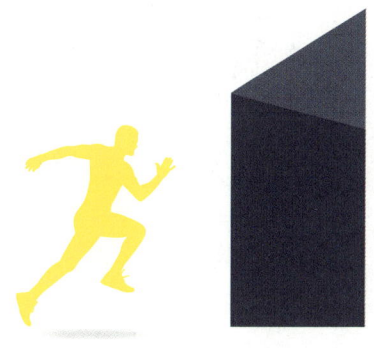

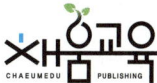

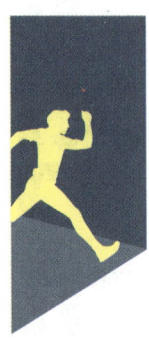

움직임 과학

1판 1쇄 인쇄 2023년 2월 10일
1판 1쇄 발행 2023년 2월 25일

지 은 이 정철수 신인식 문영진 서정석 김용운 천영진
　　　　　 최치선 박재범 손지훈 문제헌 양종현 구도훈
펴 낸 이 배효선
펴 낸 곳 채움교육

주　　소 서울시 마포구 월드컵북로6길 19, 성산빌딩 3F
출판신고 제406-2020-000073호
등록번호 306-96-92361
대표전화 02)2038-2005
이 메 일 chaeumedu2020@naver.com
홈페이지 www.chaeumedu-pub.co.kr

편　　집 양일권, 라상진, 윤완섭, 신관식
디 자 인 이영은
일러스트 이세호
사　　진 www.shutterstock.com
제　　작 예인미술

ISBN | 979-11-973283-4-3
값 | 30,000원

• 파본은 교환해 드립니다.
• 이 책의 무단 복제는 법으로 금지되어 있습니다.

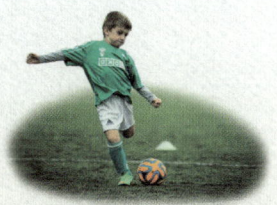

Physical activity can get you going
when you are immobilized.
Get action in your life,
and don't just talk about it.
Get into the arena.

대학에서 우리나라 체육 교육의
발전을 위해서 애쓰고 계시는 교수님들께

이 책 <움직임 과학(저자: 정철수 외)>을 드립니다!

체육, 건강, 스포츠 전문 출판사

FOREWORD

인체의 움직임과 운동역학을
좀 더 쉽게 이해하는 데
초점을 두었습니다.

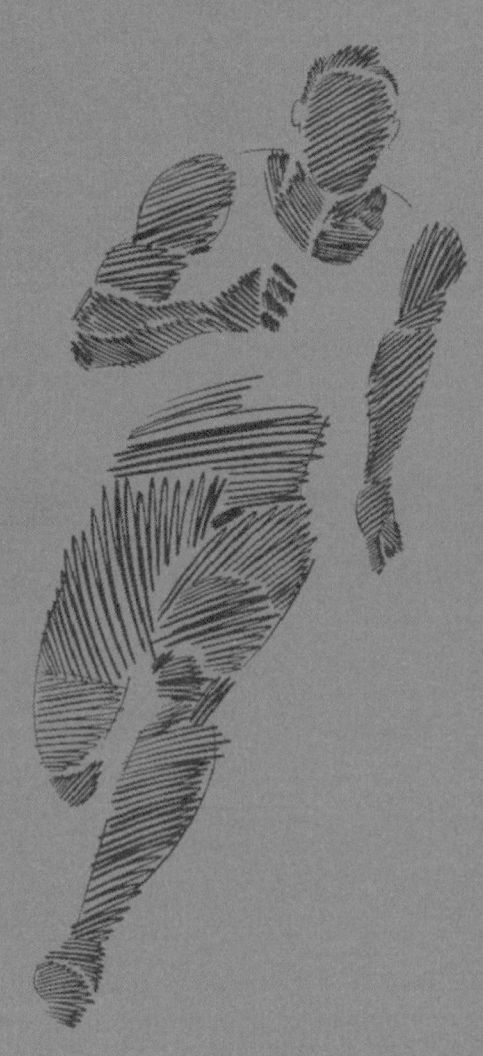

> 대학 강단에서 삼십여 년 운동역학을 가르치면서 인체 움직임과 운동을 배우고 수행하는 데 꼭 필요한 학문을 가르친다는 즐거움과 함께 학생들이 운동역학을 어려워한다는 아쉬움이 많았습니다. '어떻게 하면 학생들이 쉽게 이해하고 적용할 수 있을까?'하고 고심하며 복잡한 수식의 계산보다는 움직임의 역학적 원리를 논리적으로 이해하고 적용하는 것에 주안점을 두고 학생들을 지도하였습니다.
>
> 2005년 서울대학교 동료 신인식 교수님과 함께 그동안의 강의를 바탕으로 역학적 이론을 좀 더 자세히 담은 『운동역학총론』을 집필하였으나 결과적으로 대학원 석사 수준의 다소 어려운 책이 되었습니다. 이런 아쉬움에 학부생이나 선수, 지도자들이 좀 더 쉽게 운동역학을 이해할 수 있는 책을 출간해야겠다고 생각하였으나 바쁘다는 핑계로 내내 미루다 퇴임하게 되었습니다. 그 후로도 마음만 앞섰지 감히 엄두를 못 내다가 채움교육 대표님의 권유로 집필을 시작해 이제 결실을 맺게 되었습니다.
>
> 이 책은 보다 많은 이들이 인체 움직임과 운동역학을 좀 더 쉽게 이해하는 데 초점을 두었습니다. 물리학적 원리를 바탕으로 인체 움직임을 탐구하는 운동역학에서 정량적 분석과 이해는 중요한 부분입니다. 하지만 운동역학 전공자의 연구 수행에 필요한 수준의 정량적 접근은 자칫 비전공자들이 운동역학을 이해하는 데 걸림돌이 될 수 있습니다. 이에 이 책에서는 학부 수준을 넘는 역학적 수식과 계산은 최소화하고, 인체 움직임의 역학적 원리를 논리적으로 이해하고 실제 상황에 적용할 수 있는 정성적 접근에 주안점을 두었습니다.
>
> 이 책은 움직임 역학의 개론, 움직임 역학에 필요한 해부기능학, 역학적 이론과 원리, 그리고 운동기술의 역학적 이해와 적용 실례 등을 중심으로 구성하였습니다. 현재 일선에서 운동역학을 지도하고 있는 여러 제자 교수님들이 집필에 참여해 대학 학부의 실제 강의 내용을 폭넓게 담았습니다. 특히 스포츠지도사, 중등교사 임용시험 등을 준비하는 데도 부족함이 없도록 하였습니다.
>
> 아무쪼록 이 책이 후학들이 인체 움직임과 운동역학을 이해하는 데 도움이 되기를 바랍니다. 끝으로 바쁘신데도 불구하고 집필에 최선을 다해 주신 신인식 교수님을 비롯한 여러 교수님들께 진심으로 감사드리며, 이 책의 출간에 큰 힘이 되어 주신 채움교육 대표님과 실장님 그리고 직원분들에게 고마움을 전합니다.

대표저자 정철수

FOREWORD 4

SECTION 1. 움직임 역학의 개요
chapter 01 움직임 역학(운동역학)의 의미 10
chapter 02 움직임 역학의 필요성 14
chapter 03 움직임 역학의 목적과 내용 18
chapter 04 움직임 역학의 분석 방법 20

SECTION 2. 움직임 과학의 기초
chapter 01 인체의 기본자세, 방향 용어 30
chapter 02 운동면과 운동축, 관절 운동 32
chapter 03 운동의 종류 39

SECTION 3. 근골격계의 역학적 이해
chapter 01 골격계의 구조와 역학적 특성 56
chapter 02 근육계의 구조와 역학적 특성 67
chapter 03 신경계에 의한 단일 근육의 활성 81

SECTION 4. 근골격계의 역학적 특성
chapter 01 인체의 기계작용(지레 시스템) 104
chapter 02 무게중심의 이해 110
chapter 03 안정성과 운동성 116

SECTION 5. 선운동의 운동학적 이해
chapter 01 인체 운동 분석의 체계적 접근 128
chapter 02 운동의 형태 132
chapter 03 운동학적 용어의 이해 137
chapter 04 투사체 운동 143

SECTION 6. 각운동의 운동학적 이해
chapter 01 각도의 단위와 방향 162
chapter 02 각운동을 표현하는 물리량 164
chapter 03 등속 원운동 170
chapter 04 인체 분절의 각속도 산출 173
chapter 05 축변환 행렬 및 오일러 각도 175
chapter 06 선운동과 각운동과의 관계 182

SECTION 7 선운동의 운동역학적 이해
chapter 01 힘이란?   192
chapter 02 인체 운동에 미치는 힘   197
chapter 03 뉴턴의 운동법칙   207
chapter 04 운동량과 충격량   211

SECTION 8 각운동의 운동역학적 이해
chapter 01 토크(회전력, 힘의 모멘트)   232
chapter 02 관성모멘트(회전관성)   242
chapter 03 뉴턴의 각운동 법칙   249
chapter 04 각운동량과 각충격량   253
chapter 05 원운동과 구심력   263

SECTION 9 일과 에너지
chapter 01 역학적 일   278
chapter 02 역학적 일의 크기   281
chapter 03 '양의 일'과 '음의 일'   286
chapter 04 일의 능률   288
chapter 05 역학적 에너지   291
chapter 06 역학적 에너지 전환과 보존   297

SECTION 10 유체 속 운동의 이해
chapter 01 부력   310
chapter 02 항력   318
chapter 03 양력   326

SECTION 11 기본 움직임의 역학적 이해
chapter 01 팔   340
chapter 02 발   353

SECTION 12 스포츠 경기기술의 역학적 이해
chapter 01 육상   378
chapter 02 체조   382
chapter 03 축구   387
chapter 04 야구   391
chapter 05 배구   396
chapter 06 역도   400
chapter 07 스키, 스키점프   402

용어 풀이   417

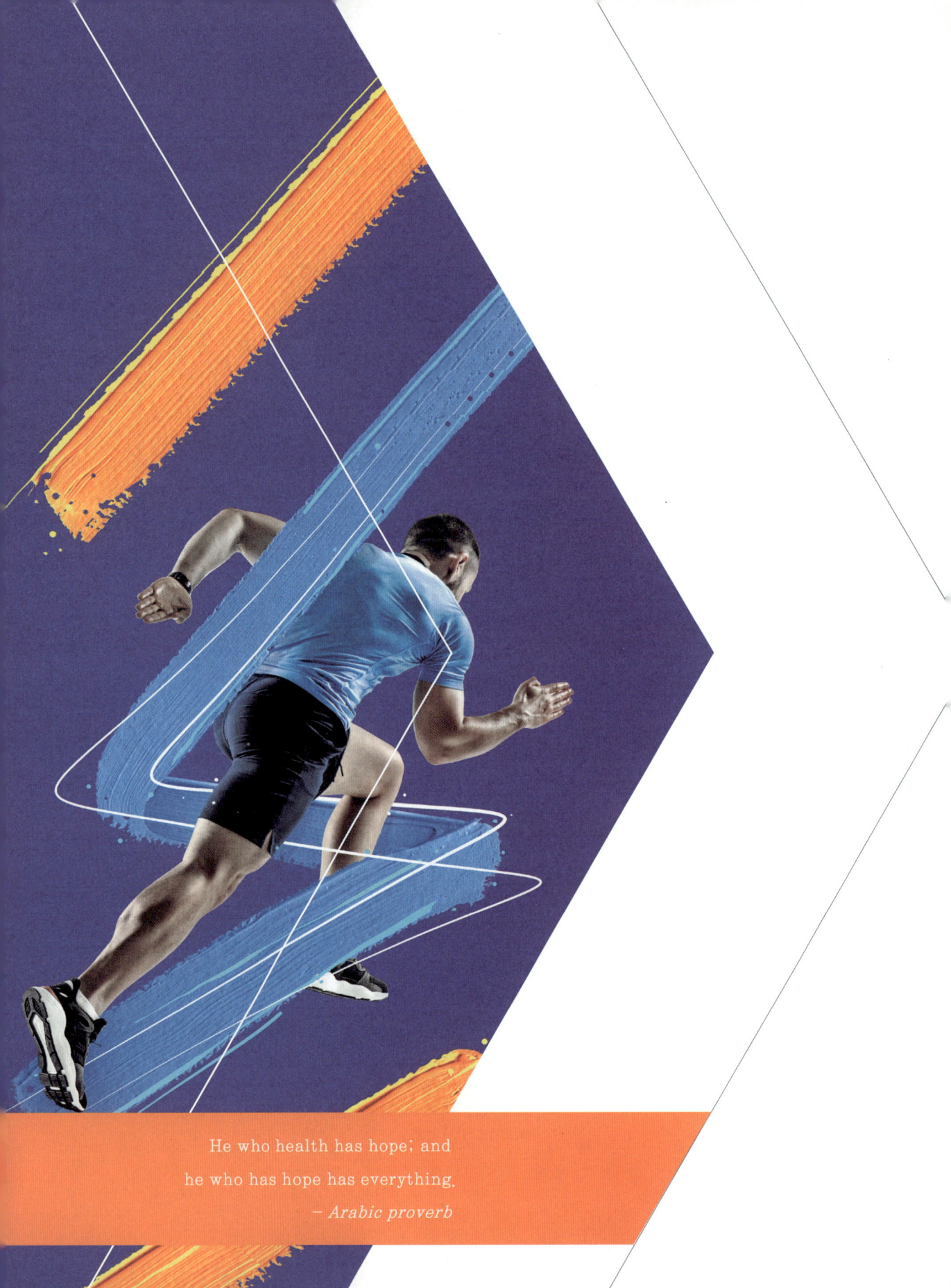

He who health has hope; and he who has hope has everything.
— *Arabic proverb*

Section 1

움직임 역학의 개요

chapter 01	움직임 역학/운동역학의 의미
chapter 02	움직임 역학의 필요성
chapter 03	움직임 역학의 목적과 내용
chapter 04	움직임 역학의 분석 방법

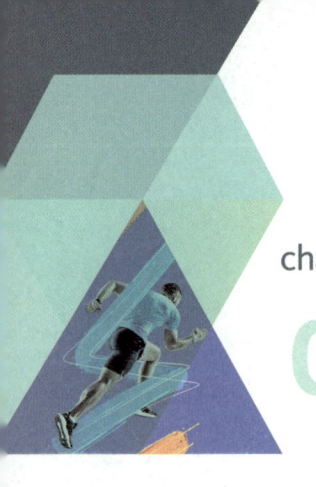

chapter 01 움직임 역학(운동역학)의 의미

움직임 역학은 일상생활이나 스포츠 현장에서 나타나는 인체의 움직임을 관찰하고 분석하여 다양한 역학적 변인을 이해하고 그 움직임의 원리를 규명하는 것이라 할 수 있다. 운동역학(sports biomechanics)에 비해 인체의 모든 움직임을 다루는 공통점은 있으나 역학적 변인들의 산술적 계산 보다는 그 의미와 역할에 주안점을 둔 분야이다.

걷기 동작의 예를 들어 움직임 역학과 운동 역학의 차이를 비교해 보자.

걷기 동작의 모형을 설정하고 자유물체도를 그려 인체의 움직임에 영향을 미치는 모든 힘을 그린다. 그러면 중력, 지면반력, 공기저항이 외력으로 작용됨을 알 수 있다.

> **용어 풀이**
> **자유물체도** - 인체 움직임에 영향을 주는 모든 힘을 도해로 표시한 것이다. 예를 들어 외력, 지면반력, 중력, 유체에 의한 힘 등이 있다.

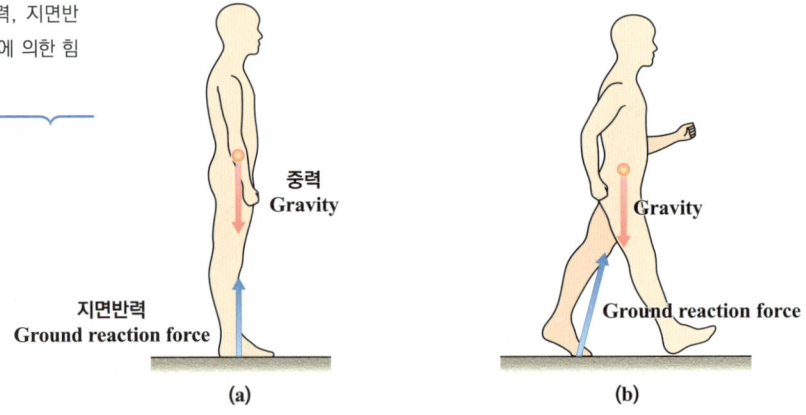

〈그림 1-1〉 걷기 동작

움직임 역학에서는 이러한 힘이 어떻게 생성되어 작용하는지 분석한다. 중력은 지면으로 수직하 방향으로, 공기저항은 미미하므로 무시하고, 지면반력은 발로 지면을 미는 힘의 반작용으로 방향은 정반대이고 같은 크기의 힘이 작용됨을 알 수 있다. 따라서 걷기를 가능케 하는 힘은 지면반력이고, 이 힘은 발로 미는 힘에 의한 것이다. 또한 이 힘의 조절에 따라 걷기 속도가 달라진다.

운동역학에서는 영상분석을 통해 걷기의 변위, 속도, 가속도를 산출하여 걷기 동작의 움직임을 자세히 설명하고 중력, 지면반력을 산출하여 움직임의 원인을 규명한다.

이와같이 운동역학은 움직임의 변위, 속도, 가속도 등의 물리량을 정량적으로 분석하여 움직임을 자세히 설명하고, 힘 등의 변인을 산출하여 원인 규명을 하는 데 비해, 움직임 역학은 움직임을 관찰하고 그 움직임을 대략적으로 설명하고 원인을 규명하는 것이다. 따라서 움직임 역학은 운동역학의 기초적인 학문이라 할 수 있겠다.

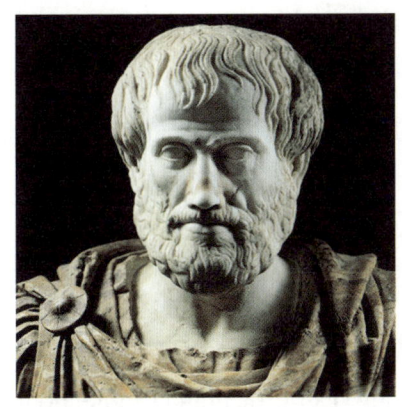

〈그림 1-2〉 운동역학의 아버지, 아리스토텔레스

운동역학은 과거 kinesiology라는 학문에서 발전되었다. kinesiology는 kinesis라는 '운동' 또는 '움직임'이라는 뜻을 가지고 있는 단어와 -ology의 '학문'이라는 접미사를 합쳐 만든 용어로서, 현재는 '운동역학'보다는 해부학과 기능학을 합친 '해부기능학' 또는 '인체기능학'이라고 번역되어 있다. 현재 미국에서는 'Anatomical Kinesiology'이라는 학부 과목이 있다. 이러한 인체기능학은 인체의 골격구조를 이해하고 근육의 수축과 이완이 어떤 움직임을 만들어내는지를 설명하는 데에 초점을 두고 있다. 예를 들면, 어깨관절은 구상관절(ball & socket joint)로 굴곡(flexion)과 신전(extension), 내전(adduction)과 외전(abduction), 내측회전(internal rotation)과 외측회전(external rotation) 등 많은 움직임이 가능한 관절인데 반해, 무릎관절은 경첩관절(hinge joint)로 굴곡과 신전만이 가능한 관절이다. 단적으로 인체기능학에서는 주로 이러한 내용들을 다루고 있는 것이다.

과거 70년대까지는 인체기능학이라는 용어를 주로 사용해 왔는데, 그 이유는 당시까지의 연구 내용이 인체의 움직임을 정량화시켜서 양적으로 설명하지 못하고 근육의 움직임에 따른 인체의 움직임을 설명하는 데에 국한되어 있었기 때문이다. 그런데 70년대에 들어서면서 컴퓨터가 출현하고 인체를 기계화한 모형으로 가정하고 그 모형의 움직임을 서술하는 역학적인 물리량이 산출 가능하게 되면서 kinesiology는 생체역학(biomechanics) 또는 운동역학(sports biomechanics)이라는 개념으로 변화하기 시작하였다. Biomechanics는 '살아있다'는 의미의 접두사인 bio-와 '역학이나 공학'을 뜻하는 mechanics의 합성어이다. 70년대 중반부터 사용하기 시작한 biomechanics라는 학문적 내용은 생물체의 움직임을 역학적인 개념으로, 즉 양적인 계산이 가능한 역학적인 물리량으로 설명하는 것이다. 즉, 보다 쉽고 빠르게 우리가 원하는 역학적인 물리량의 산출이 컴퓨터의 도움으로 가능하게 된 것이다. kinesiology란 용어는 원래 의미 그대로인 '인체기능학'에서 발전되어 더 광의의 의미인 '운동과학'이라는 의미로 널리 사용되고 있다.

한편, 체육(physical education)은 60, 70년대 까지는 교육의 일부분이었지만, 그 후 스포츠과학(sports science)이 급속도로 발전하면서 더 이상 교육영역에 국한하지 않고 인체의 움직임을 과학적으로 연구하는 학문으로 발전하게 되었다. 그 결과 체육은 스포츠과학, 인간운동과학(human exercise science) 등으로 학문적 명칭이 변하게 된 것이다. 미국에서는 이미 오래 전에 Dept. of physical education이라는 명칭이 Dept. of kinesiology, Dept. of human movement science 혹은 Dept. of human exercise science 등과 같이 바뀌었다.

따라서 체육은 스포츠과학의 한 응용영역일 뿐이지, 더 이상 학문의 영역 전체를 대변하지는 않는다는 것과 kinesiology가 운동과학을 대변하는 의미로도 쓰이고 있다는 것을 알아두어야 한다.

운동역학(sports biomechanics)이란 스포츠 현장에서 나타나는 인체운동을 관찰하고 그 움직임을 설명할 뿐만 아니라 그 원인을 규명하는 학문이다. 스포츠 상황에서 운동역학을 어떻게 적용하는지 농구의 점프슛 동작으로 설명해 보자. 우선 어느 정도 높이만큼 점프를 하였고, 이때 도약속도는 얼마이며, 공을 놓는 릴리즈 시점(release time)은 도약높이의 어느 위치에서 이루어 졌는지 등 운동의 외형적 결과를 기술할 수 있다. 또한 이러한 동작이 이루어지기까지 지면으로부터 얼마만큼의 충격량을 얻어야 하며, 어떤 근육이 어떻게 작용하였는지를 분석하는 연구가 이루어 질 수 있다. 또한 이 연구를 통해 가장 이상적인 동작수행을 위한 모형을 만들 수 있다.

용어 풀이

충격량(impulse) - 주어진 시간 동한 작용된 힘의 총량을 말한다. 그 크기는 힘의 크기와 시간에 비례하며 운동량 변화의 원인이다.

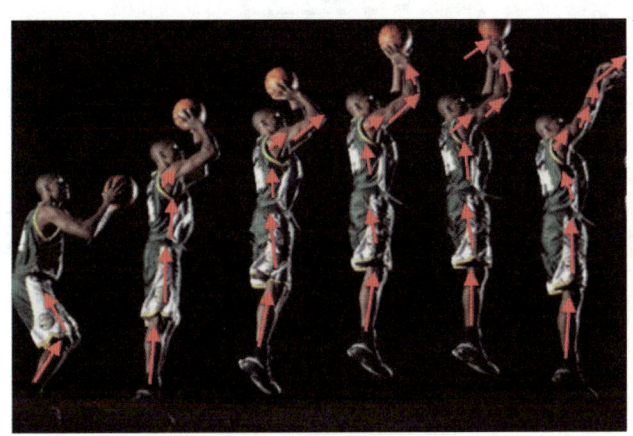

〈그림 1-3〉 농구 점프 슛의 연속 동작

운동역학(sports biomechanics)은 연구하는 대상의 움직임 상태에 따라 정역학(statics)과 동역학(dynamics)으로 나눌 수 있다. 정역학은 연구대상이 정적인 상태, 즉 연구 체계가 받는 모든 외력의 합이 '0'이고 움직임이 없는 상태일 때를 연구하는 학문이다. 이에 반해 동역학은 물체가 움직이고 있는 상태일 때를 연구하는 학문이다. 인체의 균형(balance) 모형을 살펴보면, 무게중심에서 수직하방으로 중력이 작용하고 지면으로부터 수직상방으로 반작용력이 작용된다. 이때 이들이 동일 수직선상에 있어야만 힘의 합이 '0'이 되어 중심을 잡고 균형을 유지하면서 서 있을 수 있다. 만약 이 힘들이 서로 어긋난다면 균형이 깨지게 된다. 전자의 경우를 정역학이라고 하고, 후자의 경우를 동역학이라고 할 수 있다.

한편, 연구하는 내용상으로 분류한다면 운동학(kinemetics)과 운동역학(kinetics)으로 분류할 수 있다. 운동학은 스포츠 현장에서 나타나는 인체운동을 관찰하고 그 움직임을 변위, 속도, 가속도 등을 이용하여 설명하는 것인 반면에, 운동역학은 다양한 힘 등과 같이 그 움직임의 원인을 규명하는 것이라 할 수 있다.

chapter 02 움직임 역학의 필요성

스포츠 영역에서 활동하는 체육학도, 운동선수, 교사, 경기지도자 등 많은 체육인들이 운동역학(sport biomechanics)을 대략 운동기술을 분석하는 학문으로 이해하고 있지만, 세부적인 학문 내용은 잘 모르거나 대단히 어려운 분야라고 인식하고 있다.

운동을 실제 하거나 실기를 지도하는 경우 인체 움직임의 원리를 모른다면 지도의 효율성이나 학습의 효과를 크게 기대할 수 없을 것이다. 왜냐하면 어떠한 동작을 가르칠 때 그 동작을 어떻게 해야 하는지, 왜 그렇게 해야 하는지에 대한 원리를 이론적으로 설명할 수 있어야만 학습의 효과가 높아질 것이기 때문이다.

예를 들면 높이뛰기는 도움닫기에서 얻은 운동에너지를 발구름을 통하여 이륙 후의 위치에너지로 가능한 한 많이 변환시키는 운동이라고 할 수 있다. 높이뛰기

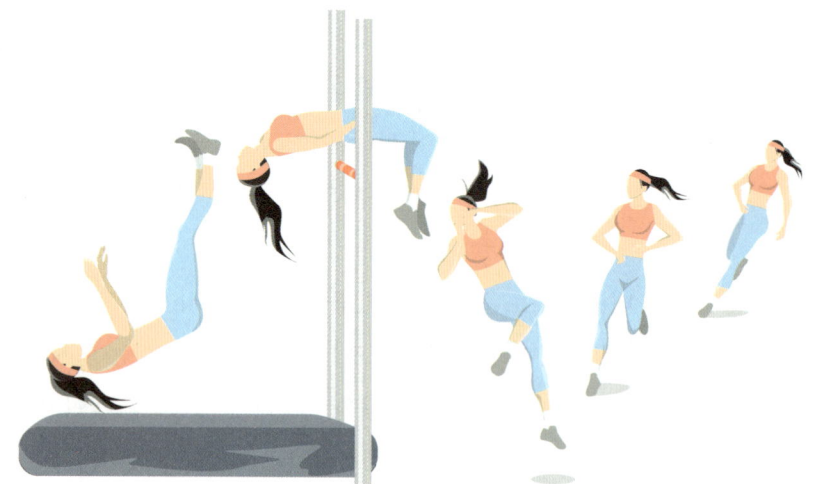

〈그림 1-4〉 높이뛰기의 연속 동작

의 기술을 분석하면 시차적으로 도움닫기(run-up), 도약(take off), 바넘기(bar clearance), 착지(landing)의 네 단계로 구분할 수 있고, 그 중 도약과 바넘기를 통해 〈그림 1-5〉와 같이 질량 중심의 높이와 기록높이가 결정된다.

이지높이는 이지자세와 관련되고, 체공높이는 체공 중 포물선 운동을 이루므로 투사체 운동에서와 같이 이지 시의 요인들에 의해서 좌우되고, 기록높이는 바 위에서의 몸의 동작과 관계가 깊다. 따라서 높이뛰기의 기록 향상을 위해서는 도움닫기의 속도, 도약 시 발구름 기술, 최고점에서의 몸의 자세 등이 중요한 요인임을 알 수 있다.

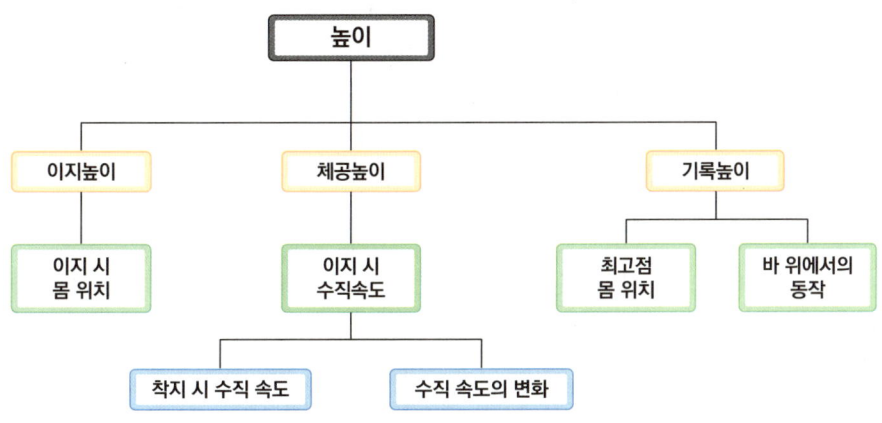

〈그림 1-5〉 높이뛰기의 역학적 모형(Hay, 1993)

또 다른 예를 들면, 처음으로 수영을 배우는 학생들이 "인체는 어떻게 물에 뜨나요?"라고 질문을 한다면 여러분은 이런 질문에 대한 대답으로 "우리는 인체 내에 허파라는 공기 주머니가 있기 때문에 뜰 수가 있다"라고 답해야 한다.

그렇다면 수중활동에서 허파는 어떤 역할을 하는가? 인체의 근육, 뼈 등 일반 조직은 비중이 물의 비중인 1보다 조금 크다. 따라서 허파는 숨을 들이마셔서 공기를 허파에 많이 내포시켜 인체의 비중을 물보다 작게 만들 수 있는 역할을 하는데, 공기를 많이 들이마시면 비중이 물보다 작아 뜨게 되고 많이 내뱉으면 비중이 물보다 커져 가라앉게 된다. 즉, 인체의 비중이 물보다 크면 가라앉고 작으면 뜬다는 원리를 가르치는 것이다.

용어 풀이

비중 - 어떤 물체의 무게와 이것과 같은 부피의 섭씨 4℃ 물의 무게와의 비율로서 나타낸 것이다. 따라서 물보다 무거우면 1보다 크고, 작으면 1보다 작고, 같으면 1이 된다.

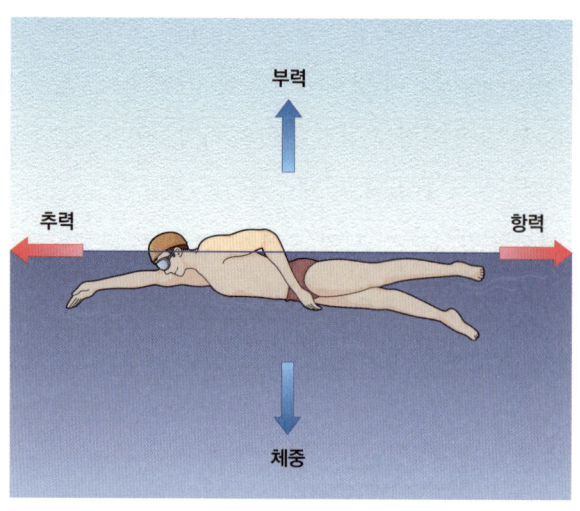

〈그림 1-6〉 수영 역학 원리

또 지방이 많은 비만인의 경우 근육질인 사람보다 물에 잘 뜨는 원리도 지방의 비중이 물보다 작기 때문에 가능한 것이다. 인체가 물에 뜨는 과학적 원리를 이해하고 수영의 기초인 뜨기 동작을 실행한다면 보다 쉽게 이 동작을 습득할 수 있을 것이다. 즉 숨을 깊게 들이쉬면 뜨고 내뱉으면 가라앉는다는 원리를 이해할 때 스스로 호흡조절을 해서 '새우등 뜨기'와 '가라앉기' 동작을 쉽게 습득할 수 있을 것이다. 만약 인체가 물에 뜨는 원리를 설명하지 않고 "숨 들이마셔라 숨 내뱉어라"라고만 반복한다면 효과적인 학습을 기대할 수 없을 것이다. 적절한 과학적 이론을 바탕으로 한 설명이 없다면 호흡이 신체 비중의 변화에 미치는 영향을 알 수 없기 때문에 호흡과 수영 동작을 유기적으로 조화시키지 못하게 된다.

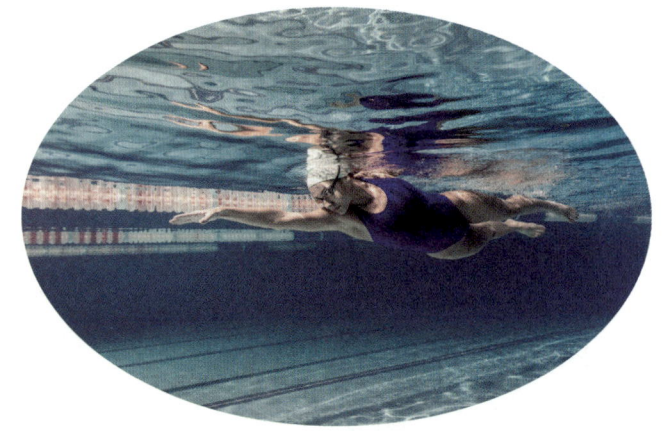

이와같이 모든 운동동작의 습득에서 움직임의 과학적 원리를 설명하지 않고 맹목적인 반복 훈련만으로는 효과적인 학습을 기대하기 어려울 것이다.

〈실험〉 숨을 크게 들이마시고, 머리를 물 속에 넣어 뜬 후, 천천히 숨을 내뱉어 보자.

〈현상〉 처음에는 수면 바로 아래에 떠 있다가, 나중에는 완전히 가라앉는다.

〈원리〉

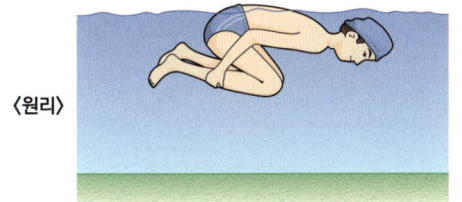
처음에는 폐 속에 들어있는 공기가
비중을 1보다 작게 하여 몸을 뜨게 한다.

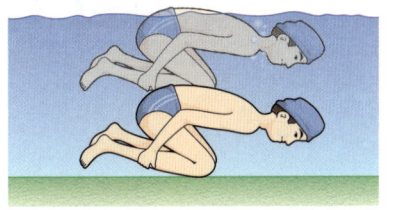
숨을 내쉬면 근육과 뼈의 무게로 인해
비중이 1보다 크게 되어 서서히 가라앉는다.

〈그림 1-7〉 새우등 뜨기에서 뜨기와 가라앉기

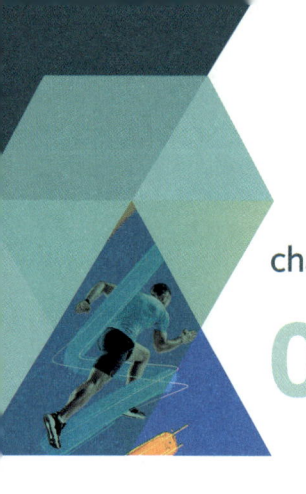

chapter

03 움직임 역학의 목적과 내용

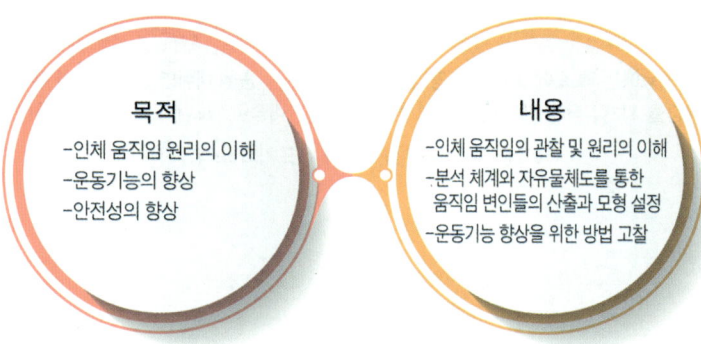

움직임 역학 연구의 주된 목적 중 하나는 인체 움직임 원리의 이해이다. 일상에서 흔히 나타나는 인체의 움직임이 어떻게 해서 가능한가. 사람이 걷거나 뛰는 동작이 이루어지는 원리는 무엇인가? 어떻게 하면 보다 빠르게 공을 던질 수 있는가? 어떻게 하면 공을 강하게 때려서 더 멀리 날려 보낼 수 있는가? 어떻게 하면 보다 빠르게 달리고 높이 뛰어오를 수 있을까?

움직임 역학은 이러한 의문에서 출발하여 운동의 움직임을 관찰하고 이해하여, 동작의 원리를 규명하고 최고의 수행을 위한 역학적 해답을 제시한다. 간단한 예로 달리기 동작에서 고려해야할 사항을 들어보자. 먼저 달리는 사람의 분석 체계를 한정하고, 자유물체도를 그린다.

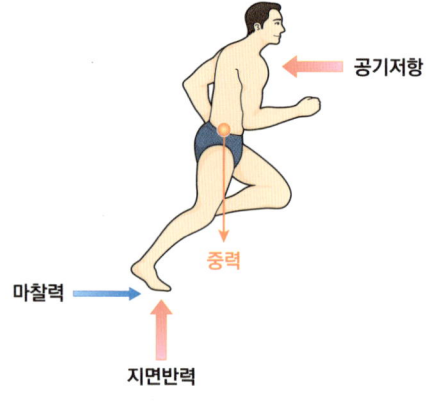

〈그림 1-8〉 달리기 선수의 자유 물체도

인체에 적용되는 모든 힘 즉 중력, 지면반력, 공기저항을 그린다. 여기서 달리기 동작에 방해되는 힘은 공기저항이고, 도움이 되는 힘은 지면반력임을 쉽게 알 있다. 따라서 달리기를 보다 빠르게 하려면 공기저항을 줄이고 지면반력을 크게 해야 한다. 지면반력은 인체가 발로 지면을 미는 힘의 반작용력이므로 이 힘을 짧은 시간에 강하여 함으로써 보다 빠르게 달릴 수 있다.

또 다른 움직임 역학의 목적은 운동수행 중 안전성을 확보하여 상해를 예방하는 것이다. 인체 움직임을 분석하면 일반적으로 근육 상해의 원인을 알 수 있기 때문에 안전성을 높이는 데 이바지할 수 있다. 근육은 구심성 수축을 할 때에 다치는 경우는 극히 드물고, 부상의 대부분은 관절의 과신전(hyper-extension)에 의해 발생한다. 즉, 관절이 신전될 때 외부의 물리적인 힘에 의해서 강제적으로 근육이 이완될 때 부상을 입게 되는 것이다.

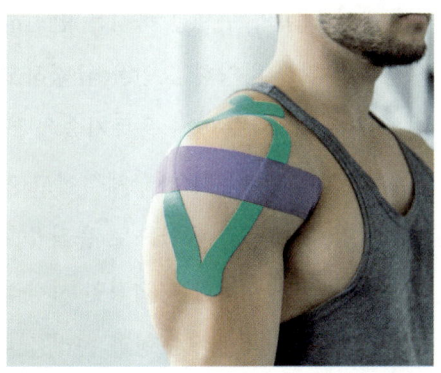

〈그림 1-9〉 배구선수 어깨관절의 앞쪽 테이핑 사진

용어 풀이

과신전 - 관절이 외력이나 관성에 의해 가동범위보다 더 크게 신전되는 것이며, 부상의 원인이 된다.

보통 배구에서 스파이크를 할 때 부상을 많이 입게 되는데, 포워드 스윙(forward swing)의 초기 시점에 어깨는 앞으로 돌아가고 팔은 관성에 의해 뒤로 움직임이 계속 유지됨에 따라 과신전이 발생하게 되고 이로 인해 어깨의 앞쪽 근육을 다치는 경우가 많이 발생하게 된다. 따라서 배구 스파이크를 하기 전에 어깨 근육을 충분히 풀어주고, 또 부상 경험이 있거나 혹은 근육이 약한 경우에는 테이핑이나 보호대 착용도 부상방지를 위한 좋은 방법이 된다.

야구 투수들은 주로 팔꿈치 관절 부상을 많이 입게 되는데, 이 부상은 공을 빠른 속도로 투구한 후 손과 전완의 속도를 줄이지 못해 팔꿈치의 외측 인대에 과신전이 일어나 부상을 입게 되는 경우이다. 그러나 투구 후 전완을 내전시켜 안으로 감아주면, 팔꿈치 관절의 과신전을 막아주게 되어 부상을 방지하는 데 도움이 된다. 이와같이 동작의 원리를 정확히 분석하고 이해하게 되면 상해의 원인을 규명할 수 있으며 이를 통해 동작의 안전성을 높일 수 있다.

chapter

04 움직임 역학의 분석 방법

움직임 역학의 주요한 목적은 안전하고, 효율적으로 또는 효과적으로 운동을 수행하기 위한 다양한 요인을 규명하고 운동수행에 피드백을 제공하는 것으로, 이를 위해 인체운동이나 운동기술을 분석하게 된다. 흔히 인체운동에 대한 분석은 첨단장비를 사용하여 구체적이고 계량화된 운동정보를 추출하는 것으로 생각하지만, 간단하게 육안으로 동작을 관찰하고 주관적으로 평가하는 것으로부터 이루어진다. 이렇게 직접적인 시각적 관찰을 통해 운동수행에 대한 유용한 정보를 추출하고 체계적 모형과 논리를 바탕으로 운동의 원리를 이해하는 과정을 움직임 역학이라 할 수 있다. 구체적으로 운동수행의 향상을 목적으로 적절한 피드백을 제공하기 위해 인체운동의 질적 측면을 체계적으로 관찰하고 직관적으로 판단하고 평가하는 일련의 과정이다.

일선 현장에서 교사나 지도자는 선수의 운동수행에 대하여 '훌륭하다, 빠르다, 자세가 높다' 등의 즉각적인 평가나 진단을 하는데 이것이 움직임 역학의 초보적 단계라 할 수 있다. 하지만 선수나 학생에게 실제적인 피드백을 제공하기 위해서는 보다 체계적인 분석과정이 필요하다. 즉 수행 결과에 대한 평가는 물론 수행력을 결정짓는 하부 요인들을 구체화하고 이를 세부적으로 분석한 후 운동모형을 설정하고 수행력 향상에 미치는 요인들을 파악하여 빠른 피드백을 선별적이고 구체적으로 제시하는 일련의 과정이 필요하다.

움직임 역학에서는 복잡한 계측과정을 통한 운동에 대한 수치적 정보의 추출, 즉 현장에서의 즉각적인 운동정보의 제공이 어려운 정량화를 배제해 분석의 결과를 즉각적으로 활용할 수 있다는 측면에서 큰 장점이 있다. 하지만 정량화의 배제는 주관적 판단이 개입됨을 의미하는 것으로 분석자의 관점, 지식, 경험 등에 의해 분석의 결과가 달라질 수 있으며, 자칫 잘못된 피드백을 선수에게 제공하는 오류를 범할 수도 있다. 또한 분석자와 선수 사이의 주관적 판단 기준의 차이로 인해 원활한 소통이 이루어지지 않을 수도 있다. 결국 움직임 역학에서는 분석자가 동작을 정확히 관찰하고 분석할 수 있는 능력이 무엇보다 중요하며, 일정 부분 객관성을 확보할 수 있는 정확한 운동모형의 설정과 운동수행에 미치는 결정적인 세부 요인들을 산출하는 능력이 강구되어야 한다.

이러한 움직임 역학의 한계를 극복하기 위한 대안으로 비디오와 같은 영상 장비의 사용을 들 수 있다. 영상 장비의 사용은 동작을 녹화한 후 반복적으로 혹은 느린 속도로 수행동작을 관찰하는 과정에서 분석자와 선수가 보다 객관적으로 동작을 분석하고, 효과적으로 정보를 공유할 수 있다는 장점이 있다. 특히 매우 빠르고 복잡한 형태로 이루어지는 동작의 경우 육안을 통한 시각적인 관찰만으로는 정확히 분석하는 것이 매우 어렵다. 영상 장비의 사용은 동작의 순간성을 극복하고 보다 쉽게 동작을 분석할 수 있는 수단이 된다. 최근 기술의 발전으로 인해 현장에서 손쉽게 사용할 수 있는 여러 가지 영상 장비와 분석용 소프트웨어가 개발되어 이를 통한 분석이 확산되고 있는 추세이다.

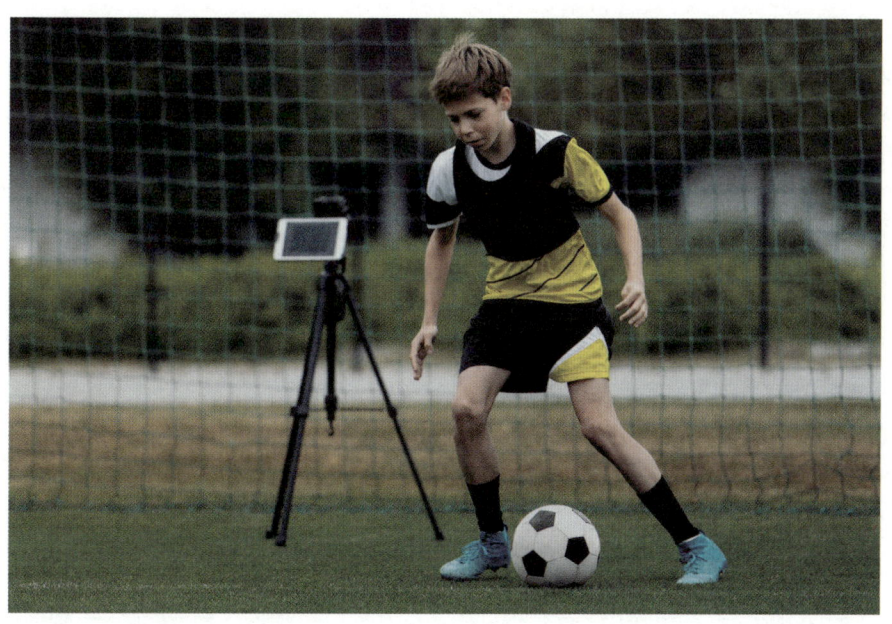

Work Sheet　SECTION 1. 움직임 역학의 개요

 움직임 역학과
운동

1. 제자리높이뛰기를 분석해 더 높이 뛸 수 있는 방안을 연구해 보자.

(가) 자유물체도

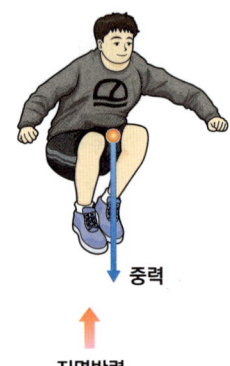

제자리높이뛰기의 자유물체도

(나) 지면반력이 높이뛰기를 가능하게 함을 알 수 있다.

(다) 지면반력을 더 크게 하면 더 높이 뛸 수 있다. 이를 위해 양팔을 힘차게 흔들어 올리고 동시에 허리, 골반, 무릎, 발목의 반동을 이용하면 지면반력을 더 크게 해 더 높이 뛸 수 있다.

(라) 팔을 흔들어 올리면 어깨에서 팔에 상방향 힘이 작용되고 반작용으로 팔이 몸통에 하방향 힘이 작용되고, 허리, 골반, 무릎, 발목에서도 같은 원리로 하방향 힘이 작용되어 지면반력을 더 크게 할 수 있다. 따라서 팔 흔들어 올리기, 허리, 골반, 무릎, 발목 반동을 동시에 일으켜 이들 힘이 한순간에 합쳐져 지면에 강하게 작용되어야 한다.

(마) 지면에 작용되는 힘을 강하게 하려면 이들 움직임을 크고 빠르게 하기 위해 이 동작에 관련된 근육을 강화시킬 필요가 있다. 특히 무릎 신전을 일으키는 대퇴사두근의 근력 향상이 필요하다. 계단뛰기, 무릎 굽혀펴기(스쿼트) 등이 대퇴사두근 향상에 좋은 운동이다.

참고문헌

Hay, J. G. (1993) The biomechanics of sports techniques, 4th edition, Prentice Hall, Englewood Cliffs, NJ.

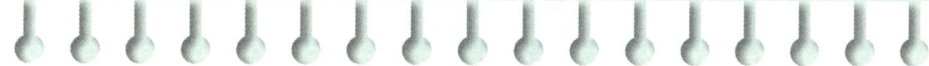
2. 100 m 달리기 동작을 분석하고 기록 향상을 할 수 있는 방안을 연구해 보자.

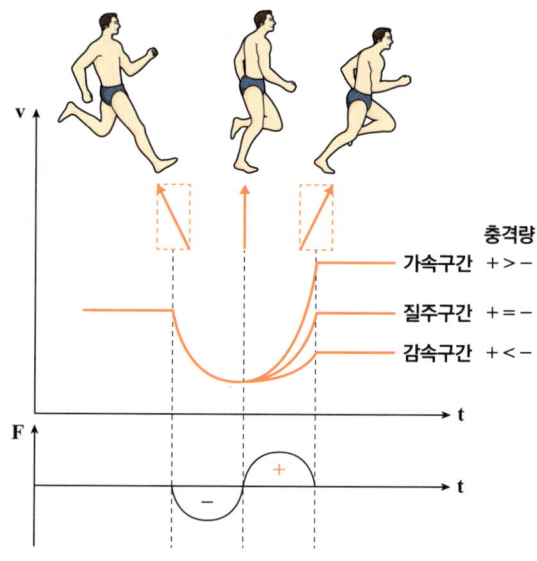

100 m 달리기 지지기간 동안 속도와 지면반력

(가) 100 m는 구간을 나누어 보면 지지구간과 체공구간으로 나눌 수 있다.
(나) 체공구간에서의 자유물체도는 중력과 공기저항이다. 공기저항을 무시하면 수평 속도는 일정하다.
(다) 지지기간에서의 자유물체도는 중력, 공기저항, 지면반력이다. 지지기간에서의 수평속도는 지면반력에 좌우된다. 지지기간에서의 전반부는 지면반력의 수평요인은 저항력으로 작용되고 후반부는 추진력으로 작용된다. 100 m 달리기의 초반부는 가속구간이고, 중반부는 속도가 일정한 질주구간이고, 종반부는 감속구간 임을 관찰할 수 있다.
(라) 기록향상을 위해서는 가속구간과 감속구간을 짧게 하는 것이 중요하다. 가속구간의 단축은 스타트 기술을 향상해야 하고, 감속구간의 단축은 지구력과 연관되어 근지구력과 심폐지구력의 향상이 중요하며, 공기저항을 적게 하기 위한 자세도 중요하다.
(마) 지지구간을 분석하면 가속구간에서는 저항충격량이 추진충격량보다 작고, 질주구간은 두 충격량이 동일하고, 감속구간에서는 저항충격량이 추진충격량 보다 크다. 저항충격량을 적게 하기 위해서는 착지기술과 질주자세가 중요하고, 추진충격량의 향상을 위해서는 지면을 미는 기술과 근력의 향상이 필요하다.

SECTION 1 요점 정리

(1) 움직임 역학
일상생활이나 스포츠 현장에서 나타나는 인체의 움직임을 관찰하고 분석하여 다양한 역학적 변인들을 이해하고 그 움직임의 원리를 규명하는 것이다.

(2) 움직임 역학과 운동역학의 차이점
움직임 역학은 일상생활이나 스포츠 현장에서 나타나는 인체의 움직임을 관찰하고 분석하여 다양한 역학적 변인을 이해하고 그 움직임의 원리를 규명하는 것이라 할 수 있다. 운동역학(sports biomechanics)에 비해 인체의 모든 움직임을 다루는 공통점은 있으나, 변위, 속도, 가속도, 힘, 운동량 등 역학적 변인들의 산술적 계산 보다는 그 의미와 역할에 주안점을 둔 분야이다.

(3) 움직임 역학의 분석 과정
  (가) 움직임의 관찰
  (나) 분석체계와 자유물체도의 설정
  (다) 역학적 변인들과 모형 설정
  (라) 움직임의 원리 이해 및 원인 규명
  (마) 운동기능 향상을 위한 방법 고찰

(4) 움직임의 역학적 분석 체계(mechanical system)
분석하고자 하는 물체의 대상과 분석 체계를 연구의 목적이나 방법에 따라 한정한 것이다. 예를 들어 역도선수를 분석하고자 할 때 연구자는 선수만을 분석체계에 한정할 것인지 아니면 바벨까지 분석체계에 포함시킬 것인지를 결정해야 한다. 전자의 경우, 바벨과 선수의 손 사이에 작용하는 힘은 외력으로 분류되고 후자에서는 내력으로 분류된다.

(5) 자유물체도(free body diagram)
인체 움직임에 영향을 주는 모든 힘을 도해로 표시한 것이다. 예를 들어 외력, 지면반력, 중력, 유체에 의한 힘 등이 있다.

SECTION 01 연습문제 review exercises

1. 운동 역학의 아버지라 불리는 사람은?
   - (가) 아리스토텔레스
   - (나) 보웬
   - (다) 그라쏘우
   - (라) 멕켄지

2. 움직임 역학의 목적이 아닌 것은?
   - (가) 인체움직임 원리의 이해
   - (나) 운동기능의 향상
   - (다) 움직임의 욕구 향상
   - (라) 안전성의 향상

3. 자유물체도에 포함되지 않는 힘은?
   - (가) 외력
   - (나) 내력
   - (다) 유체에 의한 힘
   - (라) 중력

4. 움직임 역학의 분석 과정이 아닌 것은?
   - (가) 움직임의 기록
   - (나) 분석 체계와 자유물체도의 설정
   - (다) 역학적 변인들의 산출과 모형 설정
   - (라) 움직임의 원리를 이해와 원인 규명

5. 높이뛰기의 기록에 영향을 주는 요인이 아닌 것은?
   - (가) 이지 시 신체 중심의 수직 높이
   - (나) 이지 시 수직속도
   - (다) 이지 시 수평속도
   - (라) 최고점에서의 신체의 자세

6. kinesiology의 과거에 쓰여지던 의미와 현재 사용 되는 의미는?

7. 높이뛰기의 기록 향상을 결정하는 중요한 세 가지 요인은?

8. 달리기 시 인체가 지면을 미는 힘의 반작용으로 지면이 인체에 작용하는 힘은?

9. 운동 시 근육에 일어날 수 있는 부상은 근육의 과신전에 의해서 발생한다. 이를 방지할 수 있는 방안은?

10. 무릎 관절은 굴곡과 신전 만이 가능한 관절이다. 이를 무슨 관절이라 하는가?

11. 운동역학에서 kinematics와 kinetics에 관해 설명하시오.

12. 움직임 역학에서 인체의 움직임을 분석하는 과정을 서술하시오.

정답 및 해설 answers and explanations

1. (가) 아리스토텔레스
운동역학의 시작은 고대 그리스 시대까지 거슬러 올라가 아리스토텔레스를 운동역학의 아버지라 칭하기도 한다.

2. (다) 움직임의 욕구 향상
움직임 역학 연구의 주된 목적 중 하나는 인체움직임 원리의 이해이다. 일상에서 흔히 나타나는 인체의 움직임이 어떻게 해서 가능한가? 이러한 동작이 이루어지는 원리는 무엇인가? 어떻게 하면 보다 빠르게 달리고 높이 뛰어오를 수 있을까? 움직임 역학은 이러한 의문에서 출발하여 운동의 움직임을 관찰하고 이해하여, 동작의 원리를 규명하고 최고의 수행을 위한 역학적 해답을 제시한다. 또 다른 움직임 역학의 목적은 운동수행 중 안전성을 확보하여 상해를 예방하는 것이다. 인체 움직임을 분석하면 일반적으로 근육상해의 원인을 알 수 있기 때문에 안전성을 높이는 데 이바지할 수 있다.

3. (나) 내력
분석 체계의 움직임에 영향을 주는 모든 힘을 도해로 나타낸 것을 자유물체도라 한다. 예를 들어 외력, 지면반력, 중력, 유체에 의한 힘 등이 있다. 내력은 분석 체계 안에서 분절 간에 주고받는 힘으로 체계의 움직임에는 영향을 주지 않는다.

4. (나) 부력
부력은 유체 속에 잠겨 있는 물체에 유체가 작용하는 힘으로 달리기 동작과는 무관하다.

5. (다) 이지 시 수평속도
이지 시 수평속도는 발구름 단계에서 수직속도로 전환되어 감소되어야 할 요인으로 높이뛰기 기록에는 영향을 주지 않는다.

6. kinesiology는 과거에 인체기능학이라는 의미였으나, 스포츠 과학의 발달로 현재는 운동과학이라는 광의의 의미로 사용된다.

7. 도움닫기 속도, 도약시 발구름 기술, 최고점에서의 몸의 자세
높이뛰기는 도움닫기에서 얻은 운동에너지를 발구름을 통하여 이륙 후의 위치에너지로 가능한 한 많이 변환시키는 운동이라고 할 수 있다. 높이뛰기의 기술을 분석하면 시차적으로 도움닫기(run-up), 도약(take off), 바넘기(bar clearance), 착지(landing)의 네 단계로 구분할 수 있고, 그 중 도약과 바넘기를 통해 질량중심의 높이와 기록높이가 결정된다. 이지높이는 이지자세와 관련되고, 체공높이는 체공 중 포물선 운동을 이루므로 투사체 운동에서와 같이 이지 시의 요인들에 의해서 좌우되고, 기록높이는 바 위에서의 몸의 동작과 관계가 깊다. 따라서 높이뛰기의 기록 향상을 위해서는 도움닫기의 속도, 도약 시 발구름 기술, 최고점에서의 몸의 자세 등이 중요한 요인임을 알 수 있다.

8. 지면반력
달리기 동작에서 인체에 적용되는 힘은 중력, 지면반력, 공기저항. 여기서 달리기 동작에 방해되는 힘은 공기저항이고, 도움이 되는 힘은 지면반력임을 쉽게 알 수 있다. 따라서 달리기를 보다 빠르게 하려면 공기저항을 줄이고 지면반력을 크게 해야 한다. 지면반력은 인체가 발로 지면을 미는 힘의 반작용력이므로 이 힘을 짧은 시간에 강하게 함으로써 보다 빠르게 달릴 수 있다.

9. 충분한 준비운동, 근육의 신전을 억제하는 테이핑, 외력을 극복하는 근력 강화
인체 움직임을 분석하면 일반적으로 근육상해의 원인을 알 수 있기 때문에 안전성을 높이는 데 이바지할 수 있다. 근육은 구심성 수축을 할 때에 다치는 경우는 극히 드물고, 부상의 대부분은 관절의 과신전(hyper-extension)에 의해 발생한다. 즉, 관절이 신전될 때 외부의 물리적인 힘에 의해서 강제적으로 근육이 이완될 때 부상을 입게 되는 것이다. 따라서 충분한 준비운동, 근육의 신전을 억제하는 테이핑, 외력을 극복하는 근력 강화는 부상 방지에 도움이 된다.

10. 경첩 관절(hinge joint)

무릎 관절은 하나의 면에서 굴곡과 신전만이 가능한 경첩 관절이다. 외력에 의해 이 면에서 벗어난 움직임이 발생하면 탈골이라는 부상을 입게 된다.

11. 운동학(kinematics)은 스포츠 현장에서 나타나는 인체운동을 관찰하고 그 움직임을 변위, 속도, 가속도 등을 이용하여 설명하는 것인 반면에, 운동역학(kinetics)은 다양한 힘 등과 같이 그 움직임의 원인을 규명하는 것이라 할 수 있다.

12. 움직임 역학에서 인체의 움직임을 분석하는 과정
 (가) 움직임의 관찰
 (나) 분석 체계와 자유물체도의 설정
 (다) 역학적 변인들과 모형 설정
 (라) 움직임의 원리를 이해와 원인 규명
 (마) 운동기능 향상을 위한 방법 고찰

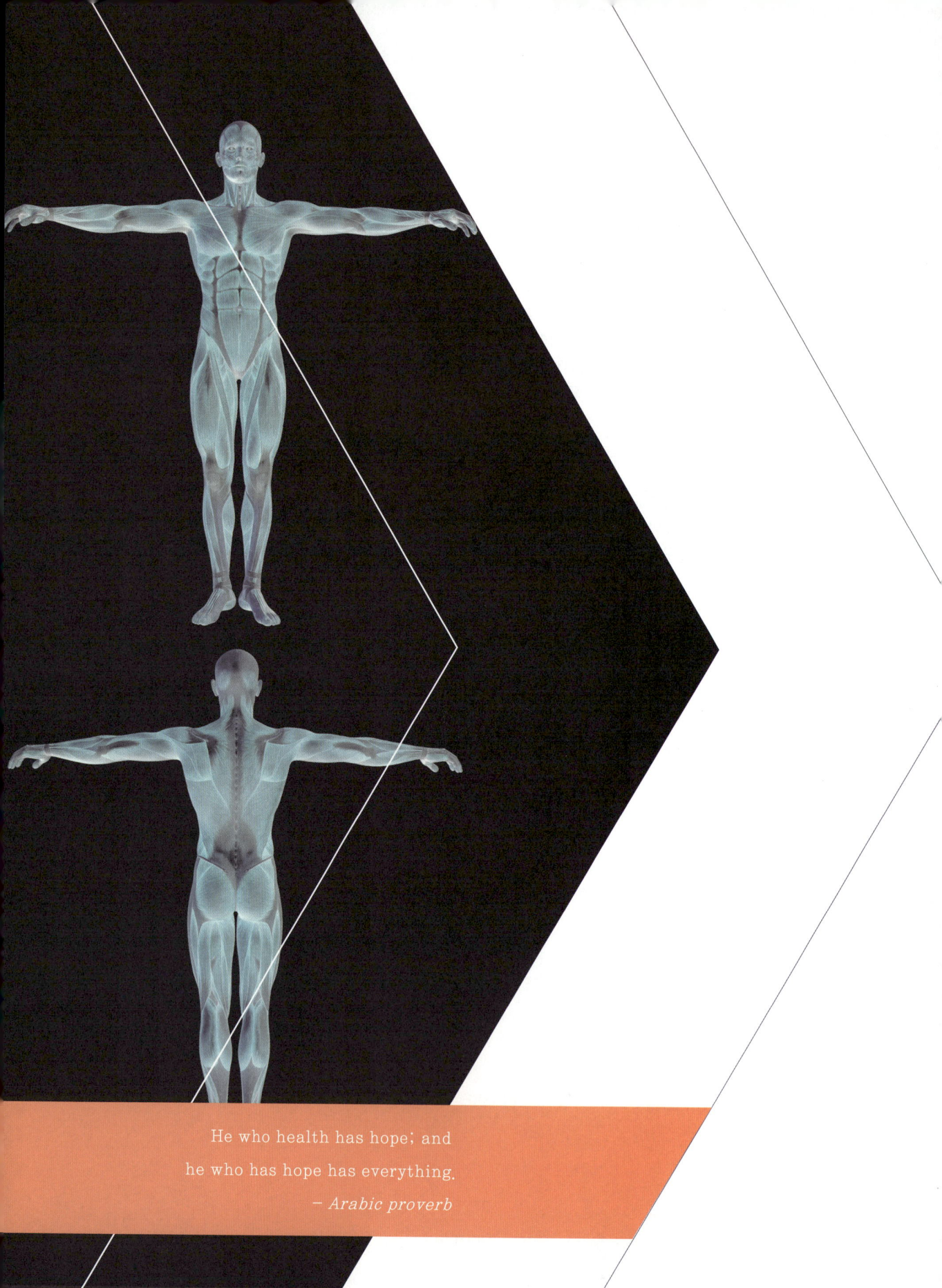

He who health has hope; and he who has hope has everything.
— *Arabic proverb*

Section **2**

움직임 과학의 기초

chapter 01   인체의 기본 자세, 방향 용어
chapter 02   운동면과 운동축, 관절 운동
chapter 03   운동의 종류

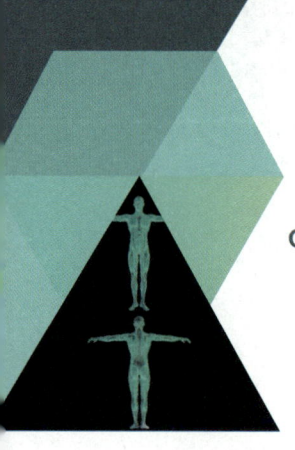

chapter

01 인체의 기본자세, 방향 용어

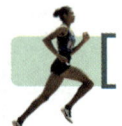 **[1]** 인체의 기본 자세

운동역학에서 인체의 기본 자세는 해부학적 자세(anotomical position)를 의미한다. 해부학적 자세란, 손을 모은 상태로 손바닥을 정면을 바라보게 하고, 발은 어깨넓이로 평행하게 위치하며, 모든 관절을 편 상태로 서 있는 자세이다〈그림 2-1〉. 인체의 자세, 분절의 움직임 등을 설명할 때는 해부학적 자세를 기준으로 설명한다.

> **용어 풀이**
>
> **해부학적 자세** -손을 모은 상태로 손바닥을 정면을 바라보게 하고, 발은 어깨넓이로 평행하게 위치하며, 모든 관절을 편 상태

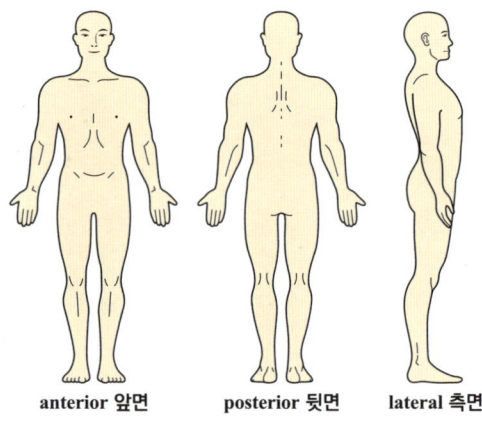

anterior 앞면　**posterior** 뒷면　**lateral** 측면

〈그림 2-1〉 해부학적 자세

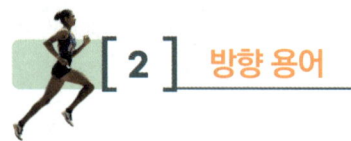 **[2]** 방향 용어

인체의 움직임 혹은 정적인 자세를 설명하기 위해서는 해부학적 자세와 함께

움직임 방향에 대한 용어를 익혀야 한다. 방향 용어는 기본적으로 상대적 의미를 가진다. 예컨대, 분절 위치의 멀고 가까움을 설명하고자 할 때, 팔꿈치가 손목보다 몸에 가깝지만, 손목과 손가락 기준에서는 손목이 몸에 더 가깝다고 정의한다. 인체의 방향에 대한 용어를 사용할 때 그 위치가 상대적임을 인지하고 용어를 익혀보자.

인체 방향 용어

- 앞쪽(anterior) 또는 배쪽(ventral): 신체의 앞 방향
- 뒤쪽(posterior) 또는 등쪽(dorsal): 신체의 뒤쪽 방향
- 위쪽(superior) 또는 머리쪽(cranial): 위쪽
- 아래쪽(inferior) 또는 꼬리쪽(caudal): 아래쪽
- 안쪽(medial): 인체의 중심선을 향하는 방향
- 가쪽(lateral): 인체의 중심선에서 멀어지는 방향
- 몸쪽(proximal) 또는 근위: 인체 분절의 부착 지점이 기점(origin)에 가까운 쪽
- 먼쪽(distal) 또는 원위: 인체 분절의 부착 지점이 기점(origin)에서 먼 쪽
- 얕은(superficial) 또는 표층: 인체의 표면에 상대적으로 가까운 쪽
- 깊은(deep) 또는 심층: 인체의 표면에서 상대적으로 먼 쪽

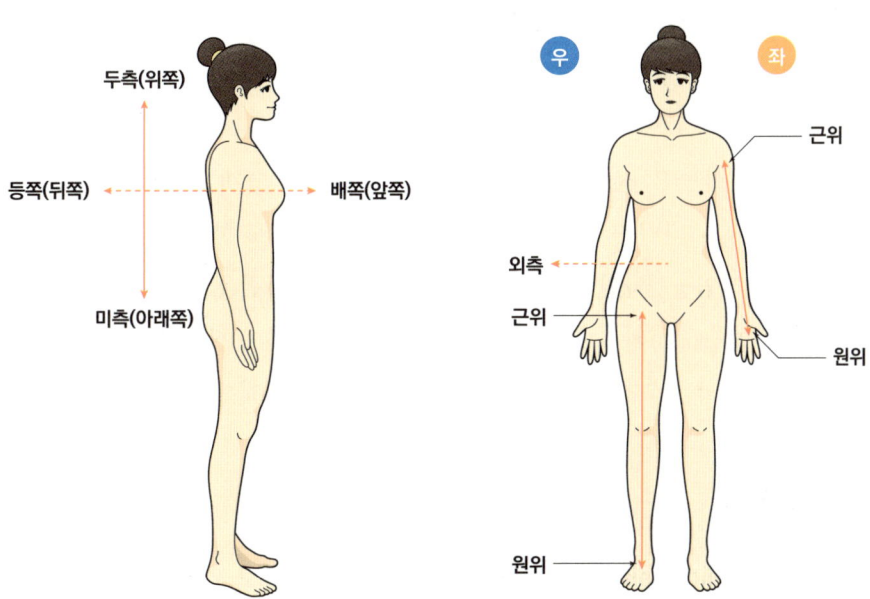

〈그림 2-2〉 인체 방향 용어

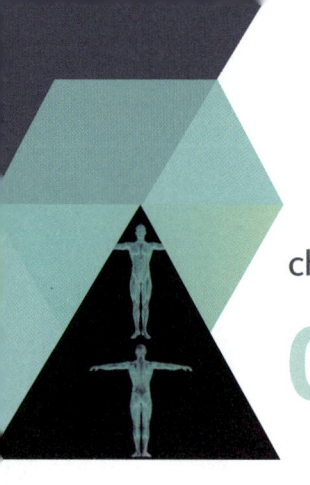

chapter 02 운동면과 운동축, 관절 운동

정적인 인체의 자세는 해부학적 자세와 분절의 위치, 방향과 관련한 용어와 정의를 사용하면 명확히 알 수 있지만, 인간의 동적인 움직임을 표현하기 위해서는 이 외에 운동면과 운동축에 대한 이해가 필요하다.

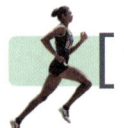 **[1] 운동면과 운동축**

우리는 3차원의 공간에서 살고있다. 3차원의 공간에서 나타나는 움직임은 2차원 평면, 혹은 3차원 공간에서 이루어지는데, 대부분은 3차원 공간, 즉 다중 평면에서 일어난다.

운동역학에서는 3차원에서 나타나는 움직임을 보다 쉽게 해석하기 위해 2차원의 평면에서 나타나는 움직임으로 분리해서 해석하기도 한다. 3차원 공간에서 나타나는 움직임을 2차원적으로 해석하기 위해서는 2차원을 구성하고 표현하는 3개의 운동면(plane)과 3개의 운동축(axis)에 대한 이해가 필요하다.

이번 단원에서는 움직임을 표현하는 다양한 용어에 대해 알아보도록 한다.

1 운동면

(가) **시상면(sagittal plane)**: 신체를 좌우로 나누는 면으로, 정중면 또는 전후면으로 표기한다. 해부학적 자세를 기준으로 앞쪽에서 뒤쪽 방향으로 위치한

세로면이다.

(나) 이마면(frontal plane): 신체를 전후로 나누는 면으로, 전두면 또는 관상면으로 표기한다. 해부학적 자세를 기준으로 바깥쪽과 안쪽 방향으로 위치한 세로면이다.

(다) 횡단면(transverse plane): 신체를 상하로 나누는 면으로, 가로면 혹은 수평면으로 표기한다. 해부학적 자세를 기준으로 앞쪽에서 뒤쪽 방향으로 위치한 가로면이다.

2 운동축

운동역학에서는 인체의 3차원 움직임을 2차원으로 표현할 때 앞서 설명한 세 가지 운동면에서 나타나는 움직임으로 분리해서 표기한다.

인체의 모든 분절은 관절에 연결되어 있다. 따라서 인체의 움직임은 방향으로 표현할 수 있지만, 동시에 관절을 축으로 한 회전 움직임으로 표현할 수 있다. 세 가지 축은 운동축으로도 불리며 각 축의 명칭은 다음과 같다.

세 가지 축

- 전후축(anteroposterior axis): 지면과 수평하고, 인체의 앞쪽과 뒤쪽을 가로지르는 축
- 좌우축(mediallateral axis): 지면과 수평하고, 인체의 양옆을 가로지르는 축
- 수직축(superiorinferior axis): 지면과 수직이고, 위쪽에서 아래쪽을 가로지르는 축

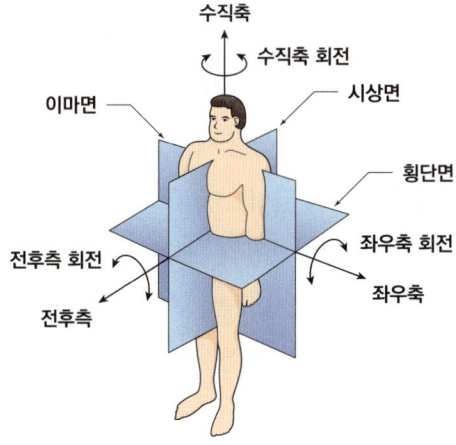

〈그림 2-3〉 운동면과 운동축

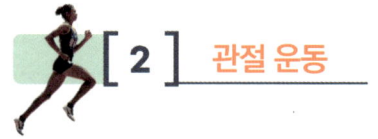

[2] 관절 운동

인체 분절의 움직임은 결국 관절에서 일어나고 있고, 고정된 관절, 즉 관절을 직각으로 가로지르는 축을 중심으로 회전 운동을 한다. 다시 말해서 관절의 운동은 분절의 회전 운동이라고 할 수 있다. 이번에는 관절의 회전 운동을 표현하는 방법에 대해 알아보자.

1 관절 운동의 종류

관절은 두 개 이상의 뼈가 접합된 인체 부위를 의미하는데, 움직임이 발생하는 가동관절과 움직임이 발생하지 않는 부동관절로 나눌 수 있다. 가동관절은 윤활관절로 불리며 팔꿈치, 어깨 등과 같이 움직임이 발생하는 관절을 의미한다. 부동관절은 말 그대로 움직임이 발생하지 않는 2개 이상의 뼈가 연결된 접합부로, 머리뼈를 봉합하는 섬유 관절, 척추 사이의 반관절 등이 부동관절이다.

2 관절 운동 기본적인 움직임

관절은 접합된 뼈의 형태에 따라 각기 다른 움직임이 나타난다. 기본적으로 세 가지 움직임이 나타나는데, 구름(roll), 미끄러짐(slide), 돌림(spin)이다. 이러한 관절의 기본 움직임은 곡면으로 연결된 관절, 즉 오목 관절과 볼록 관절의 연결 부위에서 확인할 수 있다〈그림 2-4〉.

> **용어 풀이**
>
> **구름** - 오목 관절과 볼록 관절 사이에서 볼록 관절이 구르는 움직임
>
> **돌림** - 관절의 회전 동작으로 어깨의 회전 동작이 이에 해당

관절의 구름 동작이 발생할 때는 일반적으로 관절 움직임과 반대의 미끄러짐 운동이 함께 일어난다. 〈그림 2-4〉에서 구름 동작 시 미끄러짐이 함께 일어나야 관절의 원활한 움직임이 나타나는 것을 알 수 있다. 미끄러짐 동작 없이 구름 동작만 과하게 나타나는 현상이 발생한다면, 관절이나 관련 근육의 손상 위험성이 높아진다. 관절의 돌림 동작은 관절의 회전 동작에서 나타나는데, 고관절의 굽힌 동작이나 어깨의 회전 동작에서 관찰된다.

인체의 몇 가지 관절은 기본적인 움직임이 복합적으로 나타난다. 예컨대, 차렷 자세에서 팔을 옆으로 올리는 동작을 하게 되면 어깨 관절에 구름 동작과 미끄럼 동작이 동시에 나타난다.

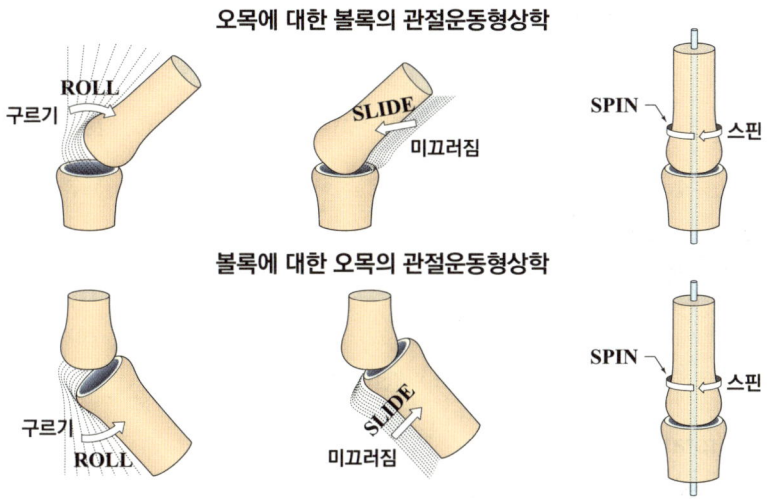

〈그림 2-4〉 관절에서 나타나는 세 가지 기본 움직임

3 관절 운동의 유형

관절의 운동은 가동관절의 움직임을 의미한다. 관절 운동은 분절의 움직임 방향에 따라 표현의 방법이 다르다. 관절의 운동 유형은 다음과 같다.

(가) 굴곡(flexion)과 신전(extension)

굴곡은 굽힘, 신전은 폄이라고도 한다. 인체의 좌우축에 대한 회전 운동이 나타나는 동작이며, 시상면에서 나타나는 분절 움직임이다. 팔꿈치를 굽혔다 펴는 동작, 무릎을 굽혔다 펴는 동작 등이 이에 해당한다.

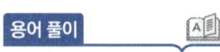

용어 풀이
굴곡 – 굽히는 동작
신전 – 펴는 동작

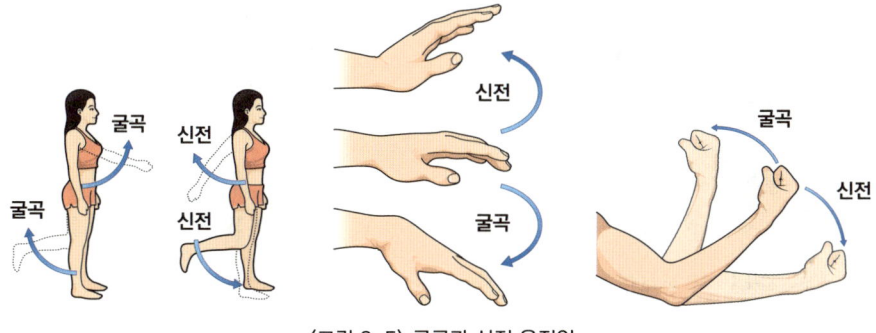

〈그림 2-5〉 굴곡과 신전 움직임

(나) 외전(abduction)과 내전(adduction)

외전은 벌림, 내전은 모음이라고도 한다. 인체 전후축에 대한 분절의 회전 운동이며, 이마면에서 나타나는 분절 움직임이다. 어깨를 올리거나 다리를 옆으로 드는 동작 등이 이에 해당한다.

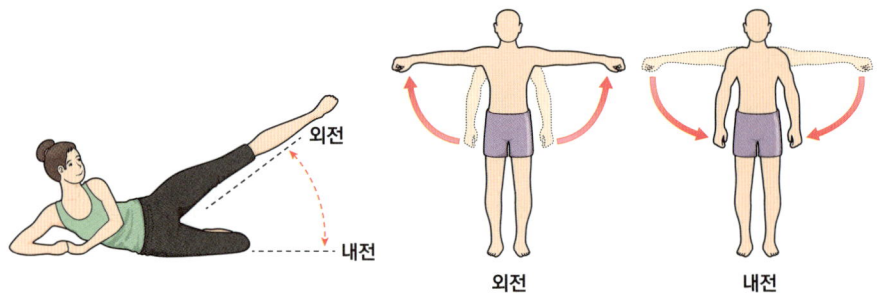

〈그림 2-6〉 내전과 외전 움직임

(다) 회전(rotation)

회전은 수평면에서 나타나는 동작으로, 수직축에 대한 분절의 회전 움직임이다. 목을 좌우로 돌리거나 몸통을 돌리는 동작 등이 이에 해당한다. 다리나 팔과 같이 분절이 존재하는 분절의 회전은 몸 안쪽 방향으로 회전하는 내회전과, 바깥쪽으로 회전하는 외회전으로 구분할 수 있다.

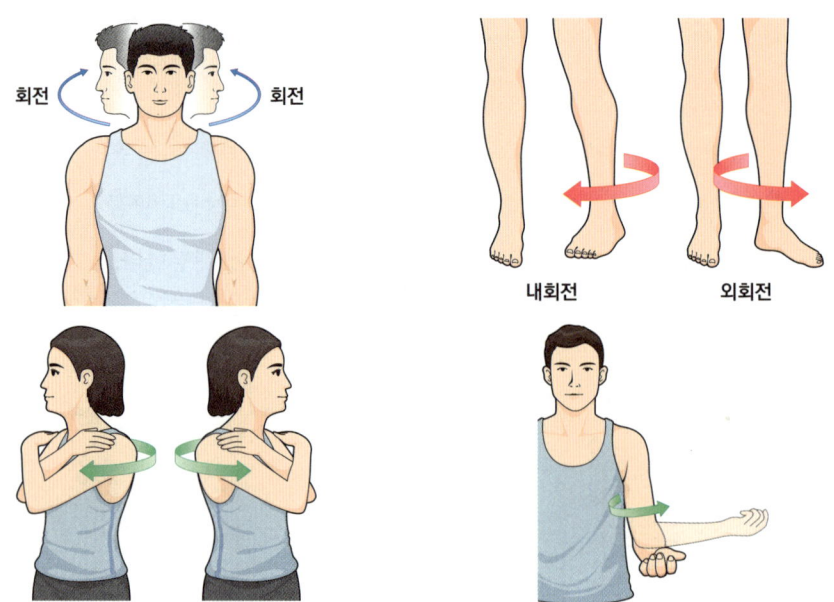

〈그림 2-7〉 회전 움직임

(라) 회내(pronation)와 회외(supination)

회내는 엎침, 회외는 뒤침이라고도 한다. 회전과 동일한 운동면과 운동축에 대한 움직임이지만, 손 회전의 운동을 표현할 때 사용한다. 어깨 관절에서의 회전 동작과는 다른 동작이다. 해부학적 자세에서 노자관절은 고정된 상태로 요골이 척골을 교차하며 손바닥이 회전하는 동작을 내전이라 부르고, 다시 해부학적 자세로 되돌아가는 동작을 외전으로 부른다.

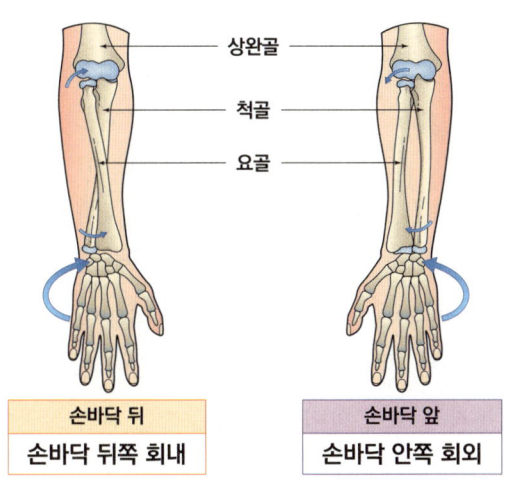

〈그림 2-8〉 회내와 회외 움직임

(마) 외번(eversion)과 내번(inversion)

외번은 가쪽 번짐, 내번은 안쪽 번짐이라고도 한다. 해부학적 자세에서 발바닥이 인체 중심선을 향하는 방향으로 들리게 되는 동작을 내번이라 부르고, 반대되는 동작을 외번이라고 한다.

용어 풀이

외번 – 발바닥이 몸의 바깥쪽으로 향하도록 하는 움직임

내번 – 발바닥이 몸의 중심쪽으로 향하도록 하는 움직임

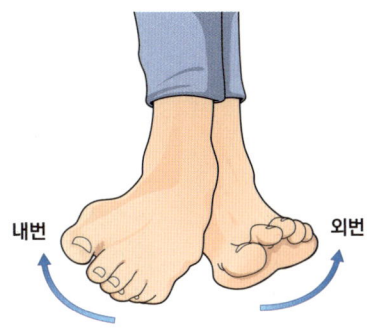

〈그림 2-9〉 외번과 내번 움직임

(바) 상전(elivation)과 하전(depression)

상전은 올림, 하전은 내림이라고도 한다. 어깨를 올리는 동작과 같이 분절이 위쪽 방향으로 향하는 움직임을 상전, 반대로 내려가는 것을 하전이라 한다.

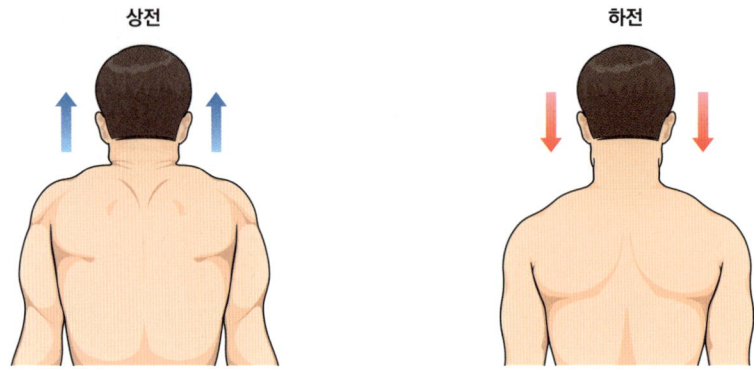

〈그림 2-10〉 상전과 하전 움직임

(사) 배측 굴곡(dorsiflexion)과 저측 굴곡(plantarflexion)

배측 굴곡은 발등 굽힘, 저측 굴곡은 발바닥 굽힘이라고도 한다. 걸을 때 발이 지면을 밀어내는 동작과 같이 발이 펴지는 동작을 저측 굴곡이라 하며, 반대의 동작을 배측 굴곡이라 한다.

발목의 굴곡 동작을 설명할 때는 발이 움직이는 때뿐만 아니라, 바닥에 발이 고정된 상태에서 정강이 분절이 전후로 움직일 때도 이 용어를 사용할 수 있다. 〈그림 2-11〉과 같이 런지 동작을 할 때 발 분절이 바닥에 고정되어서 발의 움직임은 없지만, 정강이 분절이 앞으로 이동하며 발목의 각도가 줄어들었음을 알 수 있다. 이러한 동작 또한 발등과 정강이 분절이 가까워지는 현상이 나타나므로 배측 굴곡의 움직임으로 설명할 수 있다.

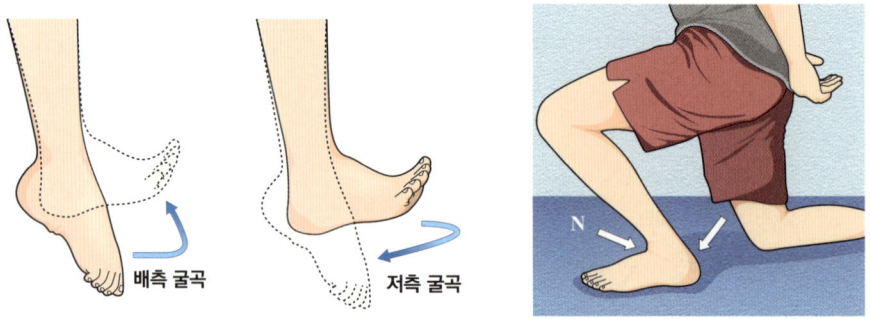

〈그림 2-11〉 발목의 배측 굴곡과 저측 굴곡 움직임

chapter
03 운동의 종류

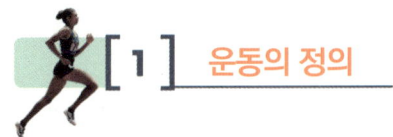

[1] 운동의 정의

　운동이란, 인체를 포함한 물체의 위치나 움직임이 시간에 의해 변하는 것을 의미한다. 모든 물체에 운동이 발생하려면 힘이 작용해야만 하며, 힘이 작용하지 않는 운동은 없다. 운동역학에서는 이러한 운동을 위치의 변화, 속도, 가속도 등의 다양한 물리량을 사용하여 정량화한다.
　운동은 사용하는 물리량에 따라 다양한 방법으로 설명할 수 있다. 이 단원에서는 운동을 선운동, 각운동, 그리고 복합 운동으로 나누어 설명하고자 한다.

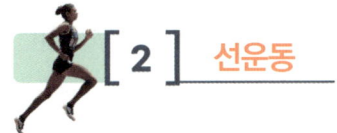

[2] 선운동

　선운동은 인체나 물체의 모든 입자가 동일한 시간에 동일한 방향으로 함께 움직이는 것을 의미하는데, 병진 운동이라고도 한다. 직선으로 움직이는 선운동을 직선 운동이라고 하며, 곡선으로 움직이는 선운동을 곡선 운동이라고 한다. 이 때문에 선운동에서는 물체의 회전이 나타나지 않는다. 물체의 회전 동작이 없다는 것은 물체에 작용한 힘이 물체의 회전축에 정확히 작용하였다는 것을 의미한다〈그림 2-12(a)〉. 만약 물체의 회전축에서 벗어난 힘이 작용하면 물체에 회전 운동이 일어날 것이다〈그림 2-12(b)〉.

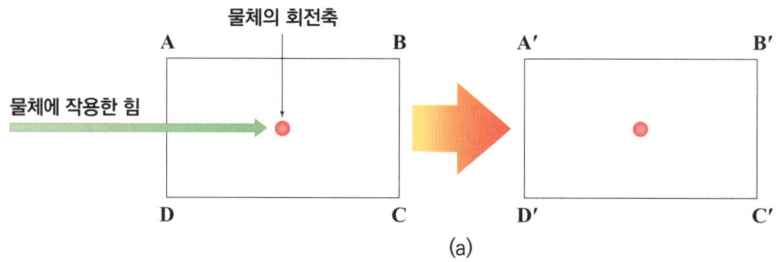

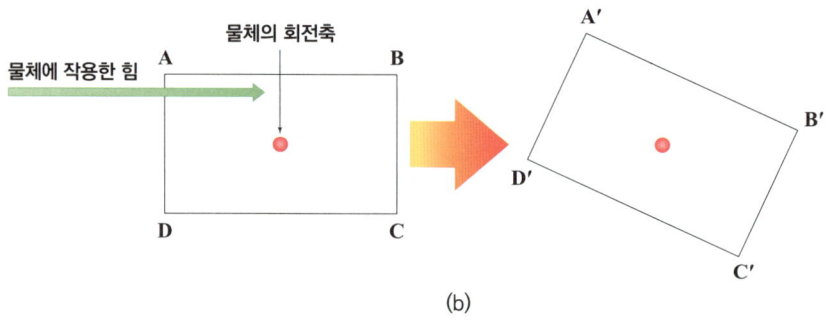

〈그림 2-12〉 물체에 작용하는 힘의 위치와 물체의 움직임

1 직선 운동

인체나 물체가 어떠한 회전 없이 직선의 궤적으로 움직이는 것을 의미한다. 〈그림 2-12(a)〉와 같이 물체에 작용한 힘과 이동의 방향이 일치하는 것을 직선 운동이라고 한다. 물체가 직선으로 움직이는 경우, 자동차가 직진으로 움직이는 경우, 물체가 수직 낙하하는 경우 등이 직선 운동에 해당한다.

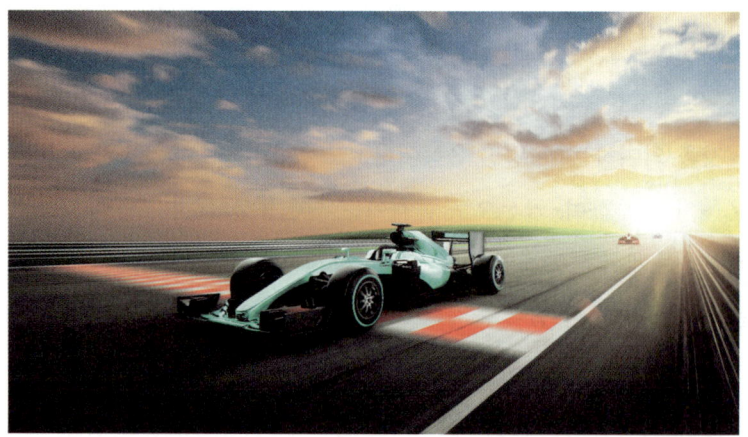

2 곡선 운동

곡선 운동은 물체에 회전 움직임은 발생하지 않으나, 움직이는 궤적이 직선이 아닌 운동을 의미하는데, 포물선 운동이 대표적인 곡선 운동이다. 던진 공의 궤적, 비행기의 곡선 비행 등의 이동 궤적을 살펴보면 직선이 아닌 것을 확인할 수 있다.

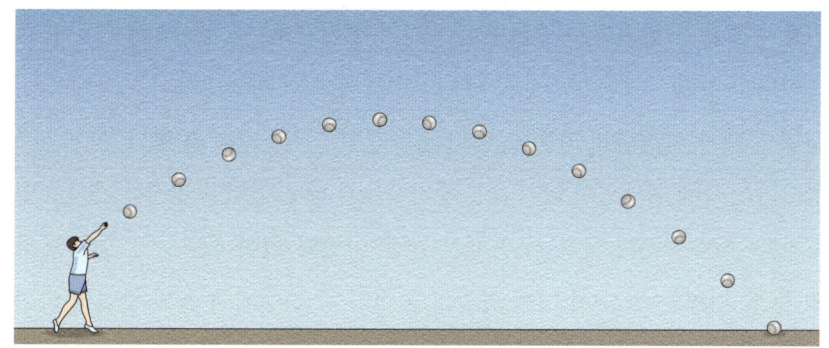

〈그림 2-13〉 포물선 운동

3 선운동을 표현하는 역학량

- 거리(distance): 물체의 운동이 발생했을 때, 물체의 실제 이동 궤적을 따라 이동한 거리
- 변위(displacement): 물체의 운동이 발생했을 때, 물체의 이동 궤적이나 거리와 상관없이 출발 지점과 도착 지점의 최단 거리
- 속력(speed): 단위 시간 동안 물체가 이동한 거리
- 속도(velocity): 단위 시간 동안 물체의 이동 변위
- 가속도(accerlation): 단위 시간 동안 물체의 속도 변화

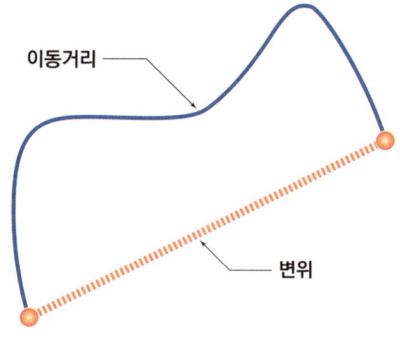

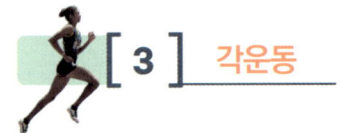
[3] 각운동

1 회전 운동

인체나 물체가 회전축을 중심으로 움직임이 발생하는 것을 회전 운동 혹은 각운동이라고 한다. 〈그림 2-12(b)〉와 같이 물체의 회전축이 아닌 위치에 힘이 작용하면 물체가 회전하게 되는데, 이러한 움직임을 각운동이라 한다. 인체 분절은 관절이라는 축에 연결되어 있기 때문에 각운동과 매우 밀접한 관계를 가지고 있다.

물건을 들어 올리는 동작 시 팔꿈치 관절, 앉았다 일어나는 동작 시 무릎의 움직임, 공을 던지는 동작 시 어깨 관절의 움직임 등 관절과 부착된 분절의 회전 움직임을 각운동이라 할 수 있다.

2 각운동을 표현하는 역학량

- 각거리(angular distance): 물체의 회전 운동이 발생했을 때, 회전축으로부터 물체가 회전한 실제 각도
- 각변위(angular displacement): 물체의 회전 운동이 발생했을 때, 물체의 회전 각도와 상관없이 출발 지점과 도착 지점 사이의 최단 각도
- 각속력(angular speed): 단위 시간 동안 물체가 이동한 각거리
- 각속도(angular velocity): 단위 시간 동안 변한 물체의 각변위
- 각가속도(angular accerlation): 단위 시간 동안 변한 물체의 각속도

3 복합 운동

복합 운동은 선운동과 각운동이 동시에 나타나는 현상을 의미한다. 인체의 움직임은 대부분 선운동과 각운동이 함께 나타난다. 예컨대, 보행할 때 관절을 중심으로 인체의 분절은 각운동을 하게 되며, 조합된 분절의 각운동은 신체 전체의 선운동을 만들어 낸다.

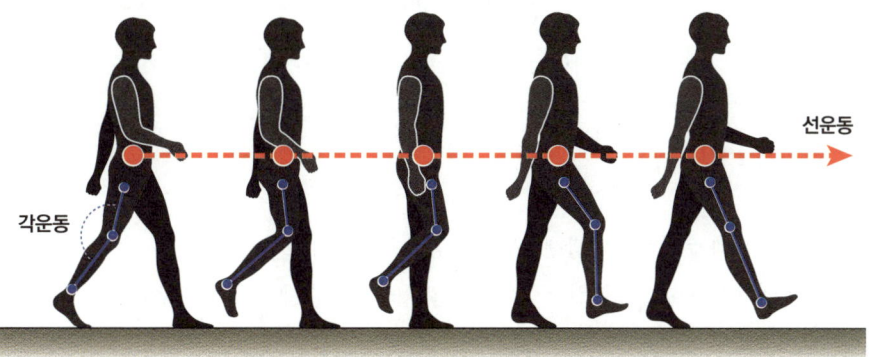

〈그림 2-14〉 보행 시 발생하는 인체의 복합 운동

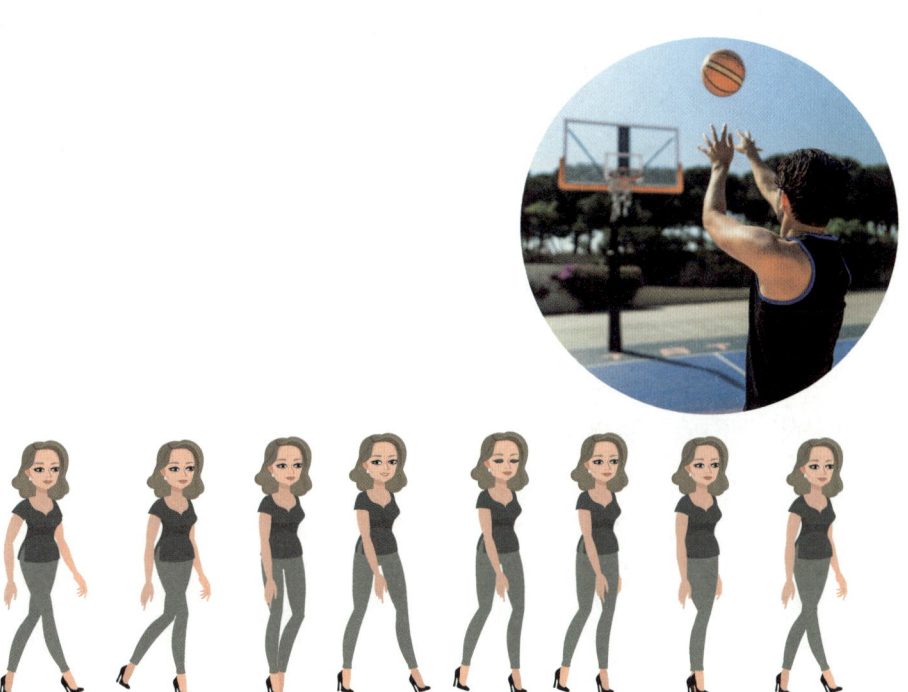

Work Sheet　SECTION 2. 움직임 과학의 기초

운동면과 움직임 익히기

- 세 가지 운동면과 운동축에서 발생하는 움직임이 무엇인지 고민해 보기
- 각 운동면에서 발생하는 움직임을 상상해 보고 친구들과 함께 관절에서 발생하는 스포츠 움직임을 실천하기

예)

운동면	운동축	고관	움직임 설명해 보기
시상면	좌우축	고관절	태권도 앞차기

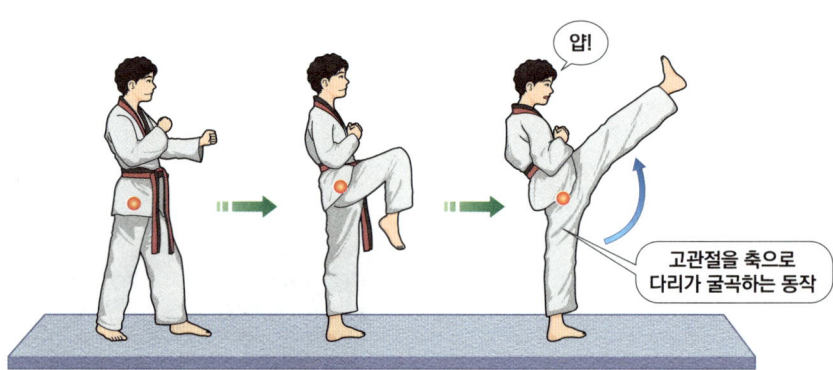

고관절을 축으로 다리가 굴곡하는 동작

운동면	운동축	관절	움직임 설명해 보기
시상면	좌우축		
이마면	전후축		
횡단면	수직축		

44
SECTION 2. 움직임 과학의 기초

관절의 움직임
실천하기

관절 움직임	실천 동작	스포츠 상황
굴곡(flexion)과 신전(extension)	예1) 팔꿈치를 굽혔다 펴는 동작 예2) 무릎을 굽혔다 펴는 동작	예1) 바벨컬 동작 시 팔꿈치 관절의 움직임 예2) 축구 킥 동작 시 무릎 관절의 움직임
외전(abduction)과 내전(adduction)		
회전(rotation)		
회내(pronation)와 회외(supination)		
외번(eversion)과 내번(inversion)		
상전(pronation)과 하전(supination)		
배측굴곡(dorsiflexion)과 저측굴곡(plantarflexion)		

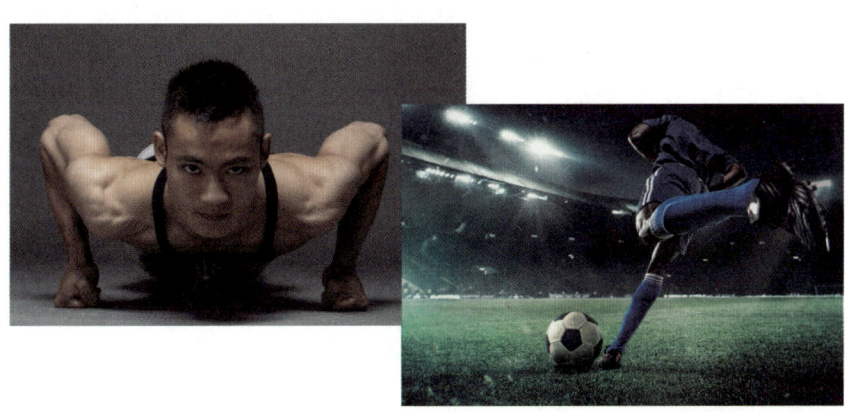

45

SECTION 2. 움직임 과학의 기초

움직임의 역학량 실습 1

1. 거리와 변위에 대해 이해하고 실제로 어떠한 차이가 있는가를 알아보자.

거리	물체의 운동이 발생했을 때, 물체의 실제 이동 궤적을 따라 이동한 거리
변위	물체의 운동이 발생했을 때, 물체의 이동 궤적이나 거리와 상관없이 출발지점과 도착지점의 최단거리

2. 집에서 교실까지 실제 이동거리(거리)와 직선거리(변위)를 측정해 보자.
   – 인터넷 지도앱을 이용하여 거리와 변위의 차이를 계산해 보자.

집에서 교실까지 거리	내가 실제로 이동한 길이 어딘지 설명하고, 실제 거리가 얼마인지 친구와 이야기해 보기
집에서 교실까지 변위	집에서 교실까지 직선거리를 측정해 보기

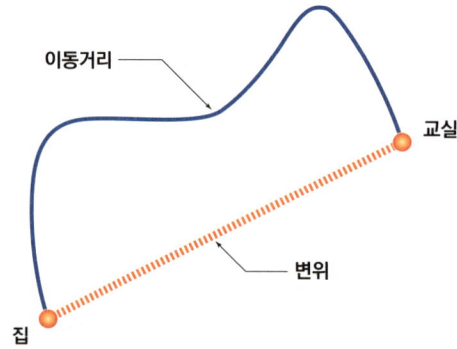

움직임의 역학량 실습 2

속도와 속력을 구분하기

속도와 속력의 차이를 이해하고 집에서 출발하여 교실에 도착할 때까지 시간을 측정하고 속도와 속력을 구해 보자.

속도	단위 시간 동안 물체의 이동 변위 속도(m/s)= 집에서 교실까지 직선거리(m)/ 소요 시간(s)
속력	단위 시간 동안 물체가 이동한 거리 속력(m/s) = 집에서 교실까지 실제 이동거리(m) / 소요 시간(s)

집에서 교실까지 속도	
집에서 교실까지 속력	

DISTANCE AND DISPLACEMENT

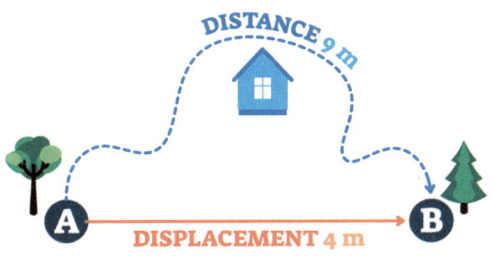

참고문헌

Neumann, D. A. (2010). Kinesiology of the musculoskeletal system; Foundation for rehabilitation. Mosby & Elsevier.

정철수, & 신인식. (2005). 운동역학총론. 서울: 대한미디어, 208, 209-212.

1. 인체의 기본 자세, 방향 용어

(1) 해부학적 자세
해부학적 자세란, 손을 모은 상태로 손바닥을 정면을 바라보게 하고, 발은 어깨넓이로 평행하게 위치하며, 모든 관절을 편 상태로 서 있는 자세이다. 운동역학에서 인간 움직임을 이해하기 위해 어떠한 동작인지 설명을 할 때는 해부학적 자세를 기준으로 한다.

(2) 인체의 방향
해부학적 자세를 기준으로 신체의 분절이나 특정 신체의 지점을 설명할 때는 주로 상대적 위치로 설명을 한다. 예를 들어, 가슴은 등보다 앞쪽(anterior)에 위치하고, 발은 허벅지보다 먼쪽(distal)에 위치한다고 설명할 수 있다. 이처럼 해부학적 자세를 기준으로 인체의 분절의 위치를 설명하는 것이 인간 움직임을 설명하는 기본이라고 할 수 있다.

2. 운동면과 운동축, 관절운동

(1) 운동면과 운동축
실생활에서 우리의 모든 움직임은 3차원 공간에서 이루어진다. 하지만 운동역학적으로 인간 움직임을 좀 더 면밀히 설명하기 위해 2차원 평면에서 해석하기도 한다. 이를 위해 3차원적인 움직임을 3개의 운동면과 3개의 축으로 나누어 설명한다. 3개의 운동면은 시상면, 이마면, 횡단면으로 나눌 수 있고, 3개의 축은 운동면이 회전하는 축으로 전후축, 좌우축, 수직축으로 구분할 수 있다.

(2) 관절운동
해부학적 자세를 기준으로 인체의 방향과 운동면 운동축을 이해한다면, 관절의 다양한 움직임을 설명할 수 있다. 전후축에 대해 이마면에서 나타나는 운동은 양팔을 양쪽으로 벌리거나, 다리를 옆으로 드는 동작인 외전, 내전 동작이다. 좌우축은 시상면을 관통하는 축으로 이때 나타나는 운동은 걸을 때 무릎이 굽혀지거나, 허리를 앞으로 숙이는 동작인 굴곡과 신전 동작이다. 수직축은 인체를 수직으로 관통하는 축으로 횡단면에서 회전하는 동작이 해당된다.

3. 운동의 종류

(1) 선운동
선운동은 직선운동과 곡선운동을 포함하는 운동이다. 직선운동은 물체에 작용한 힘의 방향과 운동의 방향이 일치한 경우를 의미한다. 수직 낙하 운동, 직진하는 차 등이 이에 해당한다. 곡선운동은 직선운동과 같은 작용이지만 물체의 이동 궤적이 직선이 아닌 운동을 의미한다. 할 시위를 떠난 화살, 멀리 던진 공 등이 이에 해당한다.

(2) 각운동

인체나 물체에 회전축이 아닌 위치에 힘이 작용함으로써 회전축을 중심으로 발생하는 운동을 각운동이라 한다. 인체는 관절이라는 회전축을 가지고 있기 때문에 대부분의 인체 분절은 회전운동을 하게된다.

(3) 복합 운동

선운동과 회전운동이 동시에 나타나는 운동을 복합 운동이라 한다. 보행 시 신체 중심은 선운동을 하지만 인체의 여러 분절은 관절을 중심으로 회전운동을 해서 복합 운동이라 한다.

(4) 운동의 역학량

① (각)거리: 물체의 운동이 발생했을 때, 물체의 실제 이동 궤적을 따라 이동한 (각)거리
② (각)변위: 물체의 운동이 발생했을 때, 물체의 이동 궤적이나 거리와 상관없이 출발 지점과 도착 지점의 최단 (각)거리
③ (각)속력: 단위 시간 동안 물체가 이동한 (각)거리
④ (각)속도: 단위 시간 동안 물체의 이동 (각)변위
⑤ (각)가속도: 단위 시간 동안 물체의 (각)속도 변화

SECTION 02 연습문제 review exercises

1. 해부학적 자세(anatomical position)를 기준으로 방향 용어의 표현으로 적절한 것은?
   ① 목은 어깨의 외측(lateral)에 위치한다.
   ② 배는 허리의 하측(inferior)에 위치한다.
   ③ 귀는 코의 내측(medial)에 위치한다.
   ④ 머리는 가슴의 상측(superior)에 위치한다.

2. 다음 중 해부학적 자세에 대한 설명으로 바르지 않은 것은?
   ① 시선은 전방을 향한다.
   ② 인체를 곧게 세운 직립자세를 말한다.
   ③ 각 분절의 운동축과 운동면은 해부학적 자세를 기준으로 한다.
   ④ 팔은 엄지손가락이 전방을 향하여 손바닥이 몸통을 향하게 한다.

3. 인체의 움직임은 3개의 운동면에서 설명할 수 있다. 다음 중 3가지 운동면에 해당되지 않는 것은?
   ① 전좌면(anterioleft plane)
   ② 좌우면(sagittal plane)
   ③ 전후면(frontal plane)
   ④ 수평면(horizontal plane)

4. 팔꿉관절(주관절)을 축으로 시행하는 암컬(arm-curl) 동작은 어떻게 이루어지는가?
   ① 벌림과 모음(외전과 내전)
   ② 굽힘과 폄(굴곡과 신전)
   ③ 휘돌림과 돌림(회선과 회전)
   ④ 손바닥 안쪽돌림과 바깥쪽돌림(회내와 회외)

5. 그림에서 팔의 벌림(외전:abduction)과 모음(내전:adduction)이 발생하는 면(plane)은?
   ① 횡단면(horizontal or transverse plane)
   ② 전후면(frontal plane)
   ③ 시상면(sagittal plane)
   ④ 대각면(diagonal plane)

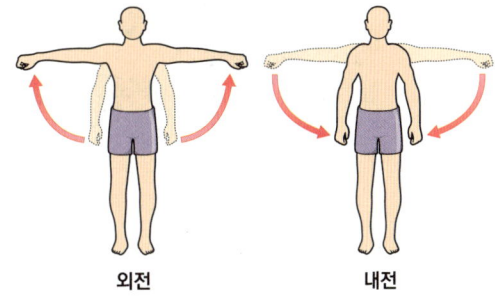

외전   내전

6. 인체의 좌우축을 중심으로 시상면에서 발생하는 관절운동이 아닌 것은?
   ① 굽힘(flexion, 굴곡)
   ② 폄(extension, 신전)
   ③ 벌림(abduction, 외전)
   ④ 발바닥굽힘(plantar flexion, 저측굴곡)

7. 속도(velocity)에 대한 설명으로 옳은 것은?
   ① 물체의 운동이 발생했을 때, 물체의 실제 이동 궤적을 따라 이동한 거리
   ② 단위 시간 동안 물체가 이동한 거리
   ③ 단위 시간 동안 물체의 이동 변위
   ④ 단위 시간 동안 물체의 속도 변화

8. 그림과 같은 동작을 할 때 자세가 낮아지면서 발목이 굽혀지게 되는 동작을 무엇이라 하는가?

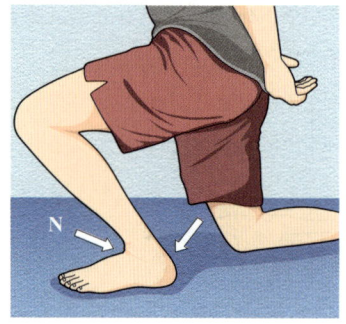

10. 정지해있는 물체에 그림과 같이 힘이 작용했다면 이후 물체 위치는 어떻게 바뀌는가? 그림으로 그리시오.

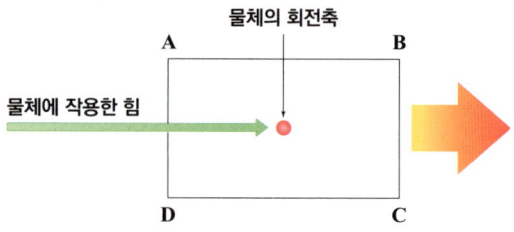

9. 그림과 같이 출발점에서 도착점은 이동한 궤적에 따라 (1)과 (2)로 각기 다른 표현을 사용한다. (1)과 (2)에 들어갈 알맞은 말은?

(1) _____

(2) _____

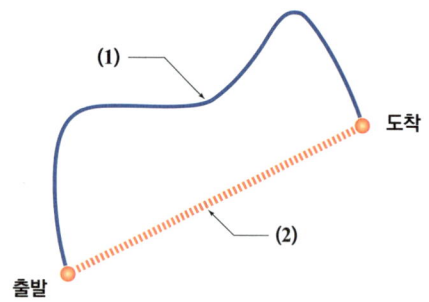

11. 정지해있는 물체에 그림과 같이 힘이 작용했다면 이후 물체위치는 어떻게 바뀌는가? 그림으로 그리시오.

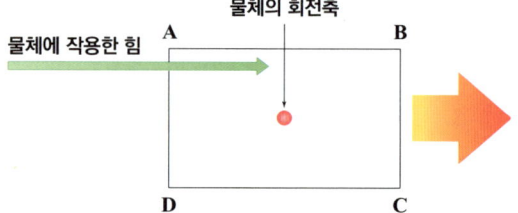

정답 및 해설 answers and explanations

1. ④
   머리는 가슴의 상측(superior)에 위치한다.

2. ④
   해부학적 자세란, 손을 모은 상태로 손바닥을 정면을 바라보게 하고, 발은 어깨넓이로 평행하게 위치하며, 모든 관절을 편 상태로 서 있는 자세이다.

3. ①
   인간 움직임을 설명하기 위한 운동면은 신체를 좌우로 나눈 좌우면, 앞뒤로 나눈 전후면, 상하로 나눈 수평면 3가지이다.

4. ②
   암컬은 양팔을 앞으로 편 상태에서 바를 들고 팔을 굽혔다 펴는 동작을 하는 운동이다. 양팔을 앞으로 편 상태에서 팔꿈치를 축으로 하와의 회전 동작이 나타나기 때문에 시상면에서 운동이 이루어지고 이러한 운동은 상와에 대한 하완의 굴곡과 신전 운동이 나타난다고 할 수 있다.

5. ③
   그림과 같은 움직임은 신체를 앞뒤로 나누는 면, 즉 전후면에서 나타나는 움직임이다.

6. ③
   벌림은 전후면에서 나타나는 움직임이다.

7. ③
   ① 물체의 운동이 발생했을 때, 물체의 실제 이동 궤적을 따라 이동한 거리
   ② 단위 시간 동안 물체가 이동한 거리는 속력(speed)이다.
   ④ 단위 시간 동안 물체의 속도 변화는 가속도(acceleration)다.

8. 배측 굴곡(dorsi flexion)
   발등과 정강이 앞쪽과의 거리가 가까워지는 방향으로 발목이 굴곡되는 것을 배측 굴곡이라 하고, 발이 펴지면서 발등과 정강이 앞쪽과의 거리가 멀어지는 움직임을 저측굴곡(plantar flexion)이라 한다.

9. (1) 거리 (2) 변위
   거리는 실제 이동한 총 이동 궤적의 길이를 의미하고, 변위는 시작과 끝 점 사이의 최단 거리를 말한다.

10.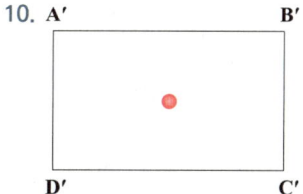
    외부에서 가해진 힘이 물체의 무게 중심을 통과하는 방향으로 작용하면 물체는 회전하지 않고 움직이게 된다. 따라서 시작 때 점 A, B, C, D의 위치 변화는 없다.

11.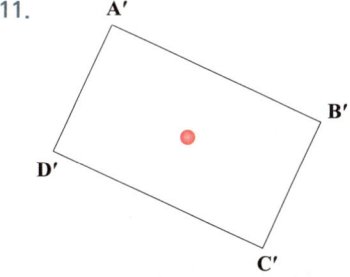
    외부에서 가해진 힘이 회전 축이 아닌 다른 지점에 작용하게 되면 힘의 작용 방향과 동일한 방향으로 물체의 회전 축을 중심으로 회전하게 된다. 따라서 회전축 상부인 A 지점 근처에 힘이 작용하게 되면 물체는 시계 방향으로 회전 운동한다.

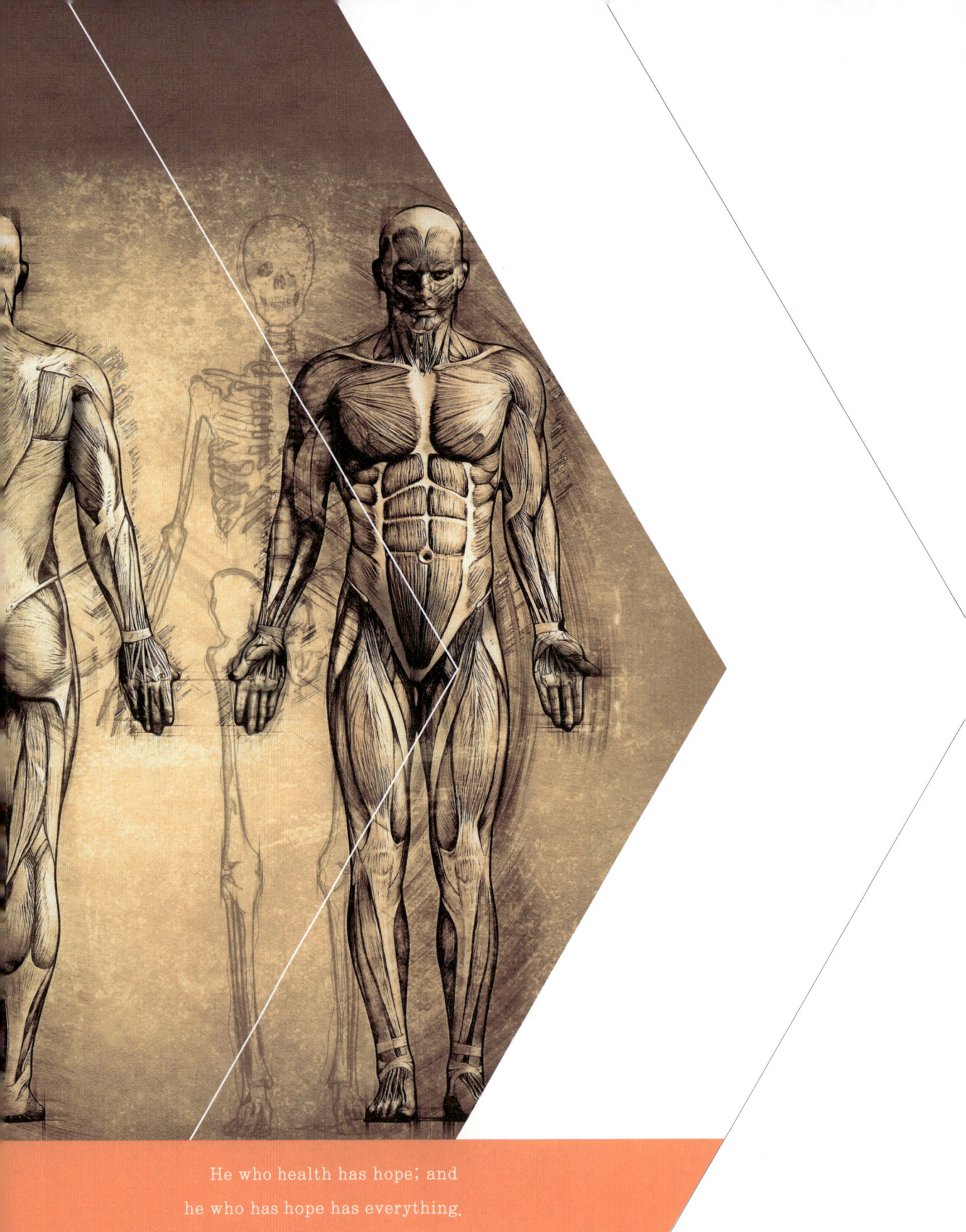

He who health has hope; and he who has hope has everything.
— *Arabic proverb*

Section 3

근골격계의 역학적 이해

chapter 01 골격계의 구조와 역학적 특성
chapter 02 근육계의 구조와 역학적 특성
chapter 03 신경계에 의한 단일 근육의 활성

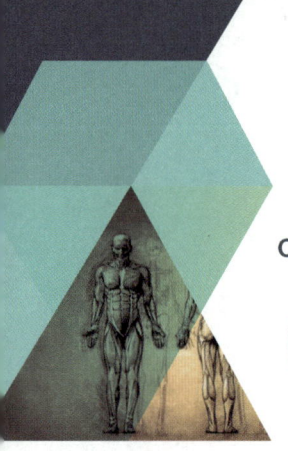

chapter

01 골격계의 구조와 역학적 특성

인체의 골격은 외력에 대해 신체를 지지하고 근육의 부착점을 제공하며, 근육의 힘을 전달하는 견고한 지렛대 역할을 한다. 서로 다른 두 뼈대의 말단부가 만나 형성되는 관절은 움직임을 허용하며, 근육 힘에 의해 발생하는 분절 각운동의 회전축을 제공한다. 본 장에서는 인간 움직임의 역학적 이해를 위한 기초로서 골격(뼈)과 관절의 구조 및 기능을 알아보기로 한다.

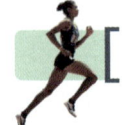 **[1]** 골격계(skeletal system)의 구성 및 기능

인체는 약 206개의 뼈로 구성되어 있다. 그중 중축골격(axial skeleton)은 머리뼈(skull), 척추(vertebral column), 복장뼈(sternum), 갈비뼈(rib cage)들을 포함한 80개의 뼈로 구성되어 있다. 또한, 상·하지의 뼈대에 해당하는 부속골격(appendicular skeleton)은 126개의 좌우 한 쌍의 뼈로 구성되어 있는데, 상지는 어깨뼈(scapula)와 빗장뼈(clavicle)부터 손가락뼈(phalanges)까지를 포함하며, 하지는 골반(pelvis)부터 발가락뼈까지를 포함한다〈그림 3-1〉.

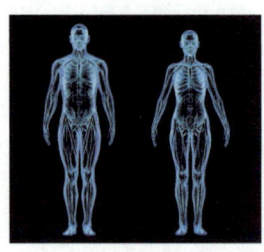

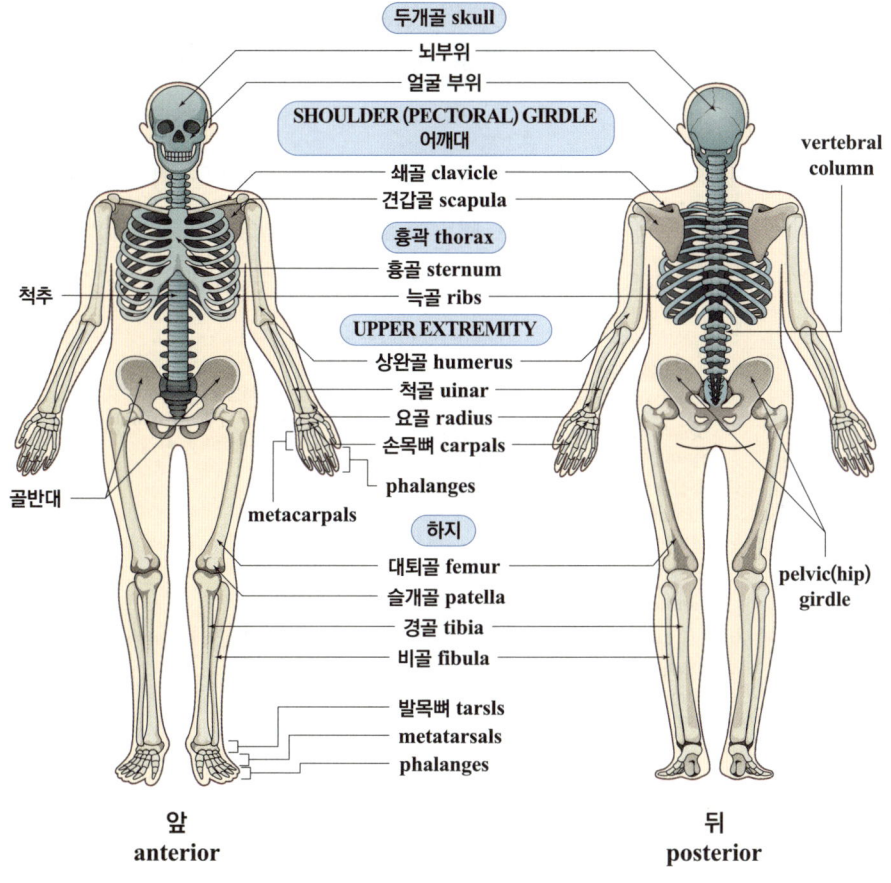

〈그림 3-1〉 인체 골격계(중축골격과 부속골격)

구조적으로 뼈는 그 모양에 따라 긴 뼈(long bone), 짧은 뼈(short bone), 납작뼈(flat bone), 불규칙 뼈(irregular bone)의 네 가지 범주로 분류된다.

상지와 하지 골격의 대부분을 차지하는 긴 뼈는 성인의 경우, 속이 빈 실린더 튜브와 유사한 형태로 구성되어 있는데, 바깥쪽 겉질은 두꺼운 치밀뼈(compact bone)로 구성되어 있으며, 내부에는 얇은 층인 갯솜뼈(sponge bone) 조직으로 구성되어 있다〈그림 3-2〉. 또한, 뼈 몸통(diaphysis) 안에 위치한 중심부에는 뼈속질 공간(골수강, medullary cavity)이 존재하며 골수(bone marrow)가 포함되어 있다. 긴 뼈의 양쪽 말단을 뼈끝(epiphysis)이라 하며, 다른 뼈의 뼈끝 부위와 만나 관절을 형성한다.

긴 뼈는 몸통에서 뼈끝 부분으로 갈수록 크기가 커지는데, 이는 관절의 접촉면적을 증가시키는 역할을 한다. 압박력(compression force)은 작용하는 힘에 비례하고 접촉면적에 반비례하는데, 이러한 형태적 특징은 관절 압박력을 감소시키는 데 기여한다.

뼈끝의 관절면은 관절연골로 덮혀 있으며, 관절면을 제외한 나머지 뼈 부분은 뼈막(periosteum)에 의해 싸여있다. 뼈막은 얇고 치밀한 섬유성 막인데, 많은 신경섬유가 분포되어 있으므로 타박상에 의해 통증을 느끼는 원인이 된다.

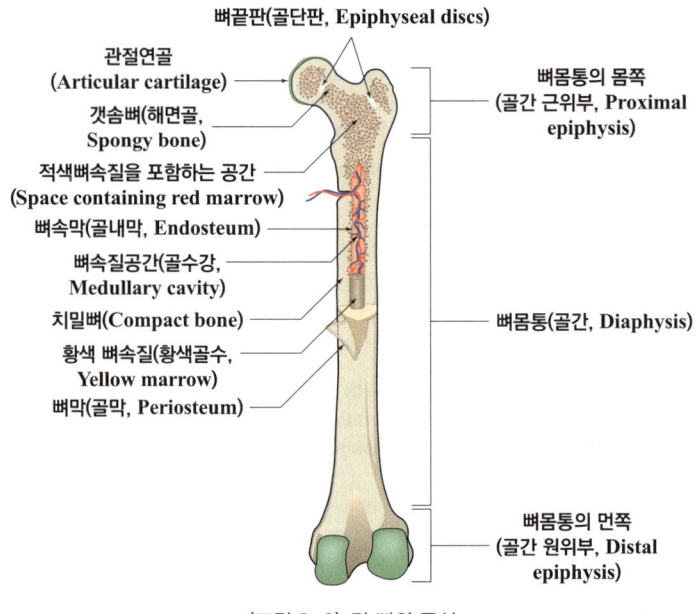

〈그림 3-2〉긴 뼈의 구성

움직임과 관련하여 중요한 뼈의 기능은 신체 구조를 지지하고 움직임을 위한 지렛대를 제공한다는 점이다. 뼈는 낙상이나 스포츠 손상과 같은 외력에 대해 신체를 보호하는데, 머리뼈 내에 두개강(cranial cavity)은 뇌를 안전하게 보호하며, 척수(spinal cord)는 척주관(spinal canal) 내에 위치하여 척추뼈에 의해 보호된다. 또한, 뼈는 혈액세포를 생성하고 근섬유의 수축 과정에서도 이용되는 중요한 무기물인 칼슘을 저장하는 창고로서의 역할을 수행한다.

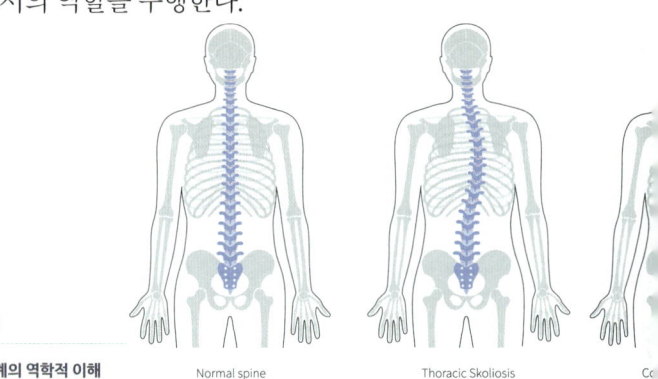

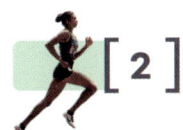

[2] 울프의 법칙(Wolff's law)과 뼈에 가해지는 스트레스의 영향

뼈는 외력에 대한 반응으로 형태, 밀도, 강도를 변화시킬 수 있는 역동적인, 즉 살아있는 조직이다. 이 개념을 '울프의 법칙'이라고 하는데, 독일의 해부학자 율리우스 울프(Julius Wolf)에 의해 정립되었다.

지속적인 물리적 스트레스가 뼈에 가해지면 해당 영역에 칼슘이 침착되어 바탕질이 증가하고 두꺼워지는 반면, 물리적 스트레스가 줄어들게 되면 바탕질이 감소하고 얇아진다. 우주 비행사가 무중력 상태의 우주 비행에 장기간 노출되었을 때 뼈 부피의 유의미한 감소가 일어나는 현상과 반복적인 근력운동으로 골밀도가 증가하는 현상도 '울프의 법칙'으로 설명할 수 있다. 근육의 수축력은 힘줄을 통해 뼈대에 전달된다. 이러한 반복적인 스트레스에 대한 적응으로 뼈 질량의 증가가 나타난다. 증가된 뼈의 질량은 움직임에 필요한 근육의 힘에 대한 요구를 더욱 증가시키는데, 이 때문에 근육이 더 크고 강하게 만들어진다.

'울프 법칙'의 긍정적인 원리는 뼈는 뼈에 부과되는 힘에 적응할 수 있다는 점이다. 그러나 과도하거나 부적절한 스트레스가 뼈나 관절 표면에 부과되었을 때에는 과도한 칼슘의 침착으로 부정적인 결과를 일으킬 수도 있다.

영상학적 진단으로 척추뼈에서 뼈 돌기(bone spur)의 발견은 임상에서 흔하게 일어난다. 척추 디스크가 약화되고 탈수가 되면 압박력에 의해 아래의 척추를 보호할 수 없게 된다. 척추 사이의 작은 접촉면적에 장기간 적용된 힘은 보상적으로 뼈 돌기의 과도한 합성을 유발하며, 형성된 뼈 돌기는 척추 움직임에 기계적인 스트레스를 증가시키고 인접한 척수신경 뿌리를 압박하여 팔 또는 다리에 통증을 유발한다.

> **용어 풀이**
>
> **울프의 법칙(Wolff's law)** - 인체의 뼈는 가해지는 물리적 힘 또는 스트레스에 따라 적응성 변화(변형)를 보인다는 이론

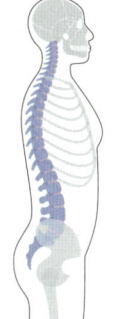

Normal spine

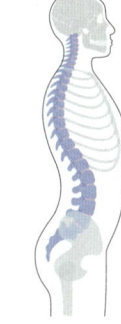

Kyphosis

Lordosis

[3] 관절의 구조와 기능

관절이란, 둘 또는 그 이상의 뼈의 연결 또는 중심점(pivot point)을 의미한다. 관절의 움직임 가능성에 기초하여 크게 두 가지로 나눌 수 있는데, 부동관절과 가동관절(활액관절)로 분류한다.

부동관절(synarthrosis)은 약간의 움직임(아주 작은 수동적 움직임)을 허용하거나 근본적으로 움직임이 거의 없는 관절을 의미한다. 관절 움직임을 제한하는 결합조직의 유형을 바탕으로 부동관절은 섬유관절(fibrous joint)과 연골관절(cartilaginous joint)로 세분화된다. 인체의 부동관절의 기능은 뼈와 뼈 사이를 강하게 연결하여 힘을 전달한다는 점이다. 인체에 대표적인 부동관절의 예시로는 머리뼈 사이의 봉합(suture)과 먼쪽 정강종아리관절(distal tibiofibular joint) 등이 있다.

가동관절(diarthrosis)은 윤활관절(활액관절, synovial joint)이라고도 하며, 관절을 감싸는 관절낭(joint capsule) 내에 윤활액이 존재하여 중간 정도에서 광범위한 관절운동까지 허용한다. 윤활관절은 움직임의 기능에 특화된 관절이며, 관절연골(articular cartilage), 관절낭(joint capsule), 윤활액(synovial fluid), 윤활막(synovial membrane), 인대(ligament), 혈관(blood vessel), 감각신경(sensory nerve) 등 일곱 가지 요소를 지닌다〈그림 3-3〉.

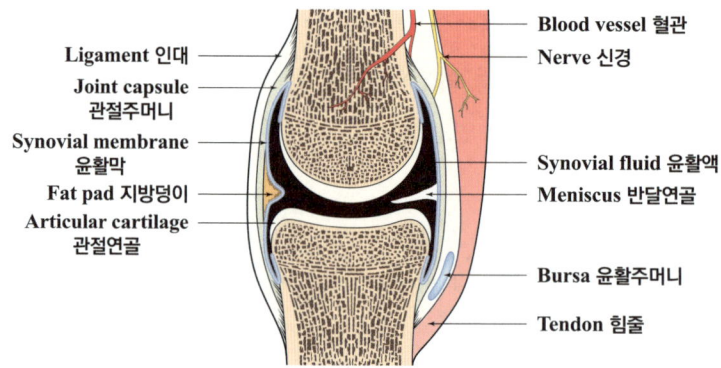

〈그림 3-3〉 윤활관절의 일반적 구조

관절연골은 뼈의 말단 부위(관절면)를 덮고 있으며 관절을 형성하는 두 뼈의 말단 부위는 관절낭에 의해 감싸져 있다. 관절낭은 두 겹으로 구분하는데, 바깥쪽의 섬유는 치밀결합조직으로, 두 뼈의 위치를 가깝게 고정하여 움직이는 동안 회전축을 유지하고 일차적인 관절 안정성(joint stability)에 기여한다. 안쪽은 윤활막으로 구성되어 있으며 약간의 점성을 지닌 윤활액을 만들어 내고 흡수하는 역할을 한다. 윤활액은 혈액의 성분과 유사한 많은 단백질을 포함하고 있으며, 관절면을 덮고 있어 관절면 사이의 마찰을 감소시킨다.

인대는 뼈와 뼈 사이를 연결하는 단단한 결합조직으로, 관절낭과 함께 관절의 안정성을 지지하는 역할을 한다. 관절의 자유도에 따라 다양한 방향으로 인대가 존재하며, 인대의 두께는 관절 움직임의 기능적 요구에 따라 매우 다양하다. 관절에 분포하는 모세혈관은 관절낭 외부로부터 관절낭의 섬유층과 윤활막이 만나는 지점까지 연결되며 영양 공급을 한다. 관절 고유감각(proprioception)을 제공하는 수용기와 통증과 관련된 유해 수용기는 감각신경에 의해 연결되어 있으며, 움직임에 따라 변화하는 다양한 물리적 정보들을 중추신경계로 제공한다.

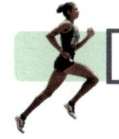

[4] 관절 움직임과 안정성

일반적으로 신체의 움직임은 관절에서 일어나는 분절의 각운동(angular motion)에 의해 발생하지만, 대부분의 인체 관절은 물리적으로 회전축이 고정된 형태가 아닌 면과 면이 만나는 형태의 구조를 갖는다. 따라서 관절면의 형태에 따라 각운동뿐만 아니라 선운동이 발생하기도 한다. 이러한 관절 주변에서 일어나는 분절의 각운동과 선운동은 관절의 축성 운동(axial motion)과 비축성 운동(nonaxial motion)으로 분류한다.

축성 운동은 축을 중심으로 나타나는 뼈대의 회전 운동이다. 팔꿈치관절은 대표적인 경첩관절의 형태로, 시상면에 축성 운동을 한다〈그림 3-4(a)〉.

비축성 운동은 대부분 평면관절의 형태에서 나타난다. 두 척추뼈가 만나는 척추몸통관절과 척추후관절은 신체의 대표적인 평면관절이며, 비축성 운동이 나타

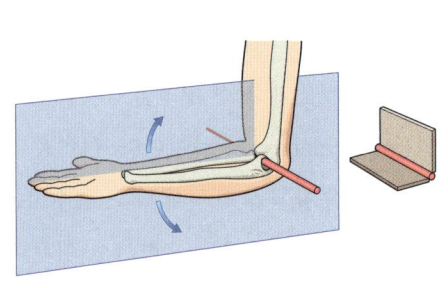
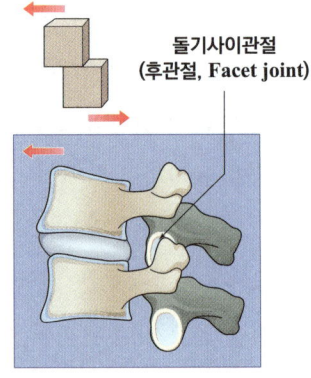

(a) 축성 운동(팔꿈치관절)　　　　(a) 비축성 운동(척추관절)

〈그림 3-4〉 팔꿈치관절과 척추관절

난다〈그림 3-4(b)〉. 또한, 뼈(분절)가 다른 관절면을 따라 선형적으로 이동하므로 미끄러짐(sliding) 또는 병진(translation) 운동이라고도 알려져 있다.

한 관절에서 축성 운동과 비축성 운동이 복합적으로 발생하기도 한다. 〈그림 3-5〉와 같이 신체의 어깨뼈와 흉곽이 만나는 어깨가슴관절(scapulothoracic articulation)이 대표적인 평면관절의 형태로, 두 뼈를 연결하는 관절낭과 인대가 없다는 특징에 의해 기저면인 흉곽을 따라 어깨뼈는 비교적 자유롭게 움직일 수 있다. 팔을 들어 올리거나 내릴 때 발생하는 어깨뼈의 상방-하방회전은 가상의 회전축에 대한 축성 운동이며〈그림 3-5(a)〉, 어깨뼈의 전인과 후인은 어깨뼈가 선형적으로 움직이는 비축성 운동〈그림 3-5(b)〉으로 분류한다.

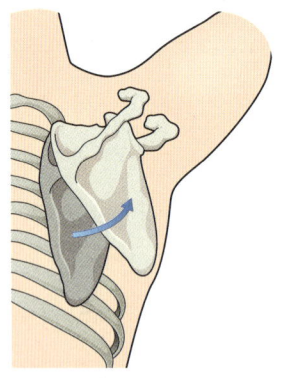
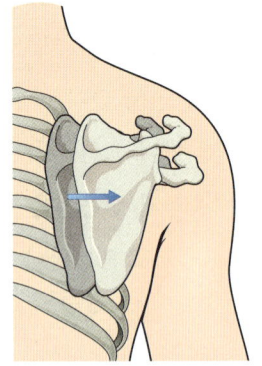

(a) 축성 운동인 어깨뼈의 상방회전(up-ward rotation)　　(b) 비축성 운동인 어깨뼈의 전인(protraction)

〈그림 3-5〉 어깨가슴관절의 축성 운동과 비축성 운동

미시적 관점에서 관절 수준에서 일어나는 두 관절면 사이의 움직임을 기술하는 것을 관절운동형상학(arthrokinematics)이라고 한다. 인체 대부분의 관절은 한 관절면이 볼록(convex)하고, 다른 관절면이 오목(concave)한 볼록-오목 관계를 갖는다. 이러한 형태적 특징은 관절면의 일치성과 접촉면적을 증가시키는 데 기여한다. 볼록-오목 관절면에서는 구르기(roll), 미끄러짐(slide), 스핀(spin)의 세 가지 기본적인 움직임이 있다. 그중 구르기는 분절이 관절 회전축을 중심으로 각운동을 하기 위해 관절면에서 발생하는 움직임이다.

〈그림 3-6(a)〉는 대표적인 볼록-오목 관절 형태를 가진 오목위팔관절(glenohumeral joint)에서 외전(abduction)의 움직임을 보여주고 있다. 위팔뼈(humerus)가 어깨뼈에 대해 외전(각운동)을 하기 위해서는 볼록한 관절면에서 상방으로 구르기가 일어나야 한다. 이때 구르기는 회전축의 이동을 동반하기 때문에 반드시 미끄러짐과 함께 일어나야 한다. 일반적으로 볼록 관절면에서 구르기가 발생할 때는 미끄러짐이 구르기의 반대 방향으로 일어난다. 위팔뼈의 볼록 관절면이 상방으로 구르기를 하는 동안 하방으로 미끄러짐이 함께 발생하면, 어깨 봉우리 밑 공간(subacromial space)이 유지되며 고정된 회전축에 위팔뼈의 완전한 외전을 가능하게 한다.

〈그림 3-6(b)〉는 미끄러짐 없이 구르기만 일어나는 경우, 회전축인 위팔뼈 머리가 상방으로 움직여서 어깨뼈 봉우리에 부딪히는, 어깨 충돌(impingement)이 발생한 모습을 보여준다.

볼록한 관절면에 대해 오목관절면이 움직이는 경우, 구르기와 미끄러짐이 같은 방향으로 일어난다. 무릎관절에서 고정된 넙다리뼈에 정강뼈의 움직임은 대표적인 볼록관절면에 대한 오목관절면의 움직임이다〈그림 3-6(c)〉.

오목한 정강뼈의 관절면은 상대적으로 볼록한 넙다리뼈의 관절면을 따라 움직이며, 무릎의 신전(extension) 동안 관절면의 일치성을 유지하기 위해 전방으로 구르기와 미끄러짐이 함께 발생한다. 관절면에서 부적절한 방향 또는 크기의 미끄러짐은 전단 스트레스를 유발하기 때문에 관절의 상해와 연관된다. 두 관절면에서의 올바른 관절운동형상학은 관절낭과 인대를 포함한 결합조직, 그리고 근육에서 생성된 적절한 수동적·능동적인 힘에 의해 달성할 수 있다.

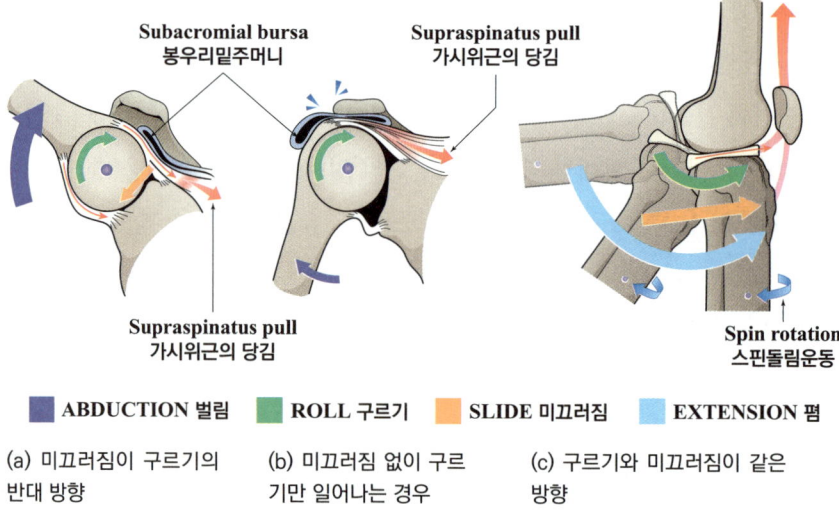

■ ABDUCTION 벌림　■ ROLL 구르기　■ SLIDE 미끄러짐　■ EXTENSION 폄

(a) 미끄러짐이 구르기의 반대 방향
(b) 미끄러짐 없이 구르기만 일어나는 경우
(c) 구르기와 미끄러짐이 같은 방향

〈그림 3-6〉 볼록-오목 관절면의 관절운동형상학(arthrokinematics)

관절은 잘 움직여야 하는 가동성도 중요하지만, 움직이는 동안 안정적으로 회전축을 유지하기 위해서는 충분한 안정성을 지녀야 한다. 이처럼 가동성(mobility)과 안정성(stability)은 상반되는 개념이지만, 인체의 모든 관절은 가동성과 안정성 사이에서 올바른 균형을 이루어야 한다. 관절이 큰 가동성을 지니고 있다는 의미는 다소 안정성이 떨어질 수 있으며, 외적인 스트레스에 의해 관절이 상해를 입을 수 있다는 의미이다. 반면, 관절이 큰 안정성을 지니고 있다는 의미는 가동성이 부족하다는 것을 의미한다.

어깨의 오목위팔관절과 하지에 엉덩관절은 유사한 볼-소켓(ball-socket) 형태의 구조를 지닌 관절이지만, 가동성과 안정성 측면에서는 전형적으로 상반된 모습을 보여준다〈그림 3-7〉. 어깨의 오목한 관절면은 볼록한 위팔뼈의 머리보다 더 작은 지름을 가졌으며 상대적으로 얕은 오목함을 보여준다. 이러한 특징은 위팔오목관절이 구조적으로 낮은 안정성을 지닌 반면, 상대적으로 높은 수준의 가동성을 가졌음을 의미한다. 어깨관절에서 흔하게 나타나는 과도한 관절운동(joint play)과 충돌과 같은 병리적 현상은 위팔오목관절의 낮은 구조적 안정성을 반영한다〈그림 3-7(a)〉.

이와 대조적으로 엉덩관절의 오목한 관절절구의 직경은 넙다리뼈 머리보다 크고, 상대적으로 깊고 오목하다. 이러한 구조는 관절의 접촉면적을 증가시키고,

움직이는 동안 적절한 관절 위치를 유지하는 데 긍정적으로 기여한다. 따라서 엉덩관절은 어깨에 비해 상대적으로 높은 안정성을 지닌 반면, 가동성은 감소된 형태의 구조이다〈그림 3-7(b)〉.

관절의 가동성과 안정성의 균형은 관절의 구조적 형태, 인대·관절낭, 관절을 가로지르는 근육의 작용에 의해 결정된다. 〈그림 3-7〉은 관절 구조에 따른 영향을 대표적으로 보여준다. 관절을 감싸는 관절낭과 인대는 섬유성 물질로 구성되어 있으며, 부적절한 관절의 움직임을 제한하기 위한 구조이다. 따라서 관절낭과 인대에서 발생하는 수동적인 장력(힘)은 관절의 가동성과 안정성에 기여한다. 예컨대, 오목위팔관절의 경우 높은 어깨의 가동성을 위해 관절낭과 인대가 상대적으로 느슨한 구조로 형성되어 있으며〈그림 3-7(a)〉, 엉덩관절의 경우에는 관절 전면을 가로지르는 인대가 두껍고 팽팽하게 형성되어서 엉덩관절의 신전(extension) 방향에서 가동성을 제한하고 안정성을 증가시키는 역할을 한다〈그림 3-7(b)〉. 과도한 외력에 의한 인대의 염좌(sprain)는 흔하게 발생하는 근골격계 손상 중 하나이다.

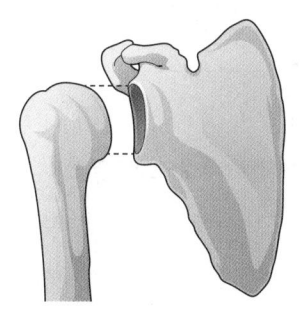
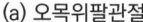
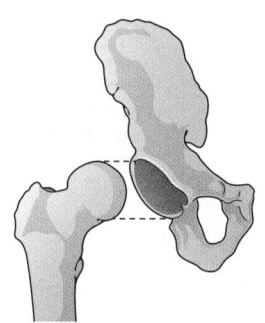

(a) 오목위팔관절　　　　　　(b) 엉덩관절

〈그림 3-7〉 유사한 볼-소켓(ball-socket) 관절 형태를 지닌 오목위팔관절과 엉덩관절

〈그림 3-8〉은 역학적 파열점까지 신장된 인대에 의해 발생한 장력을 보여준다. 그래프의 x축은 인대의 변형률, y축은 변형에 대해 발생하는 장력을 단위면적으로 나눈 변형력(stress)를 의미한다.

비교적 작은 수준의 인대 변형은 작은 수준의 장력을 생산하는 반면(비선형 영역), 뚜렷하게 인대 변형이 발생하면 일정 수준까지 스프링과 같이 인대 장력은 선형적으로 증가한다(탄성 영역).

> **용어 풀이**
>
> 항복점(yield point) – 탄성을 가진 물체가 탄성 한도를 넘어 영구 변형이 급격히 증가하는 지점

탄성 영역 내에서 인대는 변형을 유발하는 외력이 없어지면 원래의 길이로 되돌아올 수 있다. 그러나 생리학적 범위를 넘어 신장된 조직이 항복점(yield point)에 도달하면, 변형률이 증가되어도 장력의 증가가 나타나지 않는 가소성 영역(plastic region)에 이르게 된다. 이 영역에서 인대는 가소성 변형(plastic deformation)이 일어나며 미세한 파열과 함께 조직은 영구적으로 변형이 된다. 일반적으로 임상에서 말하는 인대의 염좌는 인대가 외적인 스트레스에 의해 탄성 영역을 넘어 가소성 영역에 들어선 상태를 의미한다.

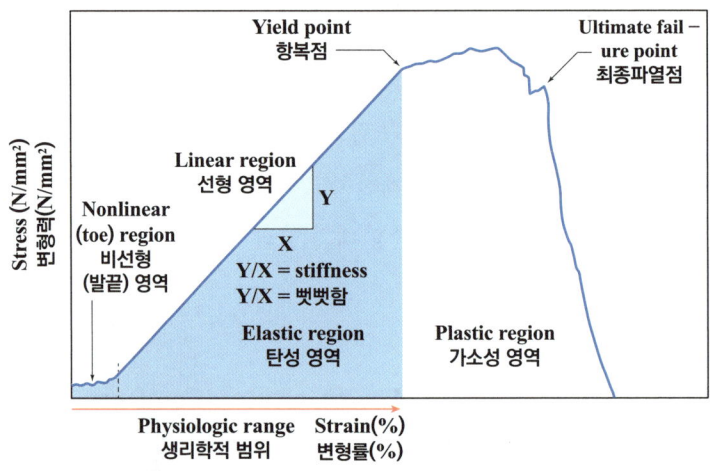

〈그림 3-8〉 역학적 파열점까지 신장된 인대의 변형률-변형력의 관계

근육은 관절을 교차하므로 근육에서 생성되는 능동적·수동적 힘 또한 관절의 가동성과 안정성에 기여할 수 있다. 근육의 활성으로 뻣뻣함(stiffness)의 증가는 관절의 가동성을 감소시키고 안정성을 증가시키는 데 기여한다. 특히, 한 쌍의 주동근(agonist)과 길항근(antagonist)의 동시수축(co-contraction)은 모든 방향으로의 관절 안정성을 증가시키는 데 큰 효과를 지니며, 관절의 안정성을 극대화하기 위해 다양한 인간 움직임에서 관찰되는 전략이기도 하다.

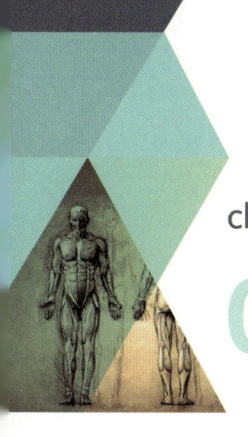

chapter

02 근육계의 구조와 역학적 특성

인체에는 세 가지 근육이 있는데, 심장근(cardiac muscle), 내장기관과 혈관벽에 분포하는 평활근(smooth muscle), 그리고 뼈대에 부착되어 움직임을 일으키는 골격근(skeletal muscle)이 있다.

심장근
- 내장근(민무늬근)과는 다르게 가로무늬가 존재하므로 가로무늬근으로 분류하기도 함
- 수의적으로 조절되지 않고 자율신경계의 율동적 방전에 의해 조절됨

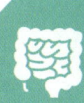

평활근
- 자신의 의지대로 조절되지 않으므로 불수의근임
- 내장근(민무늬근)은 가로무늬가 없는 근육임

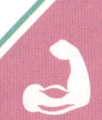

골격근
- 체중의 약 45%를 차지함
- 내장근(민무늬근)과는 다르게 가로무늬가 존재하므로 가로무늬근으로 분류하기도 함
- 수의적으로 조절할 수 있는 수의근임
- 골격계의 일차적인 안정자(stabilizer)와 운동자(mover)로서 작용함

본 장에서는 골격근의 해부학적 구조, 수동적 및 능동적 힘을 생성하는 역학적 특성, 그리고 움직임 생성을 위한 근육의 역할에 대해 알아보기로 한다. 앞으로 본문에서 다루는 '근육'이라는 명칭은 골격근에 대한 의미로 제한하여 사용할 것이다.

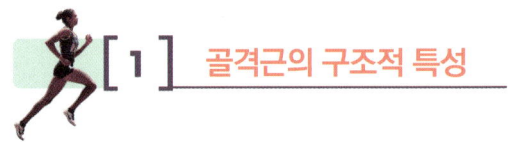

[1] 골격근의 구조적 특성

1 골격근의 해부학적 구조

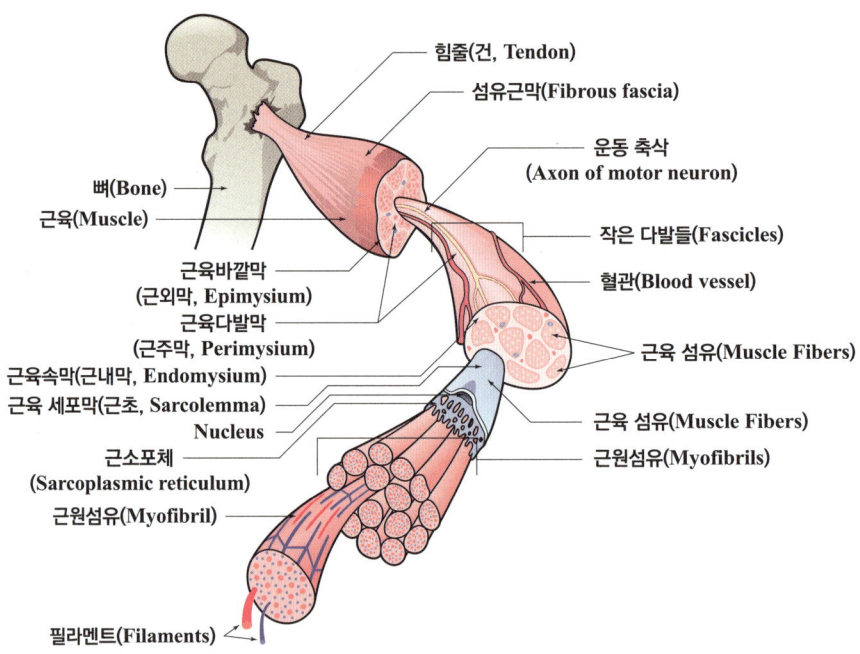

〈그림 3-9〉 골격근의 구조

하나의 기관으로서 근육은 두 가지 조직, 즉 근육조직과 섬유근막결합조직으로 구성된다. 근육조직은 근세포로 이루어져 있으며, 능동적 힘을 발생시키는 기능을 수행한다. 섬유성 근막결합조직은 근육조직을 싸고 있으며, 근육을 위한 구조적 틀을 제공하고 힘줄(tendons)을 형성하기 위해 근육의 말단으로 이어져 있다.

〈그림 3-9〉와 같이 근육은 힘줄에 의해 뼈대에 부착되어 있다. 즉, 근육에서 생성된 힘은 힘줄에 전달되고, 힘줄을 통한 장력이 뼈대에 전달되어 관절운동을 일으킨다.

근육조직은 두께가 10~100μm, 길이는 약 1~50 cm인 수많은 개별 근섬유(muscle fiber)로 구성되어 있다. 근섬유는 다핵의 개별 세포이며, 근섬유의 기본 단위를 근원섬유마디(sarcomere)라고 한다. 근섬유는 근원섬유마디가 마치 기차와 같이 직렬로 길게 연결된 것과 유사하게 생겼다.

각 근원섬유마디의 수축과 이완에 따른 길이 변화는 전체 근섬유의 장력과 길이의 변화를 일으키므로 근원섬유마디를 근육 힘 생성의 가장 작은 기능적 단위로 정의한다. 근원섬유마디 내에는 여러 단백질이 존재하는데, 수축성 요소(contractile component)와 비수축성 요소(non-contractile component)로 구성된다.

〈그림 3-10〉을 보면, 굵은 마이오신 섬유와 얇은 액틴 섬유가 서로 교차되어 있으며, 능동적인 힘을 발생시키는 수축성 요소로 분류됨을 알 수 있다. 두 섬유가 교차된 영역은 짙은 색상으로 나타나며, 액틴 섬유만 존재하는 영역은 밝은 색상을 띠고 있다. 따라서 일반적으로 긴 근섬유를 묘사할 때에는 짙고 밝은색이 서로 교차된 긴 띠의 형태를 보여준다.

반면, 비수축성 요소는 근섬유 내의 세포뼈대(cytoskeleton)와 근섬유들 사이의 지지성 바탕 구조를 구성한다. 즉, 비수축성 요소는 수축성 요소인 마이오신과 액틴 섬유의 정렬 형태를 지지하여, 근육의 구조를 유지하는 데 기여한다. 근원섬유마디 내 대표적인 구조단백질인 티틴(titin)은 마이오신 섬유에 연결되어 있으며, 능동적인 근수축을 직접 유발하지는 않지만, 스프링과 같이 수동장력을 제공하여 근육 힘 생성에 이차적인 기여를 한다.

근육의 섬유성 근막결합조직은 근육바깥막(epimysium), 근육다발막(perimysium), 근육속막(endomysium)으로 분류한다〈그림 3-10〉. 근육바깥막은 근육의 가장 바깥쪽을 에워싸고 있으며, 주변 근육과 분리시켜 주는 질긴 근막이다. 또한, 근육의 형태를 보존하는 역할을 하며, 신장에 저항하여 수동장력을 제공한다. 근육다발막은 근섬유 다발을 둘러싸는 비교적 두꺼운 근막이며, 근육속막은 여러 근원섬유의 집합인 근섬유를 에워싸고 있다.

이러한 근육의 섬유성 근막결합조직은 세 가지의 개별적인 독립체로 설명할 수 있지만, 이들은 연속적으로 이어지는 막으로서 서로 얽혀있다. 이러한 구조적 특징은 근육을 지지하고 스프링과 같은 탄력성(근육이 외력에 의해 신장되었을 때 원래의 형태 및 길이로 돌아오려는 힘)을 부여하는 요인이 된다.

> **용어 풀이**
>
> **근원섬유마디(sarcomere)**
> – 힘생성을 위한 근섬유의 가장 작은 단위. 근원섬유 내에 Z 선(z-line)부터 다음 Z 선까지의 영역을 의미하며 마이오신과 액틴 섬유가 교차된 색이 짙은 영역인 A 밴드와 액틴 섬유만이 존재하는 옅은 영역인 I 밴드로 구성

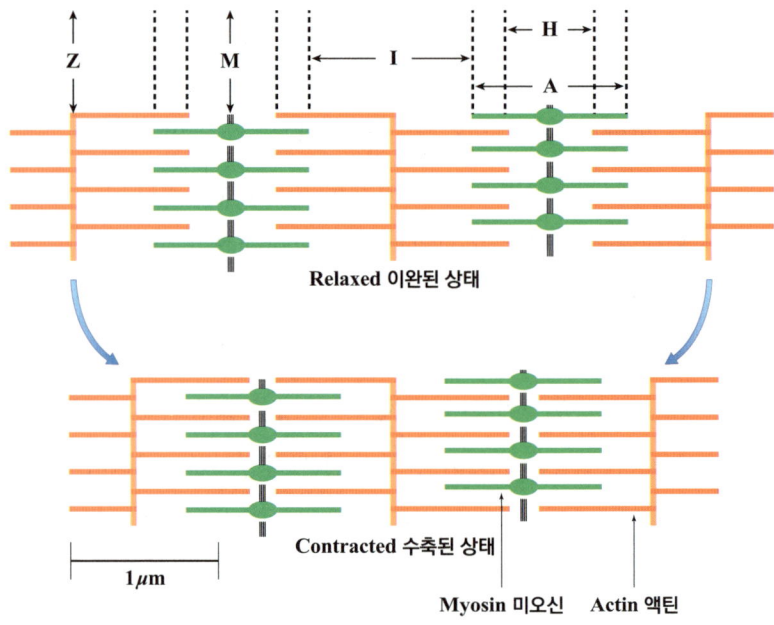

〈그림 3-10〉 근원섬유 내의 근원섬유마디(sarcomere)

2 근섬유 정렬 형태에 따른 골격근의 분류와 기능

근육의 모양은 그 기능에 영향을 미친다. 가장 흔하게 신체에 분포하는 근육의 형태는 〈그림 3-11(a)〉와 같은 방추근(fusiform muscle)과 〈그림 3-11(b)〉와 같은 깃근(pennate muscle)이다.

골격근 전체에서 깃근은 방추근보다 더 큰 비율을 보여준다. 위팔두갈래근 (biceps brachii)은 대표적인 방추형 근육으로, 방추근은 힘줄에 대해 근섬유가 서로 평행하게 주행하는 반면, 넙다리네갈래근(quadriceps femoris)와 큰볼기근 (gluteus maximus)으로 대표되는 깃근은 중심 힘줄에 대해 비스듬히 정렬된 근섬유들을 갖는다. 깃근의 이러한 특징은 근육의 면적에 대해 더 많은 수의 근섬유를 가질 수 있다는 장점으로 작용하여 방추근에 비해 더 큰 힘을 발생시킬 수 있다. 또한, 깃근은 중심 힘줄에 유사한 각도로 정렬하는 근섬유 집합의 수에 따라 반깃근(unipennate), 깃근(bipennate), 뭇깃근(multipennate) 등으로 더 세분화된다〈그림 3-11(b)〉.

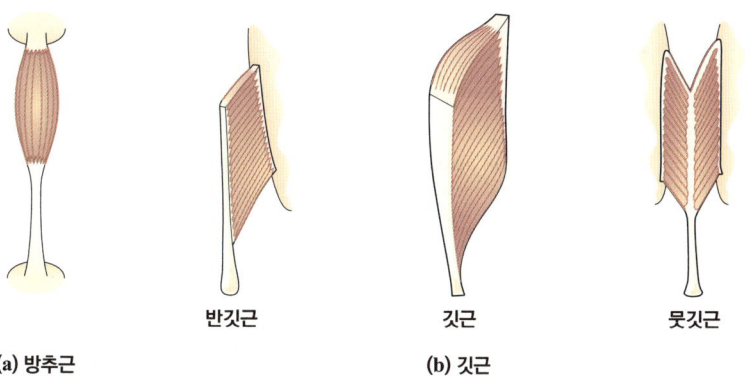

　　　(a) 방추근　　　　반깃근　　　　깃근　　　　뭇깃근
　　　　　　　　　　　　　　　(b) 깃근

〈그림 3-11〉 근섬유의 당김 방향에 따른 다양한 형태의 근육

　깃각(pennation angle)이란, 근섬유와 힘줄 사이에 생성되는 각도를 의미하는데, 방추근은 근섬유와 힘줄이 평행하기 때문에 깃각은 0°이 된다. 이러한 경우 근섬유에 의해 생성되는 힘 벡터와 힘줄에 평행한 힘 벡터가 일치하므로 힘이 힘줄로 그대로 전달된다. 그러나 0°이 아닌 깃각을 지닌 깃근의 경우에는 〈그림 3-12〉와 같이 근섬유에 의한 힘 벡터와 힘줄에 평행하게 작용하는 힘 벡터가 각을 가지고 생성된다. 근섬유의 수축에 의해 생성되는 힘이 관절의 움직임으로 이용되기 위해서는 힘줄을 통해 뼈대로 전달되어야 한다. 따라서 힘줄에 평행한 힘 벡터를 고려하는 것이 중요하다. 〈그림 3-12〉와 같이 30°의 깃각을 지니고 근섬유가 수축한다면, 근섬유에서 생성된 힘이 힘줄로 전달되는 과정에서 손실이 발생한다. 힘줄과 평행한 힘 벡터의 크기는 근섬유의 힘벡터 × cosine 30°가 된다(전체 근섬유 힘의 약 86%). 하지만 이러한 깃근의 힘 손실이 깃근이 방추근에 비해 작은 힘을 생산한다고 생각하면 안 된다. 일반적으로 깃근은 많은 근섬유 수를 가지고 있으므로 같은 단면적의 방추근보다 더 큰 최대힘을 생산한다.

　점프를 하는 것 같이 짧은 시간에 큰 힘을 생성하는 움직임을 생각해 보자. 발목의 종아리근(gastrocnemius), 넙다리네갈래근, 큰볼기근은 발목과 무릎, 엉덩 관절의 신전을 위해 폭발적인 힘을 생산해야 하는 주동근 역할을 수행한다. 이 세 가지 근육이 모두 방추근이 아닌 일정 깃각을 지닌 깃근의 형태라는 것은, 깃각이 많은 근섬유를 배열할 수 있는 생리학적 큰 단면적을 제공하여 큰 힘을 생성하는 데 유리하다는 것을 의미한다.

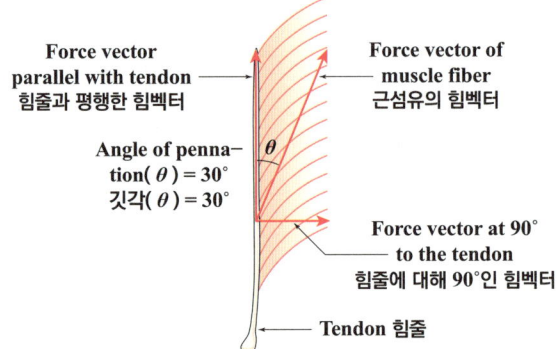

〈그림 3-12〉 깃근의 근섬유 각도(깃각)에 따른 힘 벡터

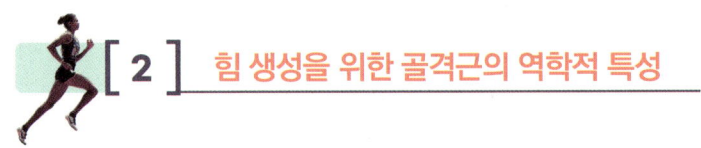

힘 생성을 위한 골격근의 역학적 특성

〈그림 3-13〉은 두 뼈대 사이에 부착된 단일 근육을 간단하게 도식화한 것으로, 수축성 요소인 근원섬유마디와 비수축성 요소인 근육의 섬유성 결합조직들과 힘줄을 보여주고 있다. 비수축성 결합조직들은 탄성을 가지고 있으며, 형태에 따라 병렬탄성요소와 직렬탄성요소로 분류할 수 있다.

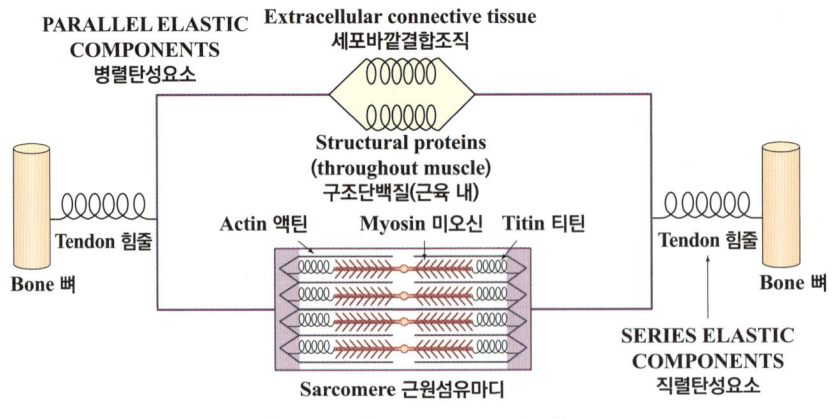

〈그림 3-13〉 단일 근육의 도식 모형

직렬탄성요소에는 능동적인 힘을 내는 근원섬유마디와 직렬로 정렬되는 힘줄, 그리고 티틴과 같은 구조단백질이 있다.

병렬탄성요소는 근섬유를 둘러싸고 평행하게 정렬된 결합조직들이며, 대표적으로 근막과 같은 결합조직을 의미한다.

이러한 탄성요소는 뻣뻣함(stiffness)을 가지므로 근육이 외력에 의해 잡아당겨질 때(근육의 길이가 신장될 때) 스프링과 같은 복원력을 발생시킨다. 이 저항력을 액틴과 마이오신 섬유가 서로를 향해 활주하며 생기는 능동적인 힘(active force)과 구분하기 위해 수동적인 힘(passive force) 또는 수동장력(passive tension)이라고 한다.

1 골격근의 힘-길이 관계(force-length relationship)

근육의 병렬·직렬 탄성요소는 근육이 외력에 의해 신장될 때 〈그림 3-14〉와 같이 수동적인 길이-장력 곡선을 따라 힘을 발생시킨다. 이 곡선은 외력에 대해 늘어나는 고무줄의 반응과 유사하다. 느슨한 상태의 고무줄은 힘을 생성하지 않으며, 팽팽하게 당겨진 위치에서부터 늘어날 때 힘이 생성된다. 이처럼 근육의 신장에 의해 수동장력이 생성되는 시점의 길이를 임계길이(critical length) 또는 역치길이(threshold length)라고 한다. 이 임계길이가 초과하여 지속적으로 근육이 길어지면, 수학적인 지수함수와 근접하게 수동장력이 생성된다. 수동적인 힘은 근육의 비수축성 요소들이 지닌 탄성력에서 기인하며, 요소들 간에 뻣뻣함의 차이로 전체 수동장력에 기여하는 비율은 조금씩 다르게 나타난다.

근육 조직의 신장으로 발생한 수동적인 힘은 인체의 움직임과 자세 유지에 중요한 역할을 한다. 일반적으로 직립 자세 유지 시, 하지 관절을 지나는 중력선은 엉덩관절의 뒤와 무릎의 앞쪽을 지나간다. 이러한 중력의 영향으로 엉덩관절과 무릎관절은 신전하는 외적인 토크가 발생하는데, 이때 엉덩관절 앞쪽과 무릎관절 뒤쪽에 위치한 관절낭과 인대의 수동장력은 능동적인 근육의 힘을 요구하지 않고도 기립 자세를 유지하는 데 기여한다. 실제로 기립 자세에서 볼기근과 넙다리네갈래근을 손끝으로 만져보면 이 근육들이 이완되어 있다는 것을 확인할 수 있다.

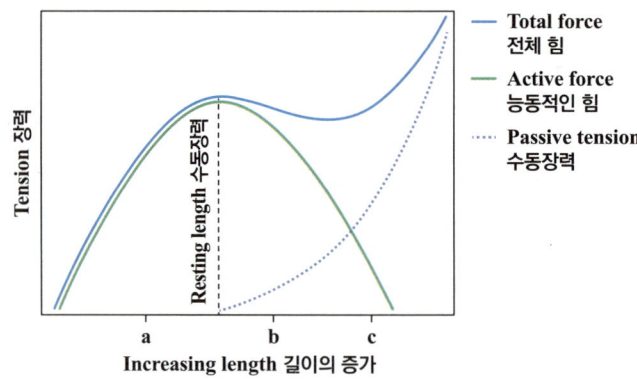

〈그림 3-14〉 근육 길이 변화에 따른 힘 변화 곡선

　정적인 자세 유지뿐만 아니라 동적인 상황에서도 수동장력은 움직임을 위한 힘 생성에 기여한다. 대퇴 외측에 위치한 엉덩정강인대(장경인대, iliotibial band)의 수동장력은 보행에서 한 다리 지지기(single-limb support phase) 동안 엉덩관절의 외전근(abductor muscle)을 보조하여 관상면에서 골반의 위치를 유지하는 데 큰 기여를 한다. 신장된 근육은 탄성 에너지를 저장하고 이후 근수축 시 에너지를 방출할 수 있으므로 신장된 이후 근육의 수축은 전반적인 힘 생성 능력을 증가시킨다. 이러한 특성을 신장-단축 주기(stretch-shortening cycle)라고 하며 플라이오메트릭(plyometric) 운동의 중요한 요소로 작용한다.

　근육 길이 변화에 따른 수축성 요소의 능동적인 힘 발생은 〈그림 3-14〉와 같이 역 U자의 곡선을 따른다. 능동적인 힘은 근섬유 내 액틴과 마이오신 섬유의 교차다리(cross bridge)의 형성을 통해 발생한다. 따라서 해당 근원섬유마디에서 발생하는 힘은 동시에 형성된 교차다리의 수에 의존한다.

　〈그림 3-15〉는 근원섬유마디의 길이 변화에 따라 능동적인 힘의 변화를 보여주고 있는데, 〈그림 3-14〉의 능동적인 힘 곡선과 유사한 형태를 띠고 있다. 주목할 점은 근원섬유마디의 길이에 따라 엑틴과 마이오신 섬유가 중첩되는 영역이 달라진다는 점이다. 중간 정도의 길이에서 두 섬유가 중첩되는 비율이 최대가 되며, 이는 많은 수의 교차다리를 형성할 수 있음을 의미한다. 반면, 근원섬유마디가 상대적으로 짧거나 길면 액틴과 마이오신 섬유가 중첩될 수 있는 영역이 작아지므로 능동적으로 생성할 수 있는 힘의 총량도 작아지게 된다. 근육이 능동적인 최대 힘을 낼 수 있는 이상적인 길이는 근육의 안정길이(resting length)로

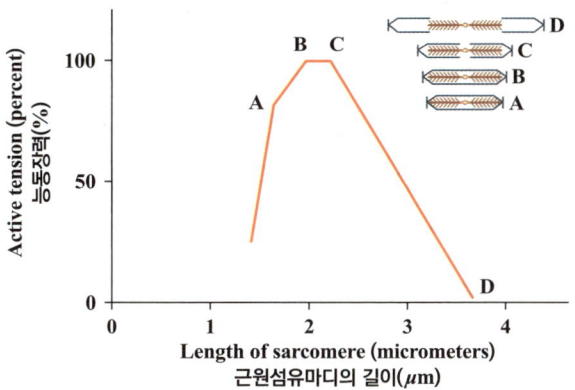

〈그림 3-15〉 근원섬유마디의 길이에 따른 능동적 힘의 변화

제안되며, 많은 근육에서 수동장력이 생성되는 임계길이와 유사함을 보여준다 〈그림 3-14〉.

2 골격근의 힘-속도 관계(force-velocity relationship)

관절이 움직이지 않는(근육-힘줄 복합체의 길이 변화가 없는) 상태에서 힘을 발생시키는 등척성 수축 외에도 근육은 외력에 대해 짧아지거나 길어지는 형태의 등장성 수축(isotonic contraction)을 한다〈그림 3-16〉. 외적인 부하보다 더 큰 힘을 발생시켜 근육이 짧아지는 수축을 단축성 수축(concentric contraction)이라고 하며, 근육의 수축력보다 근육을 잡아당기는 외적인 부하가 더 클 때 발생하는 근육의 수축을 신장성 수축(eccentric contraction)이라고 한다. 단축성과 신장성 수축 동안(근육의 길이가 변화되는 동안) 근육의 최대 힘 생성 능력은 근육 길이 변화의 속도에 의존한다. 여기서 속도는 벡터로서 크기, 즉 길이의 변화율과 길이 변화의 방향이 함께 고려된다.

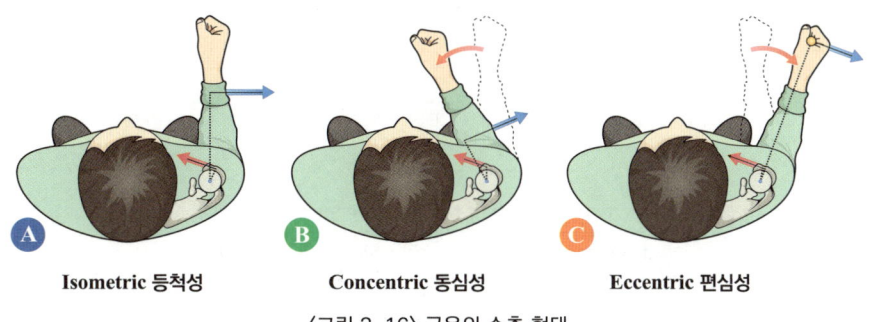

〈그림 3-16〉 근육의 수축 형태

〈그림 3-17〉은 근육 길이의 변화 속도와 힘의 관계를 보여준다. 수평축은 근육의 길이가 변화되는 속도를 의미하며 양의 속도는 근육이 짧아지는 단축성 수축을, 음의 속도는 근육의 힘과 길이 변화의 방향이 반대가 되는(근육이 신장되는) 신장성 수축을 의미한다. 단축성 수축 동안 근육이 생성할 수 있는 최대 힘은 속도에 반비례한다. 이러한 특성은 1938년 생리학자 아치볼드 비비안 힐(A. V. Hill)에 의해 정립되었으며, 근원섬유마디 내 교차다리의 부착과 재부착이 일어나는 교차결합주기(cross bridge cycle)의 속도에 제한이 있으므로 근육의 수축 속도가 빠를수록 근육의 힘 생성 능력은 감소하게 된다. 즉, 수축 속도가 증가할수록 주어진 시간에 부착된 교차다리의 수는 근육이 느리게 수축했을 때 좀 더 감소한다. '0'의 수축 속도, 즉 근육의 길이 변화가 일어나지 않는 등척성 수축 상태에서 최대 근수축 힘은 항상 단축성 수축 때보다 크다. 이러한 힘-속도의 관계는 마치 자동차 바퀴의 최대 토크가 정지 상태에서 출발할 때 가장 크게 나타나고, 차의 주행 속도가 빠를수록 토크가 감소하는 현상과 유사하다.

신장성 수축(음의 속도)에서 근육의 힘-속도 관계는 단축성 수축과 다른 양상을 보여주는데, 신장성 수축 속도가 빨라지면 근육의 힘은 비례적으로 증가한다. 신장성 수축에서 나타나는 이러한 현상은 근육의 능동적인 힘뿐만 아니라 증가된 수동장력에도 크게 기여한다. 근육은 점탄성(viscoelasticity)의 특성을 가졌으므로 신장 속도의 증가에 따라 수동적인 저항력도 증가한다. 그러나 근육의 신장 속도가 빨라짐에 따라 지속적으로 근육의 힘이 커지기보다는 속도가 특정

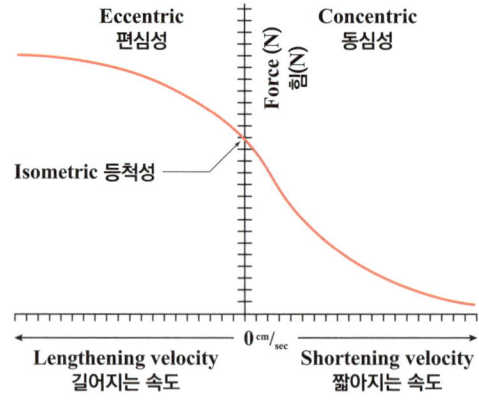

〈그림 3-17〉 근육 길이 변화의 속도에 대한 힘 변화 곡선

시점을 지나면 힘 증가는 더 이상 커지지 않는 고원 현상이 발생한다. 이는 과도한 외력에 의한 신장성 수축은 근섬유의 손상을 야기할 수 있으므로, 근육 손상을 막기 위한 보호 기전으로 여겨지고 있다. 실제로 지연성 근육통(delayed onset muscle soreness; DOMS)은 과도한 신장성 수축에 의해 발생하며, 심한 경우 근육의 좌상(strain)을 유발한다.

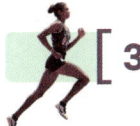

[3] 운동자(mover)로서의 근육의 역할

근육의 '수축'이라는 용어는 많은 오해를 낳기도 한다. 혹자는 근수축을 근육 길이가 항상 짧아지는 효과로 이해하고 있지만, 근수축은 근육의 길이가 짧아지거나(단축성), 길어지는 과정에서도 나타난다. 또 중요한 점은 근육은 절대 스스로 길어질 수 없다는 점이다. 때로는 신장성 수축은 근육이 길어지는 힘을 생성하는 것으로 오해하기도 한다. 근육은 항상 두 힘줄이 가까워지는 방향, 즉 길이가 짧아지는 방향으로 힘을 생성한다. 따라서 근육의 힘을 수축력이라고 표현하는 것보다는 근육이 뼈대를 당기는 힘이라고 표현하는 것이 더 적절하다. 그러므로 근육은 짧아지는 방향의 힘을 생성하고 결과적인 근육의 길이 변화는, 근육의 힘과 외력의 크기에 따라 결정된다.

관절을 가로지르는 근육이 두 뼈대에 부착될 때에 주로 근위부(proximal) 쪽 부착 지점을 기시(origin)라고 하고, 원위부(distal) 쪽 부착 지점을 정지(origin)라고 한다. 그리고 위팔두갈래근의 수축에 의해 아래팔뼈가 위팔뼈를 향해 움직이듯, 근육의 수축은 원위부가 근위부 쪽으로 당겨지는 것으로 여겨진다. 그러나 근육이 뼈대를 당기는 힘을 생성할 때 힘에 의해 뼈대가 움직이는 효과는 다양하게 나타날 수 있다. 〈그림 3-18〉은 근육 힘에 의해 발생할 수 있는 세 가지 효과를 보여준다. 〈그림 3-18(a)〉와 〈그림 3-18(b)〉의 경우처럼 관절을 가로지르는 근육이 수축할 때 한쪽 분절(뼈대)이 고정되어 있다면, 고정되지 않은 분절만이 움직인다. 그러나 두 분절이 모두 고정되지 않고 움직인다면 근육의 힘은 두 분절이 가까워지는 방향으로 모두 움직이는 효과를 일으킨다〈그림 3-18(c)〉. 이 점은 복잡한 인간 움직임에서 근육은 뼈대를 당기는 힘만을 생성할 뿐, 단일 근육이 특정 자세나 정교한 움직임을 위해 선택적으로 특정 뼈대를 움직일 수 없다는 점을 의미한다. 따라서 수의적으로 움직임을 제어하기 위해서는 해당 관절에 작용하는 근육 외에 반대 작용을 하는 근육과 특정 뼈대를 고정하는 근육들의 다양한 협응 작용이 요구된다.

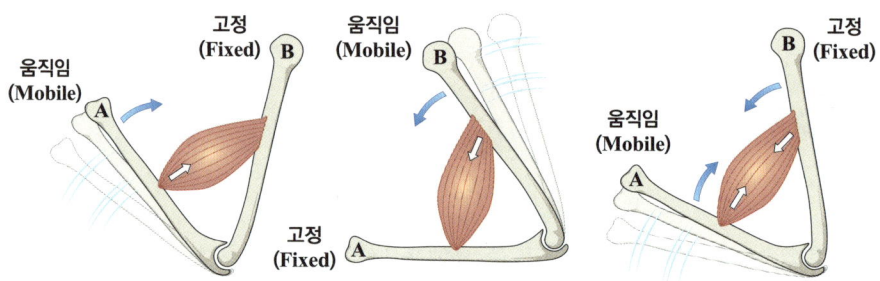

(a) A 분절-움직임, B 분절 - 고정　(b) A 분절-고정, B 분절 - 움직임　(c) A, B 분절 - 움직임

〈그림 3-18〉 근육의 힘에 의해 유발될 수 있는 뼈대의 움직임

용어 풀이

주동근(agonist muscle)
- 인체 분절 움직임을 가속시키기 위한 토크를 생성하는 근육군. 주로 단축성 수축을 통해 짧아지며 힘을 생산

길항근(antagonist muscle) - 인체 분절 움직임의 반대 방향의 토크를 생성하는 근육군. 주동근에 의해 발생하는 토크를 상쇄하는 역할을 함. 주로 신장성 수축을 통해 분절 움직임을 감속

주동근(agonist muscle)과 길항근(antagonist muscle)은 특정 움직임에서 근육의 역할을 설명할 때 자주 사용된다. 주동근은 분절이 움직이는 방향으로 당기는 힘을 생성하는 근육인데, 단축성 수축에서는 주동근의 길이가 짧아진다. 움직임이 없는 등척성 수축에서 주동근의 수축은 관절의 토크를 증가시키는 역할을 한다.

길항근은 주동근 반대편에 위치한 근육으로, 분절이 움직일 때 길이가 늘어나며, 분절의 감속을 위해 주로 신장성 수축을 한다. 등척성 상태에서 길항근의 역할은 주동근에 의해 발생하는 관절의 토크를 상쇄(감소)시킨다. 중요한 점은, 주동근과 길항근의 역할은 근육에 고정된 것이 아니라 외력에 의해 변화한다는 점이다.

〈그림 3-19〉는 이에 관한 좋은 예시를 보여주고 있다. 〈그림 3-19(a)〉에서 외력인 중력의 작용은 팔꿈치관절을 신전시키려 한다. 이러한 중력에 대항하여 자세를 유지하거나 팔꿈치를 굴곡하는 것은 팔꿈치굴곡근(위팔

두갈래근)이 주동근으로, 팔꿈치신전근(위팔세갈래근)이 길항근으로 역할을 한다. 움직이는 아래팔이 〈그림 3-19(b)〉의 위치를 지나 〈그림 3-19(c)〉의 위치에 도달하게 되면, 중력의 작용은 더 이상 팔꿈치신전이 아닌, 굴곡토크를 생성한다는 점에 주목해야 한다. 따라서 이 자세를 유지하기 위해서는 팔꿈치신전근이 중력에 대항하여 뼈대를 당기는 주동근이 되며, 굴곡근은 길항근의 역할을 수행한다. 따라서 움직임과 자세 유지에서 근육의 주동근과 길항근 역할을 평가할 때에는 관절의 움직임 방향뿐만 아니라 외력의 작용을 반드시 함께 고려해야 한다.

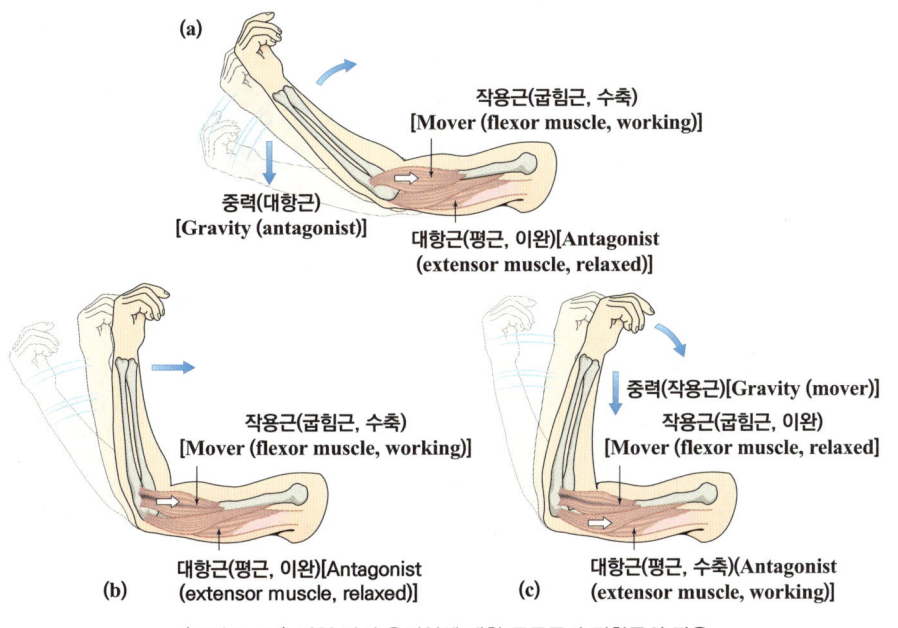

〈그림 3-19〉 단일 관절 움직임에 대한 주동근과 길항근의 작용

원하는 움직임을 만들어내기 위해서는 적절한 주동근과 길항근의 작용뿐만 아니라 고정근(fixator muscle)의 협응이 필요하다. 고정근은 근육의 힘에 의해 나타나는 효과 중 원하지 않은 움직임을 차단하는 역할을 한다. 〈그림 3-18(a)〉나 〈그림 3-18(b)〉와 같이 근수축에 의한 분절의 움직임이 특정 분절에서만 나타나게 하려면, 다른 한쪽 분절을 고정하기 위한 고정근의 역할이 필수적이다.

〈그림 3-20〉의 어깨올림근은 목뼈와 어깨뼈를 연결하는 근육이다. 이 근육은 어깨뼈를 들어 올리는 데(상승, elevation) 사용될 수도 있고, 목뼈의 신전과

용어 풀이

고정근(fixator muscle)
- 조절된 인체 움직임을 위해 근수축에 의해 발생할 수 있는 특정 분절의 움직임을 차단/고정하는 역할을 수행하는 근육군

동측회전(ipsilateral rotation)의 기능도 있다. 하지만 어깨올림근 스스로 부착점인 어깨뼈와 목뼈 중 한쪽 분절만을 선택적으로 움직일 수 없는데, 그 이유는 근육은 단지 중심부를 향해 두 뼈대를 당기는 힘을 생성하기 때문이다. 만약 어깨뼈를 움직이지 않고 목뼈만을 움직이고 싶다면, 어깨올림근에 의해 생성되는 어깨뼈의 상승 작용이 반드시 다른 근육에 의해 상쇄되어야 한다. 이때 사용할 수 있는 근육은 어깨뼈를 아랫 방향으로 하강(depression)시키는 힘선을 지닌 아래등세모근이다. 즉, 아래등세모근은 목뼈가 움직임 동안 어깨뼈를 고정하는(어깨뼈가 상승하는 힘을 상쇄시키는) 고정근으로서 역할을 수행한다.

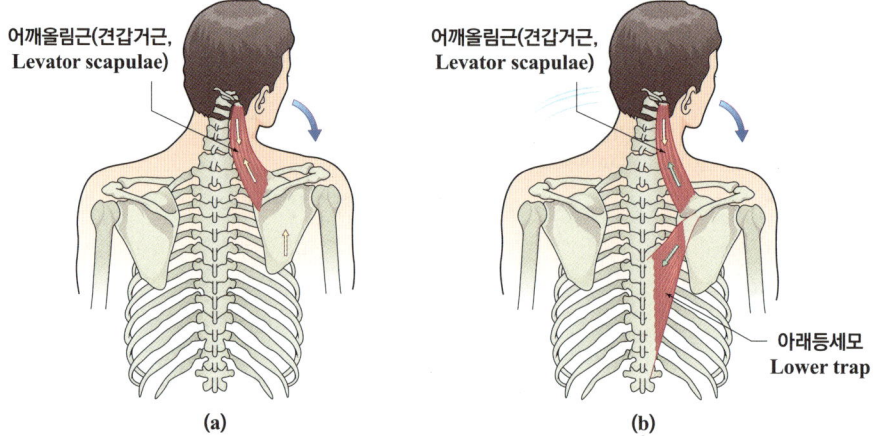

〈그림 3-20〉 고정근(fixator muscle)의 역할

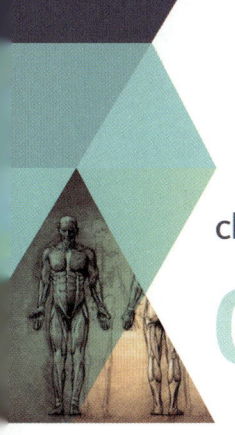

chapter 03 신경계에 의한 단일 근육의 활성

골격계와 근육계는 조절된 움직임을 위해 스스로 움직일 수 없다. 아무리 좋은 엔진과 견고한 프레임을 지닌 자동차라 하더라도 차를 운전하는 운전자의 능력이 차의 퍼포먼스를 결정하듯, 섬세하고 조화로운 신체의 움직임을 위해서는 근골격계를 작동시키는 신경계의 역할이 무엇보다 중요하다.

신경계(nervous system)는 구조적으로 크게 중추신경계(central nervous system; CNS)와 말초신경계(peripheral nervous system; PNS)로 구분된다. 중추신경계는 뇌와 척수(spinal cord)로 구성되며, 말초신경은 척수로부터 나가고(운동신경) 들어오는(감각신경) 31쌍의 척수신경과 12쌍의 뇌 신경을 포함한다.

신경계는 뉴런(neuron)으로 알려진 신경세포의 집합체이며, 이 뉴런들의 연결에 의해 정보를 전달한다. 일반적으로 단일 뉴런은 핵을 포함하는 세포체(cell body), 수상돌기(dendrite) 그리고 축삭(axon)으로 구성된다〈그림 3-21〉.

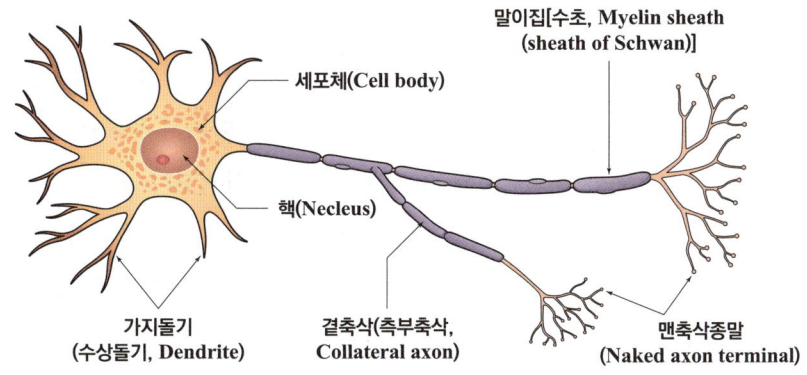

〈그림 3-21〉 단일 신경세포(뉴런, neuron)의 구조

세포체는 핵과 미토콘드리아를 가지며 수상돌기를 통해 들어온 전기적 자극에 반응하여 활동전위(action potential)를 생성한다. 수상돌기는 세포체 주변에 많은 가지를 가지며 다른 뉴런으로부터의 신경자극(neural impulse)을 받아들이는 곳이다. 축삭은 세포체가 생성한 활동전위를 전달하는 길고 굵은 신경섬유이다. 축삭의 끝은 다른 뉴런의 수상돌기에 접하여 정보(활동전위)를 전달한다. 축삭의 길이는 뉴런마다 다양하며 1 m에 달하는 경우도 있다. 골격근을 활성화하는 운동신경원(motoneuron)의 경우, 세포체가 척수(허리 수준)에 있음에도 발에 있는 근육까지 축삭이 연장되어 활동전위를 전달한다.

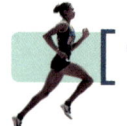

[1] 수의적 운동을 위한 근섬유의 동원(recruitment)

동원(recruitment)은 연관된 근섬유를 활성화하는 운동신경원의 작용을 의미한다. 골격근의 활성을 유발하는 운동신경원을 알파운동신경원(alpha-motoneuron)이라고 한다〈그림 3-22〉. 이 알파운동신경원은 척수의 앞뿔(전각, ventral horn)에 위치하며, 상위 중추에서 전달된 전기적 자극에 활성화되어 해당 근육으로 활동전위를 전달한다. 한 개의 알파운동신경원은 축삭을 통해 다수의 근섬유와 연결되어 있다.

〈그림 3-22〉와 같이 단일 알파운동신경원과 이에 의해 신경지배(innervation)를 받는 근섬유 무리는 하나의 운동단위(motor unit)로 여겨진다. 하나의 운동단위 내 근섬유들은 각각 개별적으로 수축할 수 없으며, 해당 운동신경원의 흥분은 운동단위 내 모든 근섬유를 같은 방식으로 활성화한다. 따라서 운동단위는 신경운동시스템(neuromotor system)의 가장 작은 단위로 여겨진다.

하나의 단일 근육은 수많은 알파운동신경원에 의해 지배된다. 즉, 수많은 운동단위에 의해 단일 근육의 수축과 힘 생성이 이루어진다. 또한, 단일 근육을 지배하는 여러 알파운동신경원이 척수 앞뿔에 모여있으며, 이를 운동신경원집단(motor neuron pool)이라고 한다.

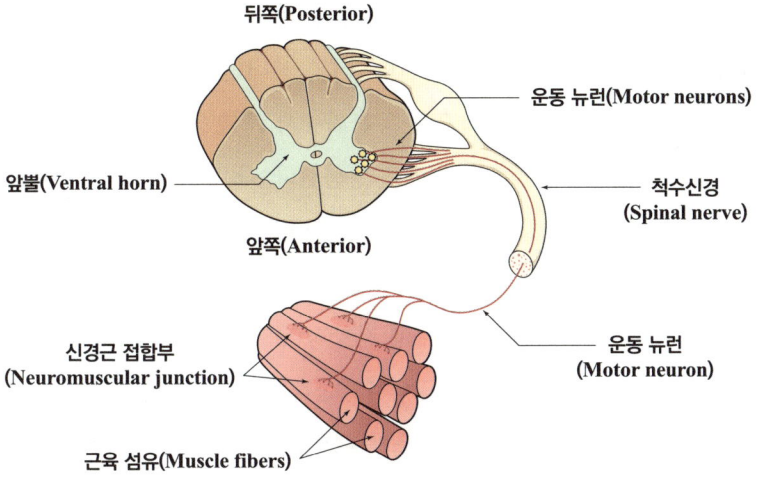

〈그림 3-22〉 운동단위(motor unit)

활동전위가 축삭을 따라 근섬유에 도달하면 연축(twitch)이라는 근육의 반응이 생성된다. 이는 펄스와 같이 작고 짧은 시간에 이르는 힘을 발생시키며, 더 강하고 오랫동안 힘을 생성하기 위해서는 각 연축반응이 결합된 강축(tetanus)에 이르러야 한다. 척수의 알파운동신경원을 향한 중추명령(central drive)은 해당 운동단위를 동원시키고, 이후 빠른 연속적인 활성인 비율부호화(rate coding)을 통해 요구되는 힘을 생성하기 위한 근육의 강축을 만든다. 여기서 비율부호화는 근육의 힘을 부드럽게 조절할 수 있는 정교한 기전을 제공한다. 운동신경원집단에서 동원될 운동단위의 수와 방전율(discharge rate)을 결정하는 것은 중추신경계가 근육을 제어하기 위해 사용하는 일차적인 전략이 된다.

한 운동단위에 의해 지배받는 근섬유들은 유사한 생화학적 특성을 지니고 있다. 골격근을 지배하는 하나의 알파운동신경원은 5개의 근섬유부터 2,000여 개에 이르는 수많은 근섬유까지 비교적 넓은 범위의 신경 지배율(innervation ratio)을 가진다. 작은 수의 근섬유를 지배하는 운동신경원을 작은 운동단위라고 하는데, 눈이나 손가락 근육과 같이 미세하고 정교한 힘을 제어하는 데 사용한다. 대조적으로 하나의 축삭이 많은 근섬유에 인접하는 큰 운동단위는 큰 세포체와 두꺼운 축삭을 가지며, 큰 힘을 내는 데 유리한 특성을 보인다. 〈그림 3-23〉은 운동단위 크기에 따른 동원 순서와 연축에 따른 반응, 그리고 피로에 대한 저항 특성을 보여준다.

운동단위의 크기는 동원되는 순서에 영향을 미치는데, 일반적으로 작은 운동단위가 큰 운동단위보다 먼저 동원된다. 이를 헤너만의 크기 원칙(Henneman Size Principle)이라고 하는데, 작은 운동단위에서 큰 운동단위 순서의 동원을 통해 부드럽고 조절된 방식으로 근육 힘을 생성한다. 작은 운동단위에 의해 지배되는 근섬유는 활동전위에 대한 반응으로 작은 진폭에 비교적 길고 느린 연축(slow twitch) 반응을 보여준다. 이러한 근섬유들은 산화적 에너지대사에 유리한 생화학적 특성을 가졌으므로 비교적 피로에 저항적(fatigue resistant)인 특징을 보여준다. 반면, 큰 운동단위에 연결된 근섬유들은 진폭이 비교적 짧고 크고 빠른 연축(fast twitch) 반응을 보여주며, 피로에 대한 저항성이 낮은(fast fatigable) 특성을 지닌다. 〈그림 3-23〉에서 보면, 큰 운동단위와 작은 운동단위의 특성이 섞인 중간적인 운동단위 또한 존재함을 알 수 있다. 이 운동단위는 빠른 연축 반응과 함께 피로에 저항적인 특성을 지닌다.

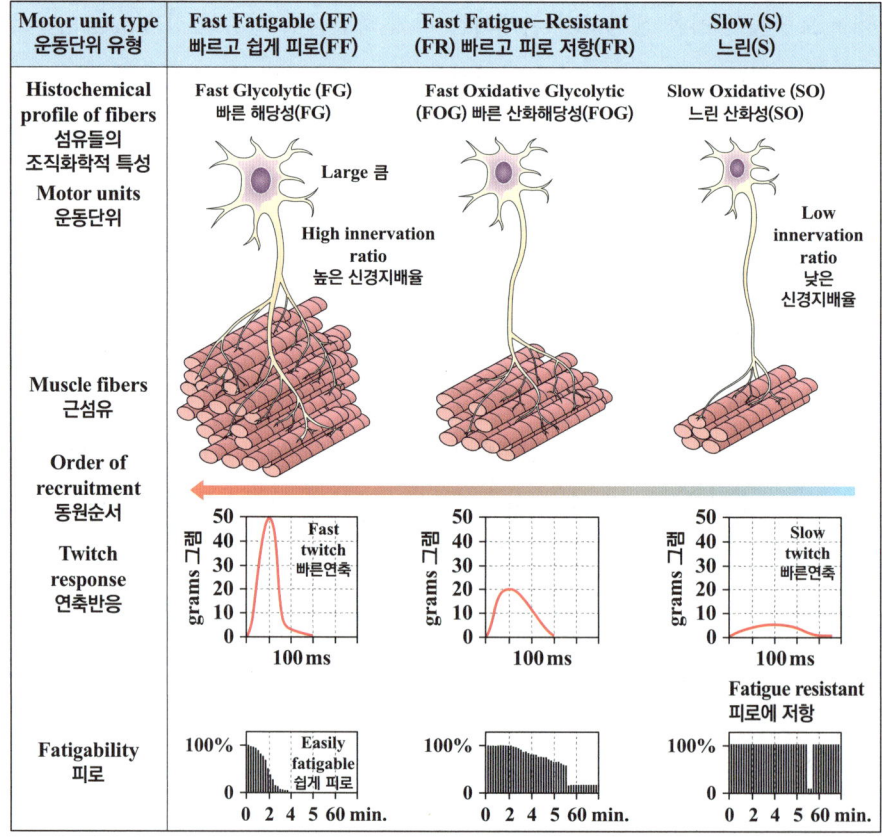

〈그림 3-23〉 운동단위의 크기에 따른 특성

척수의 알파운동신경원은 근섬유의 수축을 일으키는 활동전위를 생성하지만, 직접적으로 근육을 제어할 수는 없다. 그러므로 상위 중추에서 도달한 운동명령을 근육으로 중계(relay) 한다고 표현하는 것이 더 적합하다.

근수축의 모든 수의적인 조절은 대뇌피질(cerebral motor cortex)에서 시작하며, 뇌 내부에서 여러 가지 감각 정보들을 통합하여 운동명령을 생성한다. 계층적으로 대뇌피질의 운동영역에 존재하는 운동신경원을 상위운동신경원(upper motoneuron)이라고 하며, 운동단위가 되는 척수 수준의 알파운동신경원을 하위운동신경원(lower motoneuron)이라고 명명한다. 전기적 신호로 코딩된 운동명령은 상위운동신경원에서 피질척수로(corticospinal tract)를 따라 내려가 하위운동신경원에 도달한다. 상위운동신경원의 축삭은 척수의 회색질내에서 하위운동신경원과 연접하며, 하위운동신경원의 축삭은 척수를 벗어나 해당 근섬유의 신경근접합부(neuromuscular junction)에서 끝난다 〈그림 3-24〉.

> **용어 풀이**
>
> **척수(spinal cord)** – 뇌와 말초신경 사이의 전달 통로. 앞 뿔을 통해 운동명령이 근육으로 전달되고 뒤 뿔을 통해 감각정보가 중추신경계로 들어옴

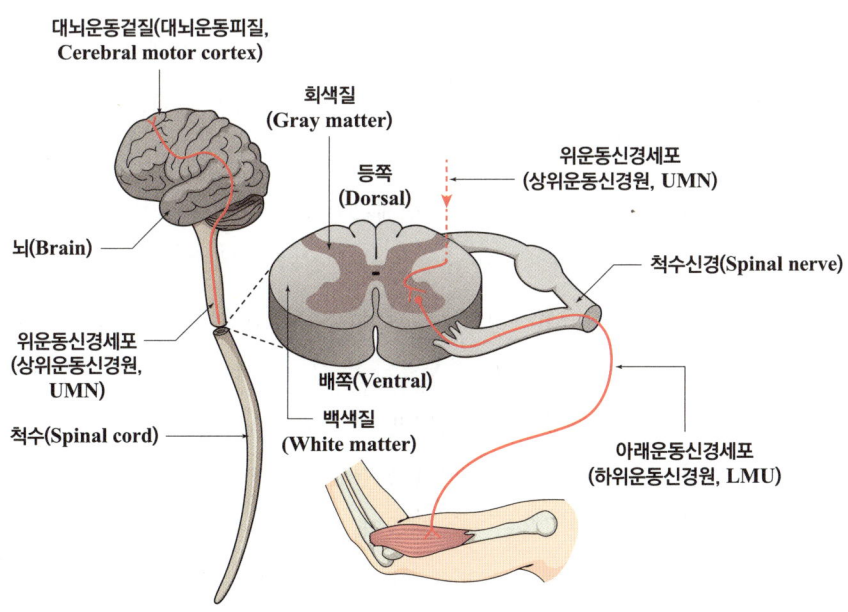

〈그림 3-24〉 수의적 근수축을 위한 신경계 경로

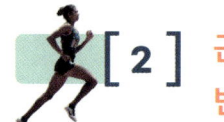

[2] 근육의 고유수용기(proprioception)와 반사적 운동(reflex movement)

시각 정보가 인간 움직임에서 매우 중요한 역할을 하는 것처럼, 조화로운 움직임과 자세 유지를 위해서 중추신경계는 외부의 여러 가지 정보를 필요로 한다. 특정 형태의 자극에 대한 반응으로 자신의 특성을 변화시키는 세포 구조를 수용기(receptor)라고 한다. 이때, 자극은 신체 외부의 자극일 수도 있고, 신체 내부에서 기인한 것일 수도 있다.

인체의 수용기는 크게 세 가지로 나눌 수 있는데, 인체 내부로부터의 정보를 받아들이는 내부수용기(interoceptor), 환경으로부터의 정보를 받는 외부수용기(exteroceptor), 그리고 인체 분절의 자세나 움직임에 관한 정보에 반응하는 고유수용기(proprioceptor)로 분류된다. 이들 중 본 장에서는 중추신경계에 중요한 고유수용성 감각을 제공하는 근육 내 고유수용기인 근방추(muscle spindle)와 골지건기관(golgi tendon organ)에 대해 알아보기로 한다.

〈그림 3-25(a)〉는 근방추의 구조를 보여주고 있다. 근섬유는 추외근섬유(extrafusal fiber)와 추내근섬유(intrafusal fiber)로 분류된다. 알파운동신경원의 지배를 받아 활성되는 근육은 추외근섬유이며, 근방추는 추내근섬유에 위치한다. 추내근섬유의 양끝은 추외근섬유나 힘줄과 연결되어 있으므로 추외근섬유의 장력이 변하면 추내근섬유도 영향을 받는다.

두 종류의 감각신경종말은 방추형의 추내근섬유를 감싸고 있으며, 주종말은 구심성 섬유집단 Ⅰa에 속하고 부종말의 축삭은 집단 Ⅱ에 속한다. 근방추는 근육 길이의 신장에 대해 자극을 받고 이를 척수로 전달한다. 즉, 근육 길이 변화를 감지하는 센서 역할을 한다. 더 나아가 근방추의 감각신경의 주종말은 근육이 신장되는 길이뿐만 아니라 신장되는 속도에 따라서도 다르게 발화한다.

만약 수의적인 근수축에 의해(알파운동신경원의 흥분에 의해) 추외근섬유의 길이가 짧아진다면, 추내근섬유는 느슨해진다. 이는 근 길이의 변화를 감지하는 센서로서 근방추의 민감도가 감소함을 의미한다. 그러나 추내근섬유를 지배하는 감마운동신경원(gamma motoneuron)이 개별적으로 존재하므로 이러한 문제를 해결할 수 있다. 일반적으로 상위 중추의 운동명령에 의해 알파운동신경원과 감마운동신경원은 동시에 활성화된다. 따라서 근육의 길이가 변화되는 동적인 상황에서조차 추내근섬유의 장력도 함께 변화되기 때문에 근방추의 민감도는 일정하게 유지될 수 있다.

힘줄과 근섬유의 접합부에 위치하여 기계적 형태의 변형에 민감한 수용기를 골지건기관(golgi tendon organ)이라고 한다〈그림 3-25(b)〉. 힘줄은 스프링과 같이 탄성이 있는 구조인데, 근육에서 생성된 힘에 따라 기계적 변형이 힘줄에 발생하므로 골지건기관은 근육의 거의 완벽한 힘 센서 역할을 한다. 근방추와는 다르게 골지건기관은 운동신경원에 의한 지배를 받지 않으며, 힘의 크기에 민감할 뿐이지 힘 변화율에는 반응하지 않으므로 근육 수축력을 독립적으로 감지하는 센서로 볼 수 있다. 근방추 주종말의 축삭과 골지건기관의 축삭은 유사한 굵기를 가졌는데, 이 둘의 전도 속도는 매우 유사한데, 약 80 m/s에 달한다.

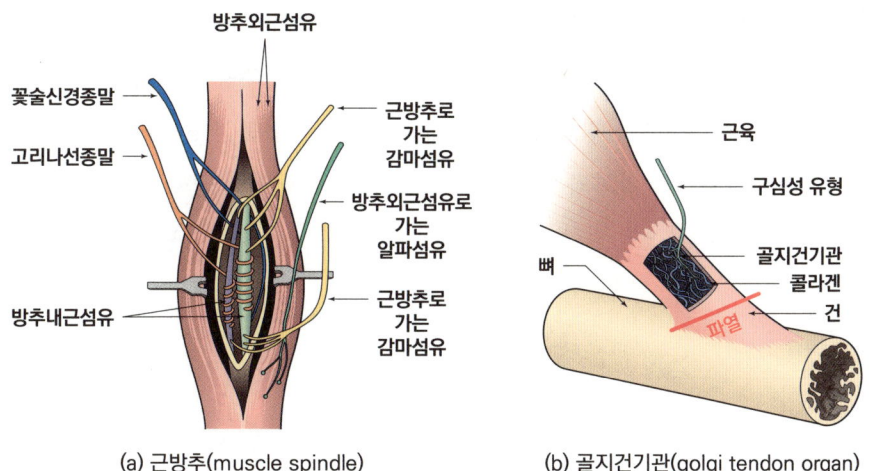

(a) 근방추(muscle spindle) (b) 골지건기관(golgi tendon organ)
〈그림 3-25〉 근방추와 골지건기관

근육의 반사(reflex)란, 외부 자극에 의해 야기된 근육의 활성을 의미한다. 하지만, 외적인 자극에 의해 일어나는 모든 움직임을 반사로 간주하지는 않는다. 예컨대, 운전 중 앞차가 급제동할 때, 충돌을 피하고자 빠르게 브레이크를 밟아 차를 정지시키는 것을 우리는 흔히 반사적으로 움직였다고 표현한다. 자극과 반응이 빠른 시간에 일어나서 반사 행동처럼 보이지만, 이는 수의적인 활동이다. 반사를 엄격하게 정의하자면, 외적 자극에 의해 야기되며, 대뇌로부터 발생할 수 있는 의지적 활동에 의해 변화될 수 없는 근수축을 의미한다.

모든 근육 반사의 중심개념은 반사궁(reflex arch)이다. 반사궁은 구심성신경원(감각신경, afferent neuron), 중추처리단위(central processing unit), 원심성신경원(운동신경, efferent neuron)으로 구성된다. 일반적인 근육 반사의 경우, 중추처리단위는 척수 수준이며, 하나의 연접으로 구성된 단순한 형태이거나 여러 연접을 통한 복잡한 형태일 수 있다. 척수 수준에서 하나의 연접을 포함하는 반사를 단일연접(monosynaptic)이라고 하며, 다수의 연접을 포함하는 반사는 다수연접(polysynaptic)이라고 한다. 모든 반사는 자극과 반응 사이에는 시간 지연을 가진다. 이를 반사 잠복기(reflex latency)라고 하며, 구심성 전도시간, 중추적 지연, 원심성 전도시간을 포함한다.

〈그림 3-26〉은 가장 대표적인 단일연접반사인 근방추의 활성에 의해 나타나는 신장반사(stretch reflex)를 보여주고 있다. 외력에 의한 근육의 빠른 신장은 근방추의 신경 종말을 흥분시킨다. 생성된 전기적 자극은 구심성 신경(Ⅰa 축삭)을 통해 척수의 뒤뿔(후각, dorsal horn)로 진입하고 해당 근육의 추외근섬유를 지배하는 알파운동신경원과 연접한다. 이 연접은 흥분성(excitatory)이므로 알파운동신경원은 활성화되어 활동전위를 생성하고 곧이어 근육의 수축을 야기한다. 즉, 근육의 신장에 의한 자극이 해당 근육의 수축을 유도한다.

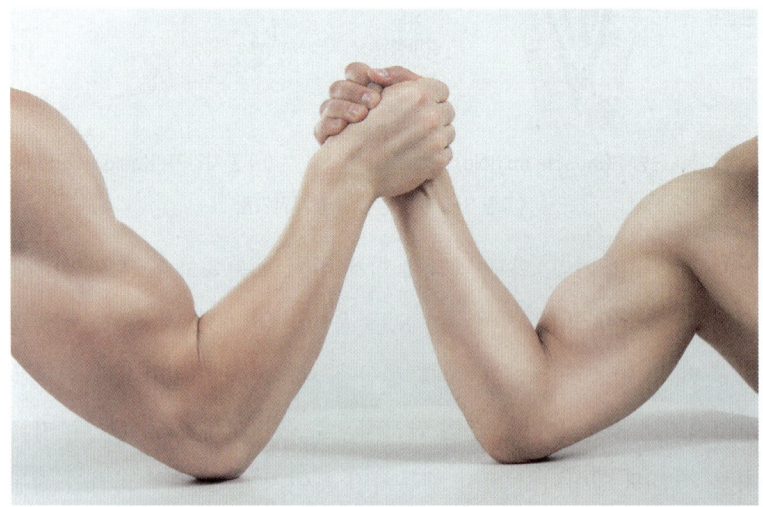

▶ 근육의 빠른 신장 후 수축은 근육의 힘을 증가시킨다.

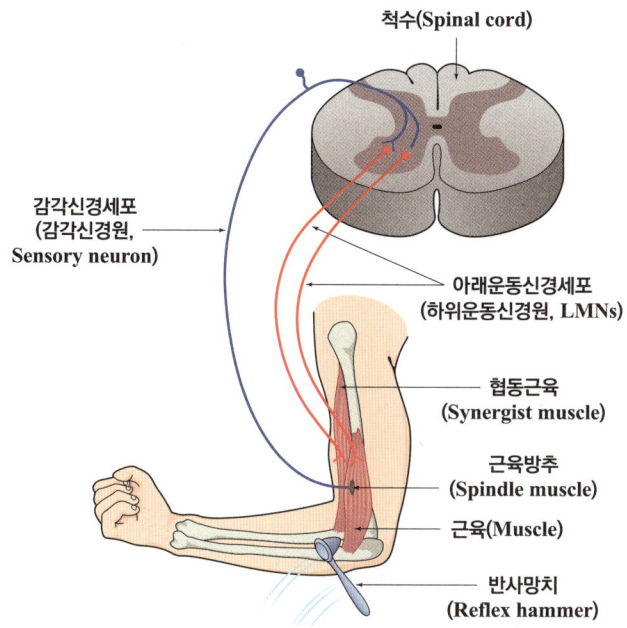

〈그림 3-26〉 근방추를 포함하는 신장 반사(stretch reflex) 경로

    신장반사는 단일연접반사로서 가장 짧은 반사 잠복기를 가지며, 임상에서 무릎신장반사는 척수손상 여부를 확인하는 검사로서도 유용하게 활용된다. 신장반사는 과도한 신장에 의한 근육의 손상을 예방한다는 기능적 의미를 지니기도 하지만, 스포츠 활동에서는 신장반사를 운동수행력 증대를 목적으로 활용하기도 한다. 신장-단축 주기는 근육과 결합조직의 수동장력을 이용하여 수축력을 증가하는 전략으로 사용한다. 대부분의 스포츠 상황에서 나타나는 빠른 신장 후 수축은 신장반사를 촉진시키고 이 수축력의 향상 또한 전체 근육의 힘을 증가시키는 요소가 된다.

    〈그림 3-27〉은 골지건기관에 의해 발생하는 자가억제반사(autogenic inhibition reflex)를 보여준다. 골지건기관은 근육의 힘 증가에 따라 흥분한다. 골지건기관의 신경종말은 구심성 섬유집단 Ib에 속하며, 척수 뒤뿔로 진입하여 억제성 게재신경원(inhibitory interneuron)과 연접한다. 이 억제성 게재신경원이 해당 근육의 알파운동신경원과 연접하는데, 이 연접은 억제성이므로 알파운동신경원의 흥분성을 감소시켜 근육이 이완되게 만든다. 즉, 골지건기관의 구

> **용어 풀이**
>
> **게재신경원(interneuron)**
> - 직접적인 운동뉴런이나 감각뉴런이 아닌 두 뉴런을 연결하는 뉴런. 중추신경계와의 정보 교환 기능을 수행하고, 운동/감각 뉴런과 함께 반사궁을 형성

심성 신경은 두 번의 연접을 통해 해당 근육의 반사 효과를 야기하며, 근육의 활성도를 증가시키는 신장반사와 대조적으로 근육을 이완시키므로 억제반사로 볼 수 있다. 골지건기관의 자가억제반사도 지나치게 큰 근육의 힘 생성에 의해 조직이 손상되지 않도록 보호하기 위한 기능적 의미를 지닌다.

또한, 이 반사는 임상이나 트레이닝 현장에서 근육의 신장성을 개선하는 데 이용되기도 한다. 고유수용성촉진(proprioceptive neuromuscular facilitation; PNF)의 수축-이완 신장 기법이 대표적인 예시이다. 이 기법은 스트레칭을 하고자 하는 근육에 대해 먼저 등척성 수축을 유도한 후 근육을 이완·신장시킨다. 이때 등척성 근수축에 의해 골지건기관의 자가억제반사궁이 촉진되고, 억제 효과로 더 효과적으로 근육을 이완시킬 수 있다.

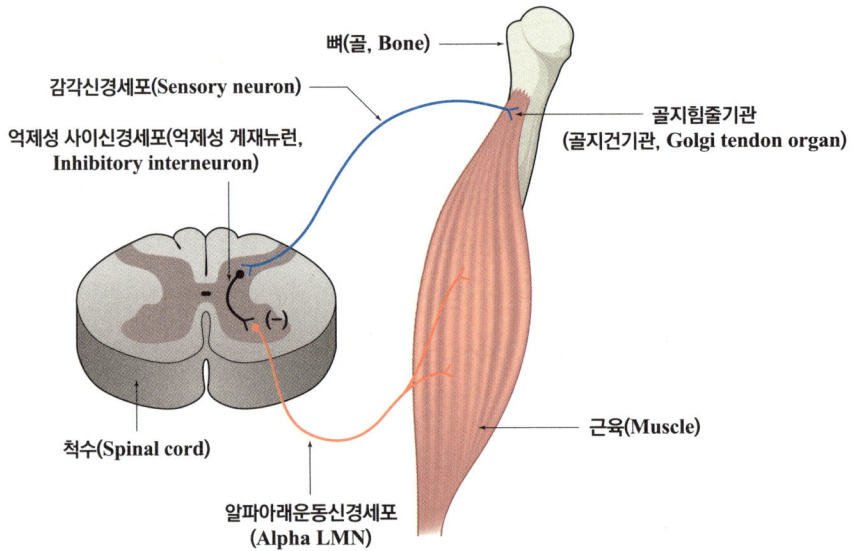

〈그림 3-27〉 골지건기관을 포함하는 자가억제반사(autogenic inhibition reflex) 경로

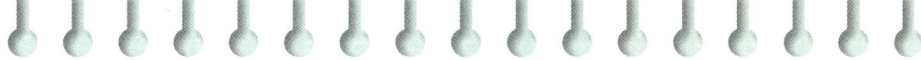

 활동 1
운동 동작에서 근육의 작용 파악하기

근력운동은 근 기능을 발달시키기 위한 목적으로 수행되는데, 종목에 상관없이 모든 스포츠 선수들이 경기력 향상을 위해 많은 시간을 근력운동에 투자하고 있다. 중요한 인체 움직임의 특성 중 하나는 비록 단관절 움직임이라 하더라도 많은 근육이 움직임에 관여한다는 점이다. 따라서 효과적으로 운동을 수행하고 지도하기 위해서는 특정 동작에서 근육의 역할을 올바르게 해석하는 능력이 필요하다. 이 시간에는 앞선 장에서 다루었던 움직임을 만드는 근육의 역할에 관한 개념을 트레이닝 현장에서 흔하게 사용되는 대표적인 근력운동 동작에 적용해 본다.

1. 레그레이즈(leg raise) 운동

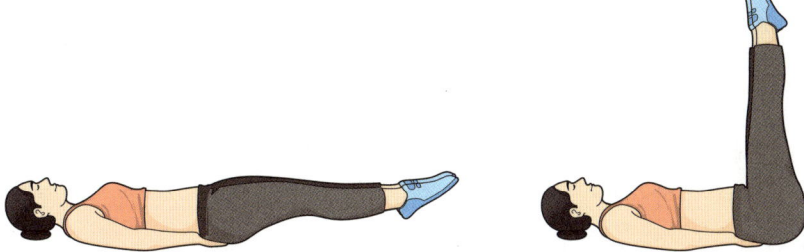

위의 그림은 복근 강화를 목적으로 흔하게 수행하는 레그레이즈 운동이다. 본 운동을 경험해 본 사람이라면 의심 없이 복부 근육에 많은 힘이 들어간다는 것을 알 수 있다. 그러나 이 동작을 운동학적(kinematics) 관점으로 보면, 엉덩관절의 굴곡(flexion)과 신전(extension)이 반복되는 단관절 운동이다. 그렇다면 왜 우리는 이 운동을 "복근 운동이라고 부를까?", "엉덩관절 굴곡근 운동이라고 부를 수는 없을까?" 이를 확인하기 위해, 본 장에서 배운 근육의 역할(주동근, 길항근, 고정근)을 레그레이즈 동작에 적용해 보자.

▷ 레그레이즈 운동 동작에 관여하는 주동근, 길항근, 고정근을 쓰시오.

- 주동근(agonist) :
- 길항근(antagonist) :
- 고정근(fixator) :

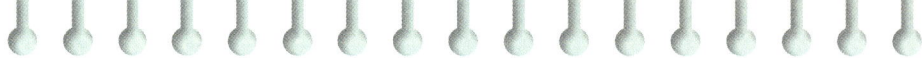

〈해설〉

우선 외력의 영향을 살펴보아야 한다. 레그레이즈 운동에서 외력은 중력만 작용하며, 다리의 질량에 작용하는 중력은 다리분절을 아래(지면)로 가속시킨다. 이러한 힘에 대항하여 다리를 들어 올리기 위해서는 엉덩관절굴곡근(hip flexor muscles)이 관절을 움직이는 주동근 역할을 수행한다. 다리를 들어 올리는 것은 엉덩관절굴곡근의 단축성 수축(concentric contraction)이며, 다리를 내리는 동작은 신장성 수축(eccentric contraction)이다. 이때 엉덩관절굴곡근의 반대 작용을 하는 엉덩관절신전근(hip extensor muscles)은 길항근의 역할을 한다.

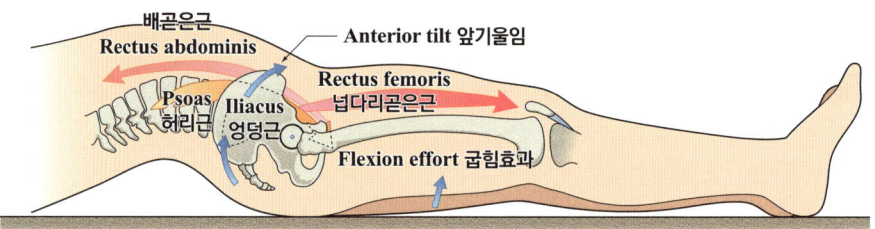

레그레이즈 동작에서 고정근 역할을 하는 근육을 확인해 보자. 위 그림은 누운 자세에서 다리를 들어 올리기 위해 주동근인 엉덩관절굴곡근을 수축시키고 있는 모습이다. 엉덩관절굴곡근은 골반뼈와 넙다리뼈를 연결하므로 엉덩관절굴곡근의 수축은 엉덩관절을 굴곡시킬 수도 있고, 골반뼈를 전방으로 당길 수도 있다(전방경사, anterior tilt).

따라서 위의 그림과 같이 엉덩관절굴곡근 만이 독립적으로 작용한다면, 골반뼈의 증가된 전방경사 움직임으로 허리뼈의 과신전이 발생한다. 실제로 레그레이즈 운동 중 허리뼈의 과신전으로 허리가 바닥에서 뜨고, 통증을 경험하는 일은 빈번하게 일어난다.

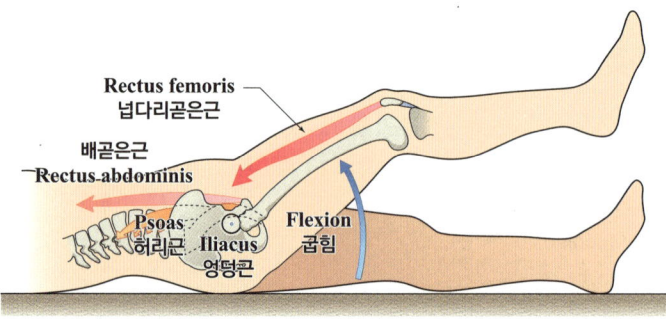

허리의 통증 없이 안전하게 레그레이즈 운동을 수행하기 위해서는, 엉덩관절굴곡근의 수축에 의해 다리만 움직일 수 있도록 골반을 고정하는 다른 근육의 역할이 필요하다. 복근은 흉곽과 골반뼈를 연결하는 근육으로, 복근의 수축은 허리뼈를 굴곡시키고 골반뼈를 후방으로 당길 수 있다(후방경사, posterior tilt). 따라서 레그레이즈 운동 중 엉덩관절굴곡근이 수축할 때 복근이 함께 수축한다면, 엉덩관절굴곡근에 의해 발생하는 골반의 전방경사 움직임을 상쇄시켜 골반을 고정할 수 있다. 즉, 레그레이즈 운동에서 복근은 고정근으로 작용한다.

이러한 기전은 레그레이즈 운동이 훌륭한 복근운동이 될 수 있음을 뒷받침한다. 비록 복근이 주동근으로서 작용하는 것은 아니지만, 레그레이즈 운동은 골반을 움직이려고 하는 외력(엉덩관절굴곡근의 힘)에 대항하여 골반뼈를 안정화시키는 복근의 주된 기능을 강조한 운동이라고 볼 수 있다.

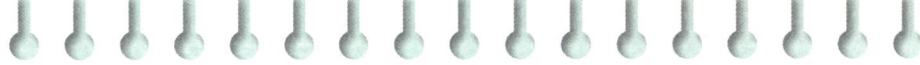

컬업(curl-up)과 싯업(sit-up) 운동

아래 그림은 앞선 레그레이즈 운동과 더불어 대표적인 복근 운동으로 널리 사용되는 컬업(curl-up)과 싯업(sit-up) 운동이다. 컬업은 누운 상태에서 등을 둥글게 말며(몸통굴곡) 머리와 어깨를 바닥에서 들어 올리는 동작이다. 싯업은 컬업 자세에서 완전히 상체를 일으켜 세우는 동작(엉덩관절굴곡)으로서 흔히 윗몸일으키기라고 명명하기도 한다.

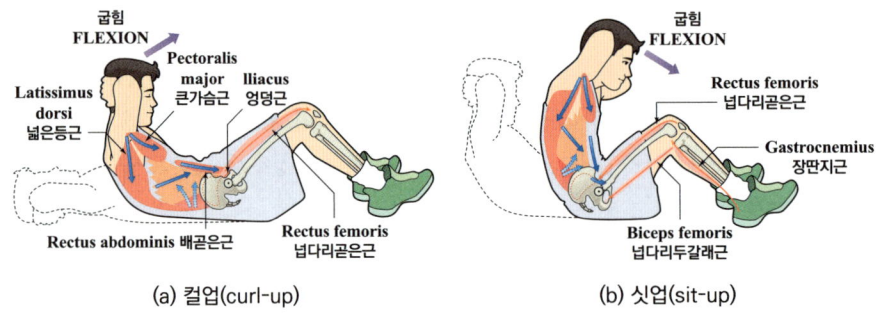

(a) 컬업(curl-up)   (b) 싯업(sit-up)

이 두 가지 유사해 보이는 운동은 일반적으로 구분 없이 복근 운동으로 사용되지만, 자세히 들여다보면 두 운동 간에 근육의 역할은 대조적이다. 두 운동 동작에서 근육의 역할을 분석해 보도록 하자.

▷ 컬업과 싯업 운동 동작의 관여하는 주동근, 길항근, 고정근을 쓰시오.

컬업(curl-up)	싯업(sit-up)
주동근 : 길항근 : 고정근 :	주동근 : 길항근 : 고정근 :

〈해설〉

컬업은 운동학적으로 고정된 골반뼈에 흉곽이 당겨지는 것으로 표현할 수 있다. 몸통의 굴곡근인 복근은 흉곽과 골반을 연결하며, 수축에 의해 두 뼈대를 동시에 당긴다. 즉, 복근은 흉곽을 전방으로 끌어 당김(몸통굴곡)과 동시에 골반의 후방경사를 야기한다. 복근은 컬업 운동에서 움직임을 일으키는 주동근으로 작용한다. 따라서 컬업 동작에서 길항근은 복근 작용의 반대 역할을 하는 척추기립근과 같은 몸통의 신전근이 된다. 복근의 수축으로 흉곽이 당겨질 때, 골반은 고정되어 있어야 한다. 따라서 고정근으로서 엉덩관절굴곡근의 수축을 요구한다. 엉덩관절굴곡근은 골반의 전방경사 움직임을 생성하며, 복근 수축에 의한 골반 후방경사를 상쇄시켜 컬업 운동 동안 골반뼈를 고정할 수 있다.

  싯업은 컬업과 함께 대표적인 복근 운동이지만, 움직임에서의 근육의 역할은 다르게 나타난다. 싯업의 주된 움직임은 엉덩관절의 굴곡이므로 엉덩관절의 굴곡근이 주동근이 된다. 엉덩관절신전근은 엉덩관절굴곡근의 수축에 대항하는 길항근의 역할을 수행한다. 싯업 운동에서 중요한 것은, 엉덩관절굴곡에 의해 상체를 일으킬 때, 굴곡된 몸통 자세(흉곽과 골반의 상대적 위치)가 고정되어 있어야 한다. 따라서 흉곽과 골반뼈를 연결하는 복근이 강하게 수축하여 몸통을 안정성을 증가시켜야 하며, 복근은 싯업 운동에서 고정근의 역할을 수행한다.

참고문헌

Mark L. Latash, Neurophysiological basis of movement.
Roger M. Enoka, Neuromechanics of human movement.
Donald A. Neumann, Kinesiology of the musculoskeletal system.
Joseph E. Muscolino, Kinesiology: the skeletal system and muscle function.
Michael Schuenke et. al., THIEME Atlas of Anatomy: musculoskeletal system.

SECTION 3 요점 정리

1. 골격계의 구조와 역학적 특성

1) 골격계의 기능과 관절 움직임
인체의 뼈는 신체를 지지/보호하고 근육의 부착점을 제공하며 근육 힘을 전달하는 견고한 지렛대의 역할을 한다. 또한, 혈액세포를 생성하고 근수축 과정에 필수적 무기물인 칼슘의 저장 창고로서의 역할을 수행한다. 두 뼈의 말단부위가 만나 관절을 형성하며 신체의 움직임을 허용한다. 관절의 움직임은 각운동인 축성 운동과 선운동인 비축성 운동으로 구분된다.

2) 관절의 안정성과 가동성
관절의 안정성과 가동성은 상반되는 개념이기 때문에, 인체 관절은 가동성과 안정성 사이에서 올바른 균형을 가지는 것이 중요하다. 관절의 형태적 특징, 인대 및 관절낭, 관절을 지나는 근육의 작용은 관절의 안정성과 가동성에 영향을 미치는 요인이다. 인대는 탄성 영역 이상으로 신장되면 변형이 발생하며, 비가역적인 손상으로 관절의 안정성이 감소될 수 있다.

2. 근육계의 구조와 역학적 특성

1) 근육의 구조에 의한 특성
액틴과 마이오신 섬유는 능동적 힘을 발생시키는 수축성 요소이며, 힘줄과 근막 및 여러 구조단백질은 비수축성 요소로서 수동적 힘(수동 장력)을 발생시킨다. 근섬유의 정렬 형태에 따라 근육을 크게 방추근과 깃근으로 구분할 수 있다. 방추근은 장력이 전달되는 힘줄에 대해 근섬유가 평행하게 배열되며, 깃근은 힘줄에 대해 비스듬히 깃각을 가지고 배열된다.

2) 근육의 역학적 특성과 기능
근육의 수동적 힘은 스프링과 같이 근육이 임계길이 이상으로 신장되면 증가하며, 일반적으로 이 임계길이에서 능동적인 근육 힘은 최대가 된다. 근육의 길이가 너무 짧거나 길면 근육의 능동적 힘 생성 능력은 감소한다. 근육이 단축성 수축을 할 때 수축 속도가 빠를수록 근육의 힘은 감소한다. 반면 신장성 수축 속도가 빠를수록 근육의 힘은 증가한다.
인체의 움직임에 있어 근육은 주동근, 길항근, 고정근의 역할을 수행한다. 주동근(agonist)은 외력에 대항하여 인체 분절을 가속시키기 위해 토크를 생성하며 주로 단축성 수축을 한다. 길항근(antagonist)은 주동근의 토크를 상쇄시키는 반대 작용을 하며 신장성 수축에 의해 분절을 감속 시킨다. 고정근(fixator)은 근육 힘에 의해 나타나는 효과 중 원치 않는 분절 움직임을 차단하기 위한 기능을 수행하며 조절된 움직임을 만드는 데 필수적인 역할을 한다.

SECTION 3 요점 정리

3. 신경계에 의한 단일 근육의 활성

1) 수의적 운동을 위한 근섬유의 동원(recruitment)

알파운동신경원과 이에 지배되는 근섬유 무리를 운동단위(motor unit)라 한다. 단일 알파운동신경원이 지배하는 근섬유의 수(신경 지배율)는 다양하다. 큰 운동단위는 비교적 많은 수의 근섬유를 지배하고 피로에 대한 저항성이 낮고 빠른 연축(fast twitch) 반응을 보인다. 작은 운동단위는 적은 수의 근섬유를 포함하고 비교적 피로에 저항적이며 느린 연축(slow twitch) 특성을 지닌다. 헤너만의 크기의 원칙(Henneman size principle)은 운동단위가 동원되는 일반적인 순서를 규정한다. 작은 운동단위가 먼저 동원되어 수축이 개시되고, 이후 큰 운동단위가 동원되어 근육 힘을 증가시킨다.

2) 근육의 고유수용기(proprioception)와 반사적(reflex) 운동

고유수용성감각은 중추신경계에 전달되는 인체의 자세와 움직임과 관련된 정보를 의미한다. 근육의 고유수용성 감각을 생성하는 고유수용기로서 근방추(muscle spindle)와 골지건기관(golgi tendon organ)이 있다. 근방추는 근육의 길이와 길이 변화율(속도)을 감지하며 갑작스러운 근육의 신장에 대한 보호적 반응인 신장반사(stretch reflex)를 제공한다. 골지건기관은 힘줄에 위치하며 근육의 장력을 감지하는 힘 센서의 역할을 수행하며, 근육의 과도한 수축에 대해 자가억제반사(autogenic inhibition reflex)를 제공한다.

SECTION 03 연습문제 review exercises

1. 인체 골격에 대한 다음 설명 중 옳지 <u>않은</u> 것은?
   ① 인체의 뼈는 크게 중축골격과 부속골격으로 구분되며 팔, 다리를 구성하는 뼈들은 부속골격에 해당한다.
   ② 일반적으로 긴 뼈는 뼈 몸통에서 뼈끝으로 갈수록 크기가 커지는데 이러한 형태적 특징은 인접한 뼈의 뼈끝과 만나 형성되는 관절의 압박력을 증가시킨다.
   ③ 울프의 법칙은 인체에 부여된 물리적 스트레스에 의해 뼈에 적응성 변화가 나타날 수 있음을 시사한다.
   ④ 뼈는 인체의 자세를 지탱하고 관절 움직임을 위한 근육의 지렛대 역할을 한다.

2. 관절의 움직임과 안정성에 관한 설명 중 옳지 <u>않은</u> 것은?
   ① 관절의 움직임은 축성 운동과 비축성 운동으로 분류된다.
   ② 관절의 가동성과 안정성은 상반되는 개념이기 때문에 모든 관절은 가동성과 안정성 사이에서 올바른 균형을 이루어야 한다.
   ③ 관절낭과 인대에서 발생하는 수동장력과 근수축에 의한 능동적인 힘 모두 관절의 안정성에 기여할 수 있다.
   ④ 팔을 들어올리는 동작에서 오목위팔관절이 각 운동을 하기 위해서는 볼록한 위팔뼈 머리의 구름(roll)과 미끄러짐(slid)이 상방으로 나타나야 한다.

3. 근원섬유 내에서 근육의 수동장력(수동적 힘)과 능동적인 힘을 발생시키는 요소를 쓰고 각 힘이 근육의 길이 변화에 따라 어떻게 변화하는지 서술하시오.

4. 근수축의 형태인 등척성, 단축성, 신장성 수축에 대해 근육의 힘과 외력의 상호작용 관점에서 서술하시오.

[5~6] 다음 사진은 양궁에서 활시위를 당기는 드로잉 동작이다. 이 동작과 관련하여 다음 질문에 답하시오.

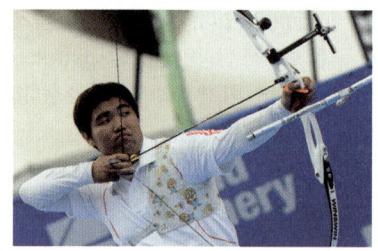

5. 드로잉 동작에서 나타나는 상지 관절(어깨, 팔꿈치)의 움직임을 운동학적으로 서술하시오.

6. 드로잉을 수행하는 동안 근육의 작용에 대한 설명으로 바르지 <u>않은</u> 것은?
   ① 뒤어깨세모근(posterior deltoid)는 위팔뼈를 수평외전 시키는 주동근의 역할을 수행한다.
   ② 선수의 왼쪽 상지 근육은 견고하게 활을 고정하기 위해 등척성 수축을 수행한다.
   ③ 등세모근(trapezius)은 날개뼈를 내전 시키는 주동근 역할을 함과 동시에 위팔뼈의 수평외전에 대한 고정근(fixator)의 역할을 수행한다.
   ④ 드로잉 동작에서 몸통의 회전과 관련된 근육의 작용은 요구되지 않는다.

7. 운동단위(motor unit)의 동원(recruitment)과 관련된 설명 중 옳지 않은 것은?
   ① 일반적으로 근 수축을 개시할 때, 큰 운동단위부터 작은 운동단위의 순서로 동원이 이루어진다.
   ② 척수 앞 뿔에 위치한 하나의 알파운동신경원과 이의 지배하에 놓인 근섬유 무리를 운동단위라 정의한다.
   ③ 요구되는 근육의 힘을 생성하기 위해 중추신경계는 동원되는 운동단위의 크기와 방전율(discharge rate)을 조절한다.
   ④ 운동단위의 크기는 다양하며 큰 운동단위는 큰 세포체와 두꺼운 축삭을 지닌다.

8. 고유수용성감각(proprioception)에 관한 다음 설명 중 옳지 않은 것은?
   ① 고유수용성감각은 중추신경계에 전달되는 인체의 자세나 움직임과 관련된 정보들을 포함한다.
   ② 근방추는 근육의 신장(lengthening)에 의해 자극되며, 따라서 단축성 수축에 의해 짧아진 근육의 근방추는 민감도가 감소하게 된다.
   ③ 골지건기관은 골격근의 힘줄에 위치한 고유수용기로서 근육에 부과되는 장력을 감지하는 역할을 한다.
   ④ 근방추와 골지건기관의 축삭의 굵기는 유사하며 약 80 m/s에 달하는 전도 속도를 지닌다.

9. 다음 그림과 같이 한 피험자가 검사자의 외력에 대항해 일정한 힘으로 팔꿈치를 굴곡 시키는 등척성 수축을 수행하고 있으며, 이때 팔꿈치 굴곡근인 위팔두갈래근(biceps brachii)의 근전도(eletromyogram)를 측정하고 있다고 가정하자. 검사자가 임의의 순간에 외력을 빠르게 제거한다면(피험자의 손목을 순간적으로 놓는다면), 이때 근전도 신호는 어떻게 변화될지, 그 이유는 무엇인지 서술하시오.

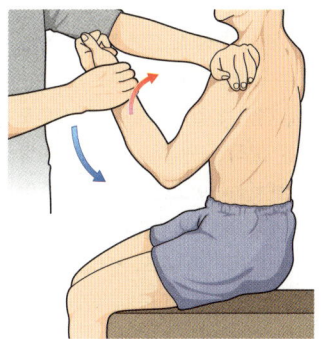

10. 골지건기관에 의해 나타나는 자가억제반사(autogenic inhibition reflex)의 기전을 서술하시오.

정답 및 해설 answers and explanations

1. ②
   압박력은 작용하는 힘에 비례하고 접촉 면적에 반비례한다. 따라서 관절을 형성하는 두 뼈끝의 크고 넓은 형태는 관절의 압박력을 상대적으로 감소시키는 데 기여한다.

2. ④
   팔을 들어올릴 때, 오목위팔 관절의 안정적인 각운동을 위해서는 볼록한 위팔뼈의 머리가 상방으로 구름과 동시에 하방으로 미끄러짐이 발생해야 한다.

3. 수동장력은 수축성 요소와 비수축성 요소 모두에서 발생할 수 있으며, 대표적으로 힘줄, 근막과 같은 결합조직과 티틴과 같은 구조단백질이 포함된다. 능동적인 힘은 오직 근원섬유 내 수축성 요소에 의해 발생하며 액틴과 마이오신 섬유의 활주에 의해 나타난다. 근육의 길이 변화에 따른 수동적/능동적 힘의 변화 패턴은 [그림 3-14]와 같다. 수동장력은 근육이 임계길이 이상으로 길어짐에 따라 증가한다. 능동적인 근육의 힘은 임계 길이와 유사한 근육의 중간 길이에서 최대가 되며, 너무 짧거나 혹은 긴 근육의 길이에서는 근육의 힘 발생 능력이 감소한다.

4. 등척성 수축은 근-건 복합체(muscle-tendon complex)의 길이 변화 없이 근육이 힘을 생성하는 수축 형태로서, 근육이 발생시키는 힘과 근육을 잡아당기는 외력이 균형을 이루는 상태이다. 외력보다 근육이 수축하는 힘이 더 크게 되면 근육이 짧아지는 효과가 나타나는데 이를 단축성 수축이라 한다. 신장성 수축은 외력에 비해 근 수축 힘이 상대적으로 작을 때 근육의 힘 작용 방향과 반대로 근육이 길어지는 수축 형태를 의미한다.

5. 활시위를 당기는 드로잉 동작에서 날개뼈는 내전(adduction)되고, 위팔뼈는 수평외전(horizontal abduction)되며, 팔꿈치는 굴곡(flexion) 된다.

6. ④
   드로잉 동안 등세모근(trapezius)은 날개뼈를 내전시키고 위팔뼈가 움직이는 기저를 형성하기 위해 주동근/고정근의 역할을 수행한다. 그러나 등세모근은 등뼈(흉추, thoracic vertebra)와 날개뼈를 잇는 근육으로 등세모근의 수축은 등뼈의 회전 토크를 생성하게 된다. 따라서 드로잉 동안 몸통이 견고하게 고정되기 위해서는 몸통의 회전과 관련된 근육의 고정근으로서의 역할을 요구한다.

7. ①
   헤너만의 크기의 원칙(Henneman size principle)은 운동단위가 동원되는 특정 패턴이 있음을 설명한다. 일반적으로 작은 운동단위가 먼저 동원되어 힘 발현에 기여하며, 이후 큰 운동단위의 순서로 동원이 이루어진다.

8. ②
   감마운동신경원은 근방추가 있는 추내 근섬유를 수축시킨다. 일반적으로 근 수축을 위한 중추 명령은 알파/감마운동신경원 모두를 흥분시키기 때문에 추외/추내 근섬유의 길이 변화는 함께 나타나게 되고, 따라서 근 길이 변화를 감지하는 근방추의 민감도는 일정하게 유지될 수 있다.

9. 피험자의 손목을 놓기 전, 일정한 등척성 수축을 유지하는 동안에 위팔두갈래근의 근전도 활성도는 일정하게 나타날 것이다. 갑자기 피험자의 손목을 놓아 외력을 제거한다면 근전도 시간은 아주 짧은 잠복기 이후 급격하게 감소할 것이다. 이처럼 갑작스러운 부하 감소에 따라 나타나는 근 활성도의 특징적인 감소를 부하제거 반응(unloading response/reflex)이라 한다. 이러한 뚜렷한 근 활성도의 감소는 외력의 제거로 인해 나타나는 근육의 느슨함과 이에 따른 근방추 흥분의 감소에서 기인하는 것으로 알려져 있다.

부하제거 반응은 근전도 장비를 통해 얻는 근 활성도의 상당 부분이 근방추를 포함하는 반사(reflex)적 근수축과 관련되어 있음을 시사한다.

10. 골지건기관은 힘줄에 부과되는 장력을 감지한다. 근 수축에 의해 생성되는 힘은 힘줄에 전달되어 장력을 전달시키고 이는 골지건기관을 흥분시킨다. 이 자극은 골지건기관의 축삭을 통해 척수 뒤뿔로 전달되어 억제성 개재신경원(inhibitory interneuron)과 연접한다. 억제성 개재신경원은 다시 해당 근육의 알파운동신경원과 억제성 연접을 하게되며 따라서 알파운동신경원의 흥분성이 감소하여 근육의 수축력 감소에 기인한다.

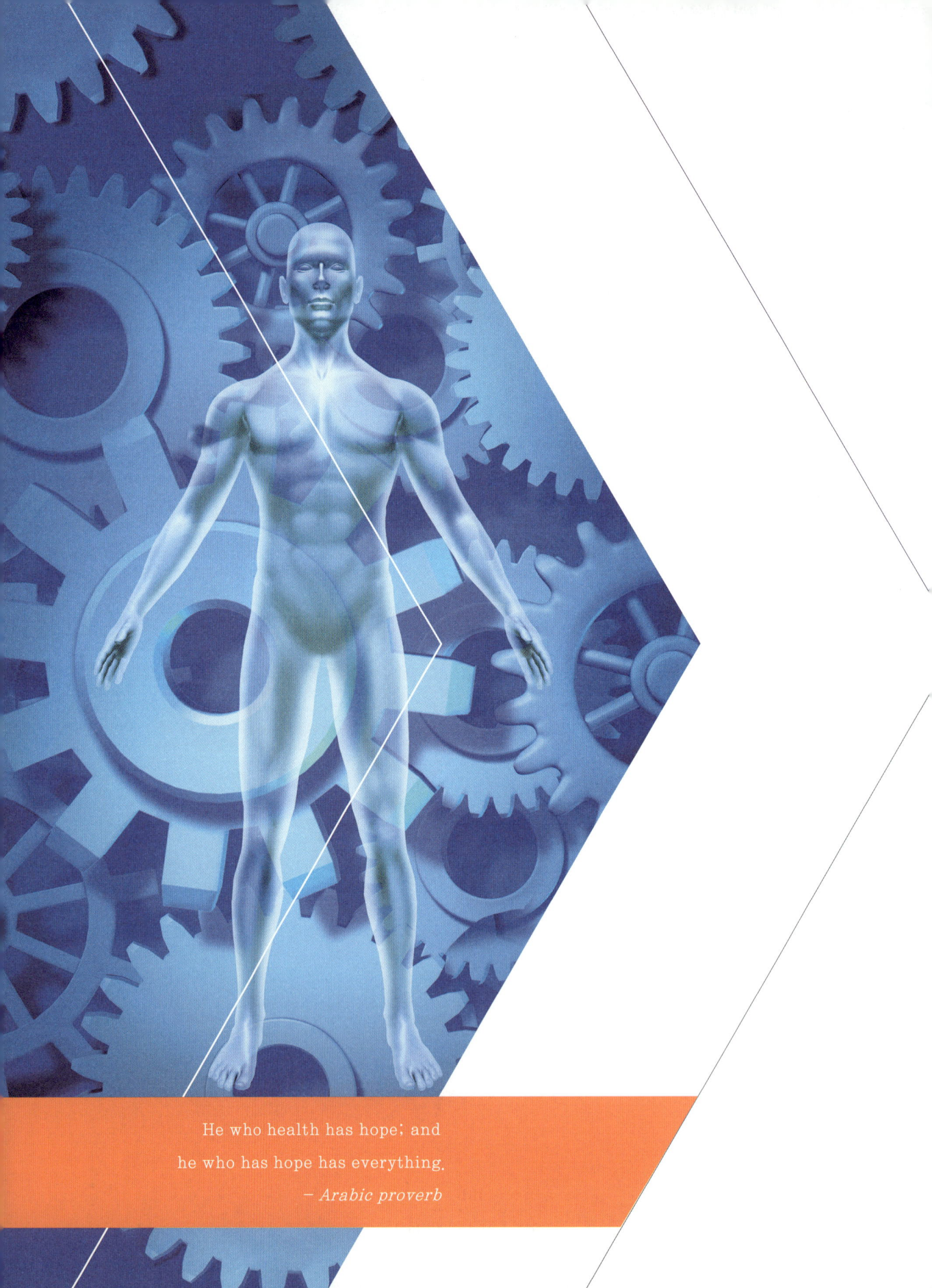

He who health has hope; and
he who has hope has everything.
— *Arabic proverb*

Section **4**

근골격계의 역학적 특성

chapter 01　인체의 기계작용(지레 시스템)
chapter 02　무게중심의 이해
chapter 03　안정성과 운동성

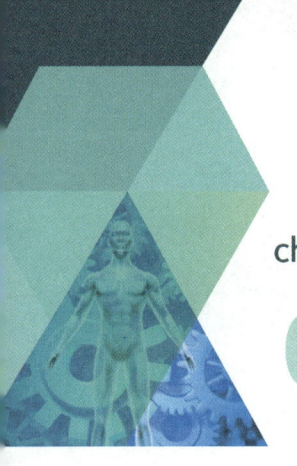

chapter

01 인체의 기계작용 (지레 시스템)

> **용어 풀이**
>
> **지레** - 다른 물체에 힘을 가해서 축에 대해 회전을 생성할 수 있는 강체

골격근이 뼈에 지레(lever) 형태로 부착되어 있으므로 우리는 인체 지레의 역할을 통해 운동을 좀 더 효율적으로 수행할 수 있다. 지레는 인류가 오래전부터 사용해 온 문명의 이기로 역학적 에너지를 한 곳에서 다른 곳으로 전달하고 변화시키는 기계적 장치를 총칭한다.

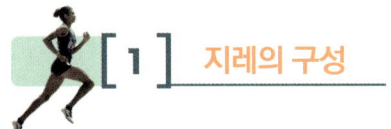

[1] 지레의 구성

우선 지레가 성립되기 위해서는 세 가지 요소가 필요하다. 즉, 〈그림 4-1〉에서 축과 힘점(F_A) 그리고 작용점(F_R로 저항점이라고도 함)이 그것이다. 축은 회전이 발생할 수 있는 지레에서 지레를 지탱하는 지점을 말한다. 힘점은 저항을 이기기 위해 힘을 가하는 지점을 의미하며, 작용점은 발휘하는 힘으로 이겨내고자 하는 저항력이 작용되는 지점이다.

특히 축에서부터 힘이 작용하는 지점까지의 직선거리, 즉 변위를 힘팔이라고 하고, 축에서부터 저항으로 작용되는 작용점까지의 변위를 작용팔(저항팔)이라고 한다. 이러한 힘팔과 작용팔의 상대적인 길이에 따라 지레의 효율성은 달라지며 이것은 이후 역학적 이득에서 좀 더 자세히 다룬다.

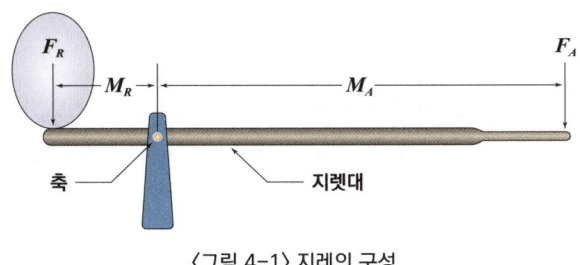

〈그림 4-1〉 지레의 구성

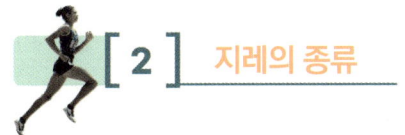

[2] 지레의 종류

지레는 다음 세 가지 요소의 배열(순서)에 따라 1종, 2종, 3종의 총 세 가지 종류로 나누어지는데, 각 지레에 대해 자세히 알아보자.

1 1종 지레

먼저 구조상 균형을 촉진시키는 형태인 1종 지레는 축을 중심으로 힘점과 작용점이 서로 떨어져 있는 형태이다. 이러한 형태의 지레에는 저울이나 시소 등이 포함될 수 있고, 앞서 언급한 바와 같이 힘팔과 작용팔의 길이 비율에 따라 효율적이기도 하고 그렇지 않을 수도 있다.

〈그림 4-2〉는 농구에서 자유투를 하는 상황으로, 팔꿈치관절 중심점을 회전축으로 하고 공을 멀리 던져야 하기 때문에 저항으로 작용되며, 이 저항을 이겨내고자 상완의 뒷면에 있는 상완삼두근이 팔꿈치관절을 신전시키며 힘을 발휘하는 상황이기 때문에 3요소의 배열을 고려하면 1종 지레에 해당한다.

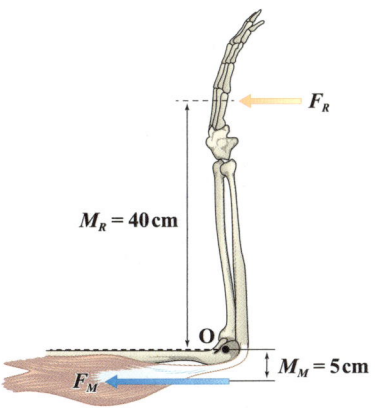

〈그림 4-2〉 1종 지레: 농구 자유투 상황

2 2종 지레

2종 지레는 세 가지 요소의 배열이 축, 작용점, 힘점의 순으로 이루어진 지레를 말한다. 이러한 형태의 지레에는 손수레, 병따개 등이 포함되고, 힘팔이 작용팔보다 항상 크기 때문에 힘 측면에서 항상 이득을 볼 수 있는 지레 형태다. 불행하게도 근육의 부착 위치를 고려하면 인체 내부에서는 진정한 이 형태의 지레를 발견할 수 없다.

> **용어 풀이**
>
> **비복근** - 종아리 뒤쪽에 두 갈래로 갈라져 내려오는 근육을 가리키는 것으로, 비장근이라고도 하며, 가자미근과 함께 하퇴삼두근을 형성한다.

〈그림 4-3〉은 발뒤꿈치를 들고 있는 상황으로, 우선 체중이 저항으로 작용되며, 이러한 저항을 이겨내기 위해 하퇴의 뒷면에 있는 비복근 등이 힘을 발휘하고 있다. 축은 〈그림 4-3〉과 같이 자연스럽게 발 앞쪽이 되어 지레 3요소의 배열을 고려하면 2종 지레가 작동하는 상황이다.

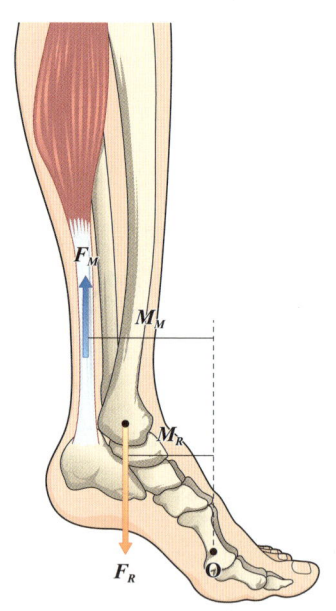

〈그림 4-3〉 2종 지레: 발뒤꿈치를 들고 있는 상황

3 3종 지레

〈그림 4-4〉는 덤벨 컬을 하는 상황으로, 우선 덤벨이 저항으로 작용되며, 이러한 저항을 이겨내기 위해 상완 앞면에 있는 상완근 등이 힘을 발휘한다. 축은 〈그림 4-4〉에서와 같이 팔꿈치관절 중심점이 되어 지레 3요소의 배열을 고려하면 3종 지레가 된다. 이 3종 지레는 요소들의 배열이 축, 힘점, 작용점의 순으로 이루어진 지레 형태로, 대부분의 인체 지레가 여기에 해당한다. 구조상 힘팔이 항상 작용팔보다는 작으므로 힘 측면에서는 항상 손해를 보지만, 큰 운동 범위와 이를 토대로 하는 속도 측면에서는 유리한 지레 형태다.

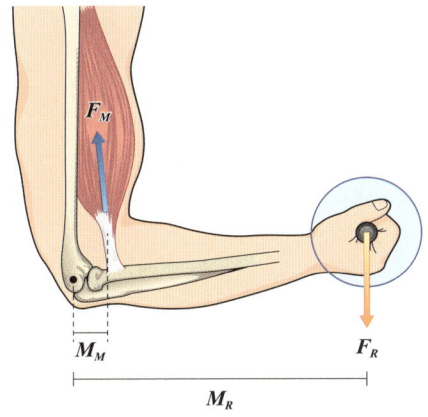

〈그림 4-4〉 3종 지레: 덤벨 컬을 하는 상황

근육은 정적인 뼈에 좀 더 단단하게 부착되어 있는 부분과 움직이는 뼈에 부착되어 있어 좀 더 활동적인 부분으로 구분할 수 있는데, 일반적으로 전자의 경우를 기시(origin)라고 하고 후자를 정지(insertion)라고 한다. 인체 지레는 대부분이 3종 지레로 축, 힘점, 작용점(저항점) 순으로 배열되어 있기 때문에, 축에서 힘점까지의 길이인 힘팔이 축에서 작용점까지의 길이인 작용팔(저항팔)에 비해 상대적으로 작기 때문에, 힘 측면에서는 역학적으로 매우 비효율적인 구조다. 그 예로 80°의 외전 자세로 4.5 kg의 덤벨을 들어 올리는 데 130 kg을 드는 정도의 힘이 소요된다고 한다.

〈그림 4-5〉는 지레의 3요소와 그 배열 순서에 따른 지레의 종류, 인체가 특정 상황에서 가지게 되는 지레 형태를 잘 보여주고 있다.

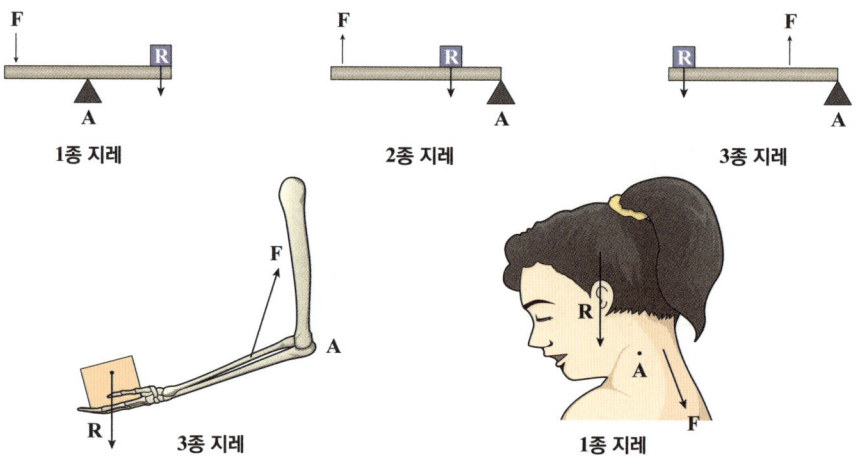

〈그림 4-5〉 1, 2, 3종 지레 종합

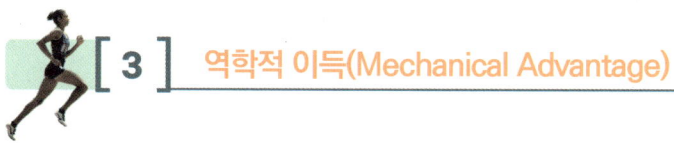

[3] 역학적 이득(Mechanical Advantage)

앞서 살펴본 바와 같이 지레는 세 가지 요소로 이루어지는데, 이 요소들의 배열에 따라 종류가 결정이 되고 그 종류에 따라 특성이 다양하다. 여기에서는 지레 시스템의 독특한 특성의 하나인 역학적 이득에 대해 살펴보자.

1 역학적 이득이란?

역학적 이득(M. A.)은 '움직이고 변화하는 저항에 대한 지레의 역학적 효과'로 정의되고, 이 효율성은 수학적으로도 결정될 수 있다.

역학적 이득은 힘팔의 길이를 작용팔의 길이로 나눈 값으로 'M. A.=힘팔 길이 ÷작용팔 길이의 비율 수치'라고 표현할 수 있다.

2 역학적 이득의 특성

역학적 이득의 정의에 따르면, 〈그림 4-1〉에서는 M_A(힘팔)를 M_R(작용팔)로 나눈 것을 말하기 때문에 이 경우는 작은 것(길이)으로 큰 것(길이)을 나눈 것이 되어 '1'보다 큰 수치가 된다.

만약 역학적 이득이 '1'보다 크다면 역학적 이득이 존재하기 때문에 저항을 이기기 위해서는 그 저항보다 더 작은 힘을 소요해도 된다는 것을 의미하고, 결국 더 효율적인 지레 형태가 된다. 반면, 만약 역학적 이득이 '1'보다 작다면 저항을 이기기 위해서는 더 큰 힘을 발생시켜야 한다는 의미이기 때문에 역학적으로 얻는 이득은 없다.

결국, 지레의 역학적 이득은 '1'이 되거나, '1'보다 큰 경우 그리고 '1'보다 작은 경우로 나눌 수 있다. 첫 번째로 '역학적 이득 = 1'인 경우는 1종 지레(예 시소, 천칭 저울, 가위 등)라 하는데, 이런 경우는 힘이나 운동의 방향이나 그 지레의 균형을 변경시키는 기능을 갖는다. 두 번째로 '역학적 이득 > 1'인 경우는 2종 지레(예 손수레, 스테이플러 등)라 하는데, 이런 경우는 작용팔보다 힘팔이 더 커서 힘에서 효율이 높은 형태다. 세 번째로는 '역학적 이득 < 1'인 경우는 3종 지레(예 대부분의 인체 지레, 삽질을 하는 상황, 노 젓기 등)라 하는데, 저항을 이기는 데 훨씬 큰 힘이 요구되지만 운동의 속도 면에서는 이득을 본다.

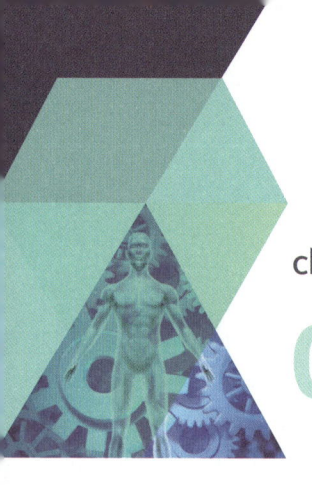

chapter

02 무게중심의 이해

인간이 행하는 많은 운동에 영향을 미치는 인체의 무게중심(center of gravity; CG)은 평형의 개념을 잘 알아야만 이해할 수 있다. 이러한 평형은 특정 물체나 인체가 가속되지 않는 조건으로, 이것은 그 물체에 작용하는 모든 힘의 합이 0일 때 발생하고, 또한 토크(torque)의 합도 0이 되어야만 발생한다.

〈그림 4-6〉과 같이 특정 힘이 회전을 야기할 때, 회전은 어떠한 축(점)을 중심으로 발생하고 힘의 작용선은 그 축(점)으로부터 일정 거리에 작용해야만 한다. 특정 힘이 작용하여 그 힘이 회전을 일으킬 때, 힘과 그 힘 작용선의 수직거리(모멘트팔)의 곱을 바로 '토크'라고 일컫는다.

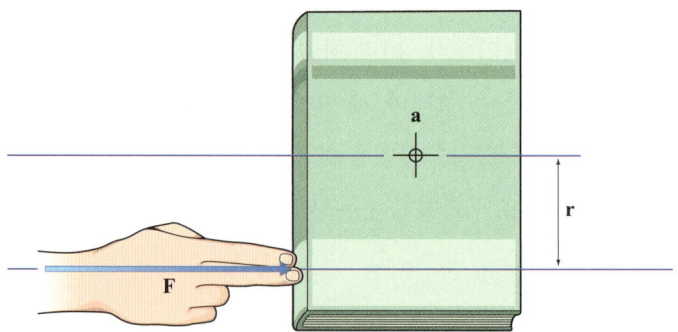

〈그림 4-6〉 토크=힘(F)×모멘트 팔(r)

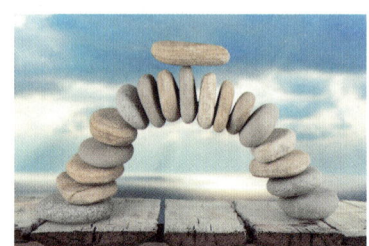

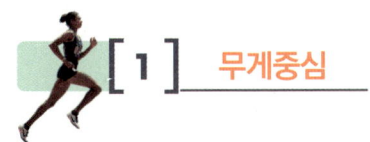

[1] 무게중심

운동 역학에서 인체의 운동을 하나의 점으로 간주하고 기술할 때 매우 용이한 경우가 많이 있다. 인체의 무게중심은 그 인체의 모든 부분이 균형을 유지하는 가상의 지점을 말하는데, 〈그림 4-7〉에서와 같이 직교하는 세 가지 운동면에 질량이 각각 $\frac{1}{2}$로 동등하게 분배되는 3개의 면이 만나는 지점이 된다. 특히 인체의 무게중심은 인체의 많은 분절에 작용한 중력 힘에 의해 만들어지는 토크가 '0'이 될 지점을 의미한다. 결국 인체의 모든 부분(질점)이 완전히 평균적으로 분포되는 지점이다. 인체의 질량중심 (center of mass; CM)은 인체의 질량이 골고루 분포된 지점을 의미하는데, 무게중심과 질량중심은 거의 동일하게 사용된다. 그러나 무게중심은 중력이 작용하는 수직 방향으로만 언급하기 때문에 질량중심이라는 말이 좀 더 정확한 용어라고 볼 수 있다. 특히 질량중심은 인체의 균형점이 되기 때문에 모든 토크의 합이 '0'이 되는 지점으로 정의되기도 한다. 즉, 'Σ T cm = 0'(질량중심에서의 모든 토크의 합이 0)이다. 일반적으로 통용되는 용어는 무게중심이기 때문에 본 교재에서는 '무게중심'이라는 용어를 사용한다.

> **용어 풀이**
>
> **무게중심** - 특정 물체의 전체 무게가 작용된다고 가정되는 지점

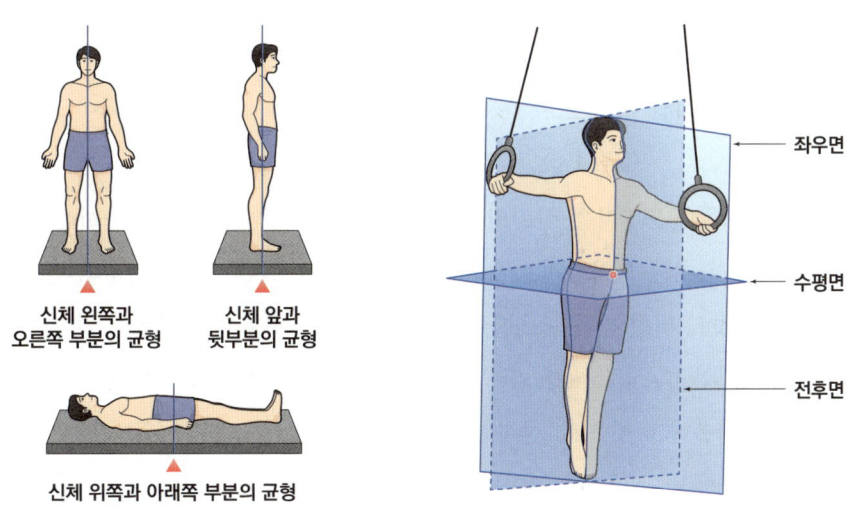

〈그림 4-7〉 인체의 무게중심 위치

[2] 무게중심 산출

인체와 같은 3차원 입체의 무게중심을 산출하는 것은 어려운 일이다. 한 방향의 중심을 잡으면 다른 방향의 중심이 잘 맞지 않는 경우도 많기 때문이다. 비교적 단순한 방식으로 인체의 무게중심을 산출하는 일반적인 방법에 대해 알아보자.

1 무게중심 산출을 위한 접근 방식

우선 시소와 같이 비교적 단순한 상황인 2차원 상에서의 무게중심을 산출해 보자. 만약 〈그림 4-8〉과 같이 두 지점에서 토크가 작용할 때, 평형을 이루는 중심점은 어떻게 찾을 수 있을까? A 물체와 B 물체가 C점에서 평형을 이루고 있다고 가정하자. A 물체는 C점을 축으로 반시계방향의 토크를 만들고, B 물체는 시계방향으로 토크를 만든다. A 물체의 질량이 3 kg이고, C점에서 0.2 m가 떨어져 있다고 할 때, 만약 B 물체의 질량이 2 kg이라면 C점에서 B 물체까지의 거리는 0.3 m가 되어야만 한다.

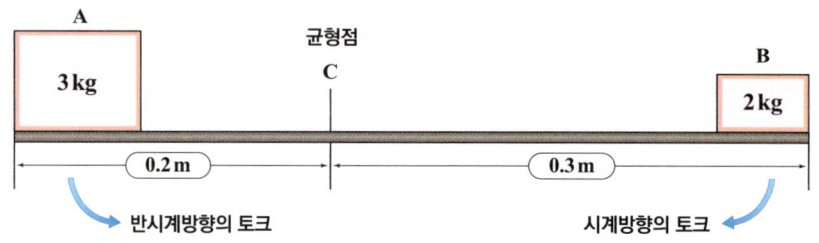

〈그림 4-8〉 토크를 토대로 한 중심점(균형점) 찾기

한편, 인체와 같은 3차원 형상의 물체의 경우에는 무게중심을 산출하는 것이 매우 복잡하기 때문에 다각적으로 접근해야만 한다. 인류는 오래전부터 인체의 무게중심을 찾기 위한 많은 노력을 해왔다. 초기에는 평형판 측정법과 영상을 활용한 분절법(segmental method) 등이 있었다. 평형판 측정법은 일종의 저울을 이용한 방법으로, 정적인 상태에서 중심을 측정할 수 있기 때문에 최근에는 운동역학 분야에서 거의 사용하지 않고, 그 대신에 영상을 활용한 동작분석(motion analysis)을 통한 분절법을 많이 사용한다.

> **용어 풀이**
>
> **분절법** – 인체분절모수치 자료를 활용하고 영상분석을 통해 무게중심을 산출하는 방법

2 분절법을 활용한 무게중심 산출

신체 분절법(body segments method)은 인체 각 분절에 대한 질량과 무게중심을 측정하는 것을 포함하고 있는데, 이러한 자료를 도출하는 데에는 첫째, 사체 연구를 기초로 한 측정치, 둘째 수학적인 모델링, 셋째 감마 스캐닝 등과 같은 세 가지 접근이 있다.

이러한 방법을 통해 〈표 4-1〉과 같은 신체 분절 모수치(Body Segment Parameters; BSP)를 구할 수 있는데, 이 자료가 갖는 구체적인 정보로는 14개 각 분절의 상대 질량(%, 전신 질량 형식)과 그 분절의 무게중심이 위치하는 곳(그 분절 근위단으로부터 % 길이 형식)이 된다. 분절의 근위단은 주로 특정 관절의 중심점(joint center)이 된다. 예로, 대퇴분절의 근위단은 고관절 중심점이 되고, 하퇴분절의 근위단은 무릎관절 중심점이 된다. 〈표 4-1〉 자료는 1983년에 발표된 플라겐호프(Plagenhoef) 등의 자료를 토대로 하고 있지만, 남녀 자료를 구분하기도 하고 분절의 수도 다르게 하는 등 연구자에 따라 다양하게 제시되었다.

14개 분절	상대 질량(% 전신 질량)	무게중심 위치(% 길이)
머리	7.3	정수리로부터 46.4
몸통	50.7	흉골상으로부터 43.8
왼쪽 상완	2.6	어깨관절 중심점으로부터 49.1
왼쪽 전완	1.6	팔꿈치관절 중심점으로부터 41.8
왼쪽 손	0.7	손목관절 중심점으로부터 82.0
오른쪽 상완	2.6	어깨관절 중심점으로부터 49.1
오른쪽 전완	1.6	팔꿈치관절 중심점으로부터 41.8
오른쪽 손	0.7	손목관절 중심점으로부터 82.0
왼쪽 대퇴	10.3	고관절 중심점으로부터 40.0
왼쪽 하퇴	4.3	무릎관절 중심점으로부터 41.8
왼쪽 발	1.5	뒷꿈치로부터 44.9
오른쪽 대퇴	10.3	고관절 중심점으로부터 40.0
오른쪽 하퇴	4.3	무릎관절 중심점으로부터 41.8
오른쪽 발	1.5	뒷꿈치로부터 44.9

〈표 4-1〉 신체 분절 모수치

그렇다면 〈그림 4-9〉에서와 같이 체질량이 80 kg인 사람의 경우, 신체 분절 모수치로 대퇴의 질량은 10.3% 전신 질량이고 무게중심의 위치는 근위단(고관절 중심점)으로부터 40.0%이며, 근위단의 좌표를 (0.45 m, 0.78 m)라 하고 원위단의 좌표를 (0.41 m, 0.47 m)라 했을 때, 대퇴의 질량과 대퇴의 무게중심 좌표를 산출해 보자. 이 경우 근위단은 고관절 중심점이 되고, 원위단은 무릎관절 중심점이 된다.

첫 번째로 대퇴의 질량은 전신 질량의 10.3%이기 때문에 8.24kg이다.

두 번째로 대퇴의 무게중심의 좌표(X, Y)를 산출하기 위한 가장 중요한 공식은 다음과 같다.

$$X_{무게중심} = X_{근위단} - \{(길이\ \%) \times (X_{근위단} - X_{원위단})\}$$
$$Y_{무게중심} = Y_{근위단} - \{(길이\ \%) \times (Y_{근위단} - Y_{원위단})\}$$

이러한 공식을 통해 상기의 조건에서 대퇴의 무게중심 좌표는 (0.434 m, 0.632 m)이다.

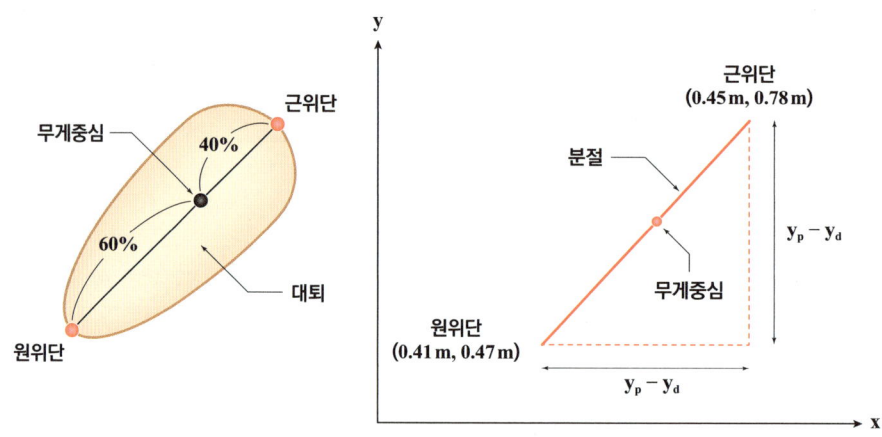

〈그림 4-9〉 대퇴분절의 근위단과 원위단

그렇다면 훨씬 더 많은 분절로 구성된 인체 전신에 대한 무게중심은 어떻게 계산할 것인가? 인체 분절들의 무게중심 위치가 결정되면 전신의 무게중심도 계산할 수 있다. 이렇게 전신에 대한 무게중심을 구할 때는 "인체의 무게중심에서 발생시키는 토크의 크기는 전신의 모든 분절에서 발생시키는 토크의 합과 동일하다."라는 대전제 설정이 필요하다.

각 분절의 질량을 m_i라 하고, 좌표를 각각 x_i, y_i라고 했을 때 다음과 같은 식이 성립한다. 다소 축소된 예로 〈그림 4-10〉과 같이 만약 분절이 세 개(예 손, 전완, 상완)가 있고 각각의 좌표가 있다면, 다음과 같이 표현할 수 있다. 즉, m_1 분절은 1 kg이고 좌표가 (1, 1)이며, m_2 분절은 2 kg이고 좌표가 (1, 2), m_3 분절은 3 kg이고 좌표가 (3, 3)이라고 가정하면 다음과 같은 식이 성립된다.

$$m_1x_1 + m_2x_2 + m_3x_3 = Mx \text{ cm}$$
$$m_1y_1 + m_2y_2 + m_3y_3 = My \text{ cm}$$

결국, X cm = 2가 되고, Y cm = 2.3이 되어 분절 m_1, m_2, m_3의 무게중심 좌표는 (2, 2.3)이 된다.

전신의 무게중심도 위와 동일한 방식과 절차로 14개 분절(머리, 몸통, 좌우 상완, 좌우 전완, 좌우 손, 좌우 대퇴, 좌우 하퇴, 좌우 발)에 대해 적용하면 산출할 수 있다.

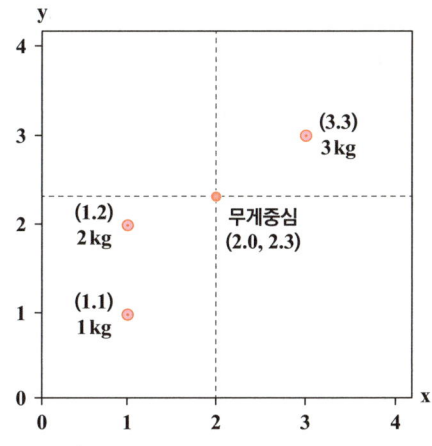

〈그림 4-10〉 특정 세 분절의 무게중심 산출 방식

chapter 03 안정성과 운동성

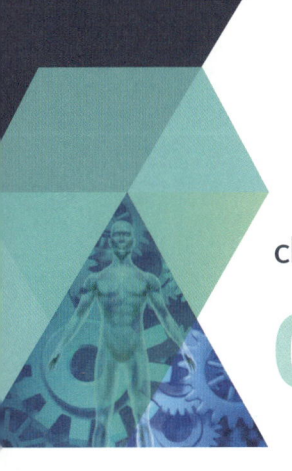

안정의 개념은 평형과 매우 밀접한 관계가 있다. 이것은 안정이 선가속도와 각가속도에 저항하는 정도로 평형과 매우 유사한 형식으로 정의되기 때문이다. 안정된 자세를 유지하고 다시 안정을 찾는 행동 등을 균형 능력으로 말하기도 한다. 심지어 안정되거나 균형을 잡은 자세에서도 인간은 적지 않은 외력(외부에서 작용하는 힘)을 경험할 수도 있다.

또한, 안정성과 운동성은 서로 상반되는 반비례 관계가 있음을 반드시 알아야만 한다. 즉, 안정성을 높일수록 운동성은 낮아진다는 의미다. 100m 달리기에서 '차려 자세'가 매우 불안정한 자세이기 때문에 총성을 듣고 매우 빠르게 달려나갈 수 있는 크라우칭 스타트를 이용(운동성으로의 전환)하는 것이 이러한 두 개념의 반비례 관계를 알려주고 있다.

> **용어 풀이**
> **평형** – 선운동은 특정 물체에 작용되는 힘의 합이 '0'일 때, 각운동은 특정 물체에 작용되는 토크의 합이 '0'일 때

> **용어 풀이**
> **안정성** – 선가속도나 각가속도에 저항하는 특성에 따른 다양한 요인에 의해 결정되며 운동성과는 반비례 관계

[1] 평형의 세 가지 형태

예컨대, 물구나무서기를 한 경우는 불안정한 평형(인체나 물체가 움직여서 변위를 증가시키려는 상태)의 자세라고 할 수 있고, 그네에 앉아 있는 어린이는 안정한 평형(인체나 물체가 힘의 결과로 움직이다가 다시 처음의 위치로 돌아간

상태) 상태라고 할 수 있다. 또한, 중립적인 평형은 다소 특수한 경우이기는 하지만 인체나 물체가 힘에 의해 움직이고 움직인 위치에 있게 되는 경우를 의미한다.

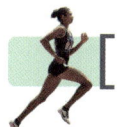

[2] 물체나 인체의 안정성을 결정하는 요인들

물체나 인체의 안정성에 영향을 미치는 요인에는 우리가 비교적 쉽게 떠올릴 수 있는 질량의 크기에서부터 조건에 따라 달라지는 다양한 상황에 이르기까지 다소 복잡하다. 이러한 요인에는 기저면의 크기, 무게중심과 관련해서는 무게중심의 높이와 그 무게중심이 떨어지는 선의 위치, 질량의 크기, 마찰력 크기 등이 포함된다.

1 기저면의 크기

〈그림 4-11〉과 같이 신체가 지면과 접촉하는 지점의 가장 외곽을 연결해 만들어지는 면을 기저면(the base of support)이라고 하고, 이 면적이 클수록 안정적이다. 즉, 기저면이 넓어질수록 안정성은 일반적으로 증가한다. 그러나 이때 신체는 한 방향으로는 더 안정을 취하게 되나, 다른 방향으로는 그렇지 않은 것에 주의해야 한다. 특히 앞이나 옆에서와 같이 특정 방향에서 외력이 가해지는 경우에는 그 방향으로 기저면을 전략적으로 넓혀야만 한다.

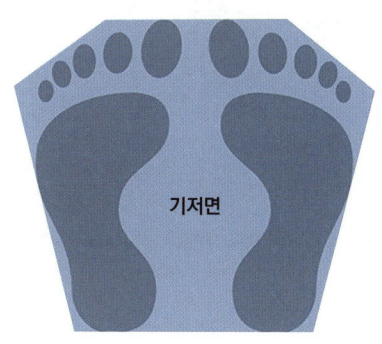

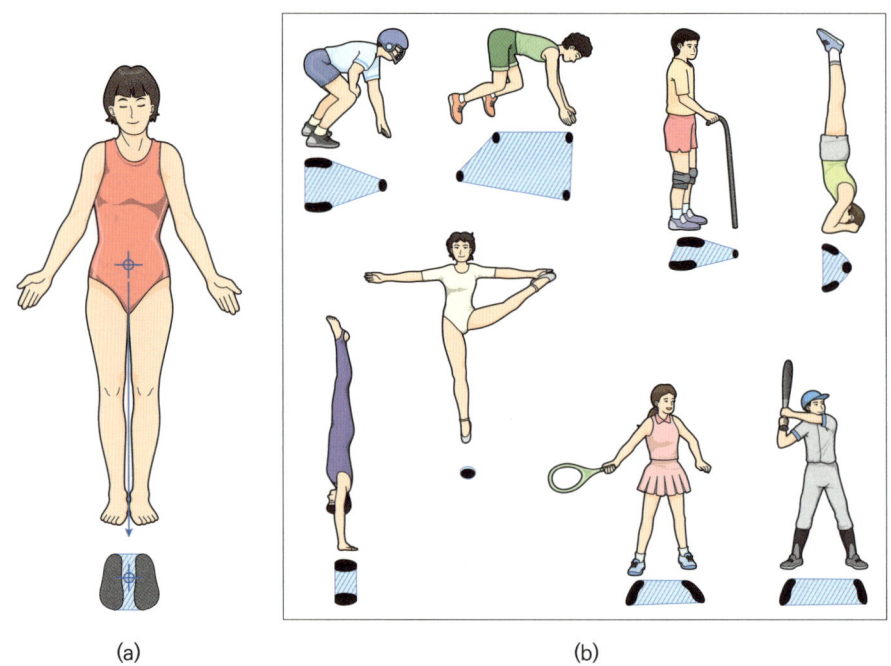

〈그림 4-11〉 기저면의 정의(a)와 다양한 상황의 기저면(b)

또한, 〈그림 4-12〉와 같이 체중으로 인한 중력이 떨어지는 가상의 수직선이 기저면 중앙에 위치할수록 더 안정해진다(기저면 끝 쪽으로 갈수록 불안정해진다)는 것은 상대 선수를 밀고 당기며 안정성을 무너뜨려야 하는 유도나 레슬링, 씨름 등의 다양한 스포츠 상황에서 매우 중요하다. 결국 걸을 때에도 기저면의 증가와 함께 중력이 떨어지는 선이 기저면 내에 있게 해야만 안정성이 증가한다.

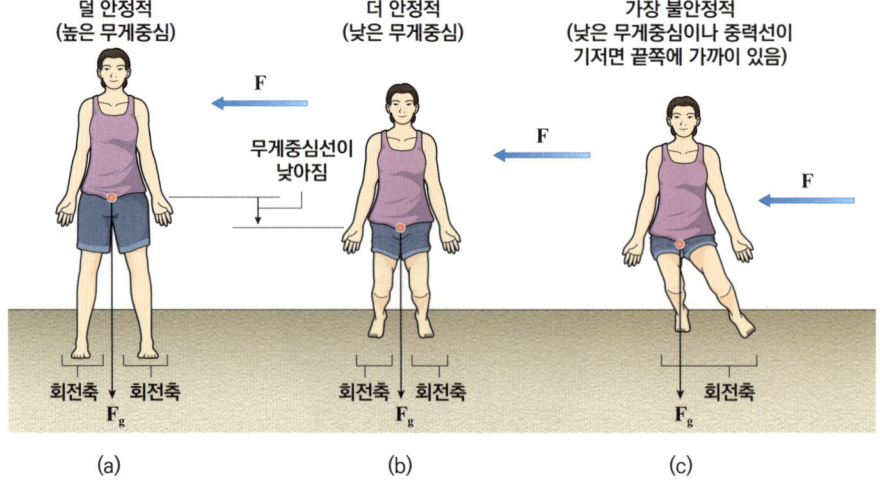

〈그림 4-12〉 무게중심 높이에 따른 안정성 차이 (a와 b)와 중력이 떨어지는 지점의 차이(b와 c)에 따른 안정성 비교

2 무게중심의 높이

인체나 물체의 안정성은 〈그림 4-13〉과 같은 무게중심의 높이에는 반비례한다. 예컨대, 스포츠에서 스모 선수나 미식축구의 수비수들이 자세를 낮춘 경우가 있고, 우리가 오고 가는 거리에서 쉽게 만날 수 있는 광고용 오뚝이 유형의 물체는 무게중심이 매우 낮은 곳에 있어 매우 안정된 모습을 취한다.

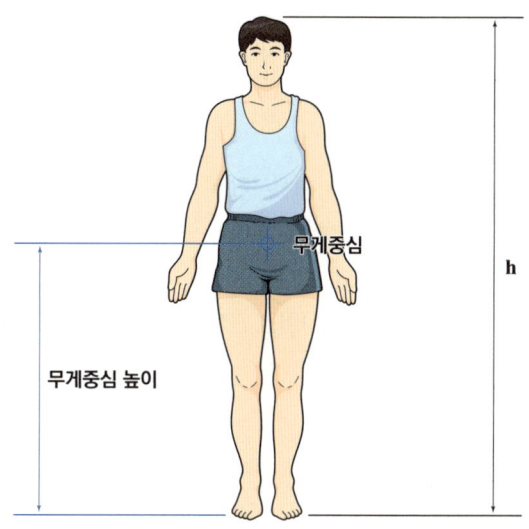

〈그림 4-13〉 해부학적 자세에서의 무게중심 위치

3 질량의 크기

질량이 커질수록 안정성은 증가한다. 운동방정식 $F=ma$에서 물체나 인체에 가해진 힘은 질량이나 가속도에 비례한다. 따라서 더 큰 질량을 가진 물체나 인체를 움직이려면 더 큰 힘이 요구된다. 유도나 레슬링 등과 같이 체급을 나누하는 종목은 사실상 안정성에 대한 질량의 영향을 고려한 과학적 원리를 인정하면서 운영한다.

4 마찰력의 크기

두 물체의 접촉면에서 발생하는 마찰력과도 안정성은 관계가 있다. 마찰력이 클수록 안정성이 커진다는 의미는 운동장과 아이스링크에서 걷는 모습의 차이에서 마찰력이 안정성에 미치는 영향을 쉽게 찾아볼 수 있다.

지레 시스템과 **역학적 이득**

본 실험은 앞서 배운 지레에 관한 내용으로 우선 3명이 한 조가 되어 실시한다. 앞으로 행할 각각의 운동에서, 한 사람은 특정 운동과제를 실행하는 피험자가 되고, 다른 한 사람은 모든 측정을 하며, 나머지 한 사람은 그 자료를 기록한다. 조별 구성원들은 결과를 분석하는 데 모두 함께 협력한다.

1. 첫 번째 운동과제는 공 던지기다. 몸통을 회전시키거나 혹은 다리를 움직이지 않은 채로, 다음의 세 가지 조건에서 테니스공을 던지시오. (단, 세 가지 조건에서 항상 손이 동일한 릴리즈 높이를 유지할 수 있도록 한다). 이때 우리 몸이 길이와 질량이 다양하게 변하는 지레 형태로 이루어져 있다는 사실을 인식하면서, 공이 굴러간 거리는 빼고 날아간 수평변위만을 측정하여 기록하시오.

> ◎ 조건 1: 던지는 팔을 어깨높이로 외전시킨 상태에서, 팔꿈치관절과 손목관절을 신전 상태를 유지한다(운동의 축이 어깨관절이 되도록 한다).
> ◎ 조건 2: 던지는 팔을 90°로 외전시킨 상태에서 팔꿈치관절은 신전시키고, 손목관절도 신전 상태를 유지하여, 팔꿈치관절을 이용함으로써 어깨높이에서 그 공을 던진다.(운동의 축은 팔꿈치관절이다).
> ◎ 조건 3: 팔꿈치관절을 최대한 굴곡시킨 상태에서 운동의 축을 손목관절로 하여 어깨높이에서 그 공을 던진다.

시행(trial)	어깨관절 축	팔꿈치관절 축	손목관절 축
시행 1			
시행 2			
시행 3			
평균 변위			
표준편차			

2. 앞의 실험 자료를 토대로 다음 질문에 대해 답하시오.

   만약 여러분이 야구 선수라면, 홈런 등과 같이 비행 거리를 크게 하는 능력에 야구 방망이의 길이를 변화시키는 행위는 어떤 효과를 가지겠는가?

   또한, 150 km/h의 빠른 공을 던지는 투수에 대항하여 좀 더 성공적으로 공을 치기 위해서는 야구 방망이 길이를 어떻게 조절해야 하겠는가? 결국, 짧은 것 대신에 긴 것을 사용하는 이득은 무엇인가? (단, 방망이의 질량은 동일하다고 가정)

3. 아래에 제공하는 정보를 이용하여, 〈그림 4-14〉에서의 상황에 대한 역학적 이득(M. A.)을 산출하시오.

순번	힘팔과 작용팔	역학적 이득
1)	3mm, 19mm	
2)	4mm, 19mm	
3)	5mm, 19mm	
4)	2mm, 19mm	
5)	1mm, 19mm	

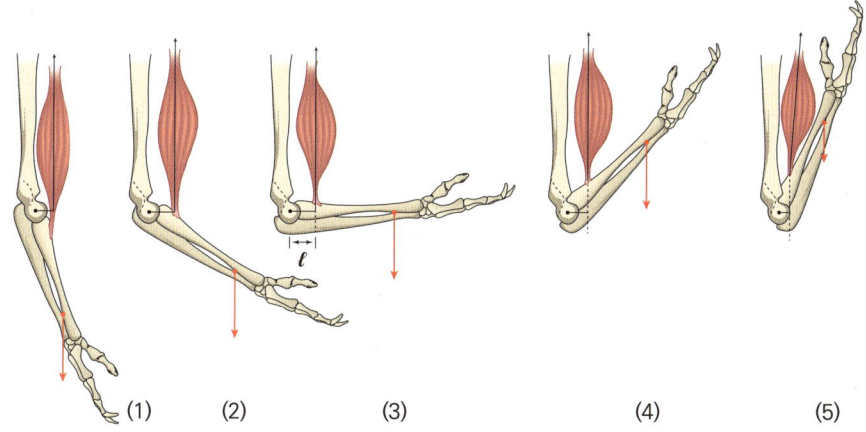

(1)　　　(2)　　　(3)　　　(4)　　　(5)

팔꿈치관절의 각도에 따라 모멘트 팔에서 차이를 보이는 인체 지레

Work Sheet — SECTION 4. 근골격계의 역학적 특성

4. 다음에 제시하는 예시는 지레의 형태 중 각각 몇 종 지레에 해당되고 그 특징은 무엇인지 답하시오.

지레의 예	지레 형태	특성
병따개		
시소		
레그 익스텐션		
암 컬		

5. 다음의 경우에 대해 소수점 이하 2자리까지 역학적 이득(M. A.)을 산출하고, 지레의 종류를 확인하시오.

지레의 예	역학적 이득	지레 종류
지레의 길이가 12.5m이고, 작용팔이 3m인 경우		
지레의 길이가 8.6m이고, 힘팔이 1.5m인 경우		
힘팔이 5m이고, 작용팔이 3m인 경우		

참고문헌

서정석(2019) 스포츠생체역학. 서울 : 도서출판 레인보우북스
임영태·이기광·채원식·윤석훈·이해동·박재범(2020). 응용 생체역학 2판 개념과 연관분야. 서울 : ㈜ 라이프사이언스

Hamill & Knutzen (1996). Biomechanical Basis of Human Movement. Media, PA : Williams & Wilkins

McGinnis (1999). Biomechanics of Sport and Exercise. Champaign, IL : Human Kinetics

NSCA (2000). Essential of Strength Training and Conditioning. Champaign, IL : Human Kinetics

Plagenhoef, Evans & Abdelnour (1983). Anatomical data for analyzing human motion. Research Quarterly for Exercise and Sport, 54(2), 169-178.

Whiting & Zernicke (1998). Biomechanics of Musculoskeletal Injury. Champaign, IL : Human Kinetics

SECTION 4 요점 정리

1. 인체의 기계작용(지레 시스템)

1) 지레의 구성
문명의 이기(利器)인 지레의 원리는 인체 내에서도 찾을 수 있는데, 지레가 성립하기 위해서는 3가지 요소, 즉 축, 힘점, 작용점(저항점)이 필요하다. 축에서 힘점까지 변위를 힘팔이라고 하며, 축에서 작용점까지 변위를 작용팔이라고 한다.

2) 지레의 종류
지레는 3가지 요소의 배열에 따라 크게 세 가지 종류로 구분한다. 1종 지레는 축이 중앙에 있는 형태이고, 2종 지레는 저항이 중앙에 위치하며, 양쪽으로 축과 힘점이 존재한다. 항상 힘팔이 작용팔보다 크므로 힘에서 효율이 높다. 3종 지레는 힘이 중앙에 위치하며, 축과 작용점이 양쪽에 위치해 작용팔이 항상 크므로 힘에서는 효율이 낮은 반면, 운동범위나 속도에서는 유리한 형태이다. 특히 인체에서 발견되는 대부분의 지레는 3종 지레에 가깝다.

3) 역학적 이득
역학적 이득(M. A.)은 '움직이고 변화하는 저항에 대한 지레의 역학적 효과'로 정의되고 힘팔의 길이를 작용팔의 길이로 나눈 값으로, '1'보다 큰 경우 역학적 이득이 있는 경우가 된다.

2. 무게중심의 이해

1) 무게중심
무게중심은 그 물체(인체 포함)의 모든 부분이 균형을 유지하는 가상적인 지점으로, 인체의 경우 많은 분절에 작용한 중력에 의해 만들어지는 토크가 '0'이 되는 지점이다.

2) 무게중심 산출
인간은 무게중심을 구하기 위해 오래전부터 노력해 왔다. 특히 최근에는 영상(image)을 활용하는 분절법으로 다양한 상황의 무게중심을 산출한다. 무게중심의 정의인 '모든 토크의 합이 '0'이 되는 지점'이라는 사실과 더불어 '14개 분절이 각각 발생하는 토크의 합은 무게중심에서 발생하는 토크와 같다'는 대전제 아래 무게중심 산출이 가능하다. 분절법을 활용해 무게중심을 산출하기 위해서는 신체 분절모수치(Body Segment Parameters)에 포함된 2가지 정보인 14개 각 분절의 % 신체질량과 14개 각 분절의 무게중심 위치 자료가 반드시 필요하다.

3. 안정성과 운동성

1) 평형의 3가지 형태
상황에 따라 불안정한 평형, 안정한 평형. 중립적인 평형 등으로 구분된다.

2) 물체나 인체의 안정성을 결정하는 요인들
안정성과 운동성은 반비례 관계에 있다. 특정 물체가 안정을 취하기 위해서는 기저면이 커야 하고, 무게중심 높이가 낮아야 하며, 질량 및 마찰력도 커야 한다.

연습문제 review exercises

1. 지레를 구성하는 3가지 요소를 쓰시오.
   (,   ,   )

2. 인체 지레는 힘 측면에서는 다소 효율이 떨어지지만, 운동범위나 속도에서는 유리한 지레 형태로서 (   )종 지레다.

3. 다음의 지레에 대한 설명 중 옳지 않은 것은?
   ① 지레의 구성 요소는 힘, 축, 저항이다.
   ② 3종 지레는 역학적 이득이 1보다 작다.
   ③ 2종 지레는 저항, 힘, 축의 배열 순서다.
   ④ 3종 지레는 운동범위나 속도에서는 이득이 되는 구조다.

4. (   )은/는 힘 × 모멘트팔로 정량화된다.

5. 토크(Torque)에 대한 설명으로 옳지 않은 것은?
   ① 토크는 힘에 의한 회전 효과이다.
   ② 토크의 단위는 Newton(N)·m이다.
   ③ 토크로 안정성의 수준을 판단할 수도 있다.
   ④ 토크는 물체의 중심에 힘이 가해졌을 때 발생하는 효과이다.

6. 인체의 무게중심(center of gravity)은 인체의 많은 분절에 작용한 중력 힘에 의해 만들어지는 모든 토크의 합이 (   )이 될 지점을 의미한다.

7. 무게중심에 대한 설명으로 옳지 않은 것은?
   ① 무게중심의 위치는 고정된 위치에 있다.
   ② 무게중심이 신체 외부에 있을 수도 있다.
   ③ 무게중심은 토크의 합이 '0'이 되는 지점이다.
   ④ 무게중심의 위치가 안정성에 영향을 미칠 수 있다.

8. 신체가 지면과 접촉하는 지점의 가장 외곽을 연결해 만들어지는 면을 (   )(이)라고 하고, 안정성과 매우 밀접한 연관성이 있다.

9. 물체나 인체가 안정(stability)을 취하기 위한 조건으로 옳지 않은 것은?
   ① 질량이 크다.
   ② 기저면이 크다.
   ③ 마찰력이 크다.
   ④ 무게중심 높이가 높다.

10. 인간의 특정 운동이나 움직임을 무게중심으로만(한 점으로 표현되는 무게중심을 통해서만) 설명할 때, 갖는 장점과 단점에 대해 간략히 쓰시오.

장점	단점

정답 및 해설 answers and explanations

1. 축, 저항점(작용점), 힘점

지레(lever)를 구성하는 요소는 세 가지인데, 축, 저항점(작용점), 힘점이다.

2. 3(종)

인체 지레는 힘점이 축과 저항점 사이에 존재하는 3종 지레 형태이다. 따라서 힘팔이 저항팔보다 작으므로 항상 힘에서는 손해를 보지만, 운동범위나 속도에서는 효율이 높은 특성이 있다.

3. ③

지레의 구성 요소는 힘, 축, 저항이고, 2종 지레는 저항점(작용점)이 축과 힘점 사이에 있는 형태이다.

4. 토크(torque)

토크는 힘이 물체의 중심이 아닌 곳에 가해져 발생하는 회전효과로 힘 × 모멘트팔로 산출할 수 있다.

5. ④

토크는 힘에 의한 회전 효과로, 힘과 모멘트팔을 곱해서 구하며 단위는 Newton(N)·m이다. 토크로 안정성의 수준을 판단할 수도 있다. 단, 토크는 물체의 중심이 아닌 곳에 힘이 가해졌을 때 발생한다.

6. 0(zero)

인체의 무게중심은 인체의 많은 분절에 작용한 중력 힘에 의해 만들어지는 모든 토크의 합이 '0'이 되는 지점이다.

7. ①

무게중심이 낮을수록 다른 조건이 같다면 더 안정적이 되고, 아주 불안정한 경우에는 무게중심이 신체 외부에 있을 수도 있으며, 무게중심은 토크의 합이 '0'이 되는 지점이다. 자세를 바꾸는 등 특정 회전축에 대해 질량 분포가 달라지면 무게중심은 항상 변한다.

8. 기저면(base of support)

신체가 지면과 접촉하는 지점의 가장 외곽을 연결해 만들어지는 면을 기저면이라고 하고, 다른 조건이 동일할 경우 기저면이 클수록 안정성을 취하게 된다.

9. ④

안정성을 높이기 위해서는 질량과 기저면뿐만 아니라 마찰력도 커야 한다. 단, 무게중심 높이는 낮을수록 안정성이 높아진다.

10. 장점: 무게중심을 이용하면 100m를 달리는 선수를 한 점으로 표시하며 얼마나 빠르게 움직였는지 등을 판단하는 인간의 선운동을 단순화시킬 수 있다.

단점: 한 점으로는 회전(양)을 표현할 수 없으므로 회전이 수반된 각운동을 설명할 수 없는 단점이 있다.

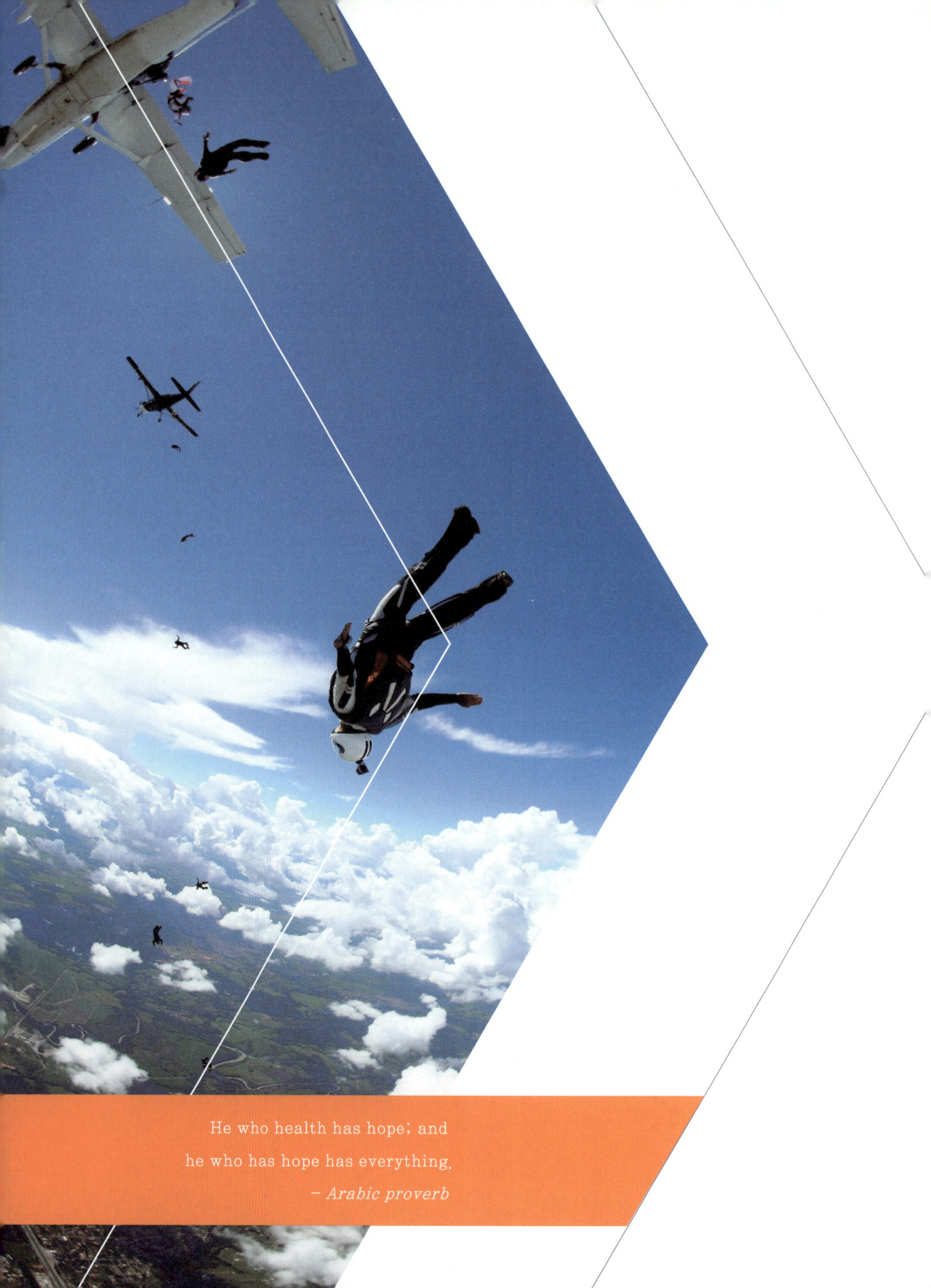

He who health has hope; and he who has hope has everything.
— *Arabic proverb*

Section 5

선운동의 운동학적 이해

chapter 01	인체 운동 분석의 체계적 접근
chapter 02	운동의 형태
chapter 03	운동학적 용어의 이해
chapter 04	투사체 운동

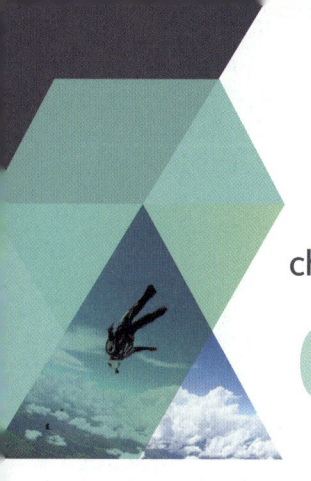

chapter

01 인체 운동 분석의 체계적 접근

체육은 신체 동작 또는 경쟁적인 스포츠를 통해 성장기의 아동과 청소년의 성장 발달을 꾀하고, 운동 기술을 발달시키며, 함께하는 기능과 정신도 함양하여 건강한 자아를 실현하는 유익한 활동이다. 이때 보이는 인체의 동작은 스노보드 선수의 활주, 높이뛰기 선수의 공중 동작, 브레이크 댄서의 기기묘묘한 동작 등 다양하고, 기계체조의 고난도 기술에는 역동성과 아름다움까지 엿볼 수 있다.

우리는 이러한 동작을 어떻게 익히는가? 처음에는 모방을 통하여 스스로 익힐 수 있으나 숙련자가 깨달은 비결을 동작과 연관시킨 설명을 듣고 해볼 때 기술을 습득할 수 있다. 이와 같이 동작 형태를 설명하는 이유 중 하나는 동작의 기술을 학습하는 데 중요성이 있다.

보기를 들면 손짚고 앞돌기를 익힐 때는 두 가지 요점이 동작의 성공 여부에 관여하는 데, 손을 짚을 때 물구나무서기의 바른 자세와 몸이 돌 때 온몸을 뒤로 젖힌 자세를 유지하는가이다. 도움닫기 후 두 손을 짚고 거꾸로 설 때는 팔과 온몸이 일직선을 이루어야 하고, 시선은 앞쪽 멀리 주시하며 머리를 젖혀서 온몸을 등 쪽으로 휜 자세를 계속 유지하는 것이 동작의 요령이다.

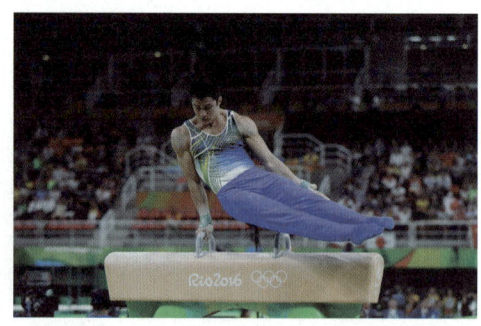

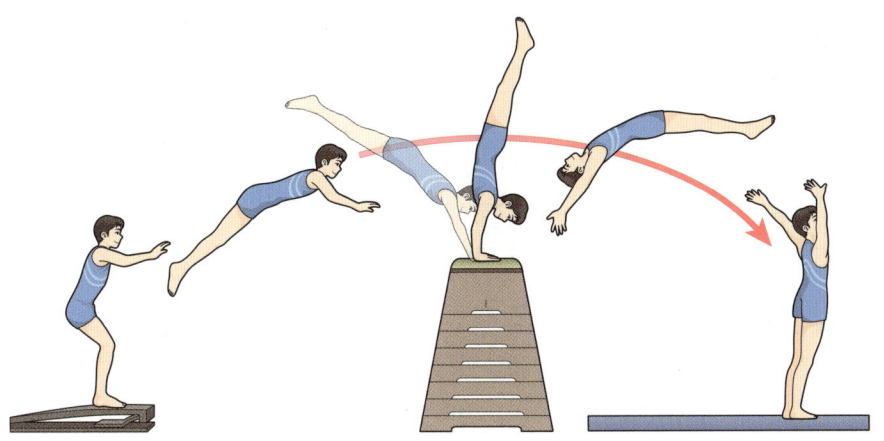

〈그림 5-1〉 손짚고 앞돌기 연속 동작

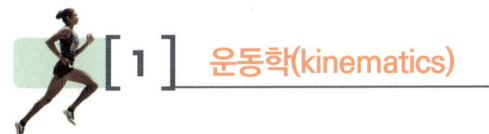

[1] 운동학(kinematics)

    동작의 형태를 설명하고 수학적으로 기술하는 또 다른 이유는 동작의 형태와 정도를 수량화하여 직접적으로 비교하게 하기 때문이다. 신체가 어떤 자세에 있고 움직인 범위, 움직임의 빠르기와 동작의 일관성을 다루는 것은 동작을 직관을 통해 자각하는 요소이다. 이와 같이 인체 동작을 관찰하면 굳이 힘을 파악하지 않더라도 운동 기술의 정도를 쉽게 파악할 수 있으며, 효과적이고 효율적인 운동 기술을 제시할 수도 있다. 이러한 영역을 인체 동작의 운동학(kinematics)이라고 한다.

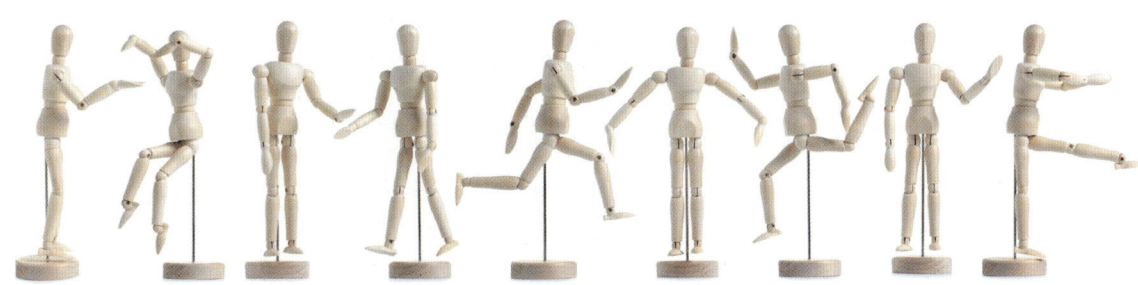

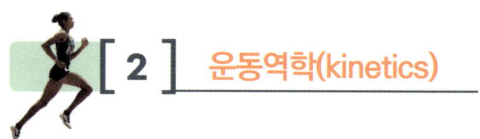

[2] 운동역학(kinetics)

용어 풀이

항력 - 물체가 유체 내에서 운동하거나 흐르는 유체 내에 물체가 정지해 있을 때 움직이는 방향의 반대로 작용하여 유체에 의해서 그 물체의 운동을 방해하는 힘을 항력이라고 한다.

양력 - 유체 속의 물체가 수직 방향으로 받는 힘이다. 이 힘은 높은 압력에서 낮은 압력쪽으로 생기며, 물체에 닿은 유체를 밀어내리려는 힘에 대한 반작용이다. 비행기의 날개가 이 힘을 이용하여 비행기를 하늘에 띄운다.

부력 - 물과 같은 유체에 잠겨있는 물체가 중력에 반하여 밀어 올려지는 힘. 그 크기는 물체가 밀어낸 부피만큼의 유체 무게와 같다. 물체가 받는 부력의 크기는, 물체가 밀어낸 부피만큼의 유체가 가지는 무게와 같다.(아르키메데스의 원리)

모든 운동에는 그 운동을 일어나게 한 원인인 힘이 있다. 실제 상황에는 여러 원인에 의한 힘이 관여하며 선수가 가한 근력의 결과와 함께 작용하여 특징적인 운동 특성을 나타낸다. 이렇게 힘과 운동과의 관계를 나타낸 식을 운동방정식이라 하는데 운동학적 정보를 제공하면 인체에 작용하는 또는 인체가 환경과 주고받는 힘을 추정할 수 있다.

뉴턴의 운동 제 2법칙은 힘과 운동 사이의 관계를 F = m a 라고 한다. 여기서 F는 힘을 m은 운동하는 인체 또는 물체의 질량, a는 중심의 가속도를 의미한다. 운동에는 회전하는 경우도 있으므로 회전력과 회전운동의 관계식도 필요하다. 그러나 운동 중인 인체 또는 물체에는 근력은 물론 중력, 마찰력, 유체로부터 항력과 양력 등의 힘이 작용하므로 뉴턴의 운동방정식을 다음과 같이 나타낼 수 있다.

ΣF (중력, 마찰력, 항력, 양력, 부력, 등)
= m(물체의 질량) × a(중심의 가속도)

ΣT (여러 힘에 의한 회전력)
= I(물체의 회전관성량) × α (회전가속도)

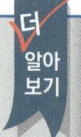 더 알아보기

뉴턴의 3가지 운동 법칙

뉴턴의 운동 제1법칙(관성의 법칙)
모든 물체는 외부로부터 힘이 작용하지 않는 한 정지해 있던 물체는 계속 정지 상태로 있고 움직이고 있던 물체는 계속 같은 속도로 운동한다는 법칙을 말한다.

뉴턴의 운동 제2법칙(가속도의 법칙, 운동방정식)
힘이란 물체의 운동상태를 변화시키는 원인이고 가속도는 속력의 변화이다. 이에 어떤 물체에 더 많은 힘을 줄수록 그 물체는 더 큰 속력의 변화를 갖게 된다. 따라서 가속도는 힘과 비례하고 질량과 반비례한다.

뉴턴의 운동 제3법칙(작용과 반작용의 법칙)
모든 작용에는 크기가 같고 방향이 반대인 반작용이 항상 존재한다. 즉 두 물체가 서로에게 미치는 힘은 항상 크기가 같고 방향이 반대이다."

힘을 추정하는 이유는 힘과 운동이 밀접한 관련이 있을 뿐만 아니라 그 자체로서 동작의 효과와 효율을 나타내는 중요한 정보이기 때문이다. 한편, 인체의 상해는 인체 조직이 견딜 수 있는 한계 이상으로 힘이 작용하기 때문에 발생한다. 그 힘을 추정 또는 측정하면 상해를 방지하는 보호구 또는 인공 장기의 강도를 정하는 정보로 활용할 수 있다.

이와 같이 인체 동작의 운동학에 힘까지 고려하여 다루는 영역을 운동역학(kinetics)이라 하는데 이는 다른 장에서 다룬다.

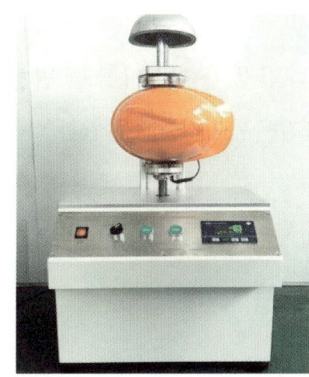 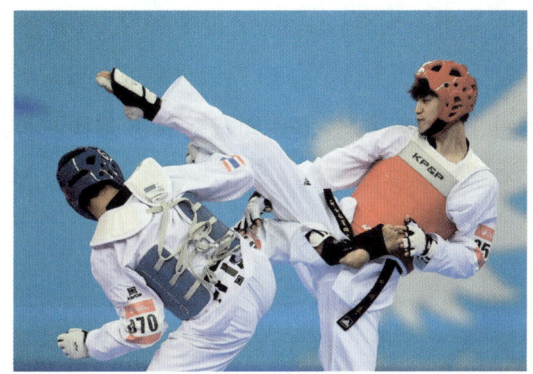

〈그림 5-2〉 완충 보호 장구 (Google : koreamp.co.kr과 news.kmib.co.kr)

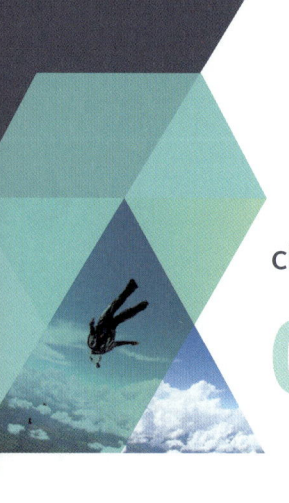

chapter 02 운동의 형태

인체의 움직임은 아무리 복잡하게 보여도 두 종류의 운동이 제각기 또는 합쳐져서 일어난다. 그 두 종류의 운동이란 병진운동과 회전운동이다.

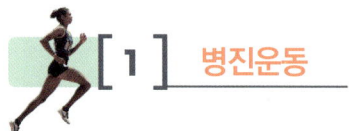

[1] 병진운동

병진운동이란 인체의 각 분절이 움직인 거리가 동일한 운동이다. 승강기를 타고 오르내리는 사람의 각 부위 즉 머리, 몸통, 발은 같은 층만큼 직선으로 움직인다. 이런 병진운동을 직선 병진운동이라 한다. 병진운동 중인 인체 또는 운동기구는 직선이 아닌 곡선 경로를 따라 움직이며 인체의 각 부위가 같은 거리를 움직일 수도 있다. 몸을 젖혀 스카이다이빙을 하면 몸의 각 부위는 몸 전체와 같이 포물선 경로로 이동한다. 이때 머리 몸통 다리가 이동한 거리는 서로 비슷한 경우의 병진운동으로 곡선 병진운동이라 한다.

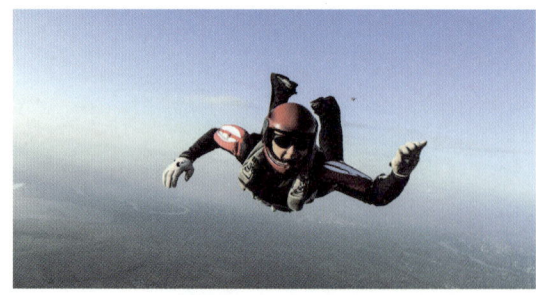

▶ 스카이다이빙에서의 곡선병진운동

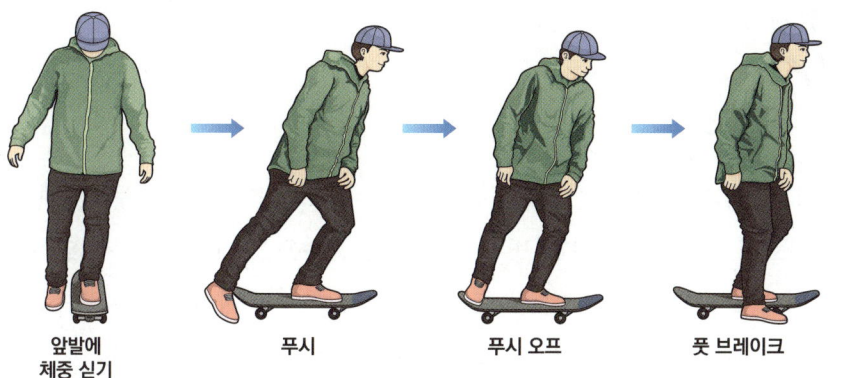

〈그림 5-3〉 직선 병진운동의(온라인 중앙일보 2014, Hay (1993)

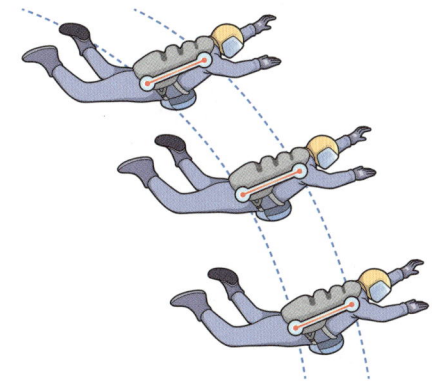

〈그림 5-4〉 곡선병진운동 – http://cdn.picturecorrect.com/2012, Hay (1993)

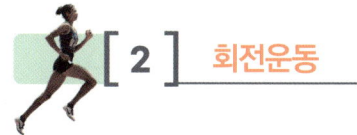 **[2] 회전운동**

    그네를 타고 있는 사람이나 철봉에서 대차를 돌고 있는 선수의 머리는 발이 움직이는 거리보다 짧게 이동하며, 피겨 스케이팅에서 회전하는 선수의 몸은 회전축에 가까운 부위일수록 짧게 멀수록 긴 거리를 돈다. 인체 움직임의 특징은 각 부위가 관절로 연결되어 있어서 관절을 축으로 회전운동 또는 각운동을 하지만 인체 전체는 움직이는 구간에 따라 병진운동도 하는 복합운동이 대부분이다.

[3] 운동학적 기술의 기준

인체 움직임의 묘사는 그 기준을 환경에 두는지 또는 인체 자체에 두는지에 따라서 다르며 그 용도도 다르다. 병진운동과 회전운동은 그 기준을 운동이 일어나는 환경에 두어 중력 방향 또는 그에 직각을 이루는 수평 지면에서 운동을 수학적으로 기술한다. 인체의 움직임을 운동이 일어나는 환경에 대해 기술할 때는 인체 부위의 출발 위치와 운동의 방향이 중요한 의미를 가진다. 즉 지면으로부터 상승하는지 또는 어떤 높이에서 하강하는지가 높이뛰기와 다이빙할 때 운동 등을 이해하는 데 필수적이다.

용어 풀이

회외 – 손바닥이 위로 향하고 엄지가 바깥쪽으로 향하게 하는 동작

내번 – 내번은 바로 누운 자세나, 앉은 자세에서 발을 내측으로 돌려서 양발의 발바닥이 서로 마주 보는 위치가 되게 하는 것이다.

외번 – 외번은 바로 누운 자세, 앉은 자세에서 발을 외측으로 돌려 발바닥이 밖으로 향하게 하는 것을 말한다.

〈그림 5-5〉 운동 서술 기준을 환경에 둔 경우 사용하는 평면 좌표계, XY 평면에 수직인 축(Z)을 도입하면 공간에서 3D 운동을 나타낼 수 있다.

한편, 그 기준을 인체의 해부학적인 구조에 둘 때는 움직임을 서술하는 용어가 다르다. 이때는 우선 인체의 기본자세 즉 해부학적 차려 자세를 출발 자세로 하여 인체 각 부위의 움직임을 내전과 외전, 회내와 회외, 내번과 외번과 같이 기준

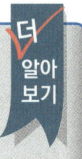

내전과 외전

모으기와 벌리기, 신체의 중심선을 기준으로 가까워지는 동작이 내전, 멀어지는 동작을 외전이라고 한다. 팔 벌려뛰기를 한다면 팔을 들어올려 어깨높이에서 수평이 되게 하는 동작이 외전, 다시 아래로 내려 몸에 붙이는 동작이 내전이다.

선에 가까워지거나 멀어짐으로 또는 기준선을 축으로 회전하는 방향으로, 또 관절의 움직임을 해당 관절의 각도가 좁아지거나 커짐으로 특정 부위의 움직임을 기술한다.

    해부학에서 인체의 움직임을 용어로 약속하는 이유는 동작을 설명할 때마다 출발 위치와 움직임의 방향을 매번 반복하여 설명하는 것을 피하기 위함이다.

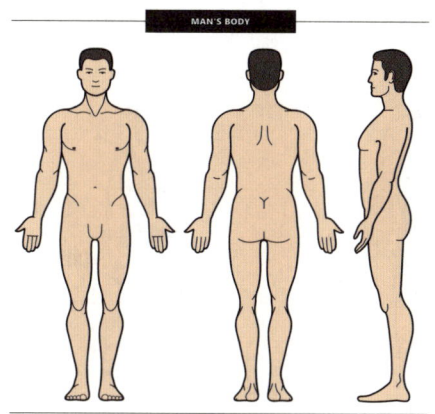
〈그림 5-6〉 해부학적 차려 자세

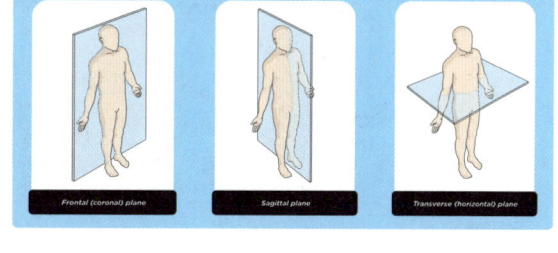
〈그림 5-6〉 신체의 움직임 기준면, 환경과 독립적

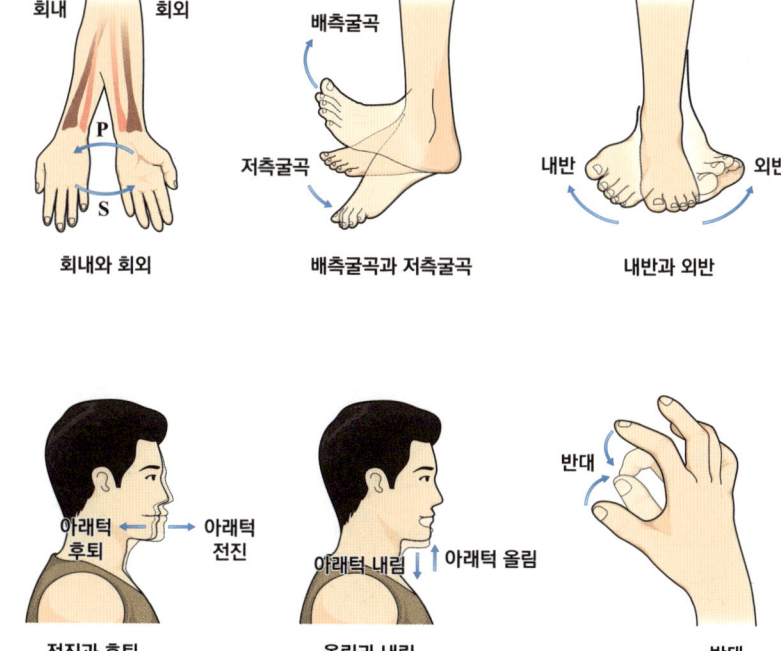

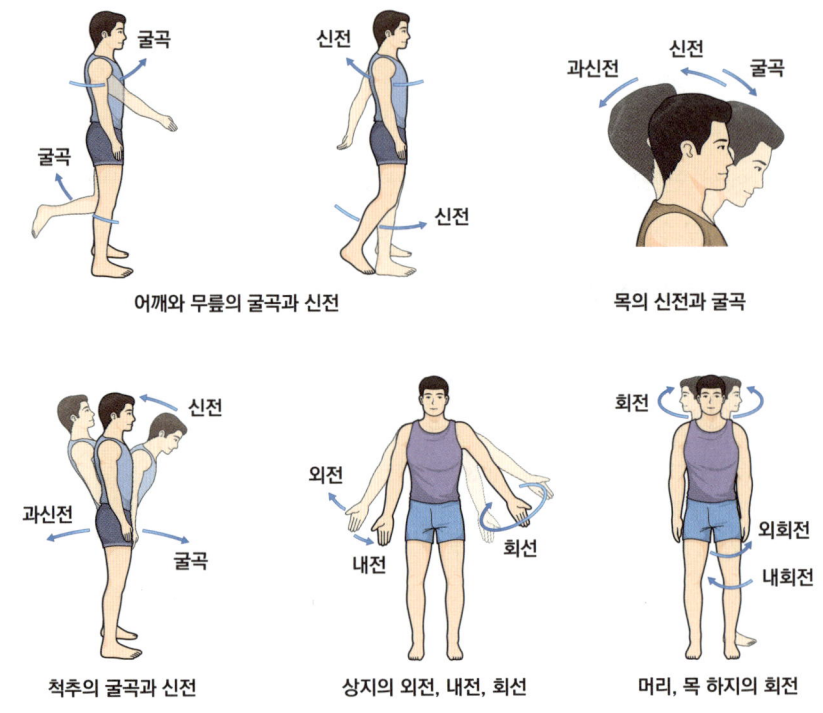

<그림 5-7> 분절, 손과 발의 움직임 -위키백과(2022)

[4] 스칼라와 벡터

용어 풀이

스칼라 - 벡터가 크기와 방향을 동시에 나타낸다면 스칼라는 크기만을 나타내는 물리량으로 길이, 넓이, 시간, 온도, 질량, 속력, 에너지 등을 말한다.

벡터 - 벡터는 크기와 동시에 방향을 갖는 물리량으로서 변위, 속도, 가속도, 힘, 운동량, 충격량, 전기장, 자기장, 각운동량 등을 말한다.

운동학적 기술을 할 때는 방향성은 굳이 강조하지 않고 그 크기만 고려하기도 한다. 자동차의 성능을 비교할 때 단순히 최대 속력만 나타내는 것이 그것이다. 이와 같이 운동을 기술할 때는 한 가지 요소 즉 크기만 나타내도 충분한 경우와 운동의 크기와 방향 두 가지를 함께 제공해야 의미를 충족하는 물리량이 있는데, 전자를 스칼라(scalar) 후자를 벡터(vector)라 한다. 몸무게는 크기만으로 충분히 몸의 특징을 설명하는 스칼라양이지만, 힘은 크기는 물론 작용하는 방향 두 요인이 있어야 운동 특성을 온전히 결정하는 벡터 중 하나다.

chapter

03 운동학적 용어의 이해

병진운동을 기술하는 운동학적 용어에는 기준 지점에서 이동하는 거리와 방향까지 나타내는 변위, 그 변위를 일으킨 시간으로 나눈 속도 그리고 속도의 변화를 나타내는 가속도가 있다.

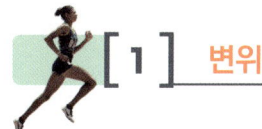 **[1]** 변위(S ; displacement)

운동 방향을 고려한 움직인 거리를 변위라고 한다. 기준 위치에서 거리가 증가하면 변위 S는 양 즉 +이고 거리가 감소하면 음 즉 − 변위가 된다. 이를 식으로 아래와 같이 나타낸다.

$$S = p_2 - p_1$$
(여기서 p_1은 처음 위치, p_2는 나중 위치를 의미함)

단거리 달리기 100 m 경기는 출발선을 기준으로 결승선 방향으로 변위는 100 m이다. 세계적인 높이뛰기 선수 우상혁은 2022년 체코에서 거행된 경기에서 2.36 m를 넘었고 세계 실내육상경기에서는 2.34 m를 넘어 명실공히 세계 1위 선수가 되었다. 우상혁 선수의 수직 도약 높이는 기록이 2.37 m이다.

한편, 우상혁 선수의 중심 위치가 선 자세에서 신장 1.88 m의 67%에 있다면 그 위치는 1.26 m 높이이므로 최대 수직이동 변위는 2.37 − 1.26 = 1.11 m가 된다. 높이뛰기 경기는 체중을 이동시키는 높이로 경기하므로 선 자세의 중심높이가 일단 높아야 하고 체중은 가벼우면 유리하다. 그러므로 높이뛰기 선수의 체형은 키가 크고 날씬한 세장형이 대부분이다.

> **용어 풀이**
>
> **CCD** − 전하결합소자 (Charge Coupled Device), CCD는 빛을 전하로 변환시켜 화상을 얻어내는 센서로 필름 카메라의 필름에 해당하는 부분이다.

〈그림 5-8〉은 공을 릴리스할 때와 직후 공의 위치를 함께 보인 그림이다. 공을 던진 방향을 + 방향이라 할 때 변위는 $p_2 − p_1$으로 계산한다. 아주 짧은 순간에 일어나는 변화는 예전에는 고속촬영 기법으로 조사했는데 최근에는 고속 비디오로 촬영 후 재생하거나 CCD 센서로 바로 측정하여 동작을 분석하는 방법이 널리 쓰인다. 인체의 움직임은 각 관절의 위치를 시시각각으로 정하여 중심의 위치를 표시하여 나타내기도 한다.

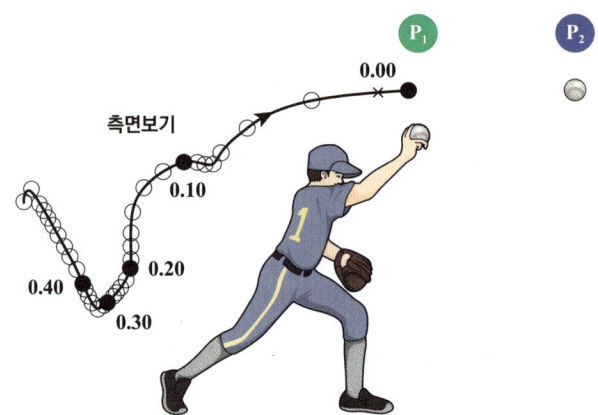

〈그림 5-8〉 공던지기 장면으로 p_1과 p_2는 각 각 공을 릴리스하는 순간과 그 직후 공이 날아간 위치를 그린 모습이다. (Enoka, 2002)

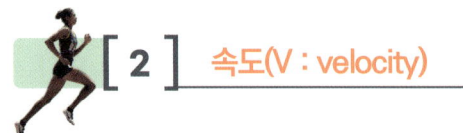

[2] 속도(V : velocity)

속도란 단위 시간에 일어난 변위의 변화 정도이다. 〈그림 5-8〉에서 릴리스와 그 직후 사이에 경과한 시간이 t초라면 속도 V는 $(p_2 − p_1)/t$ 으로 계산할 수 있다. 만약 앞의 그림에서 p_1과 p_2 사이에 0.01초가 경과했다면 시속 150 km의 투구 속도로 던지려면 공이 몇 m 이동한 위치가 나와야 하는가? 이는 변위 m = 0.01초 × 150,000 m / 3,600초 = 0.417 m가 된다.

$$V = S/t = (p_2 - p_1)/t$$

육상의 대표적 단거리 경기인 100 m 달리기는 경기 결과를 시간, 즉 초로 나타낸다. 속도는 운동한 변위를 그때 소요한 시간으로 나누어 계산한다. 참고로 100 m 달리기의 세계 기록은 우사인 볼트가 2009년도에 세운 9.58초인데 이를 속도로 나타내면 100 m를 9.58 초로 나눈 10.44 m/sec이고 시속으로 환산하면 37.58 km/h이다. 위 표의 자료는 우사인 볼트가 참가한 다른 경기에서 각 구간을 지날 때 측정한 소요시간 자료이다. 각 구간의 평균속도는 10 m를 그 구간의 소요시간으로 나누면 계산할 수 있다.

빨간색 숫자는 구간별 6명 중 최고기록

	출발반응	0	10m	20m	30m	40m	50m	60m	70m	80m	90m	100m
벤 존슨 (1988)	0.132	1.83	1.04	0.93	0.86	0.84	0.83	0.84	0.85	0.87	0.90	9.79*
칼 루이스 (1988)	0.136	1.89	1.07	0.94	0.89	0.86	0.83	0.85	0.85	0.86	0.88	9.92
모리스 그린 (1999)	0.162	1.86	1.03	0.92	0.88	0.88	0.83	0.83	0.86	0.85	0.85	9.79
팀 몽고메리 (2002)	0.104	1.89	1.03	0.91	0.87	0.84	0.83	0.84	0.84	0.85	0.88	9.78*
아사파 파월 (2005)	0.150	1.89	1.02	0.92	0.86	0.85	0.84	0.84	0.85	0.85	0.85	9.77
우사인 볼트 (2008)	0.165	1.85	1.02	0.91	0.87	0.85	0.82	0.82	0.82	0.83	0.90	9.69

*1988년 존슨과 2002년 몽고메리는 약물 복용으로 역대 기록에서는 삭제됨. (출처: ESPN 매거진)

〈표 5-1〉 세계 신기록 보유자들의 구간별 기록

[3] 가속도(a : acceleration)

이때 각 구간에 따라 속도가 더 빨라지거나 느려지는 정도를 가속도라 하는데 나중 구간 평균속도에서 바로 직전 구간 평균속도를 빼고 그것을 두 구간을 달린 평균시간으로 나누어 계산한다.

$$a = (V_2 - V_1)/t$$

우사인 볼트의 경우 역시 위 〈표 5-1〉에서 출발구간 20 m를 보면 첫 구간 10 m를 1.83초로 지났고 다음 10 m를 달리는 데 1.02초가 걸렸다. 이때 평균속도는 각각 5.46 m/sec와 9.8 m/sec이다. 따라서 이 구간에서 평균 가속도는 (9.8-5.46)m/sec를 그 변화가 일어난 시간 (1.85+1.02)/2 즉 1.44초로 다시 나누어 계산한 3.01 m/sec^{2}이 된다. 이 가속도는 즉각적으로 이해되지는 않으나 부호가 양이어서 두 번째 구간에서 속도가 증가하고 있음을 나타낸다. 이런 추세는 구간 질주 시간이 짧아지는 50 m 지점까지 계속되므로 달리기 속도가 증가하는 것으로 파악한다.

한편 최대 질주구간 중 50 m 지점에서 70 m 지점까지를 보면 첫 구간에서 10 m/0.82초 즉 12.2 m/sec로 달렸고 나중 구간도 달린 시간이 0.82초이므로 12.2 m/sec로 일정하게 달렸다. 이때 속도 변화는 12.2 − 12.2(m/sec)로 없으므로 가속도는 0이다. 그럼에도 불구하고 우사인 볼트는 50 m에서 90 m까지 중 각 네 구간을 다른 선수보다 가장 짧은 시간에 달렸으므로 전력 질주구간의 속도가 가장 빨라서 여기서 승부가 결정되었다.

공 던지기 〈그림 5-8〉에서 공의 위치는 동일한 시간 간격 0.1 초에 중첩되게 그려져 있다. 공과 공 사이는 그 시간 간격에 이동한 거리를 의미하므로 속도와 밀접하다. 그러므로 그림에서 가속도를 추정한다면 릴리스 0.1 초 전 위치에서 릴리스 사이가 간격이 점증하므로 이 구간에서 공의 가속도가 매우 크다는 것을 추정할 수 있다.

가속도는 운동할 때 힘의 발현과 밀접한 관계가 있다. 뉴턴의 운동 제 2법칙에 의하면 운동 중 가속도는 작용한 힘에 비례하고 인체 또는 물체의 질량에 반비례한다고 한다. 이를 식으로 나타내면 $a = F/m$ 또는 $F = ma$로서 가속도가 크면 작용한 힘이 큼을 의미한다.

이처럼 인체 움직임의 운동학적 정보는 운동을 간편하게 파악하는 자료로 쓰일 뿐만 아니라 인체가 주고받는 힘을 추정하는 운동방정식에 기본 자료로도 사용한다.

자동차가 충돌하면 탑승자는 생명을 잃거나 부상을 당하기도 한다. 이는 고속도로를 달리던 차가 서로 부딪쳐서 멈추는, 즉 속도가 정지 상태에 이르는 시간이 극히 짧아 그때의 충격력이 차체를 부수고 내부 탑승자에게도 가해지기 때문이다. 따라서 차 사고 시 상해를 줄이려면 반드시 안전벨트를 매라고 하는데 이는 속도가 정지하기까지 변하는 시간을 길게 해서 중상에서 경상으로 상해를 완화하려는 조치이다.

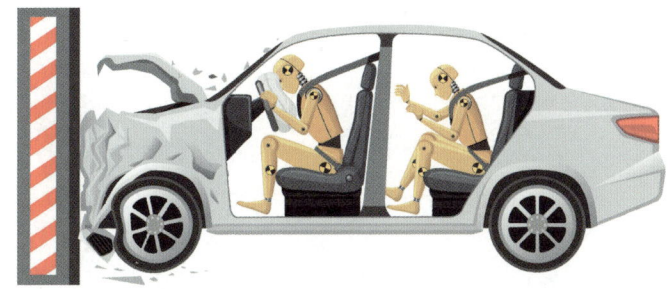

운동 중 착용하는 보호구의 보기를 들면, 야구, 오토바이, 미식축구, 자전거 헬멧 등이 있다. 헬멧 속에 완충재를 넣어 이 원리로 충격력을 줄이는 도구이다. 한편, 유도의 낙법은 몸이 매트에 떨어질 때 팔과 다리로 몸통보다 먼저 바닥을 쳐서 떨어지는 속도를 조금이라도 줄임으로써 몸통에 작용하는 충격력을 완화하는 기술이다.

뉴턴의 운동의 제2 법칙을 충격과 운동량의 관계로 나타내면 아래 식으로 정리된다.

$F = ma$에 가속도 a는 $a = (V_2 - V_1)/t$이므로 이를 옆의 식에 대입하면
$F = m(V_2 - V_1)/t$인데 양변에 t를 곱하고 정리하면
$Ft = mV_2 - mV_1$ 즉 충격량은 운동량의 변화와 같다

즉, 충돌이란 빠르게 운동하던 물체가 부딪쳐서 순간적으로 힘을 주고받는 현상인데 이로써 물체는 정지하거나 야구공같이 반대편으로 날아가기도 한다. 충돌이 너무 짧은 시간에 일어나면 충격력과 충돌시간의 곱이 초기 운동량과 같아야 하므로 충격력이 급증하고 따라서 인체는 부상을 입게 되며, 야구 배트로 친 공은 때로는 홈런이 된다. 충격량을 추정하려 할 때 변화하는 속도가 바로 운동학적 정보이다.

벡터	정의	계산 식	스칼라
변위(S)	방향성을 고려한 이동 거리	$S = p_2 - p_1$	거리
속도(V)	변위와 그에 소요된 시간의 비율	$V = S / t$	속력
가속도(a)	속도의 변화와 그에 소요된 시간의 비율	$a = (V_2 - V_1) / t$	

* 여기서 p_2, p_1은 나중과 처음의 위치, $(V_2 - V_1)$은 나중과 처음의 속도

〈표 5-2〉 운동학적 용어 변위, 속도, 가속도의 정의와 정리

chapter 04 투사체 운동

투사체 운동이란 공중에 던져진 운동기구 즉 투창, 투원반, 투포환과 각종 공들 그리고 다이빙 선수의 몸이 공중에서 하는 운동을 말한다. 공중에서 운동하는 물체에는 중력과 공기로부터 작용하는 두 종류의 힘이 항상 작용한다. 따라서 공기 중에서 운동기구를 보낼 때 먼 거리를 이동하게 하거나 빠르게 보낼 경우 중력 외에 반드시 공기로부터 작용하는 항력과 양력을 고려해야 한다. 야구의 변화구, 골프의 구질, 투창, 투원반, 공중을 날아가는 축구공 등의 운동에는 중력의 영향으로 기본적으로는 포물선 궤적으로 움직이되 항력과 양력에 따라 운동 궤적이 다양하게 휘기도 한다.

그러나 운동하는 구간이 투포환과 같이 짧거나 운동체의 질량이 큰 투해머 또는 다이빙 및 체조에서 표현되는 인체의 공중동작 같은 경우 공기로부터 작용하는 힘은 무시하기도 한다. 이 경우는 〈표 5-2〉에 있는 운동학적 식을 응용 변형시켜서 오로지 중력만을 고려하여 인체 또는 물체의 운동을 실제에 근접하게 설명할 수 있다.

공중에 던져진 물체는 지구가 당기는 만유인력에 의해 수직 방향으로는 일정한 가속도 $g = 9.8 \text{ m/sec}^2$인 즉 속도가 일정하게 변하는 운동을 한다. 한편, 수평 방향으로는 공기의 저항을 무시할 경우 처음의 상태가 계속 유지되는 등속 운동을 한다.

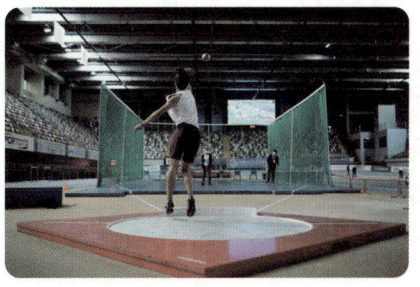

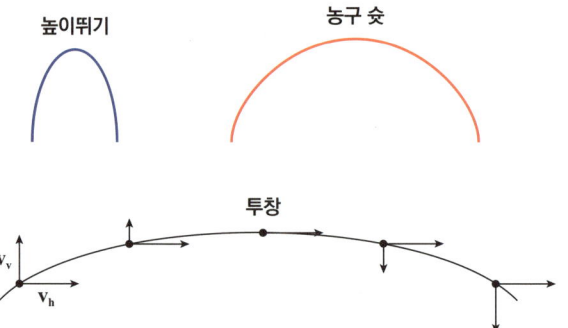

〈그림 5-9〉 스포츠 경기와 투사체 운동. 높이뛰기, 농구공, 투창의 궤적 (Enoka, 2002)

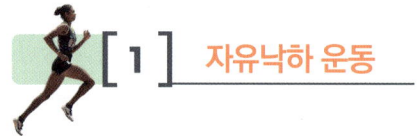   **자유낙하 운동**

　공중의 어떤 위치에서 처음 정지 상태에서 그대로 낙하하는 운동이다. 스프링보드 다이빙대에서 위로 점프를 하더라도 정점에 도달하면 수직방향의 속도는 정점에서 0(영)이 되며 이때부터 몸은 아래 방향으로 자유낙하를 한다. 이러한 운동 특성을 활용하면 다이빙 선수가 높이 3m 스프링보드에서 또는 10 m 하이다이빙대에서 선수에게 기술을 펼치는데 허용되는 시간 또는 선수가 입수할 때 낙하하는 속도 등도 추정할 수 있다. 또한 육상의 투포환 또는 투해머가 포환 또는 투해머를 가장 멀리 보내는 데 필요한 투척 각도를 추정하기도 한다.

　〈표 5-2〉에 있는 속도 V는 변위 S를 그 변위가 일어난 시간 t로 나누어 구한다. 따라서 물체가 일정 시간 후 이동한 거리는 간략하게 V와 t의 곱 즉 $S = Vt$ 이다. 처음 속도가 V_1이고 나중 속도가 V_2일 때 이 변화가 일어난 사이 이동한 거리는 평균속도에 그 변화가 일어난 시간 t, 즉 $S = (V_1 + V_2) / 2$에 t를 곱하여 구한다. 다시 정리하면 $S = (V_1 + V_2) t / 2$ [식 ①]이다.

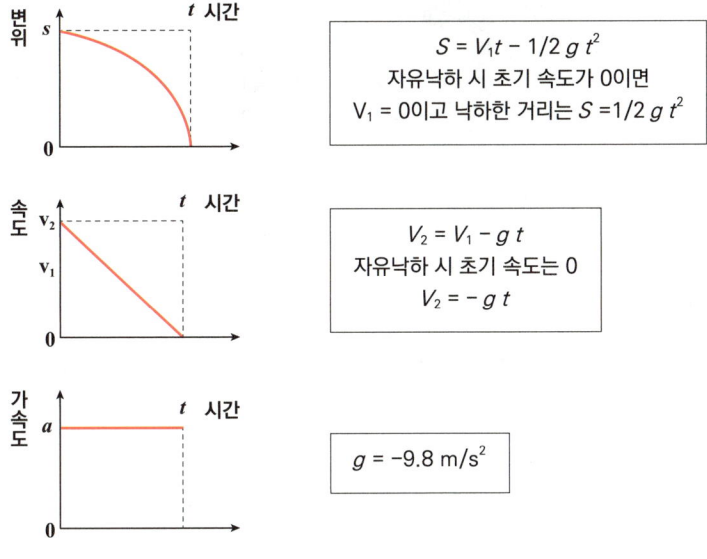

〈그림 5-10〉 자유낙하 운동의 시간에 따른 변위, 속도, 가속도의 관계

한편 가속도는 $a = (V_2 - V_1) / t$로 나타내는데, 일정하게 속도가 변하는 등가속운동에서 나중 속도에 관심이 있을 경우 양변에 시간 t를 곱하고 V_2로 정리하면 $V_2 = V_1 + at$ [식 ②]이며, 공중에서 자유낙하 할 때 가속도 a는 중력 가속도 g ($9.8 m/s^2$)이다. 자유낙하란 초기 속도가 0이므로 V_1이 0이다.

이런 관계로부터 초기 0 (영)의 속도로 자유낙하 한 후 일정 시간이 지난 후의 속도는 $V_2 = V_1 + gt$이며, 일정 시간 후 수직 방향으로 이동한 거리는 식 ②에 V_2를 대치하면 $S = (V_1 - gt + V_2) t / 2$ 즉, $S = V_2 t - 1/2 gt^2$ [식 ③] 한편, 일정 거리를 낙하한 후 속도의 변화와 관계는 식 ①에 t 대신 $(V_2 - V_1) / a$를 대입하면 $2aS = V_2^2 - V_1^2$ [식 ④]로 나타낼 수 있다.

이 자유낙하 운동을 위를 기준으로 하여 아래로 운동하는 방향을 +로 할 때 운동학적 식과 그래프로 나타내면 〈그림 5-10〉과 같다.

간편하게 반응속도를 측정할 때는 자유낙하 시킨 자를 잡도록 하여 출발 위치에서 잡은 곳까지 거리를 시간으로 나타내기도 한다. 그 경우 시간과 변위와의 관계 즉 식 ③을 활용한다.

즉, 반응시간 t는 $S = 1/2 gt^2$로부터 $t_2 = 2S/g$ 그러므로 $t = \sqrt{2S/g}$로 측정한다.

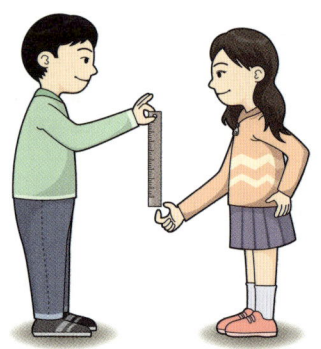

〈그림 5-11〉 자를 낙하시킬 때 잡는 위치로부터 반응속도를 측정 (Hay, 1993)

[2] 투사체 운동에 영향을 끼치는 요소

투사체 운동을 결정하는 요인은 초기 속도와 투사 각도이다. 앞에서 설명한 바와 같이 공중에 던져진 물체는 공기의 항력과 양력에 큰 영향을 받고 수중에서 운동할 때는 항력과 양력 외에 부력의 영향도 있다. 이와 같이 유체에서 작용하는 힘은 항상 운동하는 물체 또는 인체의 모양에 따라 변하므로 운동하는 자세도 중요시한다. 본 장에서는 유체의 저항을 무시할 수 있는 단순한 경우만 우선 다루고, 운동 중 작용하는 유체로부터의 영향은 운동과 힘을 다루는 장에서 상세히 설명한다.

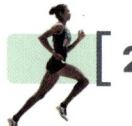

용어 풀이

유체 - 유동성이 아주 큰 물체를 말하며, 기체와 액체를 합쳐서 유체라고도 한다.

1 초기 속도

투사체 비행을 막 시작할 때 즉 투창, 공, 화살을 릴리스 할 때 운동 기구의 속도 또는 높이뛰기 선수가 도약하여 지면을 떠나는 순간에 몸 전체 중심의 이동속도를 초기 속도라 한다. 일반적으로 초기 속도가 빠르면 주어진 투사 각도에서 더 멀리 도달하고 더 높이 상승한다. 던지기 종목은 선수의 순발력이 초기 속도와 밀접하므로 육상 선수는 근육이 매우 발달한 체형을 보인다.

2 투사 각도

투사 각도와 수직 도달거리의 관계는 초기 속도의 수직 성분이 그 도달 높이에 영향을 준다. 초기 속도를 v라 하면 도달 높이 h는 $v\sin\theta$로 표시한다. 그 값이 최대일 때는 sin 90°로 1이므로 투사 각도를 수직으로 던졌을 때 가장 높이 도달한다.

그러나 수평 도달 거리 R은 초기 속도의 수평 성분 $v\cos\theta$와 체공시간 (t)의 곱으로 결정된다. 이를 식으로 보이면 $R = v\cos\theta \times t$이다. 그런데 체공시간은 자유낙하해서 속도가 초기속도에 이를 때까지 시간의 2배이며 $2v\sin\theta/g$이다. 이를 정리하면 $R = v^2\sin 2\theta/g$로 표시되며 $\sin 2\theta$가 1인 즉 2θ가 90도일 때인 지면에서 투사각도 θ가 45도일 때 가장 멀리 도달한다.

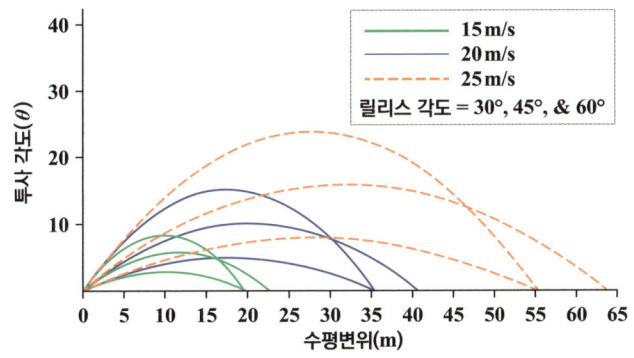

〈그림 5-12〉 투사체의 초기 속도와 투사 각도에 따른 도달 거리 (Hay, 1993)

육상의 투척경기 높이뛰기는 체공 중 이동시킨 거리를 겨누는 경기이다. 그런데 투포환이나 투창 등은 지면이 아닌 선수의 신장과 연관이 있는 투사 위치의 높이를 고려해야 한다. 투포환의 경우 최대 도달거리는 투사각도 45도보다 약간 작은 41도 정도로 알려져 있다.

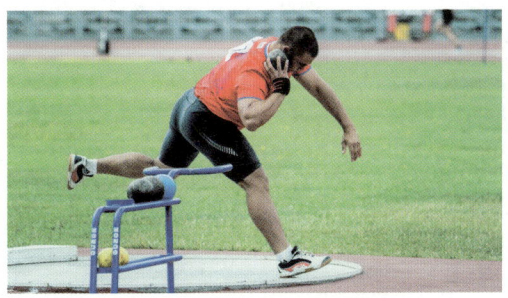

▶ 투포환의 투사 각도는 약 41°가 바람직하다.

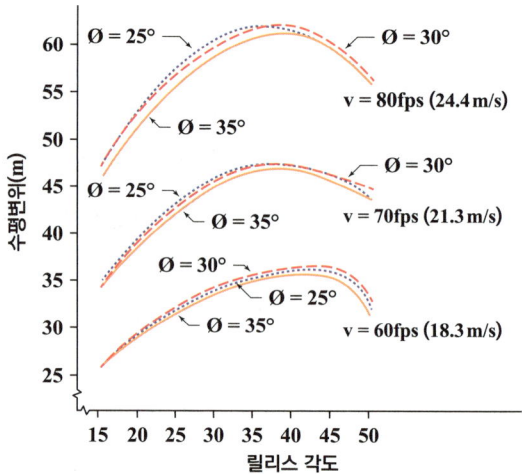

〈그림 5-13〉 투포환의 릴리스 높이와 초기 속도, 투사 각도에 따른 도달 거리 (Hay, 1993)

다이빙 선수가 3 m 스프링보드 다이빙 대에서 2 m를 도약한 후 입수까지 걸리는 시간은 얼마나 걸리나? 또 그 때의 속도는 얼마인가?

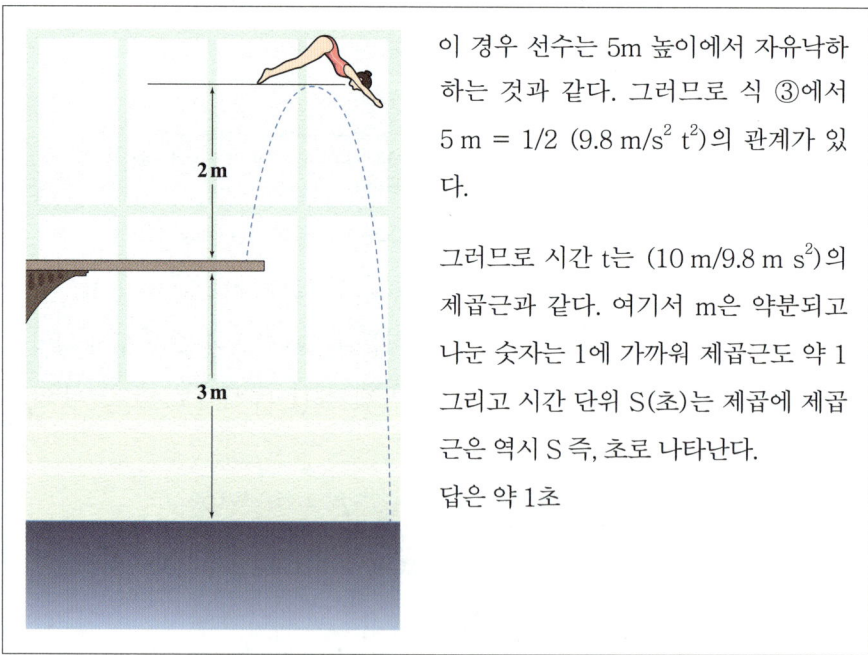

이 경우 선수는 5m 높이에서 자유낙하하는 것과 같다. 그러므로 식 ③에서 $5\,m = 1/2\,(9.8\,m/s^2\,t^2)$의 관계가 있다.

그러므로 시간 t는 $(10\,m/9.8\,m\,s^2)$의 제곱근과 같다. 여기서 m은 약분되고 나눈 숫자는 1에 가까워 제곱근도 약 1 그리고 시간 단위 S(초)는 제곱에 제곱근은 역시 S 즉, 초로 나타난다.

답은 약 1초

한편, 총 체공 시간은 정점에서 2 m 자유낙하 하는 데 소요된 시간 t_1을 t_2와 더하면 구할 수 있다.

한편, 5 m 높이에서 수면으로 입수할 때 속도는 식 ④로 구하거나 체공시간을 정확히 구하면 식 ②로 구한다.

$$식 ④에서 \quad 2\,g\,S = V_2^2 - V_1^2$$

초기 속도는 수직방향으로 자유낙하를 하므로 = 0 그러므로 입수 시 속도는 2 g S의 제곱근 즉 (2×9.8 m/s²×5 m), 98 m²/S²의 제곱근 약 10 m/S에 이른다.

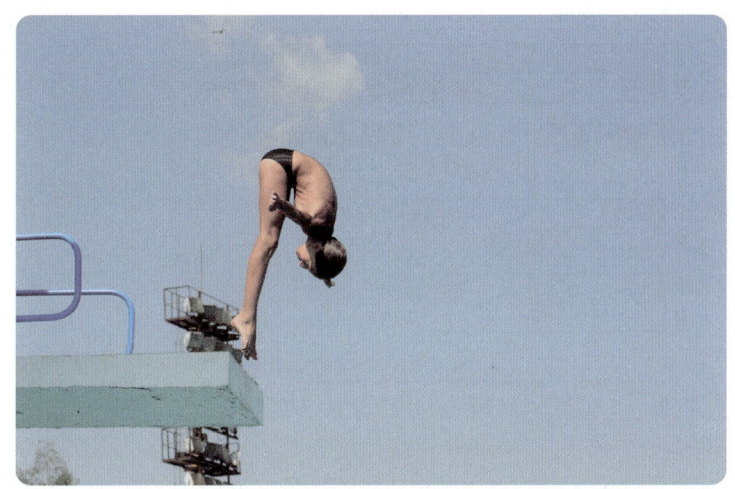

▶ 플랫폼 다이빙의 체공 시간은 스프링보드 다이빙과 다르게 계산해야 한다.

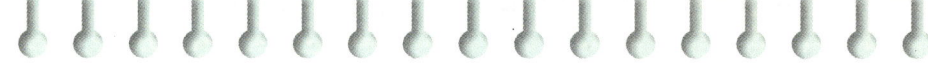

 보행의
운동학적 이해

〈그림 1〉은 보행 속도가 걷기, 경보, 달리기, 질주로 변할 때 보이는 하지의 운동 특징을 흔들어 보내기와 지지기 시간의 변화이다.

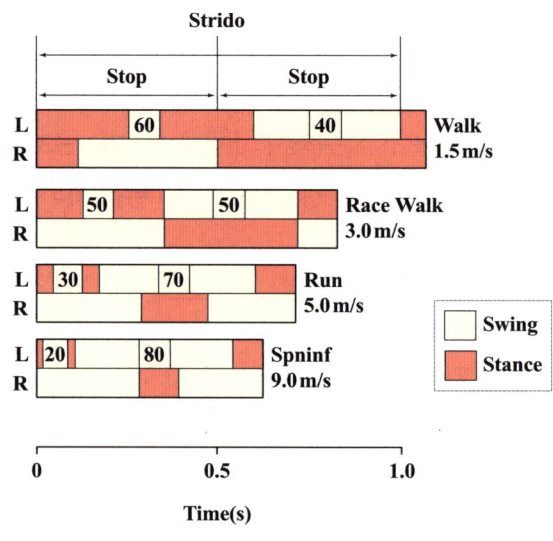

보행 속도에 따른 스윙 및 지지 구간의 상대적 비율

1) 걷기와 달리기를 구분하는 전형적 특징을 쓰시오.
2) 이 구별법을 경보의 규칙에 적용하여 쓰시오.
3) 보행 속도가 증가할 때 스트라이드와 스텝 주기의 비율이 어떻게 변하는지 쓰시오.

보행 속도의 증가를 위한
보 빈도 및 보폭의 일반적 조절 경향 조사

- 체육관 또는 40 m 정도 복도에 20 m 구간 양 끝에 테이프로 선을 표시하고 이 구간을 일정한 속도로 느리게, 보통 속도로 걷거나, 빠르게, 아주 빠르게 달릴 때 피험자가 보이는 보폭(stride length)과 보 수(stride rate)를 측정한다.
- 4인 1조로 하여 한 사람은 스톱와치로 피험자가 구간 표시 테이프 위를 지날 때 시간을 측정하고, 다른 사람은 20 m 구간을 몇 보 수로 지나는지를 센다.
- 동일한 자료를 약 4~5 그룹 모두 20 또는 25명이 참여하여 자료를 모은다.

1) 보폭과 보 빈도를 산출하는 방법을 제시한다.
   ① 보폭: 한 걸음의 길이는 보통 한쪽 발을 딛는 위치에서 다시 같은 발을 딛을 때의 거리로 정의한다. 본 관찰에서는 오른쪽과 왼쪽 다리가 차이가 없을 때 반 보폭으로 측정해도 무방하다. 위 측정치를 사용하여 보폭을 계산하면?

   보폭 = (/   )

   ② 보 빈도: 단위 시간에 딛는 보 수를 말한다.

   보 빈도 = (/   )

   ③ 보행 속도: 일정 거리를 지나는 시간으로 계산한다.

   보행 속도 = (m/   초)

2) 아래 그래프에 각기 다른 속도로 걸을 때 보폭, 보 빈도를 각기 다른 표시로 나타낸다.

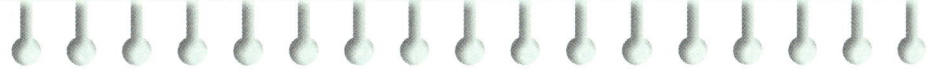

3) 보행 속도가 증가할 때 일반적으로 보이는 보 빈도와 보폭의 변화 양상을 쓰시오.

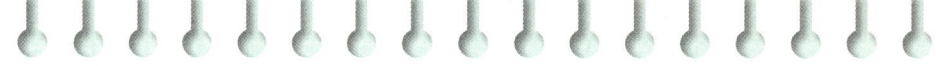

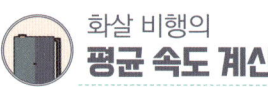 화살 비행의
평균 속도 계산

〈표 1〉은 0.5초마다 측정한 화살의 위치이다. 이로부터 각 구간의 평균 속도를 제시해 보시오.

〈표 1〉 화살의 시간별 위치 자료

시간(초)	이동 거리 (m)	이동 속도 (m/초)
0.0	0.0	
0.5	30.62	
1.0	59.06	
1.5	85.30	
2.0	109.73	
2.5	132.69	
3.0	154.20	
3.5	174.25	
4.0	193.57	

1) EXCEL 등을 이용하여 각 구간별 평균 속도를 구하시오.
2) 공기 저항을 무시할 때 공중에 투사된 물체는 수평 방향으로는 등속도 운동을 하는 것으로 알려져 있다. 〈표 1〉을 사용하여 그래프를 그리면 어떤 특징이 있는지 쓰시오.
3) 공기 저항은 속도에 따라 어떤 영향을 끼친다고 알려져 있는지 쓰시오.

참고문헌

Hay, James G. (1993) The Biomechanics of Sports Techniques. Prentice Hall Englewood Cliff, New Jersey, U.S.A.
Enoka, Roger M. (2002) Neuromechanics of Human Movement. 3rd ed. Human Kinetics, Champaign IL. U.S.A.
Griffing, David F. (1982) The Dynamics of Sports. Mohican Pub. Co. Loundonville, OH, U.S.A.
stoc.adobe.com, m.blog.naver.com 해부학적 자세 및 신체의 기준면
위키백과(2022) 신체 분절의 움직임
ESPN magazine 역대 세계 신기록 보유자들 구간별 기록
교육평가원 임용고사 운동역학 문제 중

SECTION 5
요점 정리

- 생물은 움직임(movement)이 있다는 점이 공통점인데, 그 움직임을 과학적인 용어로 운동(motion)이라고 한다.

- 인체의 운동 정도를 알려주는 용어에는 운동의 폭, 빠르기, 빠르기가 변하는 정도가 있는데, 그 크기뿐만 아니라 운동의 방향까지 의미를 정확히 하기 위하여 변위, 속도, 가속도라는 용어를 사용한다.

- 크기와 방향 모두를 제공해야 비로소 뜻을 충분히 표시하는 물리량을 '벡터'라 하고, 크기만 표시해도 의미를 나타내는 물리량을 '스칼라'라고 한다.

- 운동의 종류에는 인체의 각 부분이 평행하게 변하는 병진운동이 있는데, 이러한 병진운동에는 직선으로 일어나는 직선 병진운동과 굽은 경로를 따라서 일어나는 곡선 병진운동이 있다.

- 인체의 구조는 여러 부위가 관절로 이어지며 관절을 걸쳐 부착된 근육을 수축하여 각 분절은 필연적으로 관절을 축으로 회전운동을 하지만, 인체 분절의 회전운동은 인체의 다른 부위를 병진운동을 시키기도 한다. 이와 같은 회전운동을 기술하는 용어에는 각변위, 각속도, 각가속도가 있다.

- 모든 운동은 그 운동의 원인이 되는 힘을 환경으로부터 또는 자체의 근육으로부터 받아 이루어진다. 하지만 굳이 힘을 파악하지 않고도 운동의 특성을 기술할 수 있는데, 이러한 접근 분야를 운동학(kinematics)이라고 한다.

- 인체에 작용하는 힘을 파악할수록 더 많고 유용한 운동의 이해가 가능한데, 그런 운동분석 분야를 운동역학(kinetics)이라고 한다. 여기서 운동학과 운동역학 분야는 서로 독립적인 관계가 아니며 운동학적 정보가 운동역학을 하기 위하여 기본자료로 사용될 때 그 상황에서 인체 내부에 작용하는 힘 또는 환경과 주고받는 힘을 추정할 수 있게 되는 상호 불가분의 밀접한 관계에 있다.

- 변위는 일정 시간 경과 후 변화가 일어난 거리로, 나중 위치에서 처음 위치를 뺀 값으로 정의한다. 속도는 그 변위를 시간으로 나누어 계산한다.

- 가속도는 속도의 변화 정도를 의미하는데, 나중 속도에서 처음 속도와 차이를 구하고 그 변화가 일어난 시간으로 나누어서 구한다.

- 운동학적 분석에 사용하는 요인은 중심을 기준으로 제공한다. 인체의 중심은 대체로 각 분절에 따라 일정한 위치에 있지만, 각 분절을 다양하게 자세를 취할 수 있기에 몸 전체의 중심 역시 다양하다. 몸 전체의 중심 자체를 유지·조절하는 기능 자체가 운동 기술의 특징이기도 하다.

- 몸 전체의 중심은 겉에서는 보이지 않으나, 고속 촬영으로 각 관절의 위치로부터 분절의 길이와 그 분절의 중심위치를 정해 이를 종합하여 추정한다. 일단 몸 전체의 중심위치가 순간적으로 정해지면 중심의 속도와 가속도를 계산할 수 있고 자세에 따라서 동작 구간에 따른 연계를 파악하면 운동 기능에 관하여 평가할 수 있다.

SECTION 5 요점 정리

- 운동학적 분석이 적용되는 상황은 가속도가 일정한 경우, 즉 공중에서 운동이 이루어지는 자유낙하가 있다. 자유낙하란, 오로지 중력의 영향만으로 정지상태에서 낙하하는 경우를 의미한다. 중력만이 운동의 원인일 경우 낙하하는 물체는 그 변위가 시간에 따라 2차 포물선으로 $1/2 g t^2$으로 표시되며, 속도는 $V = -gt$ 1차 직선으로 점증하며, 그때 속도의 변화, 즉 가속도는 $\alpha = -g$이다.
- 공중으로 투사된 물체의 운동은 투사각도와 초기 속도로 결정되는데, 체공 시간과 그동안 날아가 도달하는 거리는 이 두 요인과 밀접한 관계가 있다. 공중에 던져진 물체의 운동에 관여하는 요인은 공기로부터 작용하는 항력과 양력으로, 속도의 제곱에 비례해서 물체의 경로를 휘게 하거나 느려지게 한다. 따라서 투사체의 운동을 단순한 수식으로 예측할 때는 공기저항을 무시할 수 있는 비행체의 질량이 매우 크고 속도가 비교적 느리고 이동 구간이 작은 투포환, 투해머, 다이빙, 도약경기 등은 그 정확성이 높다.

SECTION 05 연습문제 review exercises

1. 인체의 움직임을 운동학적으로 분석하는 이유는?

   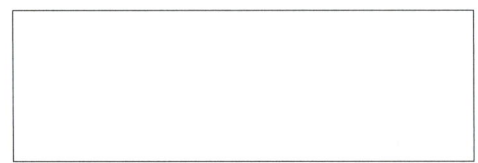

2. 스쾃을 하고 있는 선수의 상체와 하체는 각각 어떤 움직임을 하는가?

   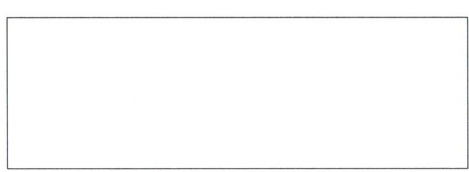

3. 다음은 지난 교원 임용고사 문제 중 일부이다. 운동학적 용어와 벡터 계산을 활용하여 풀어보자.

   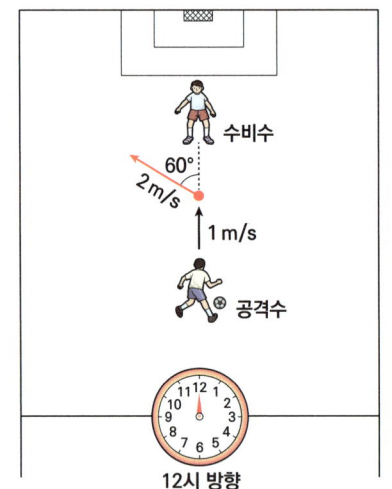

   공격수가 골대를 향해 12시 방향으로 1 m/s의 속도로 달려가다가, 수비수를 따돌리기 위해 속도를 0.1초 만에 10시 방향으로 2 m/s의 크기로 바꾸는 커팅 동작을 할 경우, 이 선수의 가속도는 (㉠)시 방향으로 17.3 m/s²이 된다.

4. 인체 분절의 움직임은 해부학적 자세로부터 출발하여 서술한다. 이를 간략히 정리하시오.

5. 다음 표는 육상 100 m 달리기의 선수별 구간별 기록표이다. 아사파 파월과 우사인 볼트의 기록을 보면 마지막 질주 구간 50 m부터 90 m까지에서 차이가 나타났다.

	출발반응	0	10m	20m	30m	40m	50m	60m	70m	80m	90m	100m
벤 존슨 (1988)	0.132	1.83	1.04	0.93	0.86	0.84	0.83	0.84	0.85	0.87	0.90	9.79*
칼 루이스 (1988)	0.136	1.89	1.07	0.94	0.89	0.86	0.83	0.85	0.86	0.88	9.92
모리스 그린 (1999)	0.162	1.86	1.03	0.92	0.88	0.88	0.83	0.83	0.86	0.85	0.85	9.79
팀 몽고메리 (2002)	0.104	1.89	1.03	0.91	0.87	0.84	0.83	0.84	0.85	0.88	9.78*
아사파 파월 (2005)	0.150	1.89	1.02	0.92	0.86	0.85	0.85	0.84	0.84	0.85	0.85	9.77
우사인 볼트 (2008)	0.165	1.85	1.02	0.91	0.87	0.85	0.82	0.82	0.82	0.83	0.90	9.69

6. 투척 경기에서 포환의 도달거리는 릴리스 높이가 영향을 끼친다. 이를 확인하려면 주어진 초기 속도에서 투사 각도에 따라 최대 도달거리를 조사할 필요가 있다. 아래 그림 각 초기 속도 24.4 m/s, 21.3 m/s, 18.3 m/s에서 도달 거리를 최대로 하는 각도를 추정해보자. 자를 사용하여 포물선의 극점에 해당하는 투사 각도를 읽어보자.

7. 우리의 단순 반응 시간은 20 m sec 즉 0.2초 정도라고 알려져 있다. 아래 그림과 같은 실험을 하면 자의 몇 cm 지점을 잡게 될까?

   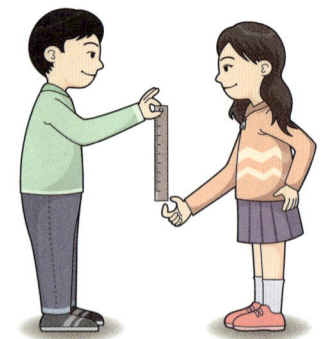

1. 첫째, 운동을 이해하고 설명하는 한 방법이다.
   둘째, 운동을 수학적으로 정량화한다.
   셋째, 운동의 운동역학적 분석에 활용되는 기본 정보를 제공한다.
   운동을 자신이 이해하거나 다른 이에게 설명할 때 인체 각 부분의 움직임을 보고 또 각 분절 사이의 관계를 본다. 인체의 각 부분의 궤적이 평행인지 궤적이 굽고 휘어있는지는 곧 병진운동과 회전운동을 포함하는 정도와 밀접하다.
   병진운동과 회전운동의 정도는 일정한 시간에 일어난 변위, 속도, 가속도로 나타내고 분절들 사이에 관계 즉 협응 정도를 파악할 때 운동 기술과 관련성, 효율성, 상해 유발 정도 등 유용한 정보로 활용할 수 있다.
   모든 움직임 즉 운동은 그것을 일으킨 원임 즉 힘과 여러 힘들에 의한 회전력을 반영한다. 뉴턴의 운동의 법칙으로 표현되는 이 관계는 $\Sigma F = ma$ $\Sigma T = I\alpha = \Sigma F \times P$(위치벡터)로 표시하는데, 운동학적 자료가 제공될 때 비로소 운동방정식을 풀 수 있다.

2. 상체는 위아래로 변진운동을 하며 다리는 대퇴, 하퇴, 발이 고관절, 무릎관절, 발목관절을 축으로 회전운동을 한다.
   스쾃은 상체를 세운 자세를 유지하며 다리 근육을 수축시켜 자신의 체중 또는 어깨 위에 얹은 바벨을 상하로 들고 낮추는 하지 근육 강화 운동이다. 인체는 각 분절의 길이가 정해져 있고 움직일 수 있는 방향이 정해진 관절로 연결되기 때문에 인체는 무한정 병진운동 할 수 없고 주로 관절을 축으로 한 회전운동을 하여 자신을 움직이거나 다른 물체를 차거나 던져서 운동을 한다.
   스쾃을 할 때는, 대퇴골은 고관절을 축으로 굴곡과 신전을 하고, 하퇴는 슬(무릎)관절을 축으로 굴곡과 신전을 하며, 발은 발목관절을 축으로 발등 쪽 굴곡, 발바닥 쪽 굴곡을 한다.

3. 공격수가 진행 방향을 바꾸려면 진행 방향의 좌측으로 속도 변화, 즉 가속도를 내야 한다. 즉, 9시 방향으로 속도 성분을 계산하고 그 변화를 일으킨 시간 0.1초로 나누어 옆 방향 가속도를 구한다.
   $V_{(좌측)} = 2 \, m/s \cos 60° = 1.73 \, m/s$
   $a = (1.73 \, m/s) / 0.1 = 17.3 \, m/s^2$

   운동학적 변인은 크기와 방향 두 자료가 주어져야 비로소 온전한 의미를 가진다. 이러한 물리량을 벡터라 한다. 본 내용은 성분으로 주어진 벡터를 합하거나, 벡터를 성분으로 분해하는 문항이다. 이를 그림으로 나타내면 아래와 같다.

   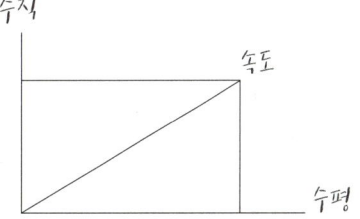

   그림에서 속도 벡터는 투창을 던지는 각도와 방향일 수 있고 골프공이 날아가는 방향일 수 있다. 수평 성분은 공의 도달거리와 밀접하고 수직성분은 수직 상승 고도와 체공시간과 밀접하다. 물론 공의 도달 거리는 이 두 가지 요소와 함께 관계가 있다.
   선수는 이미 12시 전방으로 1 m/s 속도로 달리고 있으므로 10시 쪽으로 방향 전환을 일으키려면 9시 방향으로 변화가 있어야 하는데 전방과 측방의 합이 2 m/s가 되려면 9시 방향으로 2 m/s의 성분이 있어야 한다. 그 크기는 2 m/s sin 60°로 구한다.
   한편, 이 속도의 변화가 0.1초 사이에 일어났고 처음에는 좌측 방향의 속도가 0(영)이었으므로 그 구간에 일어난 가속도는 나중 속도 1.73 m/s와 처음 속도 0 m/s의 차이를 그 변화가 일어난 시간 0.1초로 나누어 구한다.

정답 및 해설 answers and explanations

4. 1) 관절에서 각도가 변하는 움직임, 주로 전·후면(sagital plane) 상에서 일어남. 어깨, 다리, 팔꿈치, 허리의 움직임
   - 굴곡(flexion) : 각도가 작아짐
   - 신전(extension) : 각도가 커짐
   - 과신전(hyper extension) : 관절각이 기본 자세 보다 크게 젖혀짐
   2) 분절이 중심선에서 움직이는 정도, 주로 좌·우면(frontal plane) 상에서 일어남. 팔과 다리를 몸에서 옆으로 벌리고 가까이 붙이는 움직임
   - 내전(adduction) : 분절이 중심선 쪽으로 가까이 접근
   - 외전(abduction) : 분절이 중심선으로부터 멀어짐
   3) 특별한 분절의 움직임 용어.
   - 회내(pronation) : 손을 안쪽으로 돌림
   - 회외(supination) : 손을 바깥쪽으로 젖힘
   4) 분절을 돌리는 움직임. 주로 수평면(horizontal plane)에서 일어남
   - 회전(rotation) : 분절의 장축을 축으로 돌림
   - 회선(circumduction) : 원뿔 모양으로 휘돌리는 움직임

5. 아사파 파월의 질주구간의 평균속도를 식으로 제시하면
   - V6 ; 50~60 m 구간 속도 = 10/0.85
   - V7 ; 60~70 m = 10/0.84
   - V8 ; 70~80 m = 10/0.84
   - V9 ; 80~90 m = 10/0.84

   질주구간 50 m에서 90 m 사이의 파월의 평균속도 = (V6 + V7 + V8 + V9) / 4

   육상의 단거리 경기 특히 100 m 달리기는 출발해서 가속이 되는 구간, 속도가 최고로 올라 유지하는 질주 구간, 마지막 100 m 지점 통과를 준비하는 피니시 구간으로 구분하기도 한다. 위 역대 신기록 보유자들의 구간별 기록표는 출발부터 100 m까지를 10 m로 나누어 주파한 시간을 표시하고 있다. 이 자료를 구간별 속도로 나타내려면 구간별 거리 10 m를 주파한 시간으로 나누면 구할 수 있다. 질주 구간의 평균속도는 질주 구간의 거리를 이때 소요한 시간으로 구한다.

6. 초기 속도가 24.4 m/s인 경우 최대 도달거리를 나타내는 꼭지점을 지나는 수직선이 투사 각도 40도 부근에 있다. 이와 같이 지면에서 어떤 높이에서 던질 때 투사 각도는 45도보다 약간 작은 각도에서 최대 도달거리를 낸다.

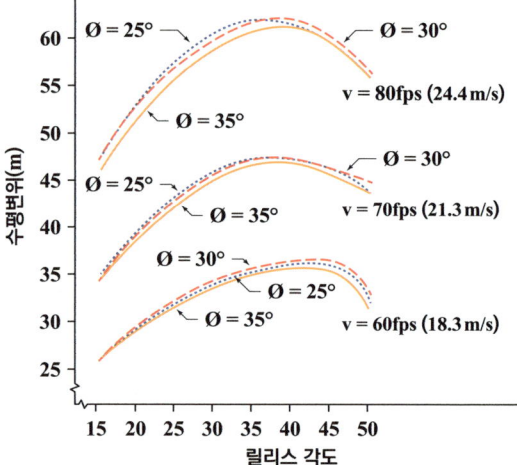

위 그래프는 투사 각도에 따른 수평 도달 거리 관계를 나타낸 실증 자료이다. 본래 지면에서 출발하여 수평면에 도달하는 투사 각도는 45도일 때 가장 멀리 날아간다. 그러나 투해머가 날아가는 거리가 선수의 신장에 비하여 멀지 않아서 선수가 해머를 릴리스 하는 위치가 최대 도달거리에 영향을 준다.
그림에서 세 개의 포물선은 초기 속도별로 그린 것이다. 초시 속도가 가장 빠를 경우 최대 도달거리는 투사 각도 40도가 근처에서 형성됨을 보이고 있다.

7. 〈그림 5-10〉에 제시된 식을 활용하면, t 초 동안 자유 낙하한 거리는

   S = 0.5gt² 이므로
   g : 9.8 m/s² ; : 0.2 t² = 0.04
   S = 0.5 × 9.8 m/s² × 0.04s² = 0.196 m

약 20 cm 지점을 잡는다.
친구가 자를 수직으로 잡고 놓을 때 다른 사람은 자의 낙하를 보는 순간 잡는 실험이다. 자가 움직이는 것을 보고 반응하여 잡는 데까지 시간이 흐르므로 그 반응 시간을 대략 추정하는 우수한 방법이다. 각자 잡는 위치가 20 cm 부근이 되는지 확인해보자.

자유 낙하할 때 시간과 이동하는 거리는 2차식 S = 1/2 gt²로 주어진다. 본 문항은 사람의 반응 속도를 시간으로 표시할 때 자가 낙하하는 거리를 측정하는 과제로 0.2초 동안에 낙하하는 거리를 계산하면 구할 수 있다.

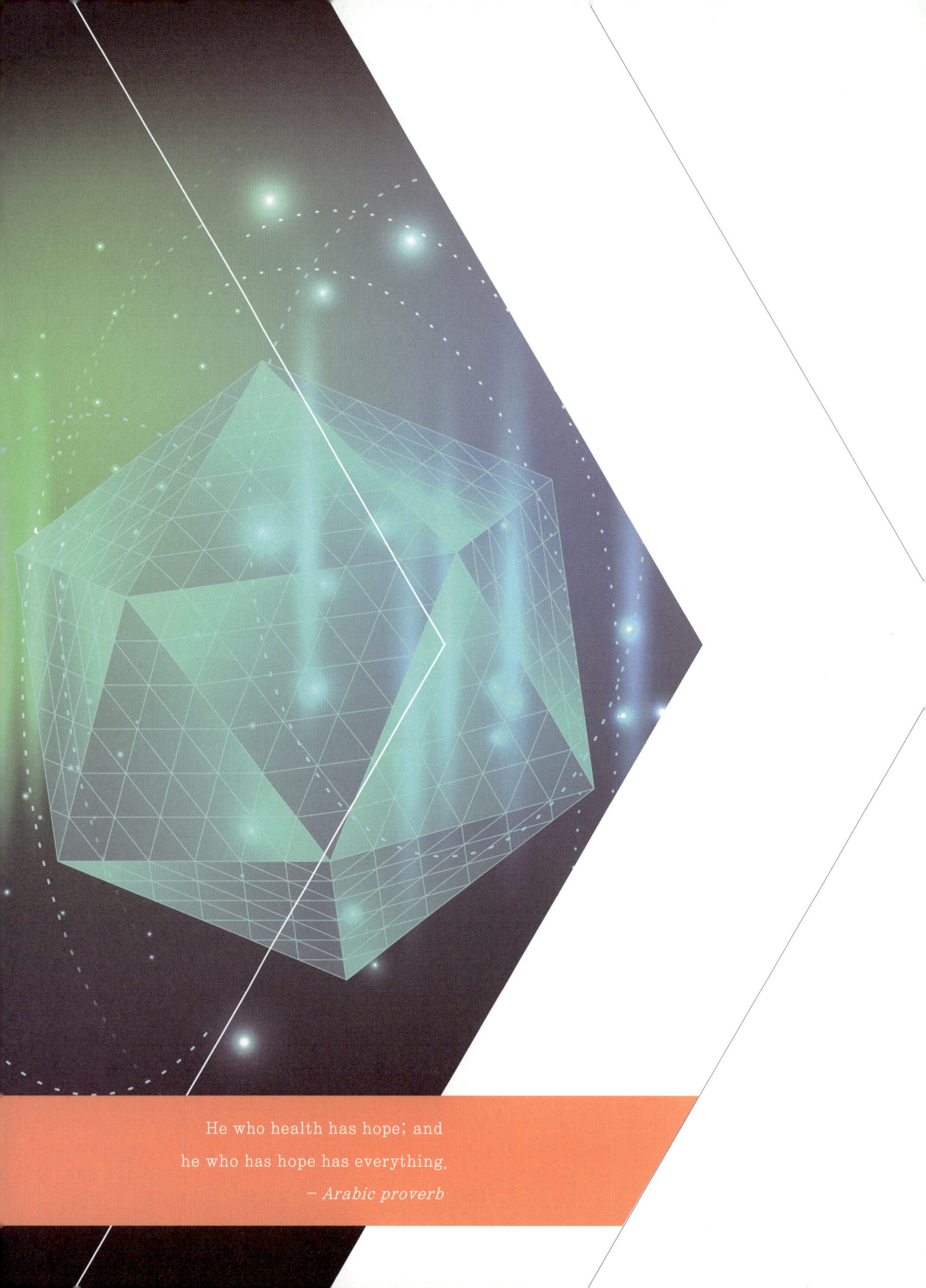

He who health has hope; and
he who has hope has everything.
— *Arabic proverb*

Section 6

각운동의 운동학적 이해

chapter 01   각도의 단위와 방향
chapter 02   각운동을 표현하는 물리량
chapter 03   등속 원운동
chapter 04   인체 분절의 각속도 산출
chapter 05   축변환 행렬 및 오일러 각도
chapter 06   선운동과 각운동과의 관계

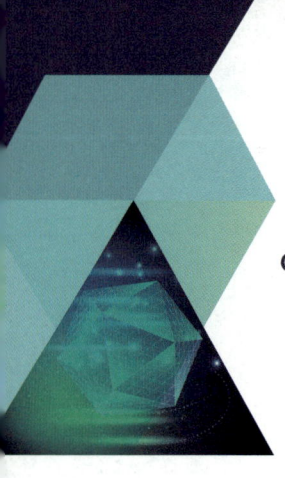

chapter 01 각도의 단위와 방향

육상선수가 운동장 트랙을 따라 달리기를 하면 선운동을 하고 있는 것으로 보인다. 그러나 세부적으로 보면, 육상선수의 무게중심은 선운동(linear motion)을 하고 있지만, 무릎관절을 축으로 넙다리와 종아리의 각운동(회전운동), 팔꿈치 관절을 축으로 위팔과 아래팔이 각운동을 하고 있다.

즉, 인간의 움직임은 선운동과 각운동의 복합적인 결과에 의해 나타난다. 운동의 형태로 보면 골프, 탁구, 테니스, 야구, 투해머 던지기 등 다양한 종목에서 원운동의 형태를 취하고 있으며, 다른 모든 종목에서도 동작 수행을 할 때 동작이나 관절의 움직임에서 다양한 원운동을 수행하게 된다. 따라서 인간의 움직임을 정확하게 분석하기 위해서는 선운동에 대한 이해와 더불어 각운동에 대한 이해 및 분석할 수 있는 능력이 요구된다.

일반적으로 각운동은 회전운동이라고도 하는데, 물체가 회전축의 둘레를 일정한 거리를 두고 도는 운동이다. 각운동은 회전하는 각도에 따라 운동의 크기와 방향이 정해지기 때문에 앞서 배운 선운동과는 다른 독특한 특징들을 가지고 있다. 이에 세부적으로 특징들을 정확하게 아는 것이 중요하다.

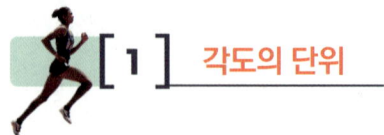

[1] 각도의 단위

용어 풀이

라디안(radian) - 원호 길이와 반경이 같을 경우의 각도이다.

각도의 국제단위계의 기본 단위는 라디안(radian)으로, 〈그림 6-1〉과 같이 1 radian은 원호 길이 L이 반경 r과 같을 경우의 각도를

1 radian이라고 하며, 1 라디안은 57.3°이다. 원을 360 등분할 때 1이 1 degree(도)이며, 라디안과 함께 각도의 단위로 활용되고 있다. 또한, 1 레볼루션은 360°를 의미한다. 이처럼 각도는 다양한 단위를 사용하지만, 각도의 기본 단위는 라디안이다.

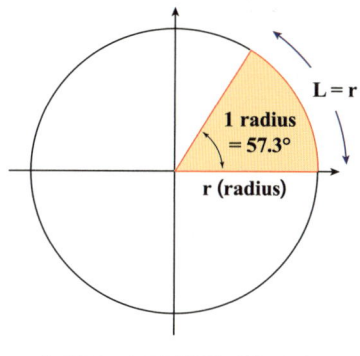

〈그림 6-1〉 리디안에 대한 정의

[2] 각도의 방향

각도를 측정할 경우에 양수와 음수가 있는데, 〈그림 6-2〉와 같이 음수는 기준이 되는 축(선)을 기준으로 시계방향으로 측정한 각도이며, 양수는 반시계방향으로 측정된 값이다. 예컨대, 대차돌리기에서 정점(수직 상 방향에 위치했을 때) 위치에서 -50° 회전한 움직임은 정점을 기준으로 시계방향으로 50° 회전하였다는 의미이다. 반대로 +50° 회전한 움직임은 반시계방향으로 50° 회전하였다는 것을 의미한다.

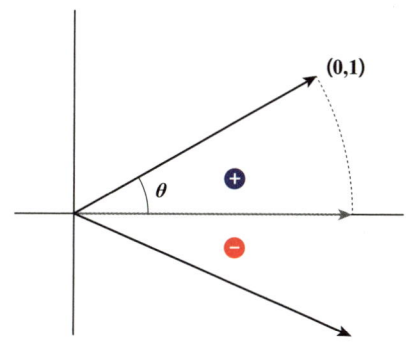

〈그림 6-2〉 각도의 방향

chapter 02 각운동을 표현하는 물리량

각운동을 표현하는 물리량에는 각위치, 각거리, 각변위, 각속력, 각속도, 각가속도 등이 있다.

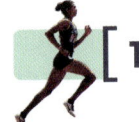

[1] 각위치(angular position)

각위치는 기준이 되는 축이나 벡터가 결정된 후, 특정 시점에서 물체에 의해 만들어진 벡터와 기준이 되는 축이나 벡터가 이루는 각으로서 θ로 표시하며, 시간에 따른 각 위치의 변화는 $\theta(t)$의 함수로 표현한다. 즉, 각위치는 방향을 갖는 벡터량이다〈그림 6-3〉.

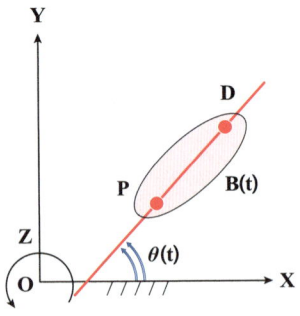

〈그림 6-3〉 각위치에 대한 도해

물체에 의해 만들어진 벡터는 자유롭게 선이동(translation)이 가능하므로 〈그림 6-4〉와 같이 기준이 되는 축이나 벡터의 시작점에 이동시킨 후 각도를 측정하면 된다. 각도 산출은 두 벡터의 내적(dot product)을 통해 산출하거나, $\tan\theta$을 통해 산출할 수 있다. 세부적인 예를 통해 알아보자.

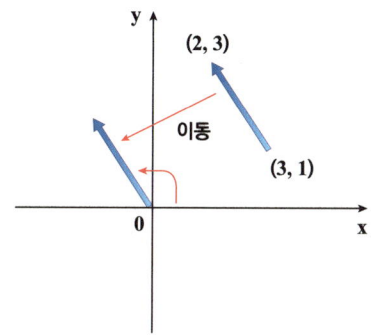

〈그림 6-4〉 벡터의 이동 및 각도 산출

〈그림 6-5〉와 같이 달리기 시 무릎 각도를 측정하고자 한다. 넙다리와 종아리를 토대로 두 개의 벡터 A=(Ax, Ay, Az), B=(Bx, By, Bz)를 정의했을 때, 두 벡터 사이의 각도가 θ라고 가정하면, θ는 두 벡터의 내적 공식인 A·B=|A||B|$\cos\theta$=(AxBx+AyBy+AzBz)를 통해 산출할 수 있다.

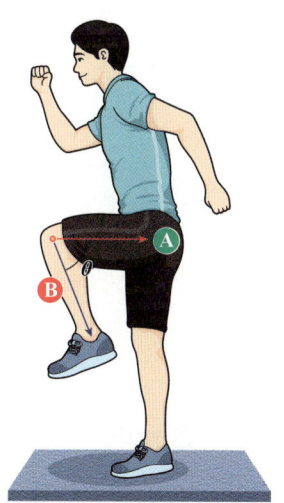

〈그림 6-5〉 달리기 시 무릎 각도 산출을 위한 벡터 도해

예컨대, 두 벡터가 〈그림 6-6〉과 같이 대퇴에서의 벡터 A = (3, 5, 7), 하퇴에서의 벡터 B = (1, 2, 5)라고 가정할 때, 두 벡터 사이의 각도를 알아보자.

$$|A| = \sqrt{3^2+5^2+7^2} = \sqrt{83}, \ |B| = \sqrt{1^2+2^2+5^2} = \sqrt{30}$$

$A \cdot B = |A||B|\cos\theta$에서 $\cos\theta = \dfrac{A \cdot B}{|A||B|} = \dfrac{3+10+35}{\sqrt{83}\sqrt{30}} = \dfrac{48}{\sqrt{2490}}$ 이다.

양변에 arccos을 곱하면, $\theta = \arccos\left(\dfrac{48}{\sqrt{2490}}\right) = 15.8°$ 이다.

또한, 〈그림 6-7〉에서 벡터 B가 X축과 이루는 각도를 알아보자.

$\tan\theta$는 직각삼각형의 $\dfrac{\text{높이}}{\text{밑변}}$와 같으므로 $\tan\theta = \dfrac{0.3}{0.2}$ 이다. 양변에 arctan를 곱하면 $\theta = \arctan\left(\dfrac{0.3}{0.2}\right) = 56.3°$ 이다.

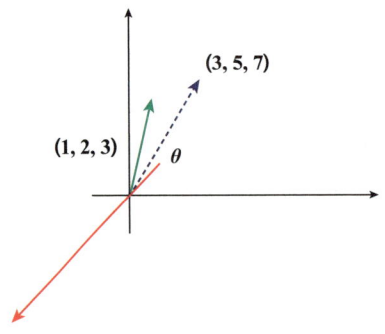

〈그림 6-6〉 두 벡터와 사잇각

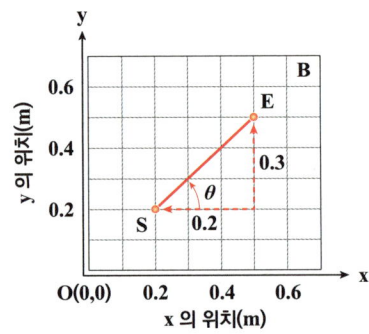

〈그림 6-7〉 기준 축과 벡터 사이의 각

[2] 각거리(angular distance)

각거리는 주어진 시간 동안 방향에 관계없이 각 변화의 총량을 나타낸다. 따라서 각거리는 스칼라량이며, 항상 양의 값을 갖는다.

〈그림 6-8〉과 같이 철봉에서 대차돌리기를 A 지점에서 시작하여 B 지점에 도달했다가 반대로 돌아 C 지점에서 정지했다고 가정한다면, 이 선수의 각거리는 A 지점에서 B 지점까지 이동한 각거리 270°와 B 지점에서 C 지점까지 이동

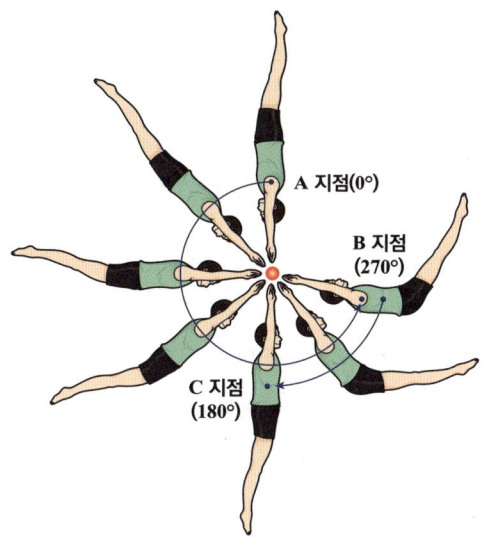

〈그림 6-8〉 대차돌리기 동작 시 움직임 각도

한 각거리 90°를 합한 360°이다. 즉, 방향과의 관계없이 선수가 이동한 각 변화의 총합을 의미한다.

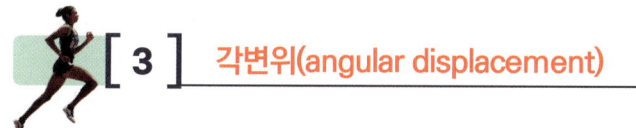

[3] 각변위(angular displacement)

각변위는 회전하는 물체의 각위치 변화로, 측정하고자 하는 시간 동안 물체의 처음과 마지막 각위치의 변화량($\Delta\theta$)을 의미한다. 따라서 각변위는 방향성을 갖는 벡터량이다.

〈그림 6-8〉에서 선수는 A 지점에서 시작하여 B 지점을 지나 되돌아 오면서 C 지점에서 정지했다고 한다면, 이 선수의 각변위는 처음과 마지막 각 위치의 변화량으로서 A 지점에서 C 지점까지의 각도 변화량인 180°이다. 이러한 결과는 B 지점과 같이 중간에 어디에서 변화가 있었던 것과는 관계없이 시작점인 A 지점에서 마지막 지점인 C 지점으로의 변화로써 방향이 결정되었고, 변화량인 180°가 결정되었으므로 벡터량이 된다.

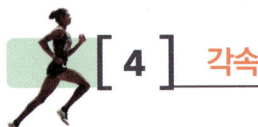

[4] 각속력(angular speed)

각속력은 단위 시간당 변화한 각거리이다. 즉, 각의 방향과는 관계없이 각 변화의 총량인 각 거리를 걸린 시간으로 나눈 값이다. 각속력도 스칼라량으로서 항상 양의 값을 갖는다.

예컨대, 〈그림 6-8〉에서 체조 선수가 A 지점에서 시작하여 B 지점을 거쳐 C 지점에 0.7초에 도착하였다면, A 지점에서 C 지점까지의 각운동 시에 발생한 각속력을 알아보자.

$$\text{각속력} = \frac{\text{각거리}}{\text{걸린 시간}} \text{ 이므로 각속력은 } \frac{360}{0.7} = 514.3°/s \text{이다.}$$

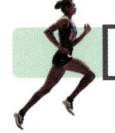

[5] 각속도(angular velocity)

각속도는 단위 시간당 변화한 각 변위이며, 벡터량이다. 예컨대, 〈그림 6-8〉에서 체조 선수가 A 지점에서 시작하여 B 지점을 거쳐 C 지점에 0.7초에 도착하였다면 A 지점에서 C 지점까지의 각운동 시에 발생한 각속도를 알아보자.

$$\text{각속도}(\omega) = \frac{\Delta \theta}{\Delta t} = \frac{\text{각변위}}{\text{걸린 시간}} \text{ 이므로 } \frac{180}{0.7} = 257°/s \text{이다.}$$

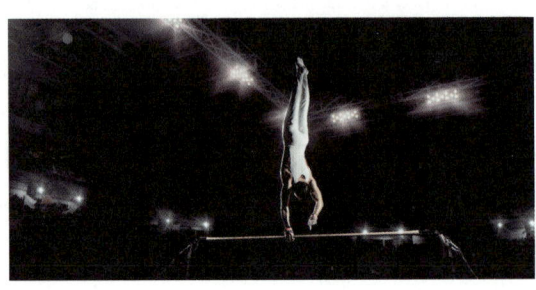

[6] 각가속도(angular acceleration)

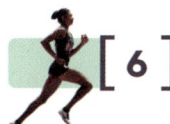

각가속도는 단위 시간당 변화한 각속도이며, 벡터량이다.

예컨대, 10 m 다이빙에서 〈그림 6-9〉와 같이 선수가 10 m 다이빙대 위에서 이지 후 썸머솔트(somersault) 동작 수행 시 A 지점의 각속도는 3rad/s였다.

공중 동작에서 빠른 터크(tuck) 자세로의 변환 후 B 지점에서의 각속도는 27 rad/s가 되었다. A 지점에서 B 지점까지의 걸린 시간이 1.2초였다면, A에서 B 지점 사이의 평균 각가속도를 알아보자.

> **용어 풀이**
>
> **썸머솔트** – '재주넘기, 공중제비; 재주넘다, 공중제비하다'의 의미로 주로 체조 동작에서 사용한다.

$$평균\ 각가속도 = \frac{\Delta\omega}{\Delta t} = \frac{나중\ 각속도 - 처음\ 각속도}{걸린\ 시간}\ 이므로$$

$$\alpha = \frac{27-3}{1.2} = 20\ \text{rad/s}\ 이다.$$

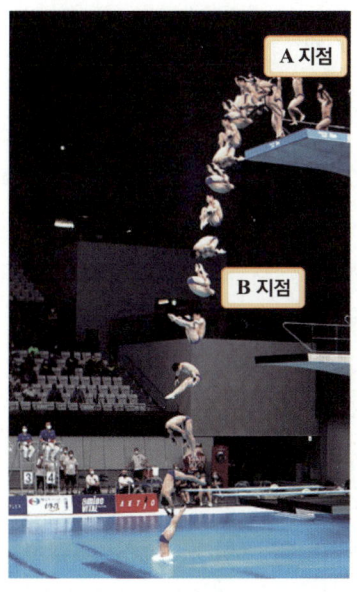

〈그림 6-9〉 10 m 썸머솔트 다이빙 수행 동작

chapter

03 등속 원운동
(uniform circular motion)

등속 원운동은 어떠한 물체나 입자가 일정한 속력으로 원주상을 운동하는 것을 의미한다.

〈그림 6-10〉과 같이 등속 원운동에서는 속도가 일정하더라도 속도벡터의 방향이 계속적으로 변하므로 가속도가 존재하며, 가속도의 방향은 항상 원의 중심을 향한다.

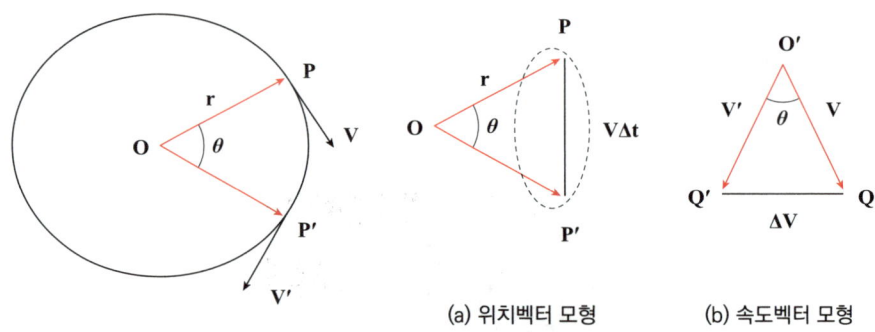

(a) 위치벡터 모형　　(b) 속도벡터 모형

〈그림 6-10〉 등속 원운동 시 속도벡터 변화에 대한 도해

[1] 등속 원운동에서의 가속도

〈그림 6-10(a)〉의 위치벡터 모형과 〈그림 6-10(b)〉의 속도벡터 모형이 닮은 꼴(SAS)이므로 근사적으로 다음과 같은 식을 유도할 수 있다.

$$\frac{\Delta v}{v} = \frac{v \Delta t}{r} \Longrightarrow \frac{\Delta v}{\Delta t} = \frac{v^2}{r} \text{ ---------- ①}$$

(식 ①)은 $\Delta t \to 0$으로 수렴하는 극한에서 더 정확해진다.

즉, $a = \lim_{\Delta t \to 0} \frac{\Delta v}{\Delta t} = \frac{v^2}{r} = r\omega^2$로 표현되며, 물체의 위치에 관계없이 원의 중심 방향으로 향하게 된다. 이 때문에 구심 가속도라고 한다.

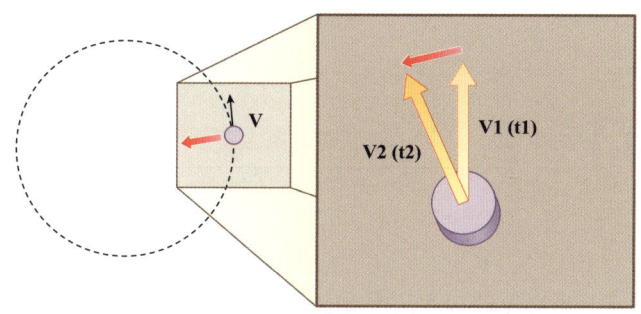

〈그림 6-11〉 시간 t1에서의 벡터 V1과 시간 t2에서의 벡터 V2 사이에 만들어진 가속도 벡터의 방향

[2] 등속 원운동 시 원 위의 한 점 P에서의 속도, 가속도

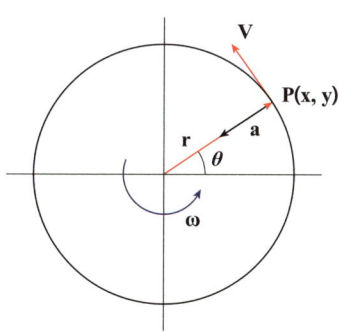

〈그림 6-12〉 등속 원운동 시 원 위의 한 점 P에 대한 도해

〈그림 6-12〉와 같이 반지름=r, 각속도 ω로 회전하는 점 P(x, y)가 있다고 하면, P점의 좌표는 $x = r \cos \omega t \, (\theta = \omega t), \, y = r \sin \omega t$이다.

이때 P점의 속도(V) 및 가속도(a)는 다음과 같이 산출할 수 있다.

- $V = \left(\dfrac{dx}{dt}, \dfrac{dy}{dt}\right) = (-r\omega \sin \omega t, r\omega \cos \omega t) = (-\omega y, \omega x)$
- $a = \left(\dfrac{d^2x}{dt^2}, \dfrac{d^2y}{dt^2}\right) = (-r\omega^2 \cos \omega t, -r\omega^2 \sin \omega t) = (-\omega^2 x, -\omega^2 y)$

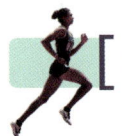

[3] 원운동 시 속도벡터와 가속도벡터

원운동 시 속도벡터 V와 가속도벡터 a는 수직이다.

증명) $V = (-\omega y, \omega x)$, $a = (-\omega^2 x, -\omega^2 y)$ 에서
$V \cdot a = ((-\omega y)(-\omega^2 x)) + ((-\omega x)(-\omega^2 y)) = 0$

즉, 속도벡터와 각속도벡터 사이의 내적이 '0'이므로, 원운동 시 속도벡터와 가속도벡터는 수직임이 증명된다.

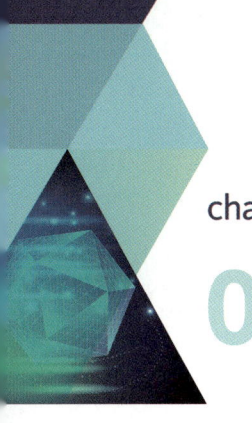

chapter 04 인체 분절의 각속도 산출

Kwon3D 1.0 Package A-22에서 소개된 인체 분절의 각속도 산출 방법을 소개한다. 인체 내 한 분절(S)에서 이는 곳을 기시점(P), 닿는 곳을 정지점(D)이라 할 때, 횡축성분의 각속도 및 종단성분의 각속도는 다음과 같이 구할 수 있다.

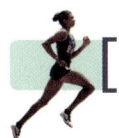

[1] 횡축성분 각속도(Transverse angular velocity)

〈그림 6-13〉과 같이 어깨 관절점을 P, 팔꿈치 관절점을 D, 상완분절 벡터를 S라고 가정하고, S의 첫 번째 미분벡터를 V라고 할 때 각속도 ω는 다음과 같은 식을 통하여 구할 수 있다.

단위벡터 $\hat{\omega}$는 다음과 같이 정의된다.

$\hat{\omega} = (S \times V)/|S \times V| = \omega/|\omega|$ ---- ①

$S \times V = S \times V' = |S||V'|\hat{\omega}$ ---- ②

$|V'| = |\omega \times S| = |\omega||S|$ ---- ③

식 ③을 식 ②에 대입하면

$S \times V = |S||S||\omega|\hat{\omega}$

따라서 우리가 찾고자 하는 ω는 다음과 같다.

$\omega = |\omega|\hat{\omega} = (S \times V)/|S|^2$ ---- ④

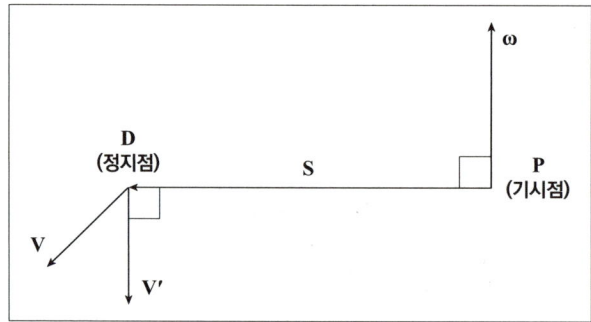

〈그림 6-13〉 인체분절의 횡축성분 각속도

[2] 종축성분 각속도(Longitude angular velocity)

〈그림 6-14〉와 같이 몸통에서 각속도를 산출한다고 가정할 때, 2개의 분절벡터 S1, S2와 일차미분벡터 V1,V2 및 $\omega1$, $\omega2$를 산출한다(식 ④ 활용). 그러나 종축성분 각속도는 분절의 종축에 정의되어야 한다. 따라서 새로운 각속도 $\omega'1$, $\omega'2$는 S0와 scalar product에 의하여 계산되어야 한다.

$\omega'1 = \omega1 * S0, \quad \omega'2 = \omega2 * S0$

결과적으로 평균값 $(\omega'1 + \omega'2)/2$이 종축성분 각속도로서 사용된다.

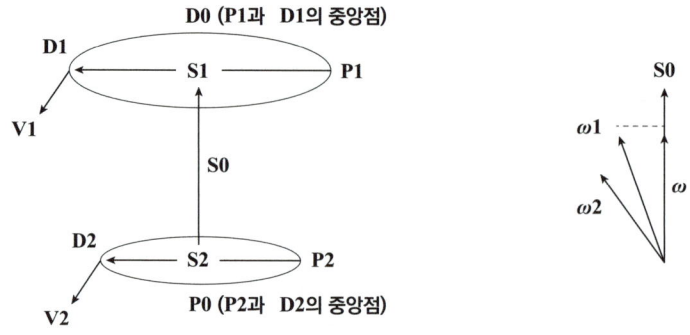

〈그림 6-14〉 몸통에서의 종축성분의 각속도

chapter

05 축변환 행렬 및 오일러 각도

축변환 행렬 및 오일러 각도에 대한 관심은 움직임을 좀 더 세부적인 분석을 수행하기 위해 필요하다. 예컨대, 일반적으로 전역좌표계 관점에서 움직임을 판단하지만, 인체가 공중 동작을 할 때 무게중심을 기준으로 아래팔의 움직임을 알아보고자 할 때는 무게중심이 원점이 되는 새로운 축을 기준으로 아래팔의 움직임을 산출해야 한다. 이러한 경우에는 전역좌표계(remote axis)와 지역좌표계(local axis) 간의 관계식을 찾아내는 것이 필요한데, 이러한 경우에 축변환 행렬과 오일러 각도의 산출을 통해 해결할 수 있다.

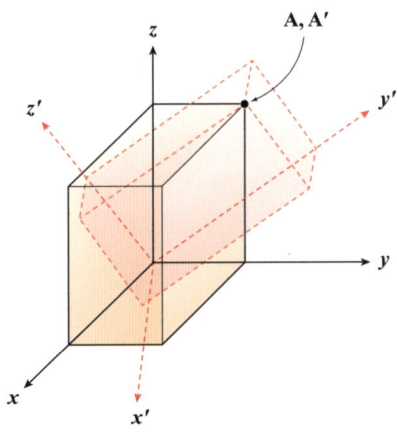

〈그림 6-15〉 3차원 공간 내에서 축의 변화에 따른 점 A의 위치벡터의 표현 변화

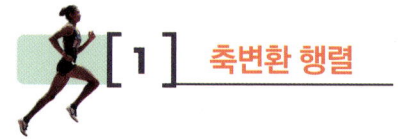

[1] 축변환 행렬

$$\vec{A} = A_x\vec{i} + A_y\vec{j} + A_z\vec{k} = A_x'\vec{i'} + A_y'\vec{j'} + A_z'\vec{k'}$$

〈그림 6-15〉와 같이 전역좌표계에서 산출된 벡터 A는 새로운 축 x', y', z'로 어떻게 표현되는가? 이것은 한 정의된 공간상의 벡터 A가 다르게 정의된 공간에서는 어떻게 표현되는가를 설명하는 것으로, 원래의 좌표계에서 한 점을 다른 좌표계로 변환하는 작업을 하게 된다.

방향코사인 성분으로 벡터 A를 다음과 같이 표현할 수 있다.

$$\vec{A} = (A\cos\alpha, A\cos\beta, A\cos\gamma) = (i\cdot\vec{A}, j\cdot\vec{A}, k\cdot\vec{A})$$

왜냐하면 $i\cdot\vec{A} = 1\cdot A\cos\alpha = (1,0,0)\cdot(A_x, A_y, A_z) = A_x$ 이기 때문이다.

즉, 그 벡터의 성분이란, 그 자신의 벡터와 성분의 단위벡터와 dot product해서 나온 값이다.

이것을 기초로 우리는 $\vec{i}, \vec{j}, \vec{k}$는 각각 $\vec{i'}, \vec{j'}, \vec{k'}$으로 표현될 수 있다. 단, α는 벡터 A와 X축 사이의 각도, β는 벡터 A와 Y축 사이의 각도, γ는 벡터 A와 Z축 사이의 각도를 의미한다.

$$\vec{i} = (\vec{i}\cdot\vec{i'})\vec{i'} + (\vec{i}\cdot\vec{j'})\vec{j'} + (\vec{i}\cdot\vec{k'})\vec{k'}$$
$$\vec{j} = (\vec{j}\cdot\vec{i'})\vec{i'} + (\vec{j}\cdot\vec{j'})\vec{j'} + (\vec{j}\cdot\vec{k'})\vec{k'}$$
$$\vec{k} = (\vec{k}\cdot\vec{i'})\vec{i'} + (\vec{k}\cdot\vec{j'})\vec{j'} + (\vec{k}\cdot\vec{k'})\vec{k'}$$

이것을 행렬로 표시하면 다음과 같다.

$$\begin{pmatrix} i \\ j \\ k \end{pmatrix} = \begin{pmatrix} i\cdot i' & i\cdot j' & i\cdot k' \\ j\cdot i' & j\cdot j' & j\cdot k' \\ k\cdot i' & k\cdot j' & k\cdot k' \end{pmatrix} \begin{pmatrix} i' \\ j' \\ k' \end{pmatrix}$$

우리는 $\begin{pmatrix} i\cdot i' & i\cdot j' & i\cdot k' \\ j\cdot i' & j\cdot j' & j\cdot k' \\ k\cdot i' & k\cdot j' & k\cdot k' \end{pmatrix} = \begin{pmatrix} m_{11} & m_{12} & m_{13} \\ m_{21} & m_{22} & m_{23} \\ m_{31} & m_{32} & m_{33} \end{pmatrix}$ 놓자.

이때 A는 각 성분에 따라

$A_x i = A_x m_{11} i' + A_x m_{12} j' + A_x m_{13} k'$

$A_y j = A_y m_{21} i' + A_y m_{22} j' + A_y m_{23} k'$

$A_z k = A_z m_{31} i' + A_z m_{32} j' + A_z m_{33} k'$로 표현할 수 있다.

결국, 우리가 찾고자 하는 벡터 A는 $A = A_x i + A_y j + A_z k = (Ax')i' + (Ay')j' + (Az')k'$이므로 여기에서 우리는 위 식으로부터 Ax', Ay', Az'을 찾아낼 수 있다.

$A_x' = A_x m_{11} + A_y m_{21} + A_z m_{31}$

$A_y' = A_x m_{12} + A_y m_{22} + A_z m_{32}$

$A_z' = A_z m_{13} + A_y m_{23} + A_z m_{33}$이므로 이 식을 행렬식으로 표현하면

$\begin{pmatrix} A_x' \\ A_y' \\ A_z' \end{pmatrix} = \begin{pmatrix} m_{11} & m_{21} & m_{31} \\ m_{12} & m_{22} & m_{32} \\ m_{13} & m_{23} & m_{33} \end{pmatrix} \begin{pmatrix} A_x \\ A_y \\ A_z \end{pmatrix}$ 으로 표현되며, 이를 통하여 Ax, Ay, Az는

$\begin{pmatrix} m_{11} & m_{21} & m_{31} \\ m_{12} & m_{22} & m_{32} \\ m_{13} & m_{23} & m_{33} \end{pmatrix}^{-1} \begin{pmatrix} A_x' \\ A_y' \\ A_z' \end{pmatrix} = \begin{pmatrix} A_x \\ A_y \\ A_z \end{pmatrix}$ 로 Ax, Ay, Az를 새로운 축으로 표현할 수 있다.

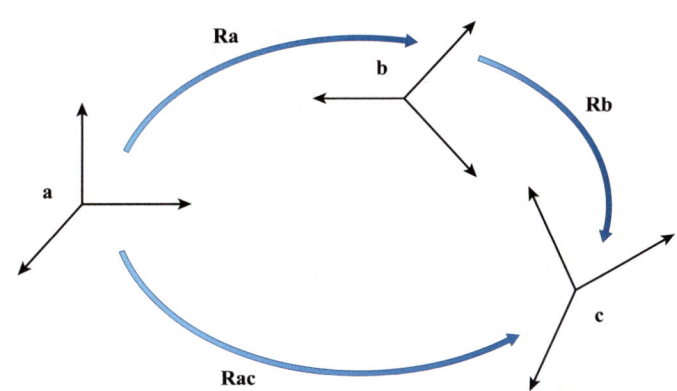

〈그림 6-16〉 축변환 행렬에 대한 도해

회전행렬 $\begin{bmatrix} m_{11} & m_{21} & m_{31} \\ m_{12} & m_{22} & m_{32} \\ m_{13} & m_{23} & m_{33} \end{bmatrix}$ 을 R(rotation matrix)이라 가정하면

이때 회전행렬은 다음과 같은 성질을 만족한다.

(1) $R^T R = I = RR^T$, $(R^{-1} = R^T)$

(2) $\det R = 1$

(3) $R_{ab} R_{bc} = R_{ac}$

(4) $R_{ab}^{-1} = R_{ba}$, R_{ab}는 a에서 본 b의 자세를 나타내는 행렬

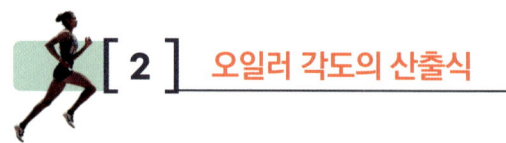

[2] 오일러 각도의 산출식

만약 x축, y축, z축에 대하여 α, β, γ 만큼

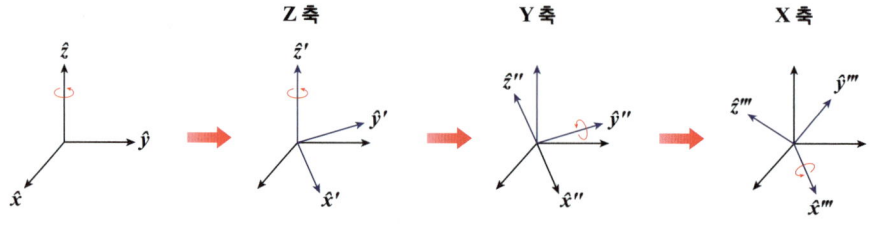

〈그림 6-17〉 오일러 각도

(1) 병진운동(translation)

전역좌표계에서 본 새로운 축의 원점의 위치를 말하는 것으로 새로운 축 원점의 위치벡터가 (a, b, c)이었다면 x축으로 a만큼, y축으로 b만큼, z축으로 c만큼 이동한 곳에 새로운 축의 원점이 위치함을 뜻한다.

(2) 회전운동(rotation)

새로운 축의 원점이 전역좌표계의 원점으로부터 병진운동한 후, 축의 방향이 z

축으로 α만큼, y축으로 β만큼, x축으로 γ만큼 순서적으로 회전되었다면 〈그림 6-17 참조〉, 각각의 회전은 다음과 같은 식을 통해 수행된다.

α만 돌았을 때 $\text{Rot}(Z, \alpha)$

$$R_{23} = \begin{pmatrix} \cos\alpha & -\sin\alpha & 0 \\ \sin\alpha & \cos\alpha & 0 \\ 0 & 0 & 1 \end{pmatrix}$$

β만 돌았을 때 $\text{Rot}(Y, \beta)$

$$R_{12} = \begin{pmatrix} \cos\beta & 0 & -\sin\alpha \\ 0 & 1 & 0 \\ \sin\beta & 0 & \cos\alpha \end{pmatrix}$$

γ만 돌았을 때 $\text{Rot}(X, \gamma)$

$$R_{01} = \begin{pmatrix} 0 & 0 & 1 \\ 0 & \cos\gamma & \sin\gamma \\ 0 & -\sin\gamma & \cos\gamma \end{pmatrix}$$

α, β, γ가 다 돌았을 경우 R_{03}는 다음과 같이 표현된다.

$$\begin{aligned} R_{03} &= R_{01} \cdot R_{12} \cdot R_{23} \\ &= \begin{pmatrix} 0 & 0 & 1 \\ 0 & \cos\gamma & \sin\gamma \\ 0 & -\sin\gamma & \cos\gamma \end{pmatrix} \begin{pmatrix} \cos\beta & 0 & -\sin\beta \\ 0 & 1 & 0 \\ \sin\beta & 0 & \cos\beta \end{pmatrix} \begin{pmatrix} \cos\alpha & \sin\alpha & 0 \\ -\sin\alpha & \cos\alpha & 0 \\ 0 & 0 & 1 \end{pmatrix} \\ &= \begin{pmatrix} (C\alpha C\beta) & (S\alpha C\beta) & (-S\beta) \\ (-S\alpha C\gamma + C\alpha S\beta S\gamma) & (-C\gamma C\alpha + S\alpha S\beta S\gamma) & (C\beta S\gamma) \\ (S\alpha C\gamma + C\alpha S\beta C\gamma) & (-C\alpha S\gamma + S\gamma S\beta C\gamma) & (C\beta C\gamma) \end{pmatrix} \end{aligned}$$

즉, 새로운 좌표계에서 x', y', z'는 전역좌표계의 원점 $(0, 0, 0)$을 지역 좌표계의 원점인 (a, b, c)로 평행이동(translation)한 후에 회전행렬을 통해 얻을 수 있다. 이것을 식으로 표현하면 다음과 같다.

$$\begin{pmatrix} x' \\ y' \\ a' \end{pmatrix} = \begin{pmatrix} (C\alpha C\beta) & (S\alpha C\beta) & (-S\beta) \\ (-S\alpha C\gamma + C\alpha S\beta S\gamma) & (-C\gamma C\alpha + S\alpha S\beta S\gamma) & (C\beta S\gamma) \\ (S\alpha C\gamma + C\alpha S\beta C\gamma) & (-C\alpha S\gamma + S\gamma S\beta C\gamma) & (C\beta C\gamma) \end{pmatrix} \begin{pmatrix} i-a \\ y-b \\ z-c \end{pmatrix}$$

이것을 이전의 회전변환 행렬식 $\begin{pmatrix} A_x' \\ A_y' \\ A_z' \end{pmatrix} = \begin{pmatrix} m_{11} & m_{21} & m_{31} \\ m_{12} & m_{22} & m_{32} \\ m_{13} & m_{23} & m_{33} \end{pmatrix} \begin{pmatrix} A_x \\ A_y \\ A_z \end{pmatrix}$ 과 비교하면

$\sin \beta = -m_{13}$을 통해 β, $\sin \gamma = \dfrac{m_{32}}{\cos \beta}$을 통해 γ, $\sin \alpha = \dfrac{m_{11}}{\cos \beta}$을 통해 α를 찾을 수 있다.

예컨대, 〈그림 6-18〉과 같이 대퇴분절의 마커 세팅을 통해 무릎관절에서의 지역좌표축의 정의 및 무릎관절점의 위치 좌표(X_{knee}, Y_{knee}, Z_{knee})의 산출방법은 다음과 같다. 단, 무릎 폭은 10 cm로 가정한다.

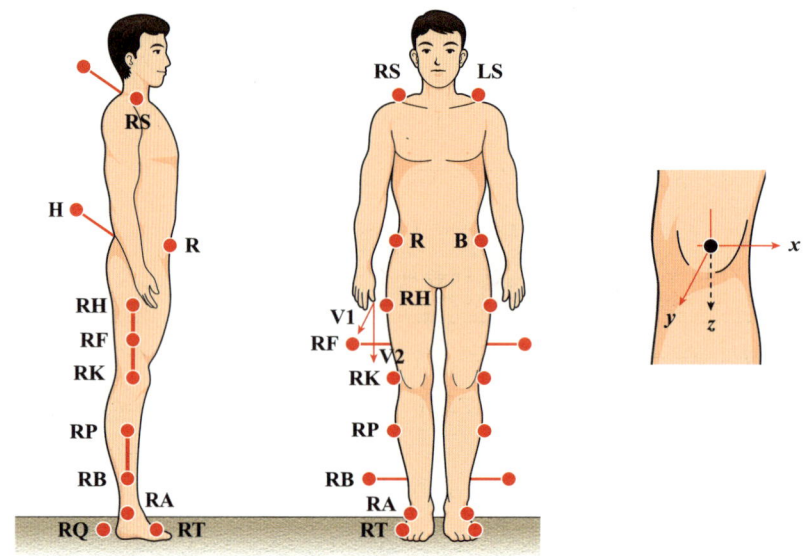

〈그림 6-18〉 Newington Children's Hospital
(뉴잉턴 아동 병원)에서 개발된 마커 구성 및 무릎에서 지역좌표축

무릎관절의 지역좌표축의 정의

마커 RH에서 마커 RF로 가는 벡터를 V_1으로 정의하고, 마커 RH에서 마커 RK로 가는 벡터를 V_2로 정의하자. 이때, V_2는 대퇴분절의 종축과 같은 방향인 Z_{knee_axis}가 되며, $V_1 \times V_2$는 Y_{knee_axis}이며, $Y_{knee\_axis} \times V_2$는 X_{knee_axis}가 되어 무릎관절에서의 지역좌표축(X_{knee_axis}, Y_{knee_axis}, Z_{knee_axis})이 정의된다.

이렇게 무릎 관절점을 원점으로 지역좌표축이 정의되면 무릎이 구부려 질수록 X축 값이 증가되며, 내전될수록 Y값이 증가되고, 대퇴가 회외전 될수록 Z값이 증가되는 것으로 각도 변화를 해석할 수 있다.

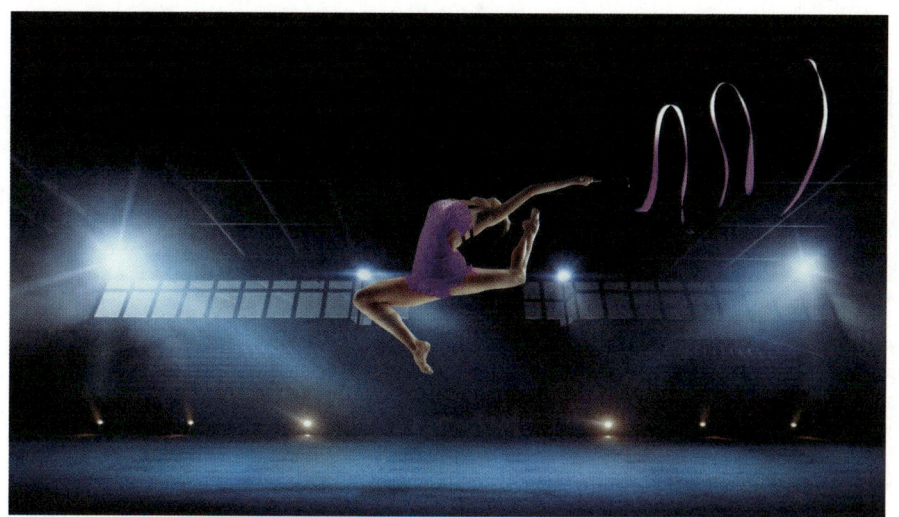

06

각운동의 운동학적 이해

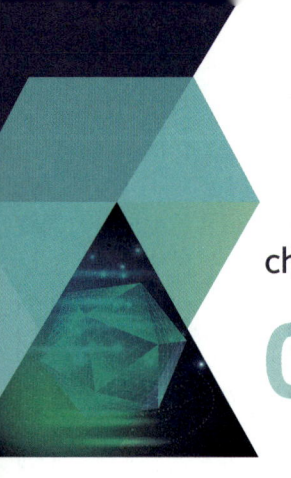

chapter

06 선운동과 각운동과의 관계

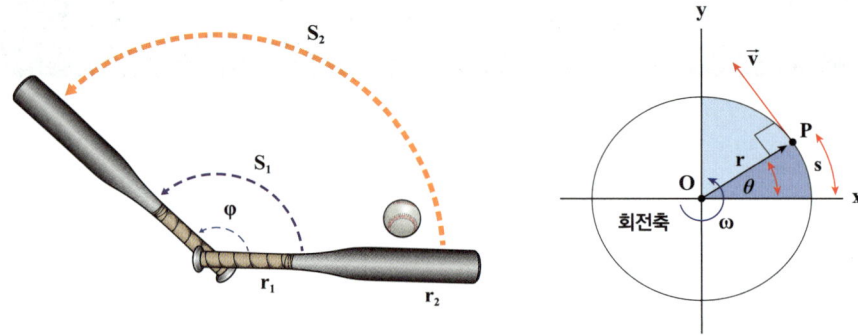

〈그림 6-19〉 야구 배트 회전운동 시 선운동과 회전운동 사이의 관계

선운동과 회전운동 사이의 관계는 다음과 같다. 〈그림 6-19〉와 같이 야구 배트가 각운동을 할 때, 반경 r이 클수록 원호의 길이는 길어지게 되며, 움직인 각도인 θ 값이 커지게 되면 원호가 길어지게 된다. 따라서 다음과 같은 관계식이 성립된다.

$$S = r\theta \text{ -------- ①}$$

한편, 물체가 동일한 시간 동안에 각운동을 할 때, 반경 r이 클수록 움직인 거리가 커지므로 접선속도 V는 더 커지게 된다. 또한, 각속도가 커질수록 접선속도는 더 커지게 된다. 따라서 다음과 같은 관계식이 성립된다.

$$V = r\omega \text{이다. -------- ②}$$

스포츠 현장에서 골프와 야구, 소프트볼의 피칭, 그리고 원반던지기 등 회전운동을 통해 볼을 타격하거나 릴리즈를 할 경우, 선속도의 크기가 중요하며, 이를 위해서는 반경과 회전속도의 관계를 정확히 인식하는 것이 중요하다. 즉, 회전운동에서 접선속도를 증가시키기 위해서는 회전반경을 크게 하고, 회전속도를 증가시키는 노력이 필요하다. 반면, 회전반경과 회전속도는 반비례 관계이므로 회전속도 증가에 더 큰 목적이 있다면 회전반경을 줄이는 방법도 생각할 수 있다.

골프의 탑 스윙에서 최대한 코킹을 유지하다가 임팩트 시점에서 언코킹을 시도하는 것은 이와 같은 원리에서 나타나는 스윙 메커니즘이다. 탁구에서도 〈그림 6-20〉과 같이 최대한 팔을 몸에 붙여 빠르게 백 스윙을 한 후 볼을 칠 때에는 회전반경을 크게 해서 큰 접선속도를 만들어 내는 것도 한 예이다.

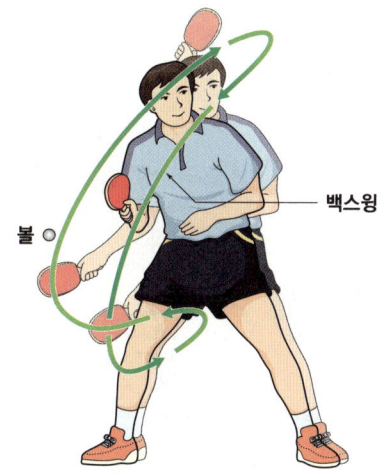

〈그림 6-20〉 탁구에서 포핸드 스윙의 궤적

한편, 가속도는 걸린 시간에 따른 속도의 변화로 산출할 수 있다. 다만, 회전운동 시 속도는 $v = \omega \times r$이므로 이 식의 미분을 통해서 원운동 시 발생하는 가속도를 구할 수 있다.

$$a = \omega \times (\omega \times r) + \alpha \times r \quad \text{------ ③}$$

원운동을 하고 있는 물체의 가속도는 두 가지 성분을 갖게 되는데, 첫 번째 성분은 구심 방향으로 작용하는 구심가속도이고, 두 번째 성분은 접선 방향으로 작용하는 접선가속도로서 접선속도에서의 변화가 발생할 때 나타난다. $\omega \times (\omega \times r)$은 구심성분의 가속도이고, $\alpha \times r$는 접선성분의 가속도이다.

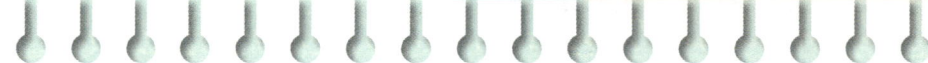

 활동 1
각도의 변화 및 각속도 측정 실험

1) 목적: 역도의 출발구간 및 퍼스트 풀 구간에서 무릎 각도의 변화 및 각속도 측정을 통해 역도에서의 스트레치 쇼트닝 사이클(Stretch Shortening Cycle; SSC) 기전의 활용성을 판단해 본다.

2) 방법

　① 역도기구 및 카메라를 준비한다.
　② 역도 인상 동작을 촬영한다.
　③ 시간의 변화에 따른 무릎 각도의 변화를 측정한다.
　④ 무릎 각도의 변화 자료를 토대로 무릎 각속도를 측정한다.

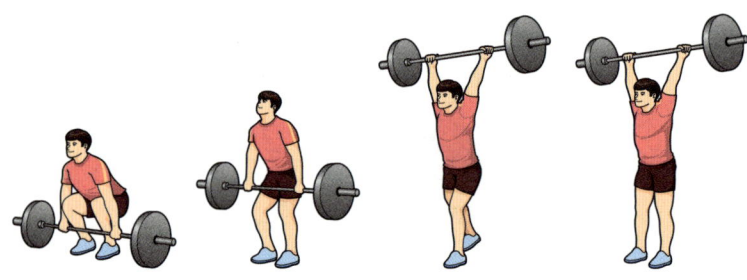

역도의 인상 동작

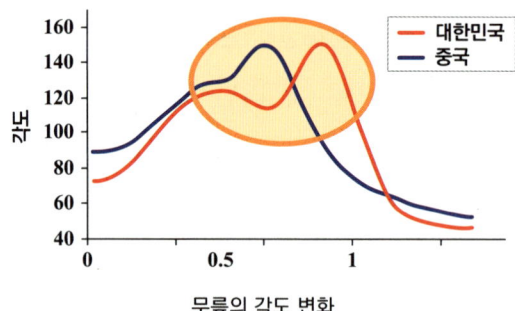

무릎의 각도 변화

3) 결과 및 논의

　결과 자료를 제시하고 선수별 출발 구간 및 퍼스트 풀 구간에서 스트레치 쇼트닝 사이클 기전의 활용성을 진단하고 앞으로의 훈련 방향에 대해 논의해 본다.

4) 결론

활동 2
각가속도의 측정 실험

1) 목적: 골프에서 임팩트 시 볼에 강력한 충격력을 전달시키기 위해서는 다운스윙 시 손목을 기준으로 골프채의 각가속도의 큰 발현이 중요하다. 이러한 분석을 수행해 본다.

2) 방법
 ① 골프채 및 카메라를 준비한다.
 ② 골프 스윙 동작을 촬영한다.
 ③ 골프 다운스윙의 시간에 따른 손목 각도의 변화를 측정한다.
 ④ 손목 각도의 변화 자료를 토대로 각가속도를 산출한다.

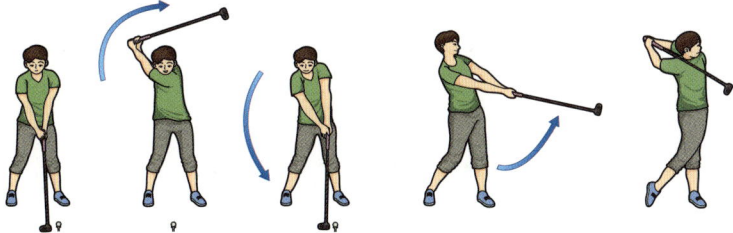

골프 다운스윙 연속 동작

3) 결과 및 논의
골프 다운스윙 수행 시 손목의 각가속도를 측정하여 골프채 헤드의 가속도를 발생시키는 능력과 어떠한 관계가 있는지를 논의해 본다.

4) 결론

참고문헌

정철수, 신인식(2005). 운동역학총론. 대한미디어.

David F. Griffing(1982). The Dynamics of sports. Department of physics MIAMI UNIVERSITY.

FREDERICK J. BUECHE(1979). Theory and Problems of College Physics. SCHAUM'S OUTLINE SERIES.

Young Hoo Kwon(1991). KWON3D Film Motion Analysis Package Ver 1.0.

Roy B. Davis Ⅲ, Sylvia Ounpuu, Dennis Tyburski and James R. Gage(1991). A fair analysis data collection and reduction technique. Human Movement Science 10, 575~587.

2DOF, 3DOF, 4DOF Manipulator 로봇 팔의 Inverse Kinematics (역기구학, 역운동학) 풀이 — 4DOF Manipulator 로봇 팔의 운동학(기구학) 이론(3) – 땅오니 로봇 코딩 블로그

SECTION 6
요점 정리

- **각운동을 표현하는 물리량**
  각위치, 각거리, 각변위, 각속력, 각속도, 각가속도 등이 있으며 각각의 정의는 다음과 같다.
  - 각 위치(angular position): 기준이 되는 축이나 벡터가 결정된 후, 특정 시점에서 물체에 의해 만들어진 벡터와 기준이 되는 축이나 벡터가 이루는 각으로 벡터량이다.

  - 각거리(angular distance): 주어진 시간 동안 방향에 관계없이 각 변화의 총량을 나타낸다. 따라서 각거리는 스칼라량이며, 항상 양의 값을 갖는다.

  - 각변위(angular displacement): 회전하는 물체의 각위치의 변화로, 측정하고자 하는 시간 동안 물체의 처음과 마지막 각위치의 변화량($\Delta\theta$)을 의미한다. 따라서 각변위는 방향성을 갖는 벡터량이다.

  - 각속력(angular speed): 단위 시간당 변화한 각거리이다. 즉, 각의 방향과는 관계없이 각 변화의 총량인 각거리를 걸린 시간으로 나눈 값이다. 각속력도 스칼라량으로 항상 양의 값을 갖는다.

  - 각속도(angular velocity): 각속도는 단위 시간당 변화한 각 변위이다. 각속도는 벡터량이다.

  - 각가속도(angular acceleration): 각가속도는 단위 시간당 변화한 각속도이며, 벡터량이다.

- **각도의 방향은 일반적으로 음수는 기준이 되는 축(선)을 기준으로 시계방향으로 측정한 각도이며, 양수는 반시계방향으로 측정된 값이다.**

- **등속 원운동(uniform circular motion)**
  등속 원운동은 어떠한 물체나 입자가 일정한 속력으로 원주상을 운동하는 것을 의미한다. 등속 원운동에서는 속도가 일정하더라도 속도벡터의 방향이 계속적으로 변하므로 가속도가 존재하며, 가속도의 방향은 항상 원의 중심을 향한다. 가속도의 크기는 $a = r\omega^2$이다.

- **동작을 보는 관점의 변화에 따른 각도산출**
  인체가 공중동작을 할 때 전역좌표계에서 보는 관점이 아닌 무게중심을 기준으로 인체움직임을 알아보고자 할 때는 무게중심이 원점이 되는 무게중심이 기준이 되는 새로운 축을 기준으로 움직임을 산출해야 한다. 이러한 경우에는 전역좌표계(remote axis)와 지역좌표계(local axis) 간의 관계식을 찾아내는 것이 필요한데, 이러한 경우에 축변환 행렬과 오일러 각도의 산출을 통해 해결할 수 있다.

SECTION 06 연습문제 review exercises

1. 아래 그림에서 벡터 B가 X축과 이루는 각도를 알아보자.

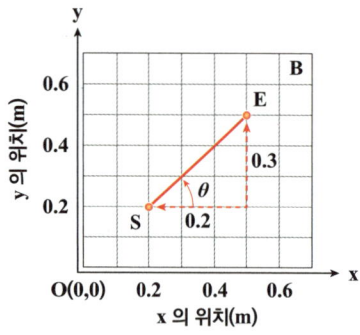

2. 아래 그림과 같이 XY 평면 위로 움직이는 투해머를 던질 때, 회전반경 r=1.5m, 각속도 ω=6 rad/s, 각가속도 α=2 rad/s²일 때, P점에서의 접선속도(V)와 접선방향의 가속도를 구하여라.

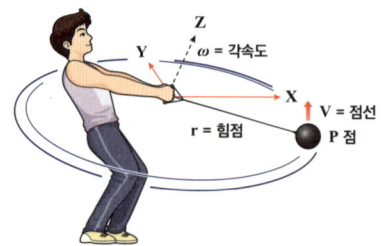

3. 쇼트트랙 경기에서 한 선수가 곡선 구간에서 반지름이 5m, 스피드가 15m/s로 회전하고 있을 때 발생하는 가속도의 크기를 알아보자.

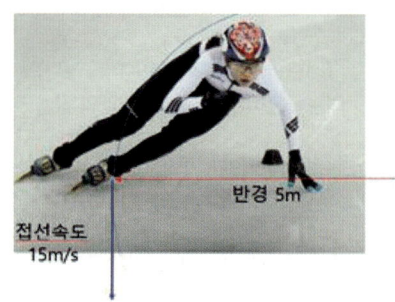

4. 아래 그림과 같이 야구 스윙 시, r=0.6m, 각속도가 50rad/s일 때 접선속도를 구하여라.

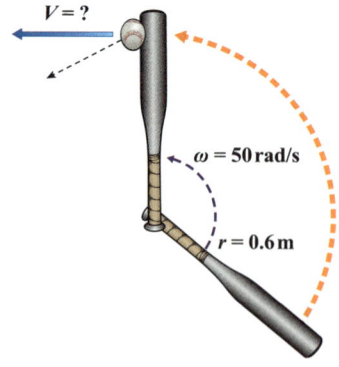

정답 및 해설 answers and explanations

1. 56.3°

$\tan\theta$는 직사각형의 $\dfrac{높이}{밑변}$와 같으므로 $\tan\theta = \dfrac{0.3}{0.2}$이다. 양변에 arctan를 곱하면

$\theta = \arctan(\dfrac{0.3}{0.2}) = 56.3°$이다.

2. 3 m/s²

$v = \omega \times r = 6\,\text{krad/s} \times 1.5\,\text{im} = 9\,\text{jm/s}$
$a = \omega \times (\omega \times r) + \alpha \times r$
  $= 6\,\text{krad/s} \times (6\,\text{krad/s} \times 1.5\,\text{im})$
  $\quad + 2\,\text{krad/s}^2 \times 1.5\,\text{im}$
  $= -30\,\text{im/s}^2 + 3\,\text{jm/s}^2$이다.

따라서 구심성분의 가속도는 $-30\,\text{m/s}^2$이고, 접선성분의 가속도는 $3\,\text{m/s}^2$이다.

3. 45 m/s²

$a = \dfrac{v^2}{r} = \dfrac{15^2}{5} = 45\,\text{m/s}^2$이다.

이러한 가속도는 상당히 크기 때문에 몸의 기울기를 통해 원운동을 안전하게 유지하도록 많은 시간의 자세연습이 필요하다.

4. 30 m/sec

임팩트 시 접선속도 $V = \omega \times r$이므로
$0.6\,\text{m} \times 50\,\text{rad/s} = 30\,\text{m/sec}$임을 계산할 수 있다.

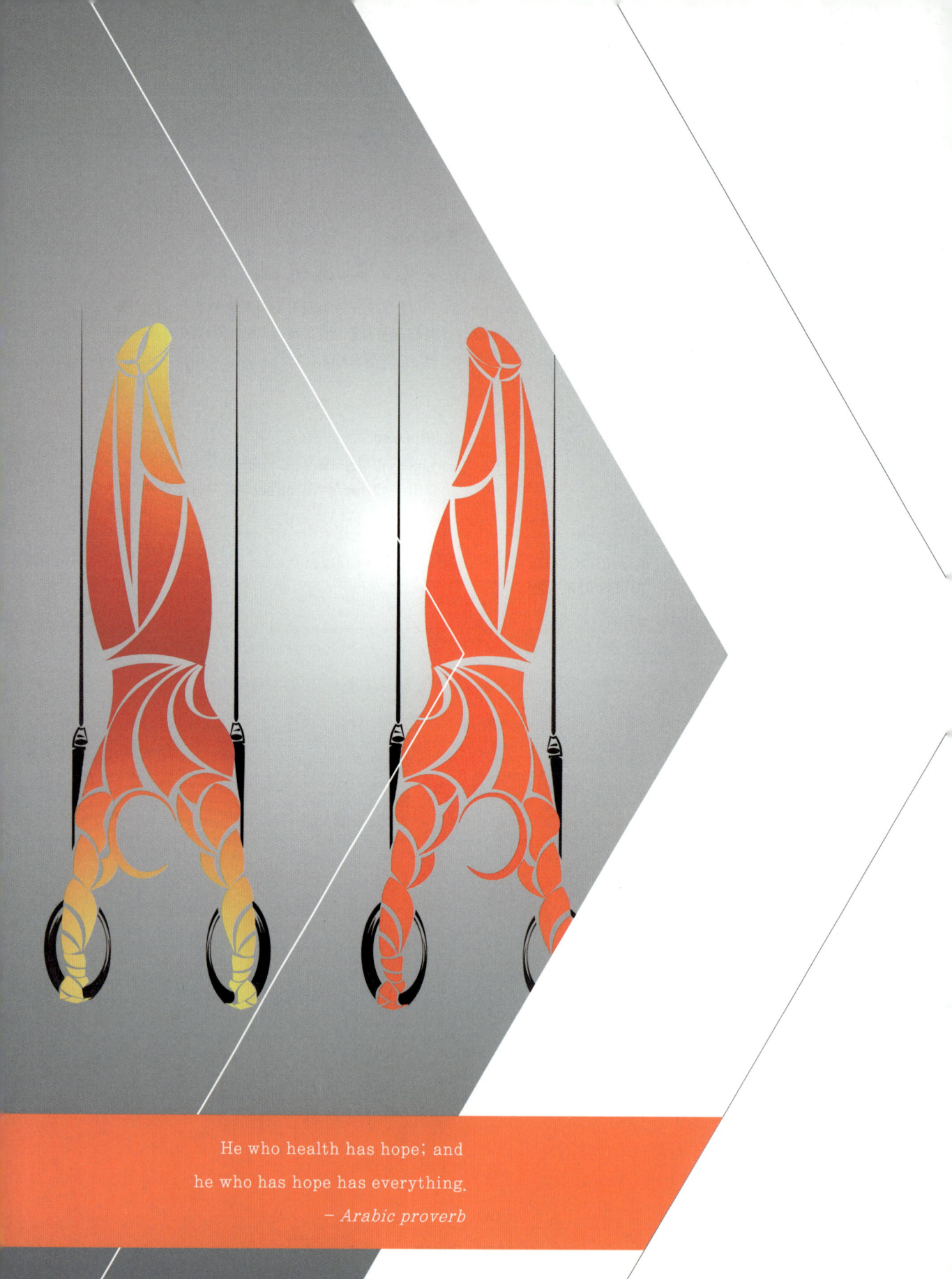

He who health has hope; and he who has hope has everything.
— *Arabic proverb*

Section 7

선운동의 운동역학적 이해

chapter 01   힘이란?
chapter 02   인체 운동에 미치는 힘
chapter 03   뉴턴의 운동법칙
chapter 04   운동량과 충격량

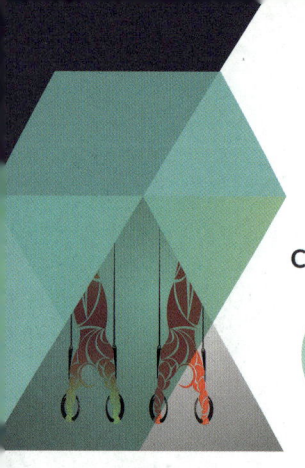

chapter 01 힘이란?

일상생활 속에서 힘은 여러 가지 의미로 사용하고 있다. 무언가를 통제하거나 지배할 때 또는 어떤 일을 할 수 있는 능력을 말할 때 사용하기도 하고, 단순히 "저 사람은 힘이 세다.", "아이고 힘들어."라는 말을 사용하기도 한다. 이처럼 힘이라는 단어는 많은 뜻을 가지고 있지만, 우리가 다루고 있는 역학에서의 힘이란, 물체의 형태를 변형시키거나, 정지하고 있는 물체를 움직이게 하거나 또는 움직이고 있는 물체의 속도나 방향을 변화시킬 수 있는 원인을 의미한다.

F=ma라는 식을 한번쯤은 봤을 것이다. 여기서 F는 힘(force)의 약자이고, m은 질량(mass), a는 가속도(acceleration)의 약자이다. 축구장에 축구공이 정지해 있다고 하자. 이때 축구공은 질량을 가진 물체로서 m이라 표현한다. 이 축구공을 골대로 향해 발로 찬다면 축구공에 힘을 가했다고 할 수 있으며, 축구공은 찌그러지면서 골대 방향으로 굴러간다. 구르던 축구공은 서서히 속도가 느려지다 멈추게 된다. 여기서 힘은 가만히 있던 축구공을 움직이게 하는 역할을 하고 공기 저항과 마찰력은 축구공을 점점 느려지게 한 역할을 한다.

<그림 7-1>은 물체(축구공)에 힘을 가하면 형태가 바뀌고 속도의 크기와 방향이 변하는 모습을 보여주고 있다.

힘의 단위는 kg·m/s^{2}이지만, 물리학자 뉴턴의 이름을 따서 뉴턴이라 정의하고 약자로 'N'이라고 쓴다. F=ma의 식에서 질량의 단위는 kg이고, 가속도의 단

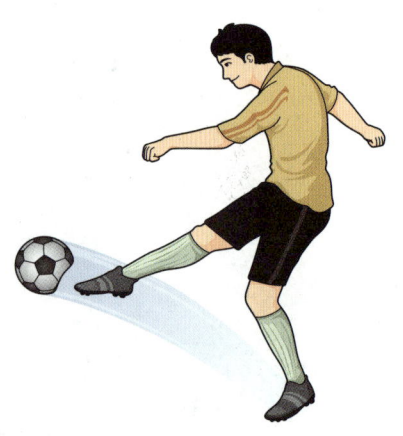

<그림 7-1> 축구공에 힘을 가했을 때의 모습

위가 m/s²이므로 이 두 개를 곱한 것이 힘이므로 kg·m/s²이 단위가 된다. 1N의 크기는 대략 100 g의 물체를 위로 들어 올릴 때 드는 힘이라 할 수 있다. 즉, 지구에서 중력가속도가 대략 9.8 m/s²이므로 여기에 질량 100 g(0.1 kg)을 곱하면 1N에 가까운 값을 구할 수 있다.

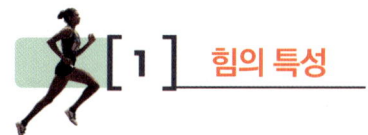

[1] 힘의 특성

물체에 힘을 가하면 힘의 3요소에 따라 물체의 속도와 방향이 결정된다. 힘의 3요소란 힘의 크기, 방향, 작용점을 의미한다. 〈그림 7-1〉에서 축구공의 중심 또는 중심에서 상하좌우로 벗어난 곳을 찬다고 할 때 공을 차는 부위가 작용점이고, 힘의 크기는 얼마나 세게 찼는가에 따라 나타나며, 힘의 방향은 공이 진행한 방향과 같다. 힘은 〈그림 7-2〉와 같이 힘은 벡터로서 화살표로 나타낼 수 있다. 물건을 옮길 때 힘의 3요소가 작용한다. 힘의 방향은 화살표의 방향을 나타내고, 힘의 크기는 화살표의 길이로, 힘의 작용점은 화살표가 시작되는 지점을 나타낸다. 이처럼 힘을 나타낼 때에는 크기와 방향을 동시에 고려해야 한다.

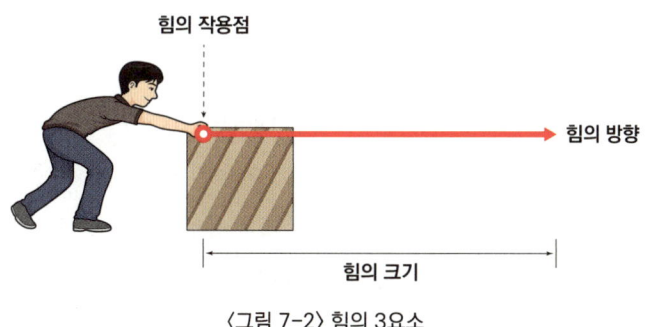

〈그림 7-2〉 힘의 3요소

용어 풀이

벡터(vector) - 속도, 가속도, 힘 등과 같이 크기와 방향성을 가지는 물리량으로 화살표로 표시한다.

이처럼 힘은 크기와 방향을 가지므로 벡터량이다. 벡터의 성질 중 하나로서 더하거나 뺄 수 있다. 드라마 〈오징어게임〉의 줄다리기를 하는 장면에서 줄이 움직이지 않는다면, 양쪽에서 당기는 힘이 같다

> **용어 풀이**
>
> **알짜힘(net force)** – 합력이라고도 하며 물체에 작용하고 있는 모든 힘들의 벡터를 합하여 계산한 것이다.

는 의미이다. 여기서 물체에 작용하는 모든 힘을 더한 것을 합력 또는 알짜힘이라고 한다. 이 알짜힘이 '0'이라면 그 물체가 정지하고 있을 때는 계속 정지해 있고, 움직이고 있다면 계속 그 상태를 유지한다. 물체에 작용하는 알짜힘을 구하려면 벡터의 연산을 이용해서 구할 수 있다. 〈그림 7-3〉과 같이 벡터의 합은 평행사변형의 법칙을 이용하거나 머리에 꼬리를 붙여 연결하면 그 합을 구할 수 있다.

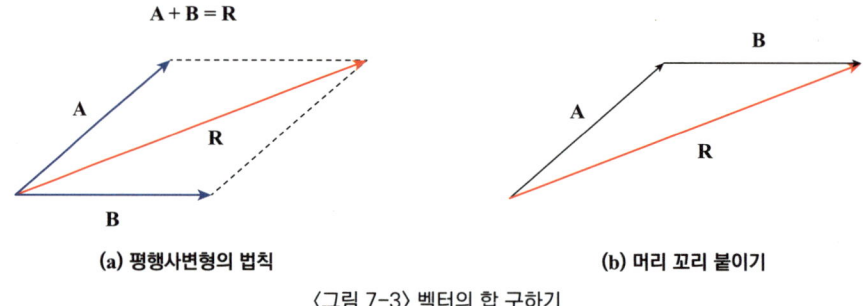

(a) 평행사변형의 법칙   (b) 머리 꼬리 붙이기

〈그림 7-3〉 벡터의 합 구하기

[2] 힘의 분류

힘을 분류할 때 힘이 발생하는 곳이 인체 내부에 있는지, 또는 외부에 있는지에 따라 내력과 외력으로 나눌 수 있다. 이는 운동역학 분야에서 동작을 분석할 때 편의상 우리 몸을 하나의 시스템으로 보고 분류한 것이다. 근육이 수축할 때 발생하는 힘, 관절과 관절 사이에서 작용하는 힘 등은 내력이다. 반대로 몸 밖에서 발생되는 힘을 외력이라 하는데, 중력, 마찰력, 구심력, 지면반력, 항력 등이 있다.

즉, 〈그림 7-4〉와 같이 근력과 관절반력(joint reaction force)과 같이 인체 내부에서 발생하는 힘을 내력이라 하고, 마찰, 항력 등 인체 외부에서 발생하는 힘을 외력으로 구분한다.

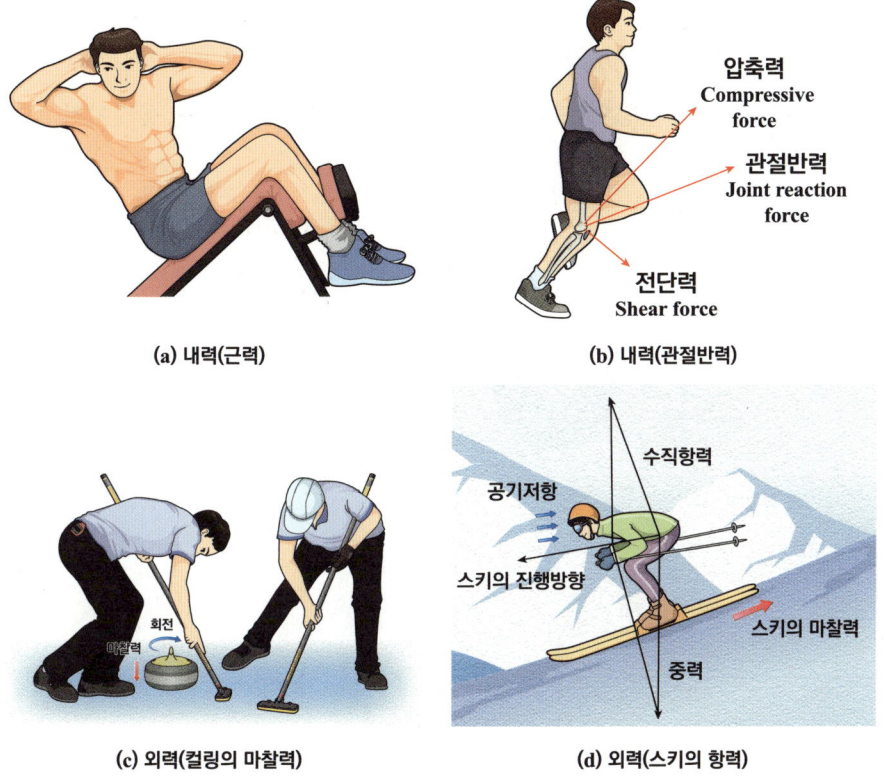

<그림 7-4> 내력과 외력의 예

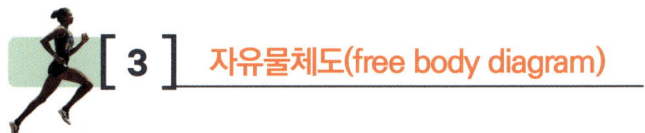

[3] 자유물체도(free body diagram)

  자유물체도란, 구조물이나 물체, 또는 인체에 상호 작용하고 있는 여러 힘을 모두 화살표로 표현하여 하나의 그림에 나타낸 것을 의미한다. 자유물체도를 그리는 이유는 외력을 분석하는 데 편리하기 때문이다. 물체나 인체를 간단한 모양으로 나타낸 후 작용하는 외력을 모두 그림으로 표현하면 운동방정식으로도 표현할 수 있다. <그림 7-5>에서 시계방향으로 작용하는 토크는 하완의 무게와 바벨의 무게에 의한 토크이며, 반시계방향으로 작용하는 토크는 근력이다. 각각 무게중심에 거리를 곱한 것이 토크 값이 되며, 이 두 방향의 토크의 합이 '0'이라면 정지된 상태이다. 즉, 하완의 무게와 바벨의 무게는 시계방향으로, 이두박근의 수축력은 반시계방향으로 향하고 있다. 이들 총합이 '0'이라면 움직이지 않는다.

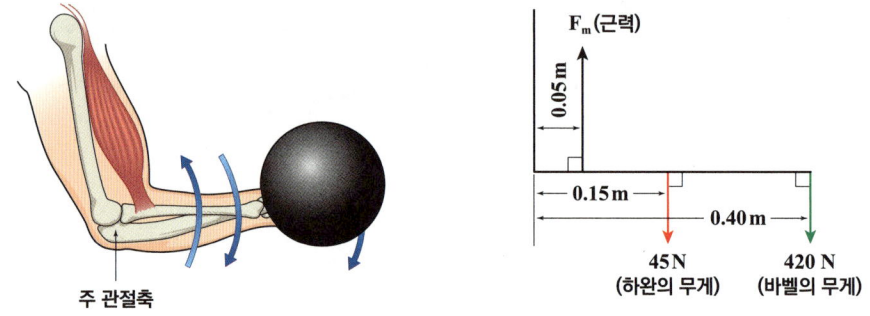

〈그림 7-5〉 자유물체도의 예

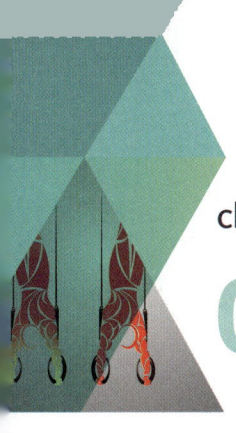

chapter

02 인체 운동에 미치는 힘

자연계에 존재하는 힘의 종류는 다음과 같이 네 가지로 나눌 수 있다.

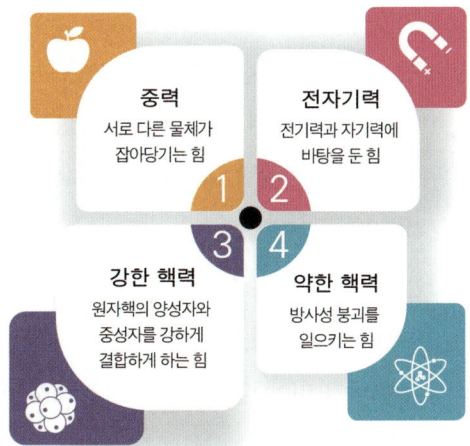

1. 중력 - 서로 다른 물체가 잡아당기는 힘
2. 전자기력 - 전기력과 자기력에 바탕을 둔 힘
3. 강한 핵력 - 원자핵의 양성자와 중성자를 강하게 결합하게 하는 힘
4. 약한 핵력 - 방사성 붕괴를 일으키는 힘

이들 중 주로 우리 인체 운동에 미치는 힘으로는 중력과 전자기력의 일종인 마찰력, 탄성력 등이 있다. 여기서는 중력, 수직항력, 마찰력, 탄성력 등에 대하여 알아보기로 한다.

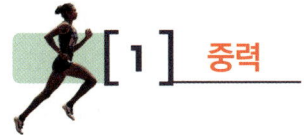 **[1] 중력**

중력은 지구가 당기는 힘을 말하는 것으로, 방향은 항상 지구 중심으로 향한다. 흔히 만유인력이라는 표현을 쓰기도 하는데, 이는 일본에서 한문으로 번역하

면서 쓴 용어를 그대로 쓰는 것이다. 뉴턴의 만유인력의 법칙에 따르면, 질량을 가지고 있는 두 물체 사이에서 거리의 제곱에 반비례하는 크기로 서로를 끌어당기는 힘을 의미한다. 같은 지구상이라도 지구는 적도 쪽의 반지름이 긴 타원형이므로 같은 물체라도 극지방에서는 더 무겁고, 적도에서는 더 가볍다. 질량이 m인 물체에 작용하는 중력의 크기는 F=mg로 쓸 수 있다. 이때 g는 중력가속도를 의미하며 그 크기는 약 9.8 m/s^2이다.

중력이 없다면 스포츠뿐만 아니라 일상생활조차 할 수가 없다. 예컨대, 무중력 상태의 우주선에서 생활하고 있는 우주인들은 마치 새가 된 듯이 우주선 내를 떠다니고, 항상 무언가를 붙잡고 이동해야 한다. 이는 중력이 없기 때문에 일어나는 모습이다.

우리가 중력의 변화를 느낄 수 있는 방법으로는 롤러코스터를 타보면 알 수 있다. 롤러코스터가 최고점에서 내려오는 순간 공중에 떠있는 듯 무중력과 같은 상태의 느낌을 받게 되는 반면, 최저점에서 내려왔다가 다시 올라가는 순간에는 위에서 짓누르는 듯한 느낌을 받는다.

특히, 전투기 조종사는 중력의 최대 9배(+9G)까지 견뎌야 하는 경우도 생긴다. 우리 몸은 떨어질 때보다 위에서 누를 때 견디기가 수월하기 때문에 전투기가 급강하할 때 전투기 조종사가 기체를 뒤집어서 급강하하는 이유는 좀 더 쉽게 중력에 견디기 위해서이다.

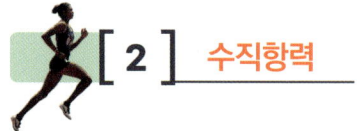

[2] 수직항력

수직항력은 물체가 접촉한 면에 수직으로 작용하는 힘이다. 즉, 맞닿아 있는 두 물체의 표면에 수직으로 밀어내는 방향으로 발생한다. 중력은 항상 지구 중심으로 모든 물체를 잡아당기고 있으나, 수직항력 덕분에 중심으로 빠져 들어가지 않는다.

예컨대, 티볼 경기에서 공을 치기 위해 티 위에 공을 올려놓았다고 하자. 이때

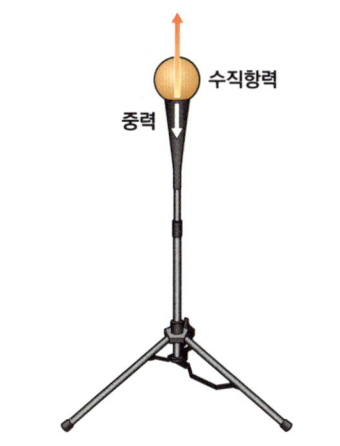

〈그림 7-6〉 티 위의 공에서 중력과 수직항력

공에 작용하는 힘으로는 지구 중심 방향으로 향하는 중력과 티가 공을 위로 밀어 올리는 수직항력이 있다. 이때 수직항력은 중력과 크기가 같고 방향이 반대로 정지하고 있으므로 공에 작용하는 알짜힘은 '0'이 된다. 〈그림 7-6〉과 같이 공은 티에 중력이 작용하고 티는 크기가 같고 방향이 반대인 수직항력이 공에 작용한다.

이처럼 수직항력의 크기는 상황마다 다르다. 예컨대, 경사진 곳을 스키로 내려오는 경우에 스키와 지면 사이에 작용하는 힘은 중력과 마찰력 등이 있는데, 여기서 중력을 다시 지면에 대하여 수직방향과 수평방향으로 나눌 수 있다. 수직방향($mg\cos\theta$)은 수직항력이고, 중력의 크기보다는 작다. 수평방향($mg\sin\theta$)은 중력에 의한 추진력이다. 이 추진력이 마찰력과 같다면 정지 상태를 유지할 것이고, 마찰력이 작다면 아래로 미끄러질 것이다.

경사가 다른 면을 비교할 때, 경사가 급한 곳에서는 수평방향의 크기가 더 커지므로 마찰력이 같다면 아래로 좀 더 빨리 내려온다. 수평방향이 더 커지므로 여기서도 수직항력은 더 작아지게 된다.

〈그림 7-7〉은 자유물체도로 그린 것인데, 추진력은 $mg\sin\theta$로, 경사가 급할수록 이 추진력의 크기가 커지므로 더 빨리 내려온다.

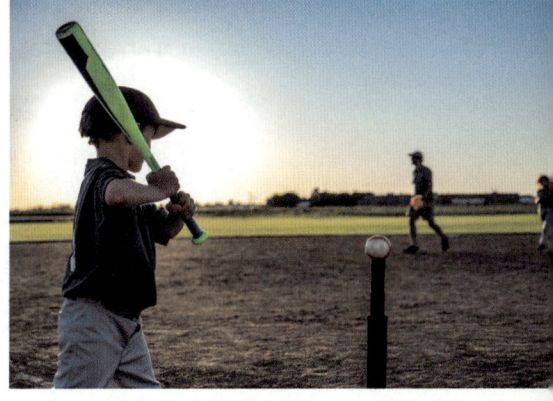

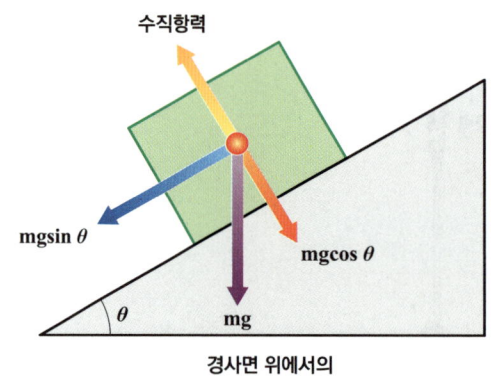
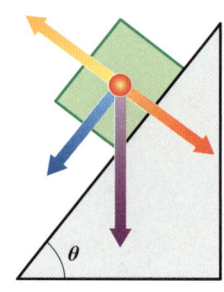

〈그림 7-7〉 경사도에 따른 수직항력 및 추진력 비교

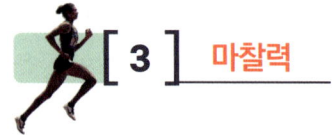 [3] 마찰력

 마찰력이란, 두 물체의 표면이 맞닿아서 미끄러지거나 굴러갈 때 서로 붙잡고 있으려고 하는 힘으로, 물체의 운동을 방해하는 힘이다. 만약 어떤 물체를 밀어도 미끄러지지 않는다고 하면 마찰력은 외력의 크기와 같고 방향은 반대로 작용하고 있다는 의미이다. 이러한 마찰력을 정지마찰력이라고 하는데, 무한히 커질 수는 없다.
 외력이 정지마찰력보다 커지면 물체가 미끄러지는데, 이때 작용하는 마찰력을 운동마찰력(미끄럼마찰력)이라 하며, 미끄러지기 직전까지 최대로 버틸 수 있는 크기를 최대정지마찰력이라고 한다. 우리가 무거운 가구 등을 민다고 할 때, 움직이기 직전까지는 힘이 많이 들지만, 미끄러지기 시작하면 힘이 덜 드는 것을 느낄 수 있다. 따라서 〈그림 7-8〉에서 보면 운동마찰력이 최대정지마찰력보다 작다는 것을 확인할 수 있다. 즉, 마찰력의 크기는 물체가 움직이기 직전에 가장 크며, 물체가 움직이기 시작하면 운동마찰력으로 바뀌므로 최대정지마찰력보다 크기가 작아진다.

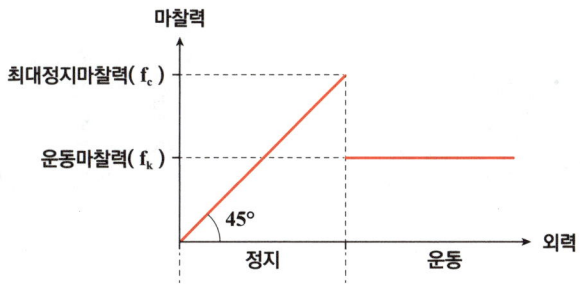

〈그림 7-8〉 정지마찰력과 운동마찰력의 크기 비교

마찰력은 수직항력에 비례하고 접촉면의 상태, 즉 마찰계수에 따라 달라진다. 예컨대, 〈그림 7-9〉와 같이 암벽등반을 할 때 줄을 잡고 몸으로 기댈 경우, 암벽에 가하는 수직항력이 커지고 이에 따라 마찰력이 커져서 안정적으로 서 있을 수 있게 되지만, 암벽과 몸이 평행할 경우에는 암벽에 가하는 수직항력이 줄어들고 이에 따라 마찰력도 줄어들어 미끄러지게 된다. 즉, 몸을 암벽에 가까이 기대는 것보다 암벽과 수직에 가까울 때 마찰력이 크다. 비슷한 예로 경사가 큰 슬로프에서 내려올 때 몸을 앞으로 던지듯이 한다면 수직항력과 마찰력이 커져 몸을 뒤로 기울이는 것보다 오히려 속도가 줄어든다.

마찰계수의 예를 들면, 육상 트랙을 걸을 때보다 빙판 위를 걸을 때가 더 힘든 이유는 표면의 거친 정도의 차이 때문이다. 즉, 표면이 거칠어지면 실제로 두 물체가 닿는 면적이 줄어들기 때문에 닿는 부분에는 압력이 커지게 된다. 닿는 부분의 압력이 커지면 두 물체 사이에서 붙으려는 힘이 커져 마찰력이 커지게 된

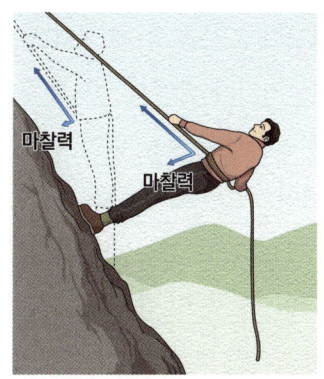

〈그림 7-9〉 암벽등반 시 마찰력의 크기 비교

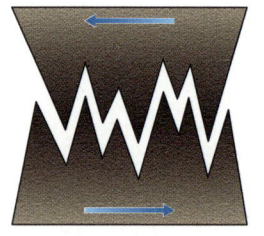 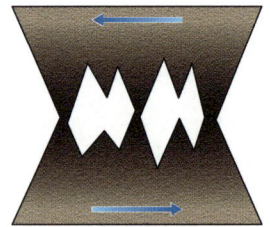

(a) 요철설　　　　　　　　　(b) 응착설

〈그림 7-10〉 요철설과 응착설

다. 축구화의 징이나 육상화의 스파이크처럼 끝을 뾰족하게 만들거나 육상 트랙도 작은 고무 알갱이를 이용하여 표면을 거칠게 만든 티탄 트랙으로 만들면 마찰력이 높아진다.

〈그림 7-10〉은 요철설과 응착설을 나타낸 것으로, 현재에는 두 요인이 같이 작용하는 것으로 설명하고 있다.

마찰력이 운동을 방해하는 힘으로만 생각한다면 마찰력이 작아야 하지 않을까 하는 생각이 들지만 스포츠 종목에서 마찰력이 클수록 유리한 경우가 있는데, 육상이나 축구의 경우에는 미끄러지지 않기 위해서는 마찰력이 커야 유리하다. 반대로 마찰이 작아야 유리한 경우는 스케이트를 예로 들 수 있다.

> **용어 풀이**
>
> **수막현상(hydroplaning)**
> - 물에 젖은 노면을 고속으로 달릴 때 타이어와 노면 사이에 일종의 물로 된 막이 생겨 자동차가 조종 능력을 잃는 현상

〈그림 7-11(a)〉는 스케이트를 탈 때 빙판 위를 미끄러질 수 있는 것은 스케이트의 날이 빙판을 누를 때 생기는 압력으로, 날과 닿는 빙판 일부가 녹아서 생긴 물이 스케이트와 빙판 사이에서 수막현상, 즉 윤활유 역할을 하므로 앞으로 나아갈 수 있다. 이와 반대로 〈그림 7-11(b)〉에서처럼 운전을 할 때 이러한 수막현상 때문에 빗길에서는 자동차의 제동거리가 길어져 속도를 줄여야 한다. 또한, 타이어가 마모된 경우에는 물이 밖으로 빠져 나갈 수 없어 제동거리가 더욱 길어진다.

〈그림 7-11(a)〉는 스케이트날의 압력으로 수막이 형성되어 스케이트가 잘 미끄러지는 반면, 〈그림 7-11(b)〉는 정상적인 자동차 바퀴는 홈으로 물이 제대로 빠져나가지만, 마모된 타이어는 물이 잘 빠져나가지 못해 수막이 형성되어 제동거리가 더욱 길어진다. 같은 수막현상이지만 상반된 결과가 나타난다.

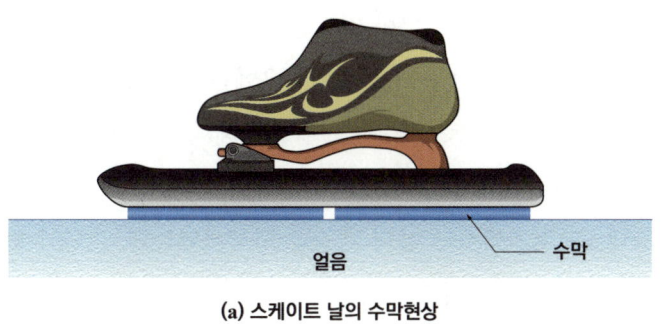

(a) 스케이트 날의 수막현상

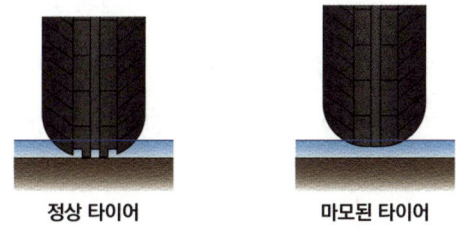

(b) 자동차 바퀴의 수막현상

〈그림 7-11〉 스케이트날과 자동차 바퀴의 수막현상

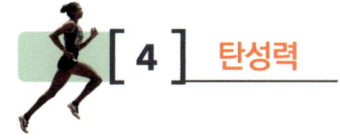 [4] 탄성력

    탄성이란, 외부의 힘이 작용하여 모양이 변했다가 그 힘이 없어지면 본래의 상태로 돌아가려는 성질을 말하는데, 이 힘을 탄성력이라고 한다. 탄성력을 말할 때 가장 먼저 떠오르는 것이 용수철일 것이다. 용수철에는 탄성력이 작용하는데, 길이를 줄이려고 하면 늘어나려 하고 늘이면 줄어들려고 한다. 탄성력은 물체에 작용하는 외력에 대한 반작용이며 그 크기는 외력과 같고 방향은 반대로 작용한다. 따라서 외력이 크면 탄성력도 커지는데, 물체가 늘어나거나 휘어지는 정도로 커질 수 있다.

    스포츠 장면에서도 탄성력을 이용하는 것을 볼 수 있다. 양궁에서 활시위를 당길 때 휘어지는 부분을 '림'이라고 하는데, 활시위를 당겼다가 놓으면 림이 원래의 상태로 돌아가려는 탄성력이 작용한다. 이러한 탄성력이 다시 화살에 작용하여 정지해 있던 화살을 앞으로 나아가게 한다. 선수마다 림의 휘는 정도가 각각 다른데, 잘 휘어지지 않는 림을 사용하는 경우에는 활시위를 당길 때는 많은 힘이 드나, 탄성력이 상대적으로 크기 때문에 화살의 속도가 빨라지고 직선에 가까운 궤적으로 날아가기 때문에 바람의 영향을 덜 받는다는 이점이 있다.

초창기 장대높이뛰기에서는 장대 재질을 사용하였는데, 그나마 탄성이 좋은 대나무를 사용하였지만, 현재 기술의 발전으로 유리섬유나 탄소섬유 등을 사용한 특수 소재를 사용함으로서 탄성력을 극대화하여 기록이 비약적으로 향상되었다. 1912년에는 대나무를 도입하면서 4 m의 벽이 깨진 반면, 특수 소재를 사용한 1994년에는 6 m를 돌파하였다. 현재 세계기록은 남자의 경우 6 m 20 cm로서 확연한 기록 증가를 볼 수 있다.

〈그림 7-12〉와 같이 장대높이뛰기와 양궁 모두 휘어진 '장대'와 휘어진 활의 '림'에서 탄성에너지를 가지고 있다.

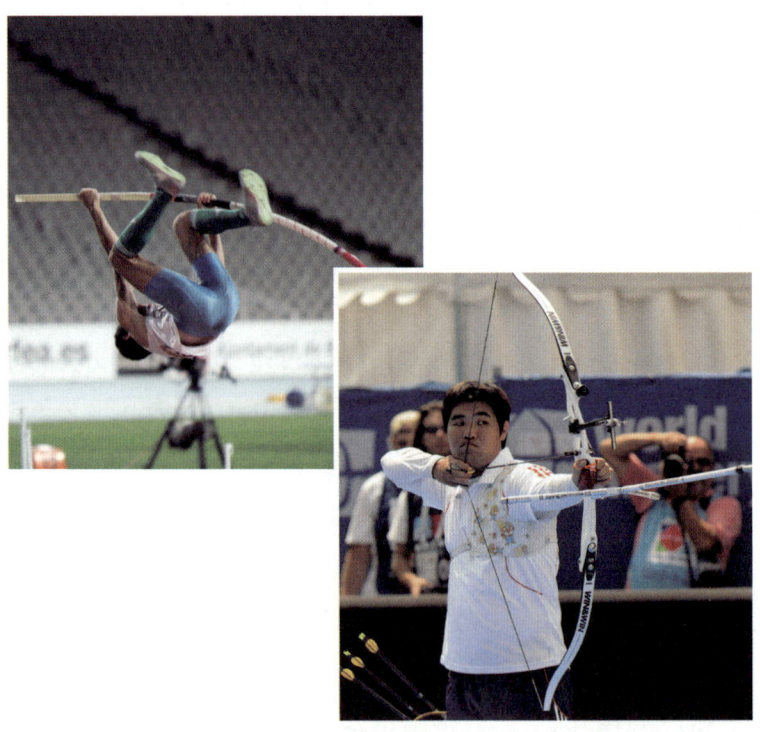

〈그림 7-12〉 탄성력을 이용한 장대높이뛰기와 양궁의 모습

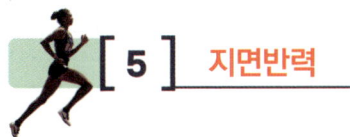

[5] 지면반력

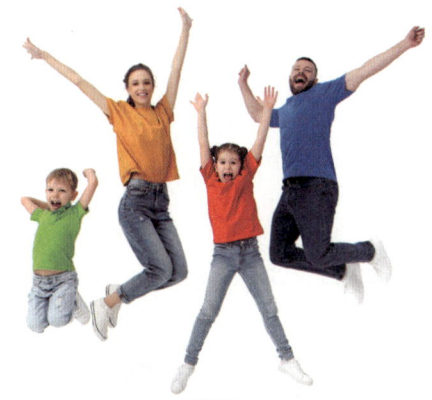

우리가 지면을 누르면 지면은 같은 크기의 힘에 반대방향으로 우리를 밀어내는데 이 힘을 지면반력이라고 한다. 지면반력 덕분에 우리는 걷거나 뛸 수 있으며 스윙이나 던지기 동작에서 공에 더 큰 힘을 작용시킬 수 있다. 공을 던지는 동작에서 지면을 디디고 던지는 것과 공중에 점프해서 던진다고 할 때 지면반력이 작용하지 않는 공중에 뜬 상태에서 던지는 것이 지면을 디디고 던지는 것보다 멀리 날아가지 않는다. 또한, 제자리높이뛰기를 할 때 우리는 강한 발 구름을 이용해서 위로 솟구치는데, 이때 지면반력이 커야지만 높이 뛸 수 있다.

지면반력을 측정하기 위하여 지면반력기를 이용한다〈그림 7-13〉. 지면반력기는 일반적으로 가로, 세로 50 cm 전후의 크기로 지면의 높이와 맞추어 설치한다. 체중계와 비슷한 원리인데, 체중계는 위에서 누르는 힘만 측정할 수 있지만, 지면반력기는 여기에 전후, 좌우방향까지 합쳐 총 세 방향에서 가해지는 힘을 측정할 수 있다.

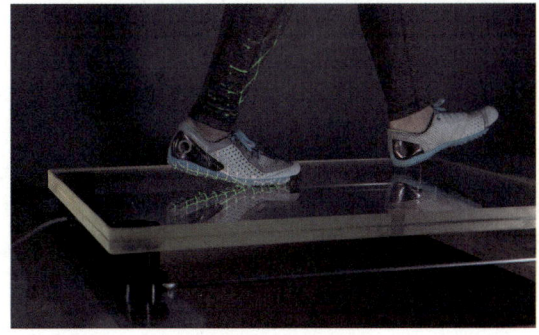

〈그림 7-13〉 지면반력기

지면반력기는 x, y, z축 상의 힘 성분과 모멘트 값을 산출한다. 그 결과는 그래프로 나타낼 수 있다〈그림 7-14〉.

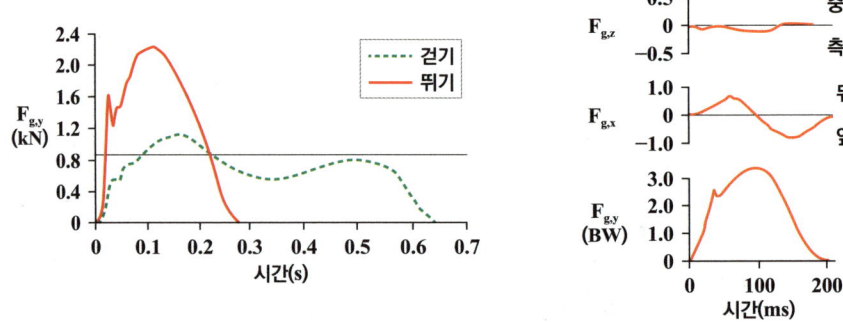

〈그림 7-14〉 지면반력 그래프

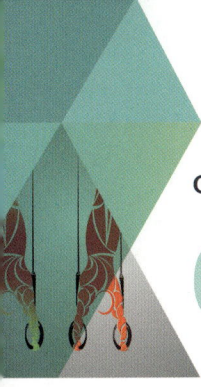

chapter

03 뉴턴의 운동법칙

아이작 뉴턴은 1687년, 지구상의 모든 물체와 천체들이 세 가지의 운동법칙에 따라서 운동하고 있다는 내용을 〈프린키피아(Principia)〉에 발표하였다. 여기서 세 가지의 운동법칙이란, 관성의 법칙, 가속도의 법칙, 작용과 반작용의 법칙을 의미한다.

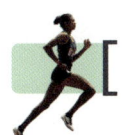 **[1]   뉴턴의 제 1법칙: 관성의 법칙**

뉴턴의 제 1법칙은 관성의 법칙으로, 움직이는 물체는 계속 같은 속도로 움직이려고 하고, 정지해 있는 물체는 계속 정지해 있으려는 관성이 있다는 법칙이다. 사이클 경기에서 결승선에 도달한 이후 가만히 있어도 앞으로 나아가는 이유는 오던 속도로 계속 움직이려는 관성 때문이다. 사이클 경기뿐만 아니라 육상이나 스피드 스케이팅에서 결승지점을 통과한 이후 계속 앞으로 나아가는 것도 관성의 법칙에 의한 장면이다. 〈그림 7-15〉와 같이 스피드 스케이팅 선수가 결승점에 들어온 후 관성에 의해 곧바로 멈출 수 없고 속도가 어느 정도 유지됨을 알 수 있다.

일상생활에서 관성의 법칙은 쉽게 찾아볼 수 있다. 예컨대, 엘리베이터 안에서 체중이 변한다는 것이 하나의 예이다. 체중계를 들고 엘리베이터를 탄 후 올라가기 시작할 때, 올라가고 있는 중, 그리고 멈출 때 체중을 측정해 본다. 엘리베이터

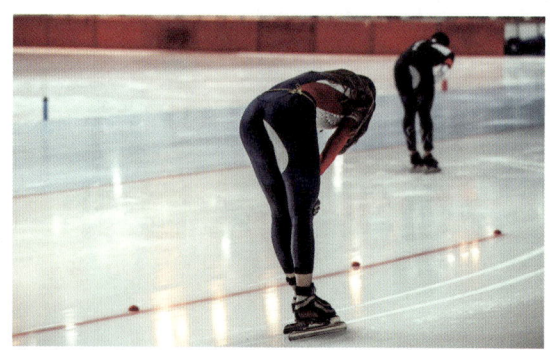

〈그림 7-15〉 관성의 법칙 예(스피드 스케이팅)

가 올라가기 시작할 때는 체중이 늘어나고, 올라가고 있는 중에는 체중이 다시 원래대로 돌아왔다가 멈출 때 줄어드는 것을 알 수 있다.

즉, 관성으로 엘리베이터가 위로 올라가기 시작하면 우리 몸은 계속 정지해 있으려는 관성 때문에 아래 방향으로 힘이 작용하여 체중이 늘어나게 된다. 올라가다 멈출 때에는 우리 몸이 계속 올라가려는 관성 때문에 체중계를 누르는 힘이 감소하여 체중이 줄어드는 것처럼 보인다.

[2] 뉴턴의 제 2법칙: 가속도의 법칙

뉴턴의 제 2법칙은 물체의 속도를 변화시키려면 힘이 필요하다는 가속도의 법칙이다. 'F=ma'라는 식에서 보면, 같은 힘을 작용할 때 질량이 큰 물체는 가속도가 작고, 질량이 작은 물체는 상대적으로 가속도가 크다. 힘이 가해졌을 때 물체가 얻는 가속도는 가해지는 힘에 비례하고 물체의 질량에 반비례한다.

예컨대, 볼링에서 무거운 볼링공을 굴릴 때와 가벼운 볼링공을 굴릴 때를 생각하면 그 차이를 느낄 수 있다. 봅슬레이 경기 시 썰매가 무거우면 가속을 하는 데에 힘이 많이 들고 속도를 내기가 어려우므로 썰매를 최대한 가볍게 하여 가속도를 크게 한다. 또한, 축구에서 킥을 할 때 먼 곳에서 골대를 향해 차려고 할 때 의

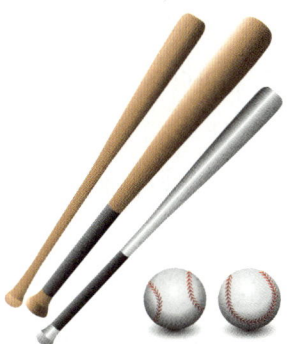

〈그림 7-16〉 가속도의 법칙 예

도적으로 세게 찰 것이고, 가까운 거리에서 패스를 할 때에는 약하게 차는 경우를 볼 수 있다. 즉, 물체에 작용하는 힘이 증가하면 물체의 가속도도 증가한다.

 야구에서도 가속도의 법칙을 찾아볼 수 있다. 야구 규정 중에 배트에 대한 무게 제한이 없다. 보통 프로야구 선수들은 900 g 전후의 배트를 사용한다. 무거운 배트를 사용하면 비거리가 늘어날 수는 있으나, 빨리 휘두르기 위해서는 그만큼 더 많은 힘이 필요하다. 홈런을 많이 치는 선수들을 보면, 대체로 베트가 무거운 것을 선호한다. 반면, 가벼운 배트를 사용하면 좀 더 작은 힘으로 빨리 휘두를 수 있다는 장점이 있다. 또한, 시즌 중에도 체력이 떨어지기 시작하는 여름이 되면 배트의 무게를 줄여서 스윙 스피드를 유지하는 선수들도 있다. 즉, 무거운 배트로 스윙을 하면 가속을 하는 데에 많은 힘이 들고 같은 힘으로 스윙을 하게 되면 가벼운 배트보다 가속도가 작아진다.

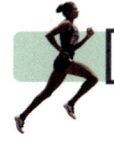 **[3] 뉴턴의 제 3법칙: 작용·반작용의 법칙**

 뉴턴의 제 3법칙은 모든 작용에 대하여 크기는 같고 방향이 반대인 반작용이 항상 존재한다는 작용·반작용의 법칙이다. 작용·반작용의 법칙은 일상생활과 많은 스포츠 장면에서 볼 수 있다.

예컨대, 팔굽혀펴기에서 팔을 펼 때 손바닥은 아래로 땅을 미는 작용을 하면 이에 대한 반작용으로 지면은 손바닥을 위로 밀어 상체가 위로 움직이게 한다. 또 다른 예로, 스키에서 숏턴을 할 때 지면을 강하게 누르면 아치형으로 휘어진 플레이트의 탄성력과 지면을 누른 작용에 대한 반작용으로, 지면은 몸을 위로 밀어 올려 쉽게 턴을 할 수 있게 한다.

모래사장을 뛸 때 땅에서 뛰는 것보다 힘들다는 것을 느꼈을 것이다. 걷기나 달리기를 할 때에도 발이 지면을 미는 작용을 하게 되면 지면도 이에 대한 반작용으로 발을 밀어 앞으로 나아가게 한다. 그러나 모래사장에서는 모래의 특성상 작용에 대한 반작용이 상대적으로 작으므로 앞으로 나아가기가 힘들다.

〈그림 7-17(a)〉와 같이 100 m 단거리 달리기 스타트 시 스타팅블록을 세게 밀면 그 힘만큼 스타팅블록은 우리 몸을 앞으로 가게 만든다. 〈그림 7-17(b)〉와 같이 농구 드리블할 때 공이 바닥에 부딪치면 바닥은 공을 위로 튕겨 보낸다. 〈그림 7-17(c)〉와 같이 수영 종목에서도 예를 찾을 수 있는데, 접영, 배영, 평영, 자유형 등 모든 영법에서 손으로 물을 잡아서 뒤로 힘껏 밀면 우리 몸은 앞으로 나아가게 된다. 이때 손은 추진력으로서 작용을 하였다면 이에 대한 반작용으로 물은 우리 몸을 앞으로 밀어준다.

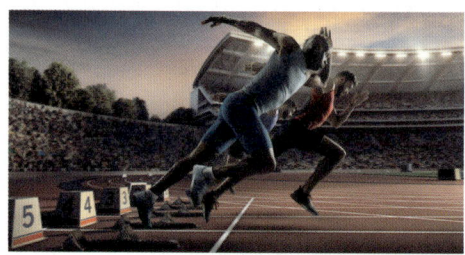

(a) 100m 단거리 달리기 스타트

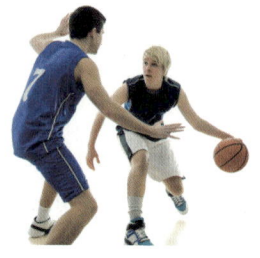 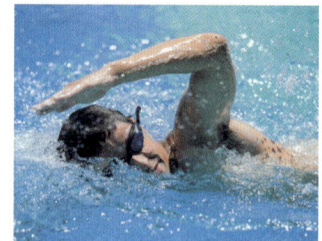

(b) 농구의 드리블　　　　**(c) 수영의 팔동작**

〈그림 7-17〉 작용과 반작용의 법칙의 예

chapter 04 운동량과 충격량

[1] 운동량

운동량은 질량과 속도를 곱한 물리량(m×v)으로 정의한다. 물체나 사람이 움직일 때 물체의 운동 정도를 나타내는 물리량으로, 이를 쉽게 이해하는 방법으로 얼마나 운동을 세게 하고 있느냐로 생각하면 된다. 운동량은 약자로 P를 쓰며, 단위는 kg·m/s이다. 만약 물체가 움직이지 않는다면 운동량은 '0'이 된다.

운동량과 관련하여 몇 가지 예를 들어보자. 같은 속도로 굴러오는 축구공과 볼링공을 발로 찬다고 할 때, 축구공이 굴러올 때는 발로 쉽게 찰 수 있지만, 볼링공이 굴러올 때는 선뜻 발로 찰 엄두가 나지 않을 것이다. 물론 볼링공이 딱딱한 이유도 있겠지만, 볼링공이 말랑하다고 하더라도 무거우므로 차는 순간 아프다는 것을 알기 때문이다. 이때 질량이 큰 볼링공의 운동량이 축구공의 운동량보다 크다고 할 수 있다.

또 다른 예로 초등학생과 야구 선수가 공을 던진다고 할 때 초등학생이 던진 공은 맨손으로 쉽게 받을 수 있으나 야구 선수가 던진 공은 맨손으로 받기가 쉽지 않다. 이는 질량이 같은 야구공이지만, 속도에서 야구 선수가 던진 공이 훨씬 빠르므로 운동량이 크다고 할 수 있다. 운동량이 크다는 것은 그만큼 멈추는 데에 힘이 많이 들어간다고 이해할 수 있다.

어떤 물체의 운동량이 크다는 의미는 이 물체의 운동을 변화시키는 데에 매우 힘들다는 뜻과 같다. 즉, 볼링공과 같은 무거운 물체가 움직이거나 가벼운 물체라도 매우 빠르게 움직인다면 이를 멈추거나 방향을 바꾸는 데에 큰 힘이 든다. 반대로, 무겁지만 매우 천천히 움직이는 물체는 이를 멈추거나 바꾸는 데에는 앞선 경우보다 적은 힘만으로도 할 수 있다.

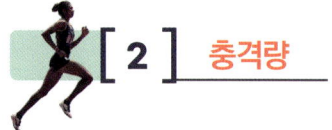

[2] 충격량

운동량은 움직이는 물체의 질량과 속도에 따라 그 크기가 좌우된다. 축구공을 발로 차거나 테니스 라켓으로 스매시를 할 때, 또는 날아오는 야구공을 잡거나 치는 경우 등과 같이 속도와 방향이 변하면 운동량도 변하는데, 이 운동량의 변화를 충격량이라고 한다. 즉, 충격량은 물체가 받은 충격의 정도를 나타내는 물리량이라고 할 수 있다.

여기서 충격량이란, 어떤 힘이 일정한 시간 동안 물체에 가해졌을 때의 총량으로서 수식으로는 $F \times \Delta t$로 표현한다. $F=ma$ 수식에서 $a=(v_f-v_0)/\Delta t$ 이므로 가속도 a에 가속도의 정의를 뜻하는 식을 대입하면 $F\Delta t=mv_f-mv_0$로 표현할 수 있다. 이 수식의 의미가 바로 운동량의 변화가 충격량이라는 것이다. 〈그림 7-18〉은 충격량을 그래프로 나타낸 것인데, 모양은 다르지만 면적은 동일하다. 이 면적이 바로 충격량을 나타낸다.

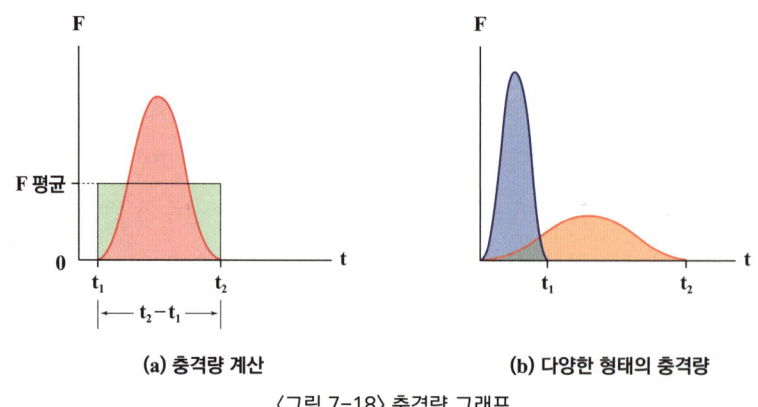

(a) 충격량 계산   (b) 다양한 형태의 충격량

〈그림 7-18〉 충격량 그래프

테니스를 칠 때 공이 라켓에 맞으면 공은 찌그러지고 스트링은 오목하게 들어간다. 공이 최대로 찌그러진 후에는 공에 작용했던 힘이 점점 줄어들다가 공이 라켓에서 떠나는 순간 힘은 작용하지 않는다.

〈그림 7-18〉에서 보면 공이 받은 충격량은 붉은색 부분의 넓이와 같고 힘의 평균값과 걸린 시간을 곱하면 녹색 부분의 넓이와 같다. 즉, 붉은색과 녹색 부분의 넓이가 같은데, 붉은색 그래프 y축 최댓값이 바로 충격력의 최대와 같다. 여기서 충격력을 줄인다는 것은 최댓값을 줄이면 되는데, 〈그림 7-18(b)〉와 같이 그래프의 양쪽 끝을 잡고 늘이면 최댓값이 줄어들게 된다. 이는 곧 힘이 가해지는 시간을 늘인다는 말과 같다. 즉, 운동량의 변화량이 같더라도 충돌시간을 길게 하면 작용하는 힘이 작아진다.

스포츠 장면에 적용할 때 두 가지 측면으로 설명할 수 있다. 첫 번째로 충격력을 줄이기 위한 노력이다. 야구에서 팔을 뒤로 빼면서 공을 잡는 이유는 공을 멈추는 데 시간을 늘려 손바닥의 충격을 줄이기 위해서이다. 한편, 팔을 뒤로 빼면서 잡으면 충격은 줄일 수 있으나, 1루수의 경우에는 야수가 던진 공을 최대한 팔을 뻗어 잡아야 한다. 따라서 1루수 미트는 다른 야수의 글러브와는 모양이 다르며 오히려 포수 미트처럼 푹신한 부분이 있다. 이는 공을 받는 데에 두툼한 부분이 공을 멈추는 데에 시간을 조금이라도 더 지연시켜 충격력을 줄이기 위해서이다. 또 다른 예로, 달걀을 바닥에 떨어뜨렸을 때는 달걀이 깨지지만 푹신한 방석이나 이불 위에 떨어뜨리면 깨지지 않는 원리와 같다.

앞의 두 경우에서 같은 높이에서 떨어진다는 것은 부딪치기 직전의 속도는 서로 같다는 의미이다. 접시에 떨어진 달걀은 속도가 '0'이 될 때까지 걸리는 시간과 방석에 떨어진 달걀의 속도가 '0'이 될 때까지의 시간을 비교하면, 방석에 떨어진 달걀이 속도가 '0'이 될 때까지의 시간이 더 길다. 따라서 〈그림 7-19〉와 같이 속도가 '0'이 될 때까지의 시간이 길어지므로 최대 충격력의 크기가 줄어들기 때문이다. 즉, 접시에 떨어진 달걀은 깨지지만, 방석에 떨어진 달걀을 깨지지 않는다. 이는 충격량은 동일하나 접시에 떨어진 달걀의 충격력이 훨씬 크기 때문이다. 또한, 점프 후 착지를 할 때 무릎을 계속 펴고 있는 것보다 착지 후 무릎을 굽혀주는 것이 충격에 가해지는 시간을 늘여 충격력을 줄여 준다.

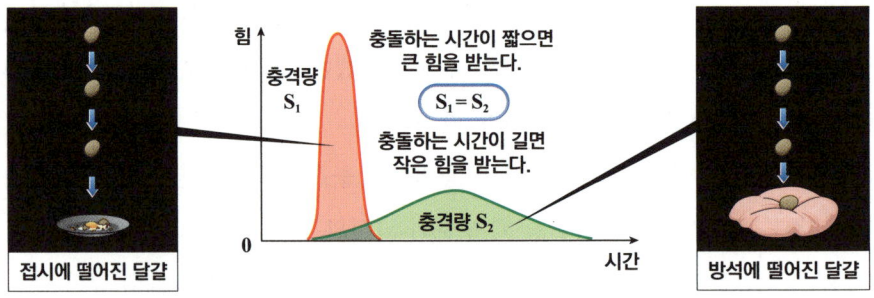

〈그림 7-19〉 달걀 낙하 실험

야구장의 관중석에서 흔히 볼 수 있는 장면이 홈런볼이나 파울볼을 맨손으로 잡으려는 사람들이다. 이는 매우 위험한 행동으로 자칫 잘못하면 큰 부상을 입을 수 있다. 일반적으로 야구공의 종단속도는 150 km/h로 측정되고, 파울볼이 낙하하는 속도는 110 km/h에 이른다. 이 속도에 야구공의 질량을 곱하면 매우 큰 운동량이 발생하며 이를 멈추는 데에는 큰 충격이 발생할 수밖에 없다. 따라서 홈런볼이나 파울볼을 잡을 때에는 반드시 글러브를 착용해야 한다.

용어 풀이
종단속도(terminal velocity) 공기 중에서 낙하하는 물체가 일정 속도에 도달하면 저항력과 중력의 크기가 같아져 더 이상 가속되지 않고 일정한 속도로 낙하할 때의 속도

두 번째로 충격량을 크게 하는 것이다. 〈그림 7-20〉과 같이 창던지기 종목에서 선수들이 창을 던질 때 대부분 선수가 도움닫기 후 던지는 팔을 뒤로 최대한 뻗은 후 던지는 동작을 한다. 이는 창에 힘을 가하는 시간을 길게 하면 충격량이 커지고 이는 곧 운동량이 커지기 때문이다. 운동량이 커지면 속도가 빨라지므로 먼 거리를 던질 수 있게 된다.

또 다른 던지기의 예로, 투수가 투구를 할 때 될 수 있으면 공을 최대한 끌고 나와서 던지려고 한다. 여기에도 충격량의 개념으로 설명할 수 있는데, 공에 힘을 주는 시간을 최대로 늘려서 공의 속도를 높이기 위한 것이다.

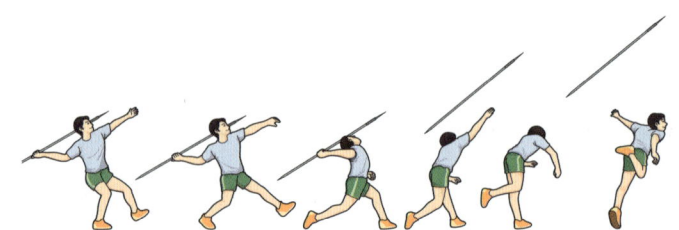

〈그림 7-20〉 창던지기를 할 때 충격량을 크게 하기 위한 동작

〈그림 7-21〉과 같이 높이뛰기에서도 이를 적용할 수 있다. 높이뛰기를 할 때 발 구름을 최대한 강하게 해야지만 작용·반작용의 법칙에 의해 높이 뛸 수 있다. 여기서 충격량 측면에서 본다면, 발 구름하는 시간뿐만 아니라 지면과의 접촉 시간을 길게 하면 충격량이 커지므로 운동량 또한 커져 수직속도가 빨라진다. 이를 위해 선수들은 발 구름을 하기 직전 몸을 뒤로 젖힘으로써 시간을 길게 가져가는 동작을 취한다.

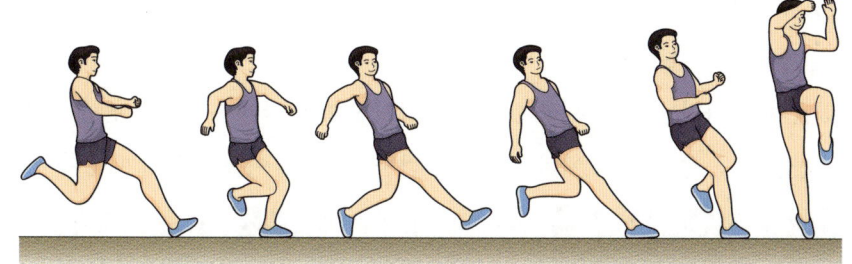

〈그림 7-21〉 높이뛰기 발 구름을 할 때 충격량을 크게 하기 위한 동작

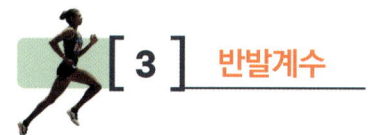

[3] 반발계수

반발계수란, 물체가 충돌하였을 때 충돌 전후의 속도 비를 뜻한다. 예컨대, 10 m/s로 지면에 닿았고 튀어오르는 속도가 10 m/s로 동일하다면, 반발계수는 '1'이 된다. 반발계수가 '1'일 때 완전탄성충돌이라고 한다. 하지만 완전탄성충돌은 거의 찾아볼 수가 없다. 반대로 반발계수가 '0'이라면 물체가 튀지 않는 것을 의미하는데, 완전비탄성충돌이라고 한다. 예컨대, 화살이 표적지에 꽂히는 경우를 들 수 있다. 그리고 반발계수가 0과 1 사이의 경우를 비탄성충돌이라고 하며, 스포츠 장면이나 일상에서 일어나는 충돌의 대부분을 차지한다. 스포츠 종목에서 반발계수가 '1'에 가까운 것은 당구의 당구공이나 컬링의 스톤 등을 들 수 있다.

여러 구기 종목에서 반발계수는 경기력에 매우 중요한 변수가 되며 종목별로 그 규정이 다르다. 야구의 반발계수가 0.4034에서 0.4044로 0.001이 커지면 비거리가 20 cm 정도 늘어나므로 홈런 수도 증가한다. 골프는 드라이버의 반발계수를 제한하는데, 그 수치는 0.830 이하로 규정하고 있다. 반발계수가 커지면 드라이버 비거리도 늘어나기 때문이다. 실제로 과학기술의 발전으로 드라이버의 평균 비거리가 PGA 남자 선수 기준으로 1980년대 255야드에서 2020년에는 295야드를 넘고 있다.

〈표 7-1〉은 여러 가지 공의 충격 전후 속도에 따른 반발계수를 나타내고 있다. 왼쪽은 일정 높이에서 자유낙하를 한 것이고, 오른쪽은 동일 높이에서 아래로 던졌을 때를 나타낸 것이다. 빠른 속도로 떨어질 때 반발계수가 모든 공에서 줄어들었는데, 이는 충돌 전의 에너지가 열로 전환되는 비율이 증가했기 때문이다.

공의 종류	반발계수	
	24km/h(6.7m/s)로 떨어질 때	88.5km/h(24.5m/s)로 떨어질 때
스쿼시공	0.52	0.40
소프트볼공	0.55	0.40
야구공	0.57	0.55
골프공	0.60	0.58
테니스공	0.70	0.50
축구공	0.75	0.65
농구공	0.75	0.64
핸드볼공	0.80	0.50
탁구공	0.80	0.70

〈표 7-1〉 여러 가지 공을 대상으로 떨어지는 속도에 따른 반발계수의 차이(Hay, 1985)

반발계수를 구하기 위해서는 정의대로 충돌 전후의 속도를 직접 측정해야 하나, 속도를 직접 측정할 장비를 따로 준비해야 하는 번거로움이 있어 떨어뜨리는 높이와 튀어 오른 높이의 비율에 제곱근을 구하면 반발계수를 쉽게 구할 수 있다.

$$e = -\frac{v_2}{v_1} = \frac{\sqrt{2gh_2}}{\sqrt{2gh_1}} = \sqrt{\frac{h_2}{h_1}}$$

[4] 운동량 보존의 법칙

운동량 보존의 법칙이란, 물체의 속력이나 운동량을 변화시키기 위해서는 외부에서 힘이 가해져야 하는데, 만약 아무런 힘이 가해지지 않으면 물체가 가진 운동량은 변하지 않는다는 의미이다. 이 법칙을 쉽게 볼 수 있는 경기로 컬링을 예로 들 수 있다. 컬링은 길이 45 m, 폭 5 m의 빙판 위에서 하우스라고 부르는 원 안의 표적에 가깝고 많은 스톤을 가져다 놓는 경기이다. 스톤을 밀면 운동량을 가지게 되는데, 이렇게 움직이는 스톤으로 정지한 스톤을 충돌시켜 원하는 방향으로 움직이게 한다.

〈그림 7-22〉와 같이 스톤은 당구공과 같이 충돌 과정에서 에너지 손실을 최소화시켜 탄성충돌에 가깝게 제작한다. 이렇게 하면 부딪칠 때 움직이는 스톤의 운동량 모두가 정지해 있는 물체에 전달되어 움직이던 스톤은 멈추고, 정지하고 있던 스톤은 운동량을 얻어서 움직이게 된다. 스톤들의 질량은 같으므로 정지해 있던 스톤이 충돌 후 움직이는 속도는 충돌 전 움직이던 스톤의 속도와 같다. 이때 외력이 작용하지 않는 이상 부딪치기 전과 후, 스톤들의 총운동량은 변화하지 않는다. 이것이 바로 운동량 보존의 법칙이다.

> **용어 풀이**
>
> **스톤(stone)** - 컬링에서 사용되는 용구로, 원둘레는 91.44cm 이하, 17.24~19.96kg이고, 화강암으로 만들며, 중심에는 자석 감지 센서가 있어 빨간선을 지나서 손을 떼면 빨강 불빛이 표시된다.

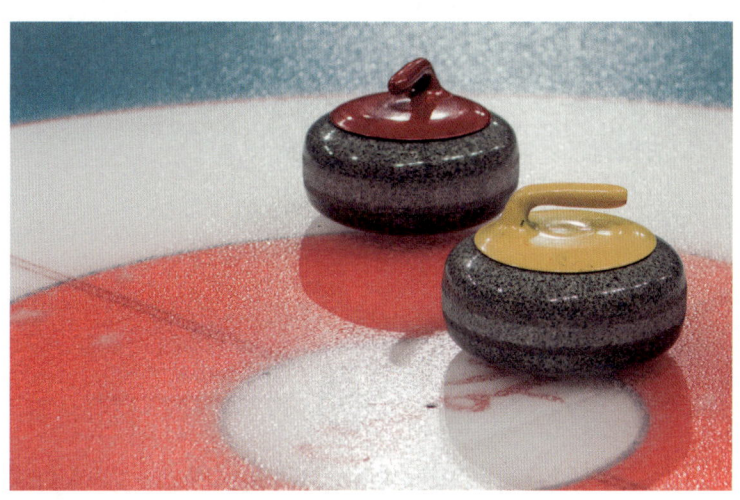

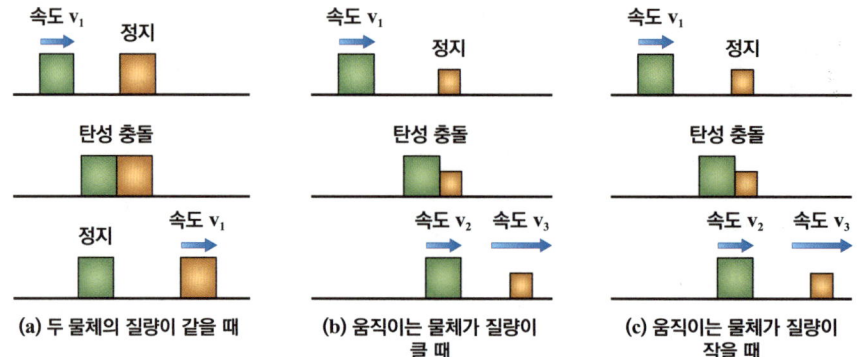

〈그림 7-22〉 정면 충돌하는 경우의 운동량 보존

운동량 보존의 법칙을 이용하여 충돌한 당구공의 속도를 알아보자. 〈그림 7-22〉과 같이 흰색 당구공과 8번 당구공의 질량이 0.5 kg이고 충돌 전 흰색 당구공의 속도는 10 m/s, 8번 당구공의 속도는 5 m/s였다. 충돌 후에는 8번 당구공의 속도가 10 m/s라면 충돌 후 흰색 당구공의 속도는 얼마일까?

먼저, 충돌 전 흰색 당구공의 운동량은 0.5 kg×10 m/s = 5 kgm/s이고, 8번 당구공의 운동량은 0.5 kg×5 m/s = 2.5 kgm/s로 움직이는 방향이 같은 이 두 당구공의 운동량의 합은 7.5 kgm/s이 된다. 충돌 후에도 두 공의 운동량의 합이 같아야 하므로 흰색 당구공의 운동량은 2.5 kgm/s가 된다. 따라서 충돌 후 흰색 당구공의 속도는 5 m/s가 된다. 즉, 충돌 전의 흰색 당구공과 8번 당구공의 총 운동량은 충돌 후의 총 운동량과 크기가 같다.

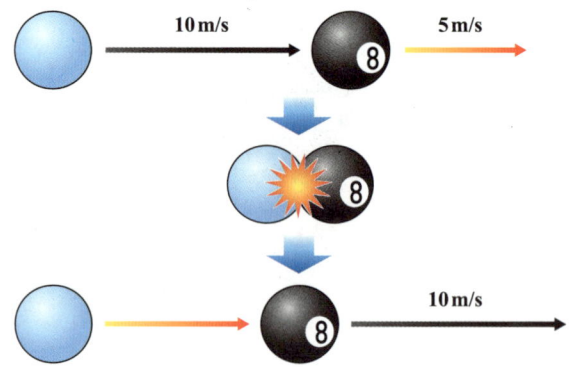

〈그림 7-23〉 충돌 전후 당구공의 속도 변화

한국 프로야구와 메이저리그 올스타전 이벤트에서 홈런 더비 장면을 보았을 것이다. 정해진 시간 동안 많은 홈런을 치는 선수가 우승을 하는 이벤트이다. 실제 경기와는 달리 던지는 투수는 보호망을 앞에 두고 정식 거리보다 가까운 곳에서 던지는데, 실제 경기를 할 때보다 상당히 느리게 공을 던지는 것을 볼 수 있다. "과연 느리게 던지는 공이 빠른 공을 칠 때보다 홈런을 치는 데 유리할까?"라는 문제에서 결론은 결코 유리하지 않다.

앞에서 충돌 전의 운동량과 충돌 후의 운동량은 같다고 하였다. 빠른 공과 느린 공을 던질 때 배트 스피드가 동일하다고 가정하면, 빠르게 던진 공의 운동량이 느리게 던진 공보다 크므로 배트에 맞은 이후에도 빠르게 던진 공의 운동량이 커짐에 따라 속도도 빨라진다. 홈런이 되려면 각도도 중요하지만, 무엇보다 배트에 맞고 나가는 타구속도가 홈런을 좌우하기 때문이다.

이번에는 질량이 다른 경우를 생각해 보자. 과거 예능 프로그램 중 '알까기'라는 프로그램을 보았을 것이다. 손가락으로 바둑알을 바깥으로 튕겨 승부를 겨루는 게임인데, 이 바둑알 대신 장기알로 한다고 생각해 보자. 장기알 중 질량이 제일 큰 것은 '궁(宮)'이고 제일 작은 것이 '졸(卒)'이다. 만약 졸을 가지고 궁을 향해 튕겼을 경우, 온 힘을 다해서 튕겨야 궁을 움직일 수 있고, 궁에 정면으로 부딪친 졸은 맞고 다시 튕겨나가기까지 한다. 반대로 궁으로 튕겼을 경우, 크기가 작은 장기알들은 하염없이 튕겨나가는 것을 볼 수 있다. 이처럼 속도가 같은 두 물체 중 질량이 큰 물체는 큰 운동량을 가지기 때문에 충격량 또한 크다. 반면 질량이 작은 물체는 속도를 빠르게 해야지만 운동량이 커진다.

럭비나 미식축구에서도 비슷한 예를 들 수 있다. 만약 체중이 60 kg인 A 선수가 5 m/s로 뛰고 있고 이 선수를 수비하기 위하여 100 kg인 B 선수가 3 m/s로 서로 마주 보며 부딪친다고 가정하자. 두 선수의 운동량은 모두 300 kg·m/s로 같은 운동량을 가지므로 부딪친다면 서로 멈추게 할 수 있을 것이다. 만약 A 선수가 10 m/s로 달린다면 운동량은 2배가 되어 태클을 하더라도 A 선수를 멈추게 할 수는 없다. 즉, 움직이는 물체의 운동량은 질량이 변하지 않기 때문에 속도에 따라 그 크기가 좌우된다.

스키 점프 경기는 일반인이 쉽게 접할 수 없는 종목이다. 우리나라에는 2018

년 동계 올림픽 경기 대회를 개최한 평창에만 스키점프대가 있는데, 120 m 높이의 라지 힐, 90 m 높이의 노멀 힐로 이루어져 있다. 스키를 타고 미끄러져 도약 시 속도는 95~100 km/h나 되므로 선수들도 훈련이나 시합 중 자칫 큰 사고로 이어질 수 있다. 120 m 높이는 아파트 40층과 맞먹는 높이이고 경사도는 35°에 이른다.

이렇게 빠른 속력으로 공중을 비행하다가 땅에 착지하는 데 큰 충격 없이 사뿐히 착지하는 것을 보았을 것이다. 왜 그럴까? 그 이유는 바로 착지면이 평평하지 않고 경사면으로 되어 있어 선수가 활공하면서 내려가는 각도와 거의 비슷하기 때문이다. 이번 단원에서 배운 벡터의 연산과 작용·반작용의 법칙, 수직항력, 운동량과 충격량의 관계를 〈그림 7-24〉에 적용해 보면 다음과 같다.

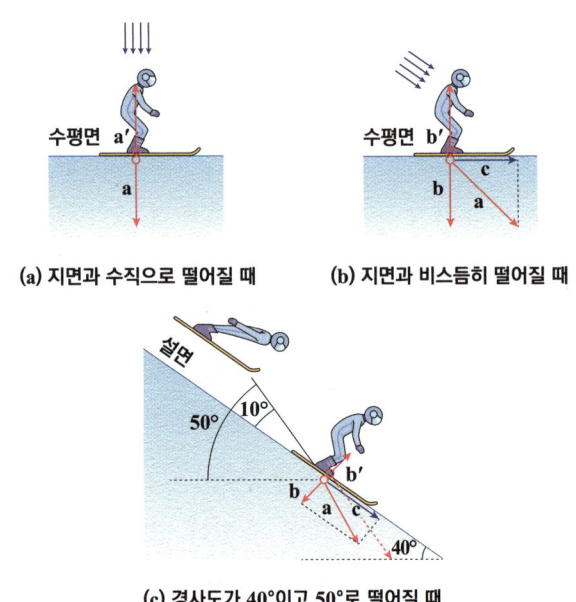

(a) 지면과 수직으로 떨어질 때   (b) 지면과 비스듬히 떨어질 때

(c) 경사도가 40°이고 50°로 떨어질 때

〈그림 7-24〉 스키점프에서 반작용이 분산되어 충격이 작아지는 모습

만약, 〈그림 7-24(a)〉처럼 스키 선수가 지면과 수직으로 떨어질 때 지면에 가하는 힘이 a라면 이에 대한 반작용으로 크기가 같고 방향이 반대인 a′의 힘이 생긴다.

〈그림 7-24(b)〉와 같이 비스듬히 떨어진 경우라면, 지면에 작용하는 힘이 a

가 되고 이 힘을 수평방향과 수직방향으로 분해하면 수직방향으로는 b, 수평방향으로는 c와 같은 힘으로 분해할 수 있다. 여기서 수직방향의 반작용으로 b′가 된다. 수직으로 떨어질 때의 크기를 '1'이라고 했을 때 비스듬히 떨어지는 각도가 만약 45°라면 수직방향으로의 반작용으로 작용하는 힘의 크기는 $1 \times \sin 45°$가 되어 그 값은 0.5로 줄어든다.

〈그림 7-24(c)〉에서 경사도가 40°이고 50°로 떨어졌다면, 10°로 떨어진 것과 같기 때문에 힘의 크기는 $1 \times \sin 10°$가 되어 그 크기는 약 0.17이 된다. 여기서 알 수 있듯이 착지면을 경사면으로 함으로써 수직으로 작용하는 힘의 크기가 현저하게 줄어든 것을 알 수 있다.

마지막 착지 시 취하는 동작으로는 착지하는 순간 균형을 잡기 위하여 팔을 옆으로 벌리고 운동량의 변화로 나타난 일정한 충격량에 대하여 무릎을 굽혀 착지함으로써 힘이 작용하는 시간을 길게 가져가서 몸에 가해지는 충격력을 줄일 수 있다.

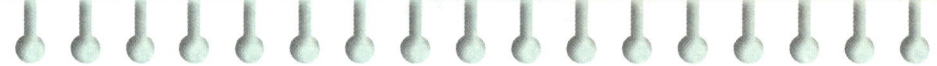

활동 1
엘리베이터에서 체중 측정 실험

1. 목적
위, 아래로 움직이는 엘리베이터에서 체중을 측정함으로써 움직이는 방향에 따른 속도 변화와 관성의 법칙을 이해한다.

2. 방법
① 움직이지 않는 엘리베이터에서 본인의 체중을 측정한다.
② 1층에서 맨 꼭대기 층을 누른 후 출발할 때부터 멈출 때까지 체중계의 변화를 동영상으로 촬영한다.
③ 이번에는 반대로 맨 꼭대기에서 1층까지 내려오는 동안 동일한 방법으로 체중계의 변화를 동영상으로 촬영한다.
④ 시간대별 체중 측정치를 표와 그래프로 나타낸다.

3. 결과 및 논의
본 실험에 대한 결과를 각자 제시하고 이에 대한 논의사항을 기술해 본다.

4. 결론

활동 2
지면반력 측정 실험

1. 목적
제자리높이뛰기 동작을 할 때 팔을 흔드는 작용과 이에 대한 반작용으로 지면반력의 크기가 달라지는지 알아보는 데에 있다.

2. 방법
① 지면반력기 위에 서서 본인의 체중을 측정한다.
② 팔을 흔들면서 제자리높이뛰기를 5회 실시한다. 중간에 충분한 휴식시간을 가진다.
③ 이번에는 차렷 자세를 한 후 허리띠나 테이프로 묶은 후 제자리높이뛰기를 5회 정도 실시하며 중간에 충분한 휴식 시간을 가진다.
④ 지면반력 중 수직방향의 최댓값과 그래프의 형태를 비교한다.

3. 결과 및 논의
본 실험에 대한 결과를 각자 제시하고 이에 대한 논의 사항을 기술해 본다.

4. 결론

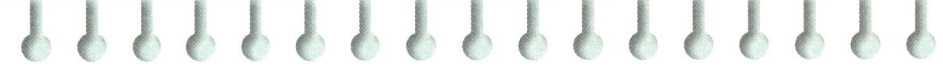

 활동 3
반발계수 측정 실험

1. 목적

    여러 가지 공의 반발계수를 측정하고 종목별 규정에 부합하는 공을 세팅해 본다.

2. 방법

    ① 축구공, 농구공, 배구공, 핸드볼공을 준비한다.
    ② 떨어지는 높이와 튀어오르는 높이를 측정할 수 있도록 줄자를 붙인 막대기를 떨어뜨릴 공 옆에 세운다.
    ③ 계산 편의를 위하여 100 cm 높이에서 공을 떨어뜨린 후 고속촬영한 동영상을 보고 튀어오른 높이를 측정한다.
    ④ 여러 가지 공의 튀어오른 높이와 반발계수를 계산한다.

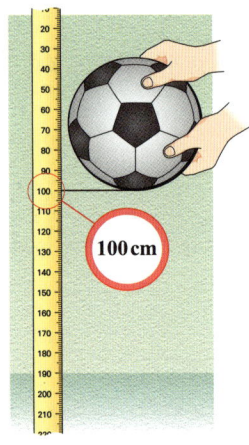

반발계수 측정 실험

3. 결과 및 논의

    본 실험에 대한 결과를 각자 제시하고 이에 대한 논의 사항을 기술해 본다.

4. 결론

활동 4
운동량 보존 실험

1. 목적
상호 작용하는 두 물체의 운동량의 합이 보존되는지 알아보는 데에 있다.

2. 방법
① 평평한 실험대 위에 2 m 길이의 자를 놓고 양쪽 수레의 잠금장치에 부착된 용수철을 압축시킨 후 실험대의 가운데에 놓는다.
② 고무망치로 수레의 용수철 압축막대를 쳐서 수레가 반대방향으로 나아가게 한다.
③ 이 장면을 타임랩스 동영상으로 촬영하고, 수레의 질량을 바꾸어 가며 앞의 과정을 반복한다.
④ 질량에 따라 나아간 속도를 측정하여 결과값을 제시한다.

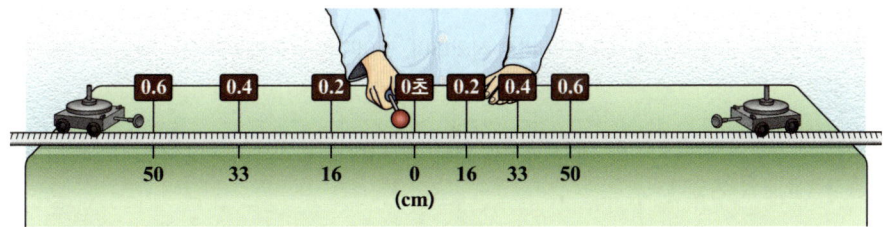

3. 결과 및 논의
본 실험에 대한 결과를 각자 제시하고 이에 대한 논의 사항을 기술해 본다.

4. 결론

SECTION 7
요점 정리

1. 힘이란, 물체의 형태를 변형시키거나, 정지하고 있는 물체를 움직이게 하거나 또는 움직이고 있는 물체의 속도나 방향을 변화시킬 수 있는 원인을 의미한다.

2. 힘은 벡터로서 화살표로 나타낼 수 있다. 화살표의 시작점은 힘의 작용점, 화살표의 방향은 힘의 방향, 화살표의 길이는 크기로 나타낸다.

3. 마찰력은 두 물체의 표면이 맞닿아서 움직일 때, 물체의 운동을 방해하는 힘으로, 마찰계수와 수직항력의 크기에 좌우된다.

4. 뉴턴의 세 가지 운동법칙은 힘이 작용하지 않는 이상 운동을 유지하는 관성의 법칙, 질량을 가진 물체가 힘을 받으면 물체의 운동상태가 달라지는 가속도의 법칙, A 물체가 B 물체에 힘을 가함과 동시에 B 물체는 A 물체에 같은 크기의 힘을 반대방향을 가하는 작용·반작용의 법칙이 있다.

5. 물체의 운동 정도를 나타내는 운동량은 물체의 질량과 속도의 곱으로 나타낼 수 있으며, 운동량의 변화량은 충격량과 같다.

6. 반발계수는 충돌 전과 후의 상대속도의 비로 정의되며, 떨어뜨린 높이와 튀어오른 높이의 비에 제곱근을 구한 값과 같다.

7. 충격량은 시간과 힘을 축으로 한 그래프에서의 면적으로 나타낼 수 있으며, 작용하는 시간을 길게 함으로써 충격력을 줄일 수 있다.

참고문헌

예종이(1999). 생체역학. 태근문화사. 서울.
유상균(2018). 시민의 물리학. 플루토. 서울.
이광조(2021).이런 물리라면 포기하지 않을 텐데. 보누스. 서울.
이남영. 정태문(2017). 교양인을 위한 물리 지식. 반니. 서울.
이인호 역(2021). 물리의 구조. 시그마북스. 서울.
정철수. 신인식(2005). 운동역학총론. 대한미디어. 서울.
한국물리학회(2005). 속 보이는 물리: 힘과 운동 뛰어넘기. ㈜동아사이언스. 서울.
Carr G.(1997). Mechanics of sport. Human Kinetics, Champaign, IL.
Enoka, R. M.(2002). Neuromechanics of human movement(3rd ed.). Human Kinetics, Champaign, IL.
Hay, J. G.(1985). The biomechanics of sports techniques. Prentice-Hall, Inc, Englewood Cliffs, NJ.

연습문제 review exercises

1. 힘에 관한 설명으로 올바르지 <u>않은</u> 것은?
   ① 힘의 단위는 $kg \cdot m/s^2$으로 약어로 N을 쓴다.
   ② 힘은 어떤 물체를 움직이게 하는 원인이 된다.
   ③ 힘의 크기가 증가하면 힘을 받은 물체의 가속도도 증가한다.
   ④ 어떤 물체에 힘이 작용하면 그 반대방향으로 가속도가 작용한다.

2. 마찰력에 대한 설명으로 올바르지 <u>않은</u> 것은?
   ① 최대정지마찰력은 운동마찰력보다 크기가 크다.
   ② 마찰력은 물체에 수직으로 작용하는 힘과 관계가 있다.
   ③ 마찰력은 물체가 움직이는 방향과 같은 방향으로 작용한다.
   ④ 구름운동일 때의 마찰계수는 미끄럼운동일 때의 마찰계수보다 작다.

3. 걷기와 달리기의 지면반력 그래프에 대한 설명으로 올바르지 <u>않은</u> 것은?
   ① 한 발이 지면에 닿는 시간은 걸을 때가 달릴 때보다 길다.
   ② 걸을 때에는 자기 체중의 최대 1.2배 정도의 지면반력이 측정된다.
   ③ 걸을 때에는 수직방향의 지면반력 그래프가 1개의 봉우리(피크) 형태로 나타난다.
   ④ 한 발이 지면에 닿을 때 수직방향의 지면반력 크기는 걸을 때가 달릴 때보다 작다.

4. 다음 보기는 뉴턴의 운동법칙 중 어떤 법칙을 말하는가?

   ─〈보기〉─
   모든 물체는 외부로부터 힘이 가해지지 않는 한 정지 또는 운동 상태를 유지한다.

   ① 관성의 법칙
   ② 가속도의 법칙
   ③ 운동량 보존의 법칙
   ④ 작용·반작용의 법칙

5. 선운동을 하는 운동량에 대한 설명을 나타낸 것이다. 보기에 들어갈 단어로 올바르게 짝지어진 것은?

   ─〈보기〉─
   운동량이란 물체가 운동할 때 가지는 특성으로 물체의 (㉠)과(와) (㉡)과(와)의 곱으로 나타낸다.

	㉠	㉡
①	질량	가속도
②	질량	속도
③	부피	가속도
④	부피	속도

6. 반발계수의 설명으로 옳은 것은?
   ① 반발계수의 값은 -1부터 1 사이의 값을 가진다.
   ② 반발계수는 충돌 직전과 직후 상대속도의 비로 나타낸다.
   ③ 찰흙을 떨어뜨려서 바닥에 붙었다면 이때의 반발계수는 -1이다.
   ④ 농구공을 1m 높이에서 떨어뜨려서 0.5m 튀어 올랐다면 반발계수는 0.5이다.

7. 운동량과 충격량에 대한 설명으로 올바르지 <u>않은</u> 것은?
   ① 운동량의 변화량은 곧 충격량을 뜻한다.
   ② 운동량과 충격량은 크기와 방향을 가지고 있는 벡터량이다.
   ③ 착지할 때 다리를 구부려 착지하면 펴서 착지할 때보다 충격량이 작아진다.
   ④ 농구공을 받을 때 가슴으로 끌어당기면서 받으면 손바닥에 작용하는 충격력을 줄일 수 있다.

8. 뉴턴의 운동법칙 세 가지를 쓰시오.

9. 힘의 3요소는 무엇인지 쓰시오.

10. 움직임에 따라서 마찰력의 종류를 세 가지로 나누어 쓰시오.

11. 운동량이 외력을 받지 않는 시스템 내부에서는 변하지 않는다는 법칙은 무엇인지 쓰시오.

12. 착지할 때 무릎을 굽히는 것은 무엇을 줄이기 위한 노력인지 쓰시오.

13. 운동량과 충격량의 관계에 대하여 설명하고 충격량을 늘이거나, 충격력을 줄이는 노력에 대하여 각각의 예를 쓰시오.

정답 및 해설 answers and explanations

1. ④
   힘이 작용하는 방향과 가속도의 방향은 같다.

2. ③
   마찰력은 물체가 움직이는 방향과 반대방향으로 작용한다.

3. ③
   걸을 때에는 수직방향으로 2개의 봉우리 형태로 나타난다.

4. ①
   버스가 급정거할 때 앞으로 쏠리는 현상과 같다.

5. ②
   운동량은 질량과 속도의 곱으로 나타낸 물리량이다.

6. ②
   반발계수는 0과 1 사이의 값을 가지며, 1일 때에는 완전탄성충돌이라고 한다. 충돌 전후의 상대속도의 비로 나타낼 수도 있고 높이의 비에 제곱근을 구하여 나타낼 수도 있다.

7. ③
   운동량의 변화가 없을 때 그와 같이 충격량도 변하지 않는다.

8. 관성의 법칙, 가속도의 법칙, 작용·반작용의 법칙

9. 크기, 방향, 작용점

10. 정지마찰력, 미끄럼마찰력, 구름마찰력

11. 운동량 보존의 법칙

12. 충격력

13. 운동량의 변화량은 충격량으로 정의할 수 있으며 속도와 질량의 곱이 운동량, 충격력과 시간을 곱한 값이 충격량이다. 충격력을 줄일 수 있는 동작으로는 무릎을 굽혀 착지를 하거나, 공을 잡을 때 가슴으로 끌어당기면서 잡는 동작을 들 수 있다. 충격량을 늘이기 위해서는 물체에 가해지는 시간을 길게 하면 되는데, 창을 던질 때 상체를 뒤로 최대한 젖혀 던지는 동작 등에서 볼 수 있다.

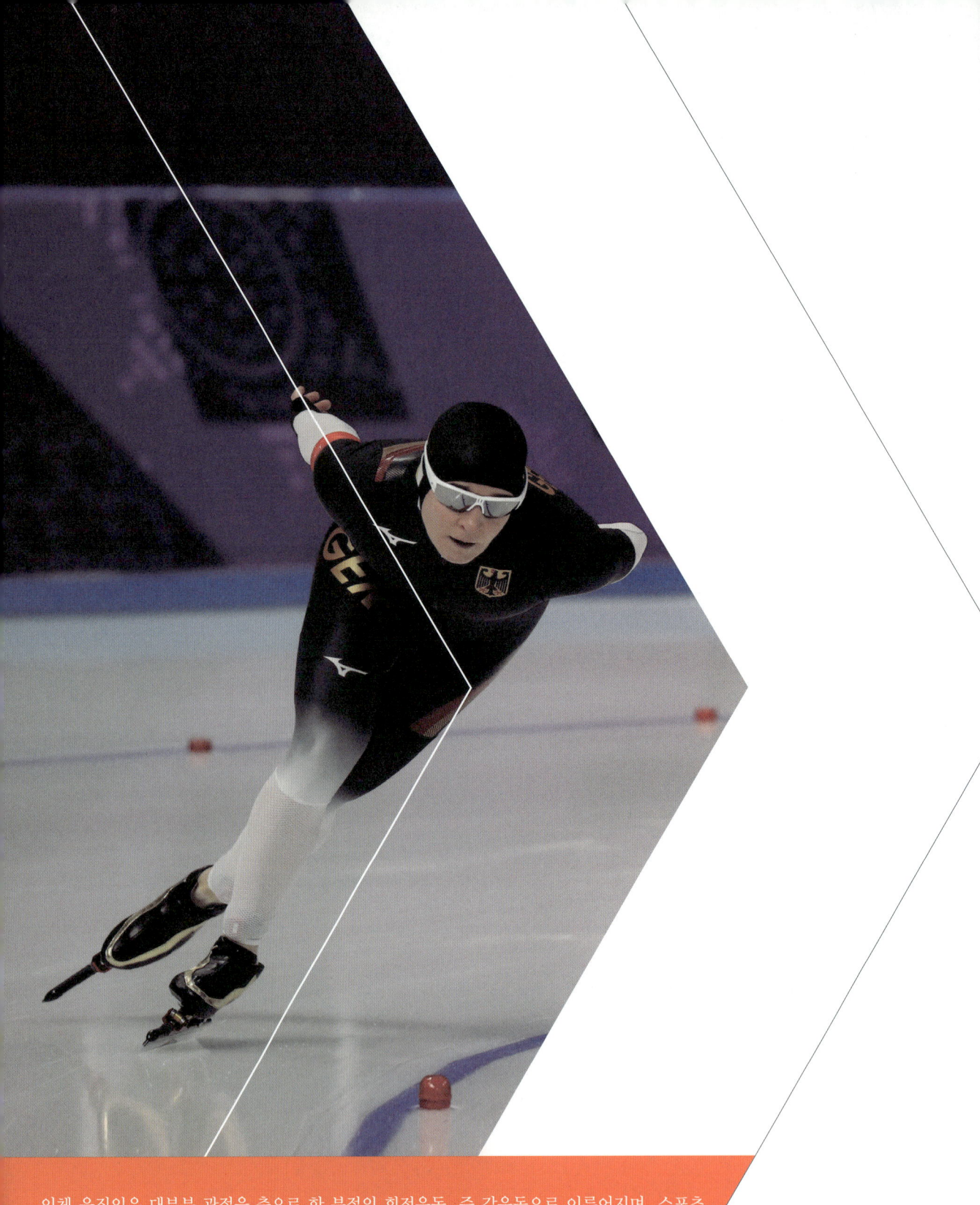

인체 움직임은 대부분 관절을 축으로 한 분절의 회전운동, 즉 각운동으로 이루어지며, 스포츠 장면에서도 다양한 형태의 각운동이 발생한다. 운동 특성에 따라 각운동을 효과적으로 유발하고 조절하는 것으로 운동 수행을 좌우하는 중요한 요인이다. 이 장에서는 각운동의 발생과 조절의 과학적 원리, 스포츠 장면에서의 적용 등에 대해 알아본다.

Section 8

각운동의 운동역학적 이해

chapter 01	토크(회전력, 힘의 모멘트)
chapter 02	관성모멘트(회전관성)
chapter 03	뉴턴의 각운동 법칙
chapter 04	각운동량과 각충격량
chapter 05	원운동과 구심력

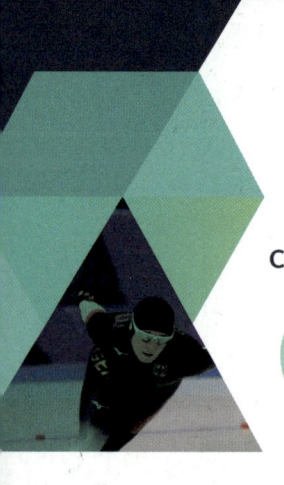

chapter

01 토크(회전력, 힘의 모멘트)

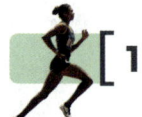

[1] 토크와 회전운동

앞에서 물체에 비평형의 외력이 작용하면 물체의 빠르기나 운동 방향, 즉 운동 상태가 변화됨을 배웠다. 힘에 의한 운동 상태의 변화(가속)는 선속도의 변화를 의미하는 것으로, 힘은 기본적으로 선운동과 관련되지만, 물체에 가해지는 상황에 따라 선운동과 함께 각운동을 일으키기도 한다.

〈그림 8-1〉과 같이 큐로 당구공을 타격하는 상황을 살펴보자. 공의 정중앙을 타격하면 (F_3) 공이 앞으로 직진하는(선운동) 반면, 좌우 측면을 타격하게 되면 (F_1과 F_2) 공이 회전하면서(각운동) 앞으로 나아가게 된다(선운동). 선운동을 유발하는 힘의 고유한 특성에 의해 정중앙과 측면 타격 모두 당구공이 선운동을 하지만, 측면 타격에서는 공의 회전이 부가적으로 발생한다. 이처럼 힘은 물체에 작용하는 상황에 따라 회전운동, 즉 각운동을 일으키는데, 물체의 회전을 일으키는 힘의 효과나 경향을 토크(torque)라 하며 회전력(돌림힘), 힘의 모멘트라고도 한다.

물체의 각운동을 유발, 정확하게는 각운동의 운동 상태를 변화시키는 토크는 힘의 작용선이 회전의 중심인 회전축을 지나지 않는 편심력(또는 이심력, eccentric force)이 물체에 작용할 때 발생한다. 토크는 힘이 작용하고, 그 힘의 작용선이 회전축을 지나지 않는 두 조건을 모두 충족할 때 발생한다. 또한 회전력(돌림힘)이라고도 표현하지만,

> **용어 풀이**
>
> **각운동(회전운동)** - 특정 회전축에 대해 물체를 구성하는 모든 질점이 동일한 시간에 동일한 각(angle)으로 이동하는 운동이며, 각운동의 회전축은 회전 평면에 직교함
>
> **편심력** - 힘의 작용선이 물체의 회전축(무게중심점)을 지나지 않는 힘으로 물체를 회전시키는 토크를 생성함

힘이 아니라 힘에 의한 회전 효과라는 점에 유의해야 한다.

힘의 작용선은 작용한 힘의 연장선으로 힘의 작용점과 작용 방향에 따라 결정된다. 골프 스윙에서 공을 임팩트할 때, 같은 지점(작용점)을 타격하더라도 스윙의 궤적(작용 방향)이 다르거나 스윙 궤적이 동일하더라도 타격점이 다르면 작용선이 달라진다. 외견상 유사한 스윙을 하는 것처럼 보이지만, 힘의 작용 특성에 따라 공의 진행 방향이 다르고 공의 회전에 차이가 있다.

> **용어 풀이**
>
> **힘의 작용선** – 작용한 힘의 연장선으로 힘의 작용점과 작용 방향에 의해 결정됨

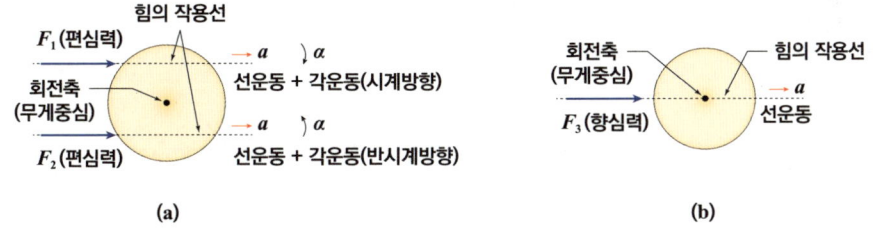

〈그림 8-1〉 힘의 작용 상황에 따른 토크의 생성과 물체의 운동

회전축은 회전운동의 중심이 되는 축으로, 운동 상황에 따라 물체의 무게중심이나 특정한 지점을 통과하는 선이 회전축이 된다. 축구공, 공중에서 앞 돌기를 하는 인체와 같이 특정한 지점에 구속되지 않고 자유롭게 운동할 수 있는 경우에는 무게중심을 통과하는 선이 회전축이 된다. 반면, 운동체가 다른 물체에 고정되어 분리되지 않았을 때는 접촉지점이 회전축이 되는데, 양손으로 잡고 휘두르는 야구 스윙, 받침대에서 상하로 움직이는 시소, 철봉 대차돌기 등의 회전에서는 손, 받침대, 철봉을 통과하는 선이 각각 회전축이 된다. 특히 일련의 운동 상황에서 회전축이 달라지기도 하는데, 철봉을 잡고 대차돌기를 하는 동안에는 철봉이 회전축이 되지만 착지를 위해 철봉을 이탈한 이후의 공중 동작에서는 전신의 무게중심이 회전축이 되고, 착지 순간에는 양발로 지면에 딛는 지점이 회전축이 된다. 회전축은 회전 중심점을 통과하는 선의 개념으로, 평면 운동의 경우 회전축이 운동 평면에 직교하기 때문에 위의 철봉 대차돌기의 예와 같이 특정 지점으로 표현하기도 하는데, 이 역시 특정 지점을 통과하는 축으로 이해해야 한다.

지금까지 각운동을 일으키는 편심력의 작용에 관해 설명했지만, 편심력이 작용할 때 선운동을 유발하는 힘 자체의 효과는 그대로 유지되므로 물체는 선운동

과 각운동이 결합한 복합운동을 한다. 야구의 커브볼, 탁구의 드라이브와 커트, 체조의 앞 공중 돌기 등은 편심력 작용으로 발생한 복합운동의 예로서, 이와 같은 상황은 스포츠 장면에서 빈번하게 발생한다. 반면, 공의 정중앙을 타격하는 경우처럼 힘의 작용선이 회전축을 지난다면 물체는 선운동만 하게 된다.

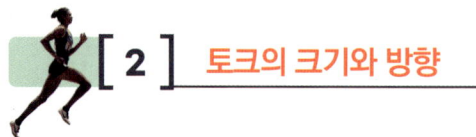

[2] 토크의 크기와 방향

용어 풀이

모멘트암 - 힘의 작용선에서 회전축까지의 수직거리(최단 거리)로, 힘과 모멘트암의 곱으로 토크의 크기가 결정됨

토크의 크기는 작용한 힘의 크기와 모멘트암(moment arm)의 곱으로 결정된다(식①, 〈그림 8-2〉). 여기서 모멘트암은 힘의 작용선에서 회전축까지의 수직거리(최단 거리)를 의미하는데, 힘의 작용점에서 회전축까지의 거리와는 다르다. 예컨대, 축구공을 임팩트하는 순간의 모멘트암은 발이 공과 접촉하는 작용점에서 회전축(무게중심)까지의 거리가 아니라 힘의 작용선에서 회전축까지의 수직거리를 의미한다.

$$\tau = F \cdot \perp d \quad \text{①}$$

여기서, τ는 토크, F는 힘, $\perp d$는 모멘트암이다(단위: N·m).

토크는 큰 힘을 가할수록 또한 모멘트암이 클수록 증가한다. 즉, 큰 힘을 모멘트암을 증가시켜 작용하면 물체의 회전을 극대화할 수 있고 같은 크기의 힘이라도 모멘트암을 증가시키면 큰 토크를 얻을 수 있다.

이러한 원리는 많은 스포츠 장면에 적용되는데, 예컨대 다이빙 경기에서 보드를 강하게 밀어 반작용력을 크게 함과 동시에 도약 순간 몸을 전방으로 기울임으로써 반작용력이 인체 무게중심의 뒤쪽에 작용하도록 해야 토크를 증가시킬 수 있으며, 탁구공의 윗부분을 큰 힘으로 타격함으로써 토크를 증가시켜 강력한 톱스핀을 줄 수 있다. 또한 휠체어의 핸드림(hand rim)이나 자전거 뒷바퀴 체인의 반경을 크게 하면 좀 더 큰 토크를 생성하여 바퀴를 빠르게 회전시킬 수 있고, 씨름이나 유도경기에서 상대방의 발목을 걸어 회전축을 형성하고 상체 윗부분을 밀면 모멘트암이 증가하여 손쉽게 상대방을 넘어뜨릴 수 있다.

토크는 벡터 물리량으로 크기뿐만 아니라 방향이 존재하며, 회전축에 대한 힘 작용선의 상대적 위치로 결정된다. 2차원 평면운동에서 토크는 반시계방향과 시계방향으로 구분하며 일반적으로 반시계방향을 양(+), 시계방향을 음(−)으로 설정한다. 예컨대, 시소 기구에서 가운데 받침점을 기준으로 왼

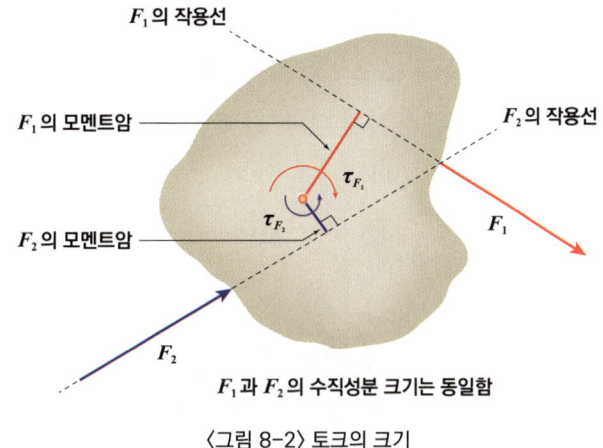

〈그림 8-2〉 토크의 크기

쪽에 있는 사람은 시계방향의 토크를, 오른쪽에 있는 사람은 반시계방향의 토크를 각각 생성하며, 이러한 토크의 방향은 수직 아래로 작용하는 체중(힘)의 작용선과 가운데 받침점의 상대적인 위치에 따라 결정된다.

스포츠 장면에서 특정 방향으로의 각운동을 일으키는 경우, 회전축과 힘의 작용선의 위치를 고려하여 토크를 발생시켜야 한다. 예컨대, 탁구공을 순회전(톱스핀) 시키기 위해서는 공의 중심 윗부분을 타격하는 드라이브 기술을 통해 시계방향의 토크를 만들어야 하고, 역회전(백스핀) 시킬 때는 아랫부분을 타격하는 커트 기술로 반시계방향의 토크를 생성해야 한다(공은 왼쪽에서 오른쪽으로 진행). 이는 전신의 각운동에도 적용되는데, 체조 앞공중돌기의 경우, 도약 순간 지면에서 발생하는 반작용력이 전신의 무게중심 뒤쪽에 작용하도록 발구름해야 시계방향의 토크를 유발해 손쉽게 회전을 할 수 있다.

지금까지 단일한 힘의 작용에 대해 살펴보았지만, 인체 움직임이나 스포츠 장면에서는 여러 개의 힘이 작용하는 경우가 대부분이다. 물체에 여러 개의 힘이 가해지면 작용한 각 힘이 서로 합쳐지거나 상쇄된 알짜토크에 의해 선운동이 일어나고, 같은 원리로 각 힘에 의한 토크가 합쳐지거나 상쇄된 알짜토크에 의해 각운동이 발생한다. 예컨대, 〈그림 8-2〉와 같이 F_1과 F_2가 물체에 작용하면, 우선 선운동 측면에서 반대 방향으로 작용한 F_1과 F_2의 수직성분은 서로 상쇄되어

수직 방향의 알짜힘이 '0'이 되는 반면, 같은 방향으로 작용한 수평성분의 힘들이 더해져 물체는 오른쪽으로 선운동을 하게 된다. 또한, 편심력으로 작용한 F_1과 F_2는 물체를 각각 시계방향과 반시계방향으로 회전시키는 토크를 유발하는데, 두 토크가 일부 상쇄되고 최종적인 알짜토크에 의해 물체는 시계방향의 회전운동을 하게 된다. 결국 물체는 시계방향으로 회전하면서 오른쪽으로 선운동을 하게 된다.

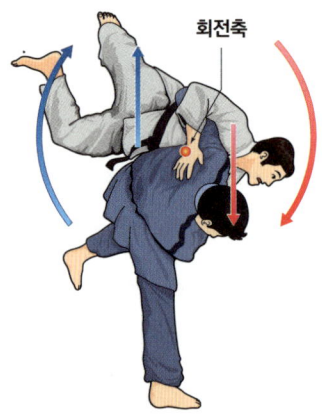

〈그림 8-3〉 짝힘의 원리를 이용한 유도의 업어치기 동작

한편, 물체에 크기가 같고 방향이 반대인 두 힘, 즉 짝힘(couple force)이 작용하면, 두 힘의 선운동 경향은 서로 상쇄되고 각 힘의 토크에 의해 물체를 회전시키는 경향만 존재하기 때문에 물체는 제자리에서 각운동을 하게 된다. 〈그림 8-3〉과 같이 유도의 업어치기 동작은 상대방의 무게중심을 축으로 상대방의 엉덩이를 위로 들어 올림과 동시에 상체를 아래로 잡아당김으로써 같은 방향의 토크를 생성하여 상대방을 회전시키는 것으로, 상하 두 힘의 크기가 같지 않더라도 짝힘의 원리가 유사하게 적용된 예이다. 즉, 팔의 당기는 힘과 허리를 들어 올리는 힘이 짝힘으로 작용하여 상대방을 손쉽게 회전시킨다. 만약 두 힘에 의한 토크가 크기가 같고 방향이 반대인 경우라면 토크 역시 서로 상쇄되어 물체는 선운동뿐만 아니라 각운동도 일어나지 않는다. 엄지와 검지로 컵을 잡아들고 있다면, 좌우에서 작용한 (짝)힘은 물론 이에 따른 토크도 서로 상쇄되어 컵이 움직이지 않는 것이다.

> **용어 풀이**
>
> **짝힘** - 같은 평면상에서, 크기가 같고 평행하면서 방향이 반대인 두 힘을 의미하며, 짝힘이 작용하면 물체는 선운동하지 않고 각운동만 하게 됨

[3] 토크와 분절 운동

인체는 머리, 몸통, 좌우 양측의 위팔, 아래팔, 손, 윗다리, 아랫다리, 발 등 여러 개의 분절이 서로 연결되어 있으며, 인체 운동의 대부분이 관절을 축으로 한 분절의 각운동으로 이루어진다. 분절의 각운동은 근수축으로 발생하는 근력이 만들어 내는 추진 토크(내적 토크)와 외부 저항력에 의한 저항 토크(외적 토크)의 상호 작용에 의해 움직임이 결정된다.

추진 토크는 원하는 움직임을 위해 능동적으로 발현하는 토크로, 팔꿈치관절을 축으로 한 암컬(arm curl) 동작에서 위팔근(상완근)의 근력으로 아래팔을 굴곡시키는 토크, 축구 킥 동작에서 넙다리네갈래근(대퇴사두근)의 근력에 의해 아랫다리를 신전시키는 토크 등을 말한다. 한편, 저항 토크는 원하는 동작을 수행하기 위해 극복해야 하는 저항 부하에 의한 토크를 의미하는데, 외부의 저항과 함께 분절 자체의 무게에 의한 토크도 포함된다. 예컨대, 암컬 동작에서는 아래팔과 손의 무게, 그리고 덤벨의 무게에 의해 발생하는 토크가 저항 토크가 된다.

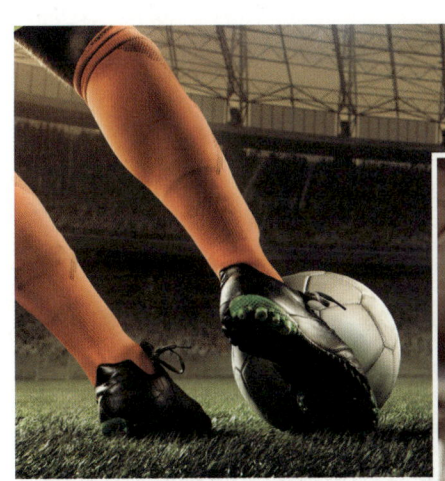
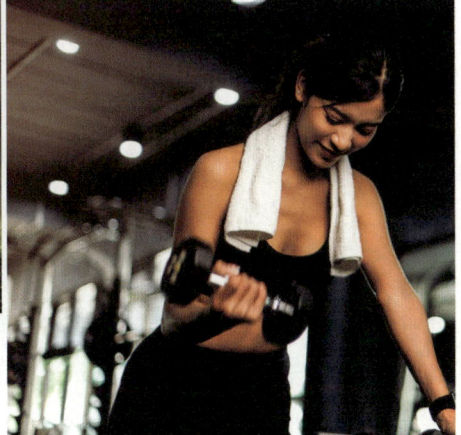

▶ 인체 운동의 대부분은 관절을 축으로 한 분절의 각운동으로 이루어진다.

구체적으로 암컬 동작을 나타내는 〈그림 8-4〉에서 추진 토크는 근력과 회전축(팔꿈치관절)에 대한 근력의 모멘트암의 곱으로 (근력×모멘트암, 반시계방향), 저항 토크는 저항 부하와 축(관절)에 대한 저항 부하의 모멘트암의 곱으로 〈(아래팔과 손의 무게×모멘트암, 시계방향)+(덤벨×모멘트암, 시계방향)〉 각각 결정되며 추진 토크와 저항 토크의 차이에 따라 운동 방향이 달라진다. 추진 토크가 저항 토크보다 크면 굴곡운동이 일어나고〈그림 8-4(b-1)〉. 동일하면 분절의 회전이 일어나지 않고〈그림 8-4(b-2)〉, 추진 토크가 저항 토크보다 작으면 신전운동이 이루어진다〈그림 8-4(b-3)〉. 이러한 관계에 따라 덤벨의 무게가 증가할수록 저항 토크가 증가하고 이를 극복하기 위해 좀 더 큰 근력이 필요하다.

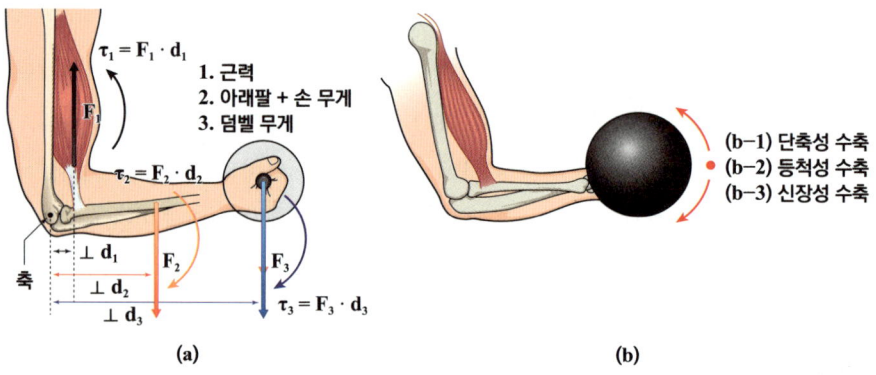

〈그림 8-4〉 암컬 동작의 추진 토크와 저항 토크

위의 추진 토크와 저항 토크에 관련하여 몇 가지 유의할 점이 있다. 첫째, 운동 방향에 따라 분절의 회전에 작용하는 토크가 달라진다. 예컨대, 암컬 동작과 같이 중력이 작용하는 수직 방향의 운동에서는 아래팔, 손, 덤벨의 무게에 의한 저항 토크가 작용하지만, 수평면상에서 이루어지는 팔꿈치 굴곡·신전 동작에서는 분절과 덤벨의 무게가 수평면상에서의 저항 토크로 작용하지 않는다.

둘째, 추진 및 저항 토크의 차이에 따른 분절의 회전운동은 근육의 수축 형태와도 연관된다. 〈그림 8-4(b)〉에서 암컬 동작의 주동근인 위팔근(상완근)은 〈그림 8-4(b-1)〉의 경우에 길이가 짧아지는 단축성 수축을 하는 반면, 〈그림 8-4(b-2)〉에서는 길이가 변하지 않는 등척성 수축, 그리고 〈그림 8-4(b-3)〉

에서는 길이가 늘어나는 신장성 수축을 한다. 근육은 신경자극에 의해 항상 근육의 중심부로 잡아당기는 근력을 생성하지만, 추진 토크와 저항 토크의 차이에 따라 근수축 과정에서 근육의 실제 길이가 그대로 유지되거나 짧아지거나 늘어난다.

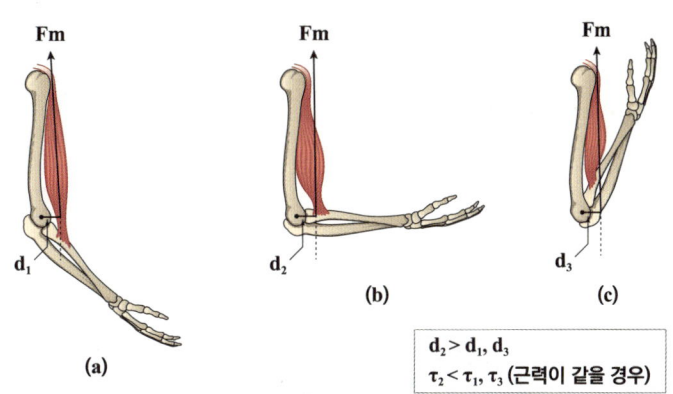

〈그림 8-5〉 관절각에 따른 근력 모멘트암의 변화

셋째, 근력의 모멘트암의 크기가 일정하지 않고 관절각에 따라 변화한다. 근육은 건을 통해 뼈의 특정한 부위에 고정되어 있으므로 관절각이 변하면 근육의 길이와 함께 관절중심(축)에 대한 근력의 모멘트암의 크기도 달라진다. 일반적으로 관절의 운동 범위 끝단, 즉 완전히 굽히거나 편 상태에서 모멘트암의 크기가 작아지고 운동 범위 중간 정도에서 크기가 증가한다. 따라서 관절각이 변하는 동작 수행에서, 모멘트암이 감소한 지점에서 상대적으로 큰 근력이 요구된다. 예컨대, 암컬 동작에서 팔꿈치를 완전히 신전된 초기 지점에서 부하를 들어 올리기 힘든 것은 모멘트암의 감소가 그 원인이라고 할 수 있다.

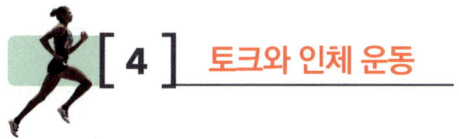 [4] 토크와 인체 운동

지금까지 살펴본 분절 운동에 대한 토크의 작용은 전신 운동에도 동일하게 적용할 수 있다. 〈그림 8-6〉은 전신 운동에 작용하는 추진 토크와 저항 토크를 나타내고 있다. 윗몸일으키기에서 엉덩관절을 축으로 상체를 굴곡시키는 근력이 추진 토크를, 엉덩관절에서 머리까지의 무게가 저항 토크를 각각 생성하고〈그림 8-6(a)〉, 상체 무게에 의한 저항 토크보다 근력에 의한 추진 토크가 커야 윗몸일으키기를 할 수 있다. 팔굽혀펴기에서는 발끝 축에 대하여 양팔을 펴면서 지면을 미는 힘이 추진 토크를 만들고 전신의 무게가 저항 토크를 생성한다〈그림 8-6(b)〉. 두 동작 모두 수직 상방향의 움직임을 위해 저항 토크보다 추진 토크를 생성해야 한다.

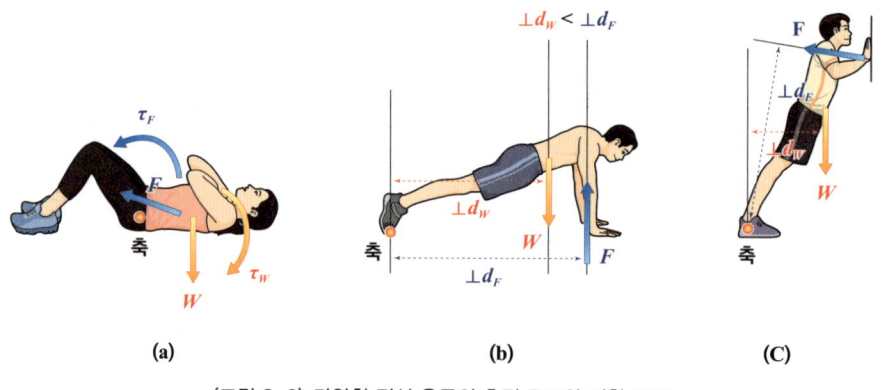

〈그림 8-6〉 다양한 전신 운동의 추진 토크와 저항 토크

여기서 동일한 동작이라도 자세나 수행 방법에 따라 근력 부담이 달라짐에 유의할 필요가 있다. 윗몸일으키기에서 머리 뒤쪽에 둔 팔을 가슴 쪽으로 내리면 저항 부하인 상체 무게의 중심이 엉덩관절에 가까워져 모멘트암이 감소하기 때문에 좀 더 작은 근력으로 운동을 수행할 수 있다. 팔굽혀펴기에서도 무릎을 지면에 대고 운동함으로써 아랫다리의 무게를 저항 부하에서 덜어내거나, 비스듬히 서서 벽이나 책상에 손을 짚고 운동함으로써 저항 토크의 모멘트암을 줄이면 모두 저항 토크가 감소하여 좀 더 손쉽게 운동을 할 수 있다〈그림 8-6(b)〉. 반면 윗몸일으키기에서 가슴 부위에 원판으로 부하를 추가하여 저항 부하를 증가시키거나, 무릎관절과 엉덩관절을 펴 누운 자세를 통해 근력의 모멘트암을 감소시키는 방법들은 근력의 부담을 증가시키게 된다. 체력 운동에서 개개인의 근력 차이를 고려할 때, 자세나 수행 방법의 변화를 통해 근력 부담을 조정하면, 각자에게 맞는 적정한 운동을 수행할 수 있다. 또한, 자세나 수행 방법에 따른 근력 부담의 차이는 운동 상해 요인에도 영향을 미친다. 예컨대, 물건을 들어 올리는 동작에서 상체를 세우고 저항 부하(물체)를 최대한 몸에 밀착시키면 상체와 물체의 무게로 인한 저항 토크가 감소하여 좀 더 작은 배근력으로 물건을 들어 올릴 수 있고, 이는 척추에 가해지는 부하도 감소시켜 부상의 위험을 줄일 수 있다.

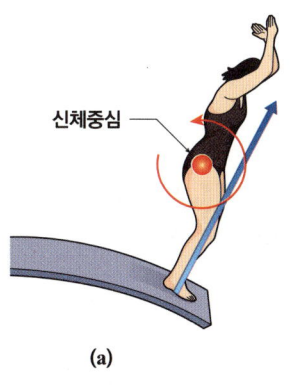
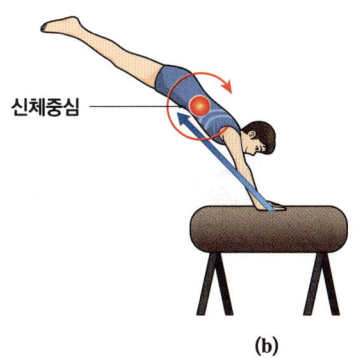

(a) 스프링보드의 반력에 의한 시계반대방향의 토크로 뒤공중돌기를 할 수 있다.

(b) 뜀틀의 반력에 의한 시계방향의 토크로 앞공중돌기를 할 수 있다.

〈그림 8-7〉 다이빙의 뒤 공중 돌기와 뜀틀의 앞 공중 돌기를 위한 힘 작용과 토크 생성

한편, 전신의 관점에서 외력에 의한 토크도 인체 운동에 영향을 미친다. 체조 평균대 경기에서 신체중심이 기저면인 평균대를 벗어나면 중력에 의한 토크가 발생하여 안정성이 감소하게 되고, 빠른 시간에 이를 회복하지 못하면 평균대에서 떨어지게 된다. 또한, 지면이나 외부 물체에서 작용하는 반작용력에 의한 토크를 이용하여 전신의 회전운동을 유발하기도 하는데, 다이빙 경기나 체조 뜀틀 경기에서 보드나 뜀틀을 전략적으로 밀어냄으로써 신체중심을 벗어난 반작용력과 이를 통한 토크를 유도함으로써 자신이 원하는 방향의 회전운동을 유발할 수 있다.

〈그림 8-7(a)〉는 무게중심 앞에 작용하는 스프링보드의 반력에 의한 반시계방향 토크로 뒤 공중 돌기를 시도하는 모습이고, 〈그림 8-7(b)〉는 무게중심 뒤에 작용하는 뜀틀의 반력에 의한 시계방향 토크로 앞 공중 돌기를 시도하는 모습이다.

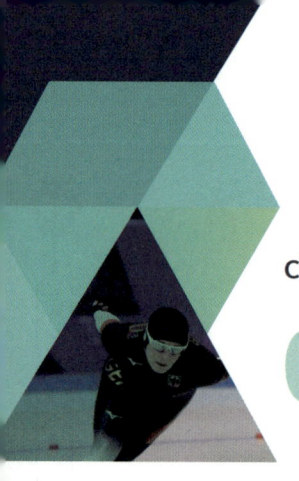

chapter 02 관성모멘트(회전관성)

[1] 관성모멘트와 각운동의 관성

관성이란, 물체가 원래의 운동 상태를 유지하려는 성질을 의미한다. 선운동에서 관성의 크기는 물체의 질량에 비례한다. 각운동에서도 물체는 자신의 회전 상태를 유지하려는 특성이 있으며, 이를 관성모멘트 또는 회전관성이라고 한다. 원래의 운동 상태를 유지하려는 관성은 외부 작용에 의해 정지해 있는 물체를 움직이려 할 때나, 운동하고 있는 물체의 빠르기나 방향을 변화시키려 할 때 저항하는 속성으로도 이해할 수 있다. 따라서 각운동을 유발하는 토크가 작용할 때, 관성모멘트가 작으면 각운동의 변화가 많이 일어나고, 관성모멘트가 크면 그만큼 각운동의 변화도 작아진다. 또한, 관성모멘트는 원하는 각운동의 변화(각가속도)에 필요한 토크의 크기에 영향을 미친다. 예컨대, 정지되어 있는 물체를 회전시키려 할 때, 관성모멘트가 클수록 좀 더 큰 토크를 작용시켜야 한다.

선운동에 대한 관성의 정도는 물체의 질량에 비례하는 반면, 회전축에 대한 물체의 관성모멘트는 질량의 크기와 함께 회전축에 대해 질량이 분포되어 있는 정도에 따라 결정된다. 구체적으로 회전축에 대한 개별 질량 요소(질점)의 관성모멘트의 크기는 질량과 회전축에서 질점까지의 거리를 제곱한 값의 곱이 된다. 개념을 확장해서, 여러 질량 요소로 구성된 물체의 관성모멘트는 회전축에 대한 각 질량 요소의 관성모멘트를 모두 합한 값이 된다(식②). 실제 운동 기술의 분석에서는 특정 회전축에 대한 물체 전체의 질량 분포를 대표하는 값을 통해 관성모멘트를 추정하는데, 이를 회선반경(radius of gyration)이라고 한다(식③). 회선반경은 관성모멘트와 관련이 측정 회전축에 대한 물체의 질량 분포를 대표하는 값으로, 회전축으로부터 물체의 총 질량이 모여 있는 가상의 위치까지의 거리를 의미한다. 만약 특정 회전축에 대한 회전운동에서 질량이 5 kg이고 회선반경이 20 cm인 물체의 관성모멘트는 0.2 kg·m²이다[(5 kg)·(0.2 m²)].

$$I = \sum_{i=1} m_i \cdot r_i^2 \quad \text{②}$$
$$I = M \cdot k^2 \quad \text{③}$$

여기서 I는 관성모멘트, i는 물체를 구성하는 질량 요소와 그 수, m_i는 각 질점의 질량, r_i는 회전축에서 질점까지의 거리, M은 물체의 전체 질량, k는 회선반경이다(단위: kg·m²).

위 수식에 따라 관성모멘트는 질량이 크고 회전축으로부터 질량이 멀리 분포할수록 증가하고, 질량이 작고 회전축에 가깝게 질량이 분포할수록 작아진다. 관성모멘트가 질량과 질량 분포의 두 가지 요인에 의해 결정되지만, 질량 또는 질량 분포의 단일한 영향에 의해서도 달라진다. 우선 질량 분포가 동일한 물체라도 질량의 크기에 따라 관성모멘트가 달라지는데, 가벼운 야구 배트보다 무거운 배트를 스윙하기 어려운 것은 질량의 영향으로 관성모멘트가 증가하기 때문이다. 또한, 물체의 질량은 동일하지만, 회전축에 대한 질량 분포에 따라 관성모멘트가 변하기도 하는데, 예컨대 야구 배트나 배드민턴 라켓의 손잡이 부분 중 도구 중앙 쪽으로 그립을 짧게 잡으면 회전축에 좀 더 가깝게 질량이 분포함으로써 관성모멘트가 감소하므로 도구 끝부분을 잡을 때 좀 더 쉽게 스윙할 수 있다.

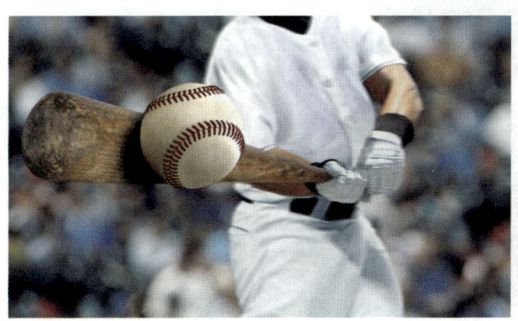

▶ 야구에서 배트의 중앙 쪽으로 짧게 잡으면 관성 모멘트가 감소한다.

[2] 인체의 관성모멘트

여러 분절로 구성된 인체는 특정 회전축에 대한 각 분절의 관성모멘트를 모두 합한 값이 전신의 관성모멘트가 된다. 구체적으로 전신의 질량중심(무게중심)을 통과하는 가상의 선을 회전축으로 가정할 때, 특정 분절의 질량과 회전축에서 분절의 무게중심까지의 최단 거리의 제곱을 곱한 값이 해당 분절의 관성모멘트가 되고, 이러한 방식으로 산출한 각 분절의 관성모멘트를 모두 합한 값이 전신의 관성모멘트가 된다. 구체적으로 특정 회전축에 대한 전신의 관성모멘트는 아래와 같이 구할 수 있다.

$$\begin{aligned} I_{전신} &= I_{머리} + I_{몸통} + I_{우측위팔} + ... + I_{좌측넓적다리} + I_{좌측정강이} + I_{좌측발} \\ &= m_{머리} \cdot r^2_{머리} + m_{몸통} \cdot r^2_{몸통} + m_{우측위팔} \cdot r^2_{우측위팔} + ... \\ &\quad + m_{좌측넓적다리} \cdot r^2_{좌측넓적다리} + m_{좌측종아리} \cdot r^2_{좌측종아리} + m_{좌측발} \cdot r^2_{좌측발} \end{aligned}$$

여기서 I는 관성모멘트, m은 각 분절의 질량, r은 회전축에서 분절 질량중심까지의 최단 거리이다.

〈그림 8-8〉과 같이 전신의 관점에서 인체의 관성모멘트는 회전축의 방향, 회전축의 위치, 그리고 자세에 따라 달라진다. 우선 회전축의 방향에 따라 관성모멘트는 달라지는데, 제자리에 선 해부학적 자세에서 각 분절은 인체 정중선을 통과하는 장축에 가깝게 위치하므로 장축에 대한 관성모멘트가 좌우축과 전후축에 대한 관성모멘트보다 작다. 좌우축을 중심으로 한 핸드스프링 동작보다는 장축을 중심으로 한 스핀 동작을 수행하기가 상대적으로 수월한 것은 장축에 대한 관성모멘트가 작기 때문이다.

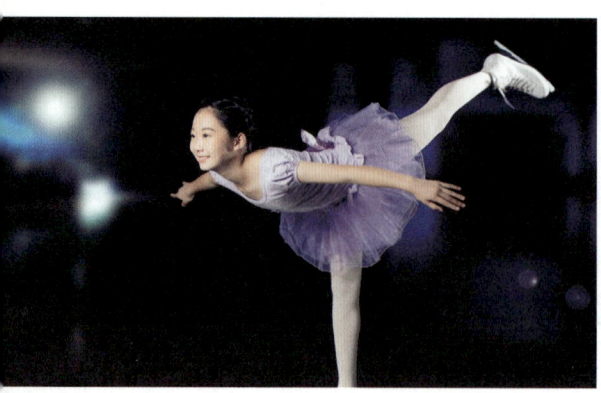

◀ 피겨 스케이팅에서 관성 모멘트는 회전축의 방향에 따라 달라진다.

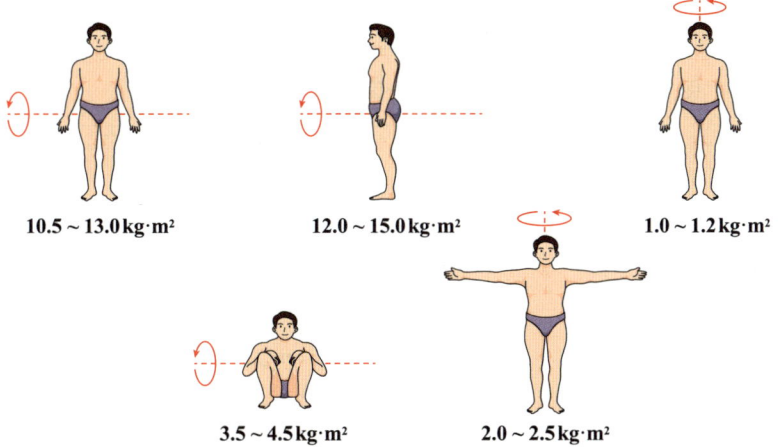

〈그림 8-8〉 회전축의 방향과 인체 자세에 따른 전신의 관성모멘트

    또한, 회전축의 위치에 따라서도 관성모멘트도 달라지는데, 회전축의 방향이 같다고 가정할 때, 회전축이 신체중심을 통과할 때의 관성모멘트가 가장 작다. 예컨대, 철봉 대차돌기를 하는 동안 회전축인 철봉에 대한 전신의 관성모멘트는 철봉을 이탈한 공중 동작 구간의 무게중심을 통과하는 회전축에 대한 관성모멘트보다 상대적으로 크다. 이처럼 평행한 두 회전축과 관련하여 물체의 질량중심을 통과하는 회전축과 이와 평행한 다른 축에 대한 각각의 관성모멘트 사이에는 일정한 관계성이 있는데, 이를 평행축 정리(parallel axis theorem)라고 한다. 평행축 정리를 이용하여 평행한 다른 회전축에 대한 관성모멘트는 아래와 같이 산출한다〈그림 8-9, 식④〉.

$$I = I_{com} + (m \cdot r^2) \quad \cdots\cdots\cdots ④$$

    여기서 I는 특정 회전축에 대한 관성모멘트, I_{com}는 질량중심을 통과하는 축에 대한 관성모멘트, m은 질량, r는 두 회전축 사이의 거리를 의미한다.
    반면 종아리 분절의 질량이 3.2 kg, 종아리 질량중심을 통과하는 좌우축에 대한 종아리의 관성모멘트가 0.12 kg·m^2, 엉덩관절에서 종아리 질량중심까지의 거리가 0.5 m라 하면 엉덩관절을 통과하는 회전축에 대한 종아리의 관성모멘트는 아래와 같이 산출할 수 있다.

$$I_{엉덩관절} = I_{종아리질량중심} + (m_{종아리} \cdot r^2_{엉덩관절-종아리질량중심})$$
$$= (0.12) + (3.2 \cdot 0.5^2) = 0.92 \text{ kg} \cdot \text{m}^2$$

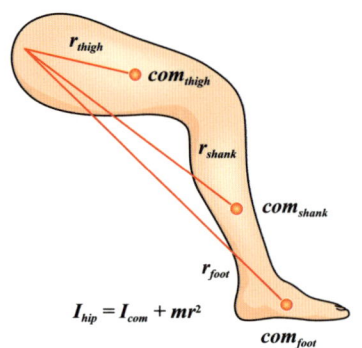

〈그림 8-9〉 평행축 정리를 이용한 관성모멘트 산출

    평행축 정리는 실제 인체 동작을 분석하고 이해하는 데 매우 중요하다. 일반적으로 선행연구 자료를 통해 인체 각 분절의 질량중심과 분절의 끝단(근위단, 원위단)에 대한 관성모멘트를 알 수 있지만, 실제 인체 동작에서는 분절 밖에 위치한 회전축을 중심으로 한 분절의 회전운동이 발생한다. 예컨대, 축구 킥 동작에 영향을 미치는 요인은 엉덩관절에 대한 다리 전체의 관성모멘트이며, 이는 엉덩관절에 대한 넓적다리, 종아리, 발 분절의 개별 관성모멘트의 합으로 구성된다. 따라서 질량중심에 대한 개별 분절의 관성모멘트와 평행축 정리를 통해 엉덩관절에 대한 각 분절의 관성모멘트를 산출해야 킥 동작에 대한 실제 관성모멘트를 알 수 있다.

    마지막으로 여러 개의 분절로 구성된 인체가 그 자세가 달라지면 회전축(무게중심 축 또는 특정한 회전축)에 대한 분절들의 상대적인 위치(거리)가 변하므로 관성모멘트 역시 달라진다. 예컨대, 다이빙 선수가 공중에서 전방 회전을 할 때 몸을 웅크리면 무게중심을 통과하는 좌우축에 대한 관성모멘트가 감소하는 반면, 전신을 쭉 펴면 관성모멘트가 증가한다. 이러한 자세 변화를 통한 관성모멘트의 조절은 각속도를 조절해야 하는 다양한 운동 장면에서 효과적으로 활용할 수 있다.

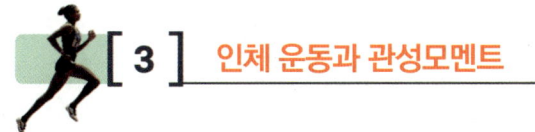

[3] 인체 운동과 관성모멘트

　인체 운동 대부분은 분절과 전신의 각운동으로 이루어지기 때문에 관성모멘트는 운동 수행에 중요한 요인으로 작용한다. 관성모멘트의 원리를 이해하고 동작의 목적에 따라 관성모멘트를 효과적으로 조절하면 좀 더 효과적으로 운동을 수행할 수 있다.

　우선 분절 운동에서 각운동에 관여하는 관절의 각을 변화시킴으로써 관성모멘트를 효과적으로 조절할 수 있다. 이는 관절각에 따라 회전축에 대한 분절의 상대적인 위치가 변하기 때문이다. 예컨대, 100 m 달리기나 축구 킥 동작에서 엉덩관절을 축으로 다리를 전방 회전시킬 때 무릎관절을 최대한 굴곡 시키면 종아리와 발이 엉덩관절에 가까워져 관성모멘트가 감소하기 때문에 전방 각속도를 증가시키는 데 유리하다〈그림 8-10(a)〉.〈그림 8-10(b)〉와 같이 배드민턴 스매싱, 배구 스파이크, 야구 피칭 등의 전방 스윙 구간에서도 팔꿈치와 손목관절을 굴곡 시키면 어깨관절(회전축)에 대한 관성모멘트가 감소하기 때문에 좀 더 빠른 회전을 유도할 수 있다. 즉, 관절을 굽혀 회전축(엉덩관절과 어깨관절)에 가깝게 질량을 모으면 관성모멘트가 감소하여 각속도를 높일 수 있다.

　전신의 관점에서도 자세 변화, 즉 인체 질량의 재분배를 통해 관성모멘트를 조절하면 동작 특성에 맞게 각운동을 수행할 수 있다. 예컨대,〈그림 8-10(c)〉와 같이 피겨스케이팅에서 무게중심을 통과하는 장축에 대한 스핀 동작을 수행할 때 팔과 다리를 몸에 가깝게 붙이거나 펼침으로써 관성모멘트를 변화시켜 각속도를 효과적으로 조절할 수 있다. 또한, 체조나 다이빙의 앞 공중 돌기를 수행할 때, 빠른 회전운동이 요구되는 초반에는 인체중심 쪽으로 몸을 웅크려 관성모멘트를 작게 하고, 후반에는 착지나 입수를 대비하여 몸을 신전시킴으로써 관성모멘트를 증가시켜 각속도를 줄이는 것이 좋다.

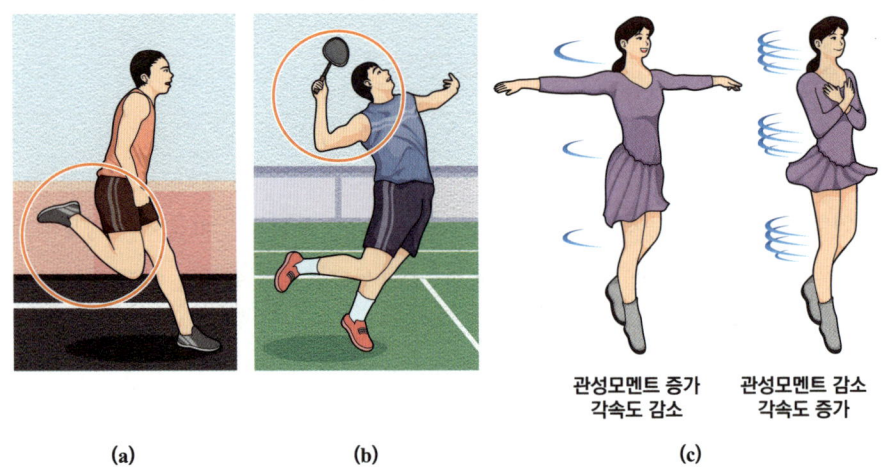

(a) (b) (c)

〈그림 8-10〉 자세에 따른 관성모멘트와 각속도의 변화

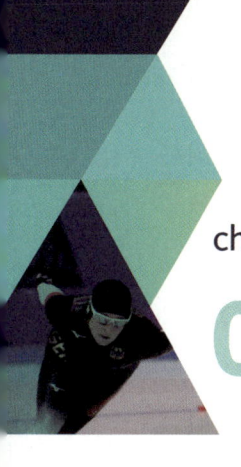

chapter 03 뉴턴의 각운동 법칙

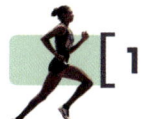 **[1] 제 1법칙: 각관성 법칙**

　앞선 장에서 물체의 선운동에 적용되는 뉴턴의 세 가지 운동법칙을 설명한 바 있다. 각운동에서도 뉴턴의 운동법칙은 유사하게 적용되는데, 선운동의 운동법칙에서 제시된 물리적 요인인 힘, 질량, 선속도가 각운동에서 토크, 관성모멘트, 각속도로 대체된다.

　우선 각운동에 대한 뉴턴의 제 1운동법칙은 "외부에서 비평형의 토크가 작용하지 않을 때 물체는 원래의 회전 상태를 그대로 유지하려 한다."는 것으로, 각관성 법칙이라고도 한다. 여기서 회전 상태, 즉 각속도를 유지한다는 것은 정지된 물체는 계속 정지해 있고, 회전하고 있는 물체는 원래의 각속도로 계속 운동함을 의미한다. 거꾸로 뒤집어 놓은 자전거의 페달을 돌려 바퀴가 빠르게 회전하도록 한 상태에서 더 이상 페달을 돌리지 않아도 바퀴의 회전이 유지되거나, 투수의 손을 떠나 더 이상의 토크가 작용하지 않아도 야구공이 회전을 계속하는 것 등은 각관성 법칙으로 설명할 수 있다. 실제 상황에서는 마찰력이나 공기저항력 등에 의한 반대 방향의 외부 토크가 작용하므로 자전거 바퀴나 야구공은 결국 회전을 멈출 수밖에 없다.

　선운동에서는 물체의 질량이 변하지 않기 때문에 외력이 작용하지 않을 때 선속도가 유지되지만, 각운동에서는 외부의 토크가 작용하지 않더라도 관성모멘트가 변하지 않을 때 각속도가 원래 상태로 유지된다는 점에 유의해야 한다. 여러 개의 강체(분절)로 구성된 인체나 물체는 자세 변화에 따라 관성모멘트가 변하므로 각관성 법칙은 외부의 토크가 없을 때 관성모멘트와 각속도를 곱한 값, 즉 각운동량이 유지된다는 개념으로 이해해야 한다. 스포츠 장면의 다양한 공중 구간에서는 외부의 토크가 인체에 작용하지 않지만, 자세 변화를 통해 관성모멘트를 달리함으로써 각속도를 변화시키기도 한다. 이 경우에도 관성모멘트와 각속도를 곱한 전체 값은 일정하게 유지되며 결국 각관성 법칙은 뒤이어 학습할 '각운동량 보존 법칙'과 연계하여 이해할 필요가 있다.

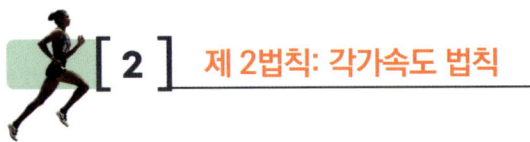

제 2법칙: 각가속도 법칙

각가속도 법칙은 "물체에 토크를 작용하면 토크에 비례하고 관성모멘트에 반비례하는 각가속도가 토크의 방향으로 발생한다."는 것으로, 아래의 관계식으로 표현할 수 있다(식⑤).

$$\tau = I \cdot \alpha \quad \cdots\cdots\cdots ⑤$$

여기서, τ는 토크, I는 관성모멘트, α는 각가속도이다(단, radian으로 산출된 각가속도임, 단위: N·m).

선운동에서의 힘, 질량, 가속도가 각운동에서 토크, 관성모멘트, 각가속도로 각각 대체된 점 외에 각가속도 법칙은 선운동의 가속도 법칙과 매우 유사하다. 각가속도 법칙의 정의와 관계식에는 두 가지 개념을 담고 있다. 첫째, 각가속도의 크기는 토크와 비례하고 관성모멘트에 반비례한다. 강한 힘으로 자전거 페달을 밟아 토크를 증가시켰을 때 바퀴의 각속도가 빠르게 증가하는 것은 각가속도와 토크와의 비례 관계를, 작용한 토크의 크기가 동일할 때 직경이 작은 팽이, 즉 관성모멘트가 작을수록 각속도가 빠르게 증가하는 것은 각가속도와 관성모멘트의 반비례 관계를 보여준다.

둘째, 각가속도의 방향은 최종적인 알짜토크의 방향과 동일하다. 만약 반시계방향으로 회전하고 있는 물체에 반시계방향의 토크가 작용하면 각속도는 증가하고, 시계방향의 토크가 작용하면 각속도는 감소하게 된다. 여기서 토크의 작용방향을 물체의 회전 방향으로 이해해선 안 된다. 앞의 반시계방향으로 회전하고 있는 물체에 시계방향으로 토크가 작용하면 각속도가 감소하지만, 물체는 여전히 반시계방향으로 회전한다는 점이다.

한편, 토크가 작용해 각가속도가 유발된다는 것은 역으로 각가속도가 '0'이 아니라면 이를 유발시킨 토크가 작용하고 있음을 의미한다. 시각적 관찰로 각속도가 변하고 있음을 확인하였다면 각가속도를 유발시킨 토크가 작용함을 유추할 수 있다. 또한 각가속도가 각속도의 변화율을 의미하므로 회전의 빠르기뿐만 아니라 회전 방향이 변하는 것도 각가속도와 연관됨에 유의해야 한다.

[3] 제 3법칙: 각 작용·반작용 법칙

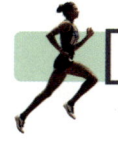

각 작용·반작용 법칙은 "물체 A와 B의 회전축이 동일할 때, A가 토크(각작용)를 가하면, B도 A에게 크기가 같고 방향이 반대인 토크를 작용한다(각반작용)."로 설명할 수 있다. 야구 경기의 내야수가 공중에 뛰어올라 시계방향으로 팔을 휘둘러 공을 던지면 나머지 신체가 반시계방향으로 회전되는 느낌을 받는데, 이는 회전축을 공유하는 인체 두 부위(팔 *vs* 나머지 신체)에 걸쳐있는 근육이 수축하여 한쪽 부위(팔)를 회전시키기 위한 작용 토크를 생성하면 이에 대한 크기가 같고 방향이 반대인 반작용 토크가 나머지 부위에는 작용하기 때문이다.

이러한 작용·반작용 토크의 원리를 잘 활용하면 좀 더 효과적이고 수월하게 동작을 수행할 수 있다. 멀리뛰기 경기에서 착지 전에 상체를 시계방향으로 회전시키면(작용) 반시계방향의 반작용 토크가 하체에 작용하게 되는데, 이러한 동작은 착지 거리를 증가시키는 데 효과적이다. 〈그림 8-11(a)〉.

한편, 작용과 반작용 토크의 크기는 같지만, 작용하는 두 물체의 관성모멘트 차이로 그 효과는 다를 수 있다. 우수한 배구 선수들은 스파이크 동작에서 백스윙할 때 무릎을 굽히고 허리를 젖혀 몸을 활 모양으로 만든다. 이후 스파이크를 할 때 무릎과 허리를 전방으로 펴는데, 하체를 반시계방향으로 회전시키기 위한 작용 토크에 대한 시계방향의 반작용 토크가 상체에 작용하므로 상체의 회전을 좀 더 강력하게 한다. 〈그림 8-11(b)〉. 이때 다리의 관성모멘트가 팔보다 크므로 다리의 각속도가 작더라도 팔의 스윙 속도는 좀 더 크게 증가한다.

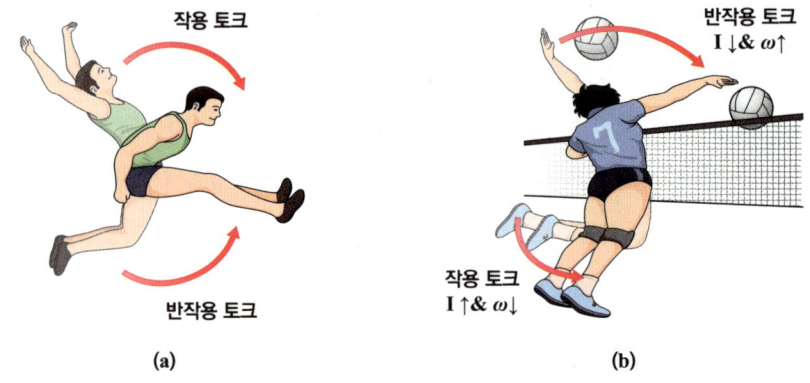

〈그림 8-11〉 멀리뛰기 착지 동작과 배구 스파이크 동작에서의 작용·반작용 토크

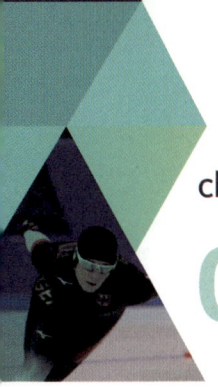

chapter

04 각운동량과 각충격량

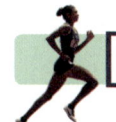 [1] **각운동량**

앞서 7장에서 물체의 질량과 선속도의 곱으로 결정되는 선운동량을 설명한 바 있는데, 각운동에서도 이와 대응하는 각운동량이 존재한다. 특정 회전축을 중심으로 회전하는 물체가 가지고 있는 각운동의 양을 의미하는 각운동량은 회전축에 대한 관성모멘트와 각속도의 곱으로 결정되며, 관성모멘트가 큰 물체가 빠르게 회전할수록 증가한다(식⑥).

> **용어 풀이**
>
> **각운동량** - 특정 회전축을 중심으로 회전하는 물체가 가지고 있는 각운동의 양을 의미하며, 크기는 회전축에 대한 관성모멘트와 각속도의 곱으로 결정됨.

$$H = I \cdot \omega \quad \cdots\cdots\cdots\cdots ⑥$$

여기서, H은 각운동량, I는 관성모멘트, ω는 각속도이다(단, radian으로 산출된 각속도임, 단위: $kg \cdot m^2/s$).

각운동량에 대한 위 관계식은 선운동과 연관하여 표현할 수 있다. 관성모멘트 I는 $m \cdot r^2$이기 때문에 각운동량 H는 $m \cdot r^2 \cdot \omega$이 되며, 선속도 v가 $r \cdot \omega$임을 고려하면 각운동량 H는 [질량×회전반경×선속도, $m \cdot r \cdot v$]로 표현할 수 있다. 또한, 선운동량 p가 $m \cdot v$이기 때문에 각운동량은 [회전반경×선운동량, $r \cdot p$]로도 표현할 수 있다.

$$H = I \cdot \omega$$
$$= m \cdot r^2 \cdot \omega = m \cdot r \cdot v$$
$$= r \cdot (m \cdot v) = r \cdot p$$

실제 인체 동작이나 스포츠 기술에서 각운동량은 자전적(local term, 지역적) 요소와 공전적(remote 또는 transfer term, 원격적) 요소로 구성된다. 자전적 요소는 물체의 자체적인 회전운동에 관한 것이며 공전적 요소는 물체가 포함된 전체 시스템에서의 회전운동에 대한 것으로 지구의 자전, 공전과 유사한 개념이다. 인체 분절의 각운동은 전신의 중심에 대한 공전적 각운동 요소와 분절의 중심에 대한 자전적 각운동 요소가 합쳐져 이루어진다.

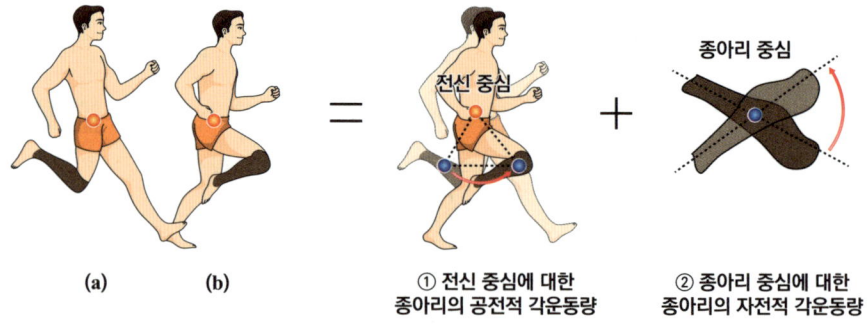

〈그림 8-12〉 각 운동량의 공전적 요소와 자전적 요소

〈그림 8-12〉의 달리기 동작에서 A시점에서 B시점까지의 순간의 종아리의 움직임은 전신의 중심에 대한 분절 전체의 각운동(공전적 각운동, ❶)과 분절 중심에 대한 종아리의 자체적인 각운동(자전적 각운동, ❷)으로 구성된다. 두 개의 회전축에 대한 각각의 회전운동이 이루어졌으며, 이와 관련한 자전적 각운동량과 공전적 각운동량이 합쳐져 종아리 분절의 최종적인 각운동량이 된다. 또한, 종아리 분절의 질량 자전적 각운동량은 분절의 중심축에 대한 관성모멘트와 자체적인 각속도의 곱으로 공전적 각운동량은 시스템, 즉 전신의 질량 중심축에 대한 관성모멘트와 전신의 질량 중심축에 대한 각속도의 곱으로 각각 결정된다. 구체적으로는 아래와 같이 나타낼 수 있다.

$$H_{전체} = H_{자전} + H_{공전}$$
$$= (I_{분절} \cdot \omega_{분절}) + (I_{분절/전신} \cdot \omega_{분절/전신})$$
$$= (I_{분절} \cdot \omega_{분절}) + (m_{분절} \cdot r^2_{전신-분절} \cdot \omega_{분절/전신})$$
$$= (I_{분절} \cdot \omega_{분절}) + (m_{분절} \cdot r_{전신-분절} \cdot v_{분절/전신})$$

여기서, $H_{전체}$는 분절의 총 각운동량, $H_{자전}$은 자전적 각운동량, $H_{공전}$은 공전적 각운동량, $I_{분절}$은 분절 질량중심 축에 대한 분절의 관성모멘트, $I_{분절/전신}$은 전신 질량중심에 대한 분절의 관성모멘트, $m_{분절}$은 분절의 질량, $\omega_{분절}$은 분절 질량중심 축에 대한 분절의 각속도, $\omega_{분절/전신}$은 전신 질량중심 축에 대한 분절 질량중심의 각속도, r은 전신 질량중심 축에서 분절 질량중심 축까지의 거리, $v_{분절/전신}$은 전신의 질량중심에 대한 분절의 상대속도를 각각 의미한다.

> **용어 풀이**
> **자전적 각운동량** – 물체의 질량중심 축에 대한 자체적인 회전에 대한 각운동량임

또한, 다분절 시스템인 전신의 각운동량은 각 분절의 최종 각운동량을 모두 합한 값이 된다. 따라서 전신의 각운동량은 아래와 같이 표현할 수 있다.

$$H_T = \sum_{i=1}^{n} [(I_i \cdot \omega_i) + (m_i \cdot r_i \cdot v_i)]$$

여기서, H_T는 전신의 각운동량, i와 n은 인체를 구성하는 분절과 그 수, I_i는 분절 질량중심 축에 대한 분절의 관성모멘트, ω_i는 분절 질량중심 축에 대한 분절의 각속도, m_i는 분절의 질량, r_i는 전신 질량중심 축에서 분절 질량중심 축까지의 거리, v_i는 전신 질량중심에 대한 분절의 상대속도이다.

선운동량과 각운동량 모두 해당 운동의 관성적 특성을 나타내는 물리량(질량과 관성모멘트)과 특정 순간의 운동 상태를 나타내는 물리량(선속도와 각속도)의 곱으로 결정된다는 점에서 유사하다. 하지만 같은 물체를 가정할 때, 선운동량을 결정하는 요인 중 질량이 고정된 값이지만 각운동량의 관성모멘트는 자세에 따라 변할 수 있다는 차이가 있다. 선운동의 경우, 물체의 질량이 변하지 않기 때문에 선운동량이 같으면 선속도의 크기도 같지만, 각운동에서는 자세 변화 등으로 관성모멘트가 달라질 수 있으므로 각운동량의 크기가 같더라도 각속도는 달라질 수 있다.

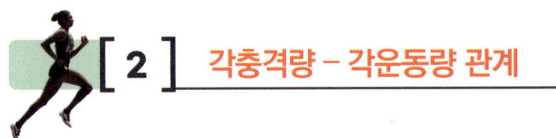

[2] 각충격량 – 각운동량 관계

각운동에서 일정 시간 동안 물체에 작용한 토크의 총합을 각충격량이라고 한다(식⑦). 시간의 경과에 따라 물체에 작용한 토크를 나타낸 그래프의 아래 면적, 즉 적분 값이 각충격량에 해당한다.

$$\Delta H = \tau \cdot \Delta t \quad \text{⑦}$$

> **용어 풀이**
>
> **각충격량** – 특정 시간 동안 물체에 작용한 토크의 총합으로, 각충격량의 크기는 각운동량의 변화량과 동일함.

여기서, ΔH는 각충격량, τ는 토크, Δt는 작용 시간이다.
(단위: $kg \cdot m^2/s$ (각운동량의 단위와 동일))

앞서 제7장에서 설명한 선충격량–선운동량의 관계는 각운동에도 적용되어, 일정 시간 동안 물체에 작용한 각충격량은 각운동량의 변화량, 즉 최종 각운동량에서 초기 각운동량을 뺀 값과 같다. 이러한 각충격량–각운동량의 관계는 뉴턴의 각가속도 법칙을 통해 아래와 같이 도출할 수 있다.

$$\tau = I \cdot \alpha = I \cdot \left(\frac{\Delta \omega}{\Delta t}\right)$$
$$\tau \cdot \Delta t = I \cdot \Delta \omega = \Delta(I \cdot \omega)$$
$$= (I_f \cdot \omega_f) - (I_i \cdot \omega_i) = H_f - H_i = \Delta H$$

여기서, τ는 토크, I는 관성모멘트, ω는 각속도, H는 각운동량, 아래 첨자 f와 i는 각각 최종 값과 초기 값을 의미한다.

또한, 각충격량은 벡터로써 크기와 함께 방향을 가진다. 앞서 설명한 토크의 방향과 유사하게, 2차원 평면상에서 반시계방향과 시계방향으로 구분되며 일반적으로 반시계방향을 양(+), 그리고 시계방향을 음(−)으로 설정한다.

선충격량–선운동량 관계는 각충격량–각운동량의 관계에 그대로 적용된다. 그러나 선운동의 경우 질량이 변하지 않으므로 선운동량의 변화량과 선속도의 변화량이 비례하지만, 각운동에서는 관성모멘트가 변하는 경우, 각운동량의 변화량이 각속도 변화량과 비례하지 않는다. 예컨대, 양(+)의 각충격량이 작용하면 동일한 크기만큼 물체의 각운동량이 증가하지만, 관성모멘트가 증가하면 각속도의 증가량이 상대적으로 작을 수 있고, 때에 따라서는 최종 각속도가 초기 각속도보다 작아질 수도 있다. 반면, 같은 충격량이 작용하더라도 관성모멘트를 감소시키면 각속도가 좀 더 많이 증가한다. 예컨대, 같은 크기의 근력으로 분절을 당겨 같은 각충격량을 작용하였을 때, 주위 분절을 회전축(관절) 주위에 모으면 분절의 각속도를 좀 더 증가시킬 수 있는데, 이러한 원리는 단거리 달리기의 다리 동작, 축구의 킥, 배드민턴 스매싱, 배구 스파이크, 야구 피칭 등의 동작에 폭넓게 적용된다.

스포츠 장면에서 각충격량-각운동량의 관계는 운동 수행과 밀접하게 관련된 최종 각운동량의 관점에서 이해할 필요가 있다. 각충격량-각운동량 관계에 따르면, [최종 각운동량=초기 각운동량+각충격량]의 관계가 성립하며, 최종 각운동량은 초기 각운동량과 함께 물체에 작용한 각충격량의 크기와 방향에 따라 결정된다.

다양한 스포츠 장면에 각충격량-각운동량의 원리가 적용되지만, 특히 공중 동작 수행에 중요한 원리로 작용한다. 예컨대 체조, 다이빙 등의 경기에서 공중 회전 동작을 원활히 수행하기 위해서는 도약 구간에서 각충격량을 증가시켜 충분한 각운동량을 얻어야 한다. 이는 공중 구간은 외부로부터 중력만이 인체의 질량중심점(회전축)에 작용하므로 추가적인 각충격량을 얻을 수 없고 도약 순간의 각운동량이 착지할 때까지 그대로 유지되기 때문이다. 도약 순간 높은 각운동량을 얻기 위해서는 발구름 할 때 긴 시간 동안 전신의 무게중심을 벗어나는 강한 반작용력을 유도하여 각충격량을 증가시켜야 한다. 만약 반작용력이 크더라도 회전축(무게중심)에 작용하면 높이 도약하더라도 회전하기 어렵다. 체조 뒤 공중 돌기에서 발구름 구간의 지면반력이 무게중심을 지나는 〈그림 8-13(a)〉의 경우, 각충격량이 작용하지 않아 공중에서 회전할 수 없는 반면(각운동량이 0), 〈그림 8-13(b)〉에서는 각충격량이 작용하여 각운동량이 증가하므로 뒤 공중 돌기를 수행할 수 있다.

또한, 각충격량의 작용 방향은 각운동량의 방향을 결정한다. 〈그림 8-14〉는 다이빙 경기에서 공중 돌기를 위한 다양한 도약 동작을 나타내고 있는데, 지면반력 방향과 신체중심점의 상대적인 관계에 따라 시계방향 또는 반시계방향의 각충격량이 결정된다.

운동 수행자는 도약 과정에서 발구름과 도약 자세를 전략적으로 수행해야 공중 구간에서 의도한 회전운동을 원활히 할 수 있으며, 이러한 원리는 다이빙, 체조, 피겨스케이팅, 트램펄린, 프리스타일 스키점프 등 다양한 스포츠에 적용된다.

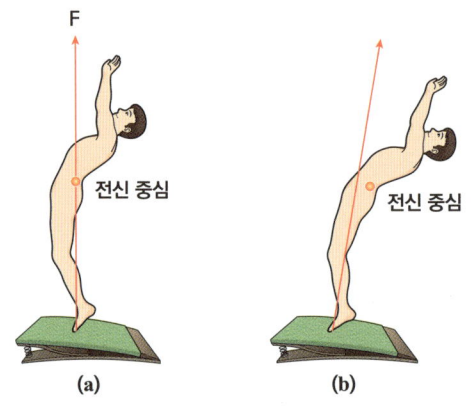

〈그림 8-13〉 뒤 공중 돌기에서 각충격량-각운동량의 원리 적용

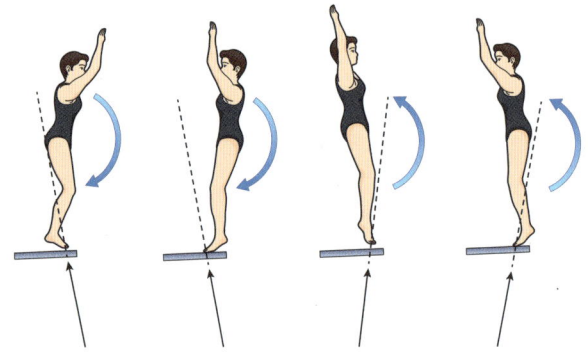

〈그림 8-14〉 다이빙 도약 순간에서 각충격량-각운동량의 원리 적용

[3] 각운동량 보존 법칙과 각운동량 전이

외부의 알짜힘이 작용하지 않을 때 선운동량이 일정하게 유지된다는 선운동량 보존 법칙의 개념은 각운동에서도 유사하게 적용된다. 뉴턴의 각관성 법칙에서 유도된 각운동량 보존 법칙에 따르면, 외부의 알짜토크가 작용하지 않을 때, 즉 모든 외부 토크의 합이 '0'일 때 한 물체 또는 여러 물체로 구성된 시스템의 각운동량은 보존된다. 외부의 알짜토크가 작용하지 않는다는 것은 각충격량이 작용하지 않아 각운동량의 변화가 없음을 의미하는 것으로, 각운동량 보존의 법칙은 각충격량-각운동량 원리와도 맥을 같이 한다. 예컨대, 거꾸로 뒤집어 놓은 자전거의 페달을 돌려 바퀴를 빠르게 회전시킨 상태에서 더 이상 페달을 돌리지 않으면 바퀴에는 더 이상의 토크가 작용하지 않으므로 각속도를 유지하며 계속 회전하게 된다.

실제 스포츠 장면에서는 마찰, 공기저항 등 다양한 요인의 토크가 작용하므로 각운동량이 보존되는 상황은 찾기 어려우며, 위 예시의 자전거 바퀴도 결국 멈추게 된다. 외력으로 유일하게 중력이 신체중심점(회전축)에 작용하여 각운동량이 보존되는 대표적인 상황으로 언급되는 공중 구간 역시 공기저항으로 엄밀한 의미에서 각운동량이 유지되지는 않는다. 그러나 체조, 다이빙 경기를 비롯한 대부분의 공중 동작에서 공기저항의 영향은 크지 않아 각운동량 보존 법칙을 가정하여 동작을 이해하는 데 큰 무리가 없다. 이에 본서에서는 마찰, 공기저항 등의 영향을 무시하고, 각운동량이 유지될 때 효과적인 운동 수행을 위한 운동 방법과 전략에 초점을 두고자 한다.

각운동량 보존 법칙의 개념은 크게 두 가지 측면에서 스포츠 장면에 적용할 수 있다.

첫째, 각운동량이 일정한 상황에서 각운동량을 결정하는 관성모멘트와 각속도 가운데 한 요인의 증가나 감소는 다른 요인의 변화로 연결된다. 앞서 설명하였듯이 멀리뛰기, 높이뛰기, 다이빙, 체조 등의 공중 구간에서는 더 이상의 토크가 작

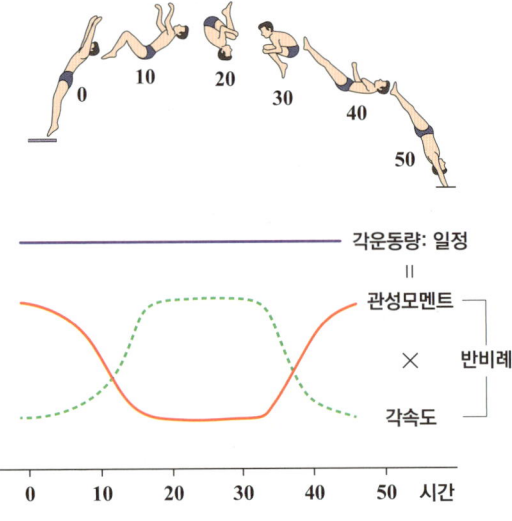

〈그림 8-15〉 다이빙 공중 구간에서 각운동량 보존과 관성모멘트, 각속도의 변화

용하지 않으므로 도약 직후의 각운동량이 그대로 유지되는데, 자세를 바꿔 관성모멘트를 증가 또는 감소시키면 각속도가 이에 반비례하여 감소 또는 증가하고 전체 각운동량은 일정하게 유지된다〈그림 8-15〉. 피겨스케이팅의 스핀 동작에서도 팔다리를 몸통에 가깝게 모으면 관성모멘트가 감소하고 각속도는 증가하여 전체 각운동량은 그대로 유지된다. 이러한 원리는 운동의 특성에 따른 원활한 회전운동의 수행을 위해 의도적으로 각속도를 조정하는 데 효과적으로 적용할 수 있다.

둘째, 각운동량이 보존될 때 신체 일부의 각운동량 변화는 나머지 각운동량의 변화로 연결되어 전체 각운동량이 일정하게 유지된다. 인체의 전체 각운동량은 인체 분절들의 각운동량을 모두 합한 것과 같다.

$$(\text{각운동량}_{전신} = \text{각운동량}_{몸통} + \text{각운동량}_{위팔} + \dots + \text{각운동량}_{종아리} + \text{각운동량}_{발})$$

전체 각운동량이 일정한 상황에서 특정 신체 분절의 각운동량이 변하면 이에 대응하여 신체 나머지 부위의 각운동량이 변화함으로써 인체 전체의 각운동량이 일정하게 유지된다.

〈그림 8-16〉과 같이 마찰이 없는 턴테이블에 양팔을 옆으로 벌려 선 자세에서 왼팔을 시계방향으로 회전시키면 나머지 신체 부위가 반시계방향으로 회전하게 되는데, 왼팔의 시계방향 각운동량과 나머지 신체 부위의 반시계방향 각운동량이 서로 상쇄되어 원래의 각운동량을 유지하게 된다. 만약 턴테이블 위에서 전신이 시계방향으로 회전하고 있는 상황에서 왼팔을 시계방향으로 회전시키면 나머지 부위의 시계방향 회전이 감소하여 전체 각운동량이 유지된다.

또한, 〈그림 8-16〉의 상황은 각 작용·반작용 법칙과도 연관되는데, 어깨관절을 축으로 한 팔의 시계방향 작용 토크는 나머지 신체 부위에 반시계방향의 반작용 토크를 생성하게 된다.

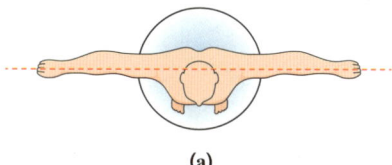

각운동량이 보존되는 상황에서 신체 일부의 각운동량 변화가 다른 부위의 각운동량 변화와 연결되는 이러한 원리는 특정 신체 부위의 각운동량이 다른 부위, 혹은 전체로 이동한다는 차원에서 각운동량의 전이(transfer)로도 표현하는데, 많은 스포츠 장면에서 운동 수행에 효과적으로 활용된다. 예컨대, 멀리뛰기 경기에서 신체중심

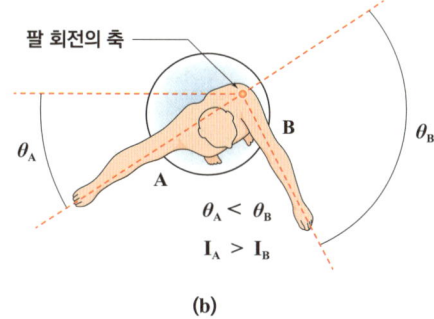

〈그림 8-16〉 선 자세에서 각운동량 보존 법칙 적용

뒤에 작용한 발구름 반력으로 공중 구간에서 전신이 시계방향으로 회전하려는 경향을 지니는데, 이때 팔다리를 회전시켜 시계방향의 각운동량을 생성하면 전신의 시계방향 각운동량이 감소하여 몸 전체가 앞으로 기울어지는 것을 방지할 수 있다〈그림 8-17(a)〉.

또한, 체조 경기의 착지에서 인체가 시계방향으로 넘어지려 할 때 팔을 시계방향으로 빠르게 휘둘러 회전시키면 균형 회복에 효과적인데, 팔의 회전으로 시계방향 각운동량을 생성함으로써 전체 각운동량이 일정하게 유지되는 차원에서 나머지 신체 부위(전신)의 시계방향 각운동량을 감소시키기 때문이다. 체조 뒤 공중 돌기 동작에서도 도약 시 팔을 시계방향으로 크게 회전시켜 각운동량을 생성한 후 공중에서 팔의 회전을 멈추면 감소한 팔의 시계방향 각운동량에 대응해 나머지 전신이 시계방향 각운동량을 추가적으로 얻게 되어 회전을 수월하게 할 수 있다〈그림 8-17(b)〉. 즉, 각운동량이 보존될 때, 신체 일부의 각운동량을 의도적으로 변화시킴으로써 운동을 좀 더 효과적으로 수행할 수 있다.

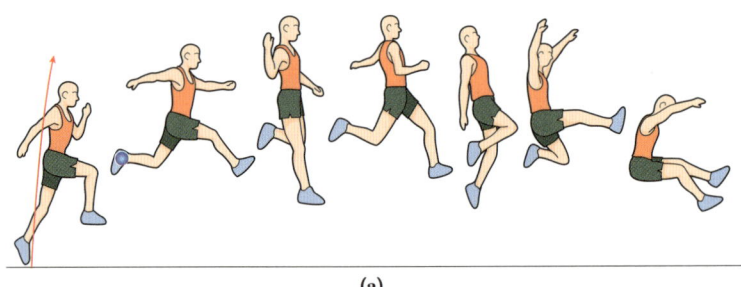

(a)

발구름 반력이 신체중심 뒤에 작용해 시계방향의 각운동량이 생성된다.
팔다리를 회전시켜 시계방향의 각운동량을 생성하면 전신의 시계방향 각운동량이 상쇄되어 몸 전체가 앞으로 기울어지는 것을 방지한다.

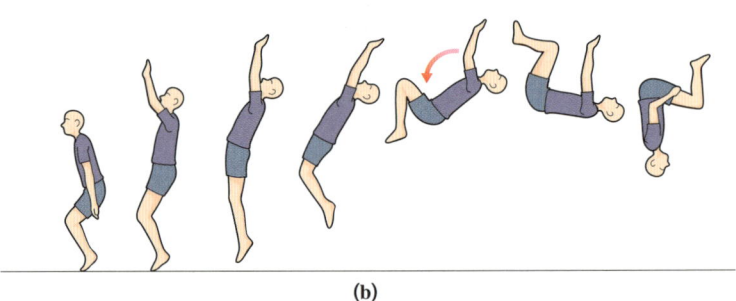

(b)

도약 시 팔을 시계방향으로 회전시켜 각운동량을 생성한 후 공중에서 팔의 회전을 멈추면 도약 시 생성된 각운동량이 전신으로 전이되어 회전운동을 돕는다.

〈그림 8-17〉 스포츠 장면에서 각운동량 전이의 활용

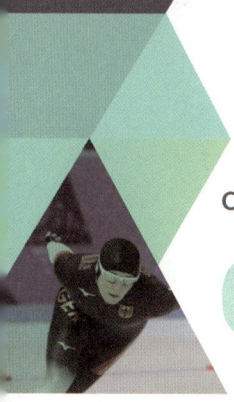

chapter

05 원운동과 구심력

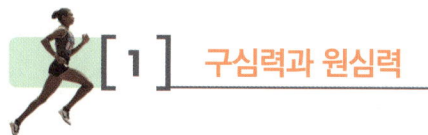

[1] 구심력과 원심력

    관성의 법칙에 의하면, 운동하는 물체는 외력이 작용하지 않을 때 원래의 운동 상태를 그대로 유지하는데, 여기서 운동 상태는 속도의 크기뿐만 아니라 방향까지 포함한다. 관성의 법칙에서 운동하는 물체는 직선으로 움직이려는 특성이 있음을 의미하기도 한다. 이는 구슬을 줄에 연결하여 원을 그리며 돌리다가 줄을 놓으면 구슬이 더 이상 원운동을 하지 않고 직선으로 날아가는 것을 보면 알 수 있다. 줄을 놓은 순간 구슬을 잡아당기는 힘이 작용하지 않기 때문에 구슬은 줄을 놓은 순간의 운동 상태, 즉 빠르기와 운동 방향을 유지하며 접선 방향으로 날아간다.

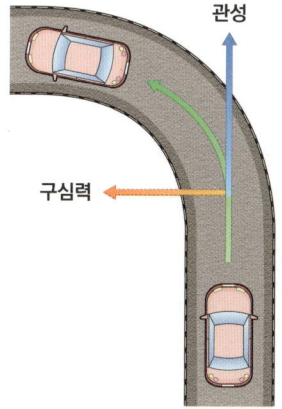

〈그림 8-18〉 곡선 경로의 구심력과 원심력

원운동처럼 곡선 경로로 운동하는 물체는 운동 방향이 변하고 있는 것으로, 물체의 운동 방향을 변화시키는 힘이 반드시 가해져야 한다〈그림 8-18〉. 물체가 원운동을 할 때, 원의 중심이나 곡선의 안쪽 방향으로 작용하여 물체의 운동 방향, 즉 경로를 바꾸는 힘을 구심력이라고 한다. 반면, 직선으로 움직이려는 특성 때문에 물체가 원이나 곡선 경로를 이탈하려는 경향을 원심력이라고 한다. 원심력은 직선 운동하려는 관성에 따른 효과일 뿐 실제로는 존재하지 않는 가상의 힘으로, 자동차가 곡선 커브를 돌 때 밖으로 쏠리는 원심력을 느낄 수 있다. 원심력은 운동 경로를 변화시키는 구심력이 작용할 때 발생하는 것으로, 구심력이 사라지면 원심력도 사라진다. 해머던지기에서 해머를 돌리다가 줄을 놓으면 구심력은 사라지고 해머는 원의 접선 방향으로 날아간다. 즉, 선운동하려는 관성을 지닌 물체의 운동 경로를 변화시키기 위해서는 구심력이 필요하다.

구심력은 원의 중심이나 곡선 경로 안쪽으로 작용하며 그 크기는 질량과 선속도의 제곱에 비례하고 반지름에 반비례한다. 또한 선속도와 각속도의 관계($v=r\omega$)를 대입하면 [$F_c=mr\omega^2$]으로도 표현할 수 있다(수식⑧).

$$F_c = \frac{m \cdot v^2}{r} = m \cdot r \cdot \omega^2 \quad \cdots\cdots\cdots ⑧$$

여기서, F_c는 구심력, m은 질량, v는 선속도, r은 회전반경, ω는 각속도이다 (단, radian으로 산출된 각속도임, 단위: N(kg·m/s^2))

구심력은 질량과 가속도의 곱으로 결정되는 힘의 일종으로, 위에 제시된 구심력의 관계식에서 질량을 제외한 부분은 구심가속도이다. 구심력과 구심가속도가 운동 방향의 변화에 대한 것인 반면, 곡선 운동에서 빠르기, 즉 속력의 변화에 관한 것은 접선력과 접선가속도이다. 접선력은 물체의 빠르기를 변화시키는 힘이며, 접선가속도는 접선 방향으로 움직이는 물체의 빠르기 변화율을 의미한다. 속력이 변하지 않고 원운동 하는 물체는 구심력만 작용하는 반면, 속력이 변화하면서 원운동 하는 물체는 구심력과 함께 접선력이 작용하고 있다.

[2] 스포츠 장면의 구심력 적용

스포츠 장면에서 운동의 특성에 따라 의도적으로 구심력을 유발해야 하는 경우가 있는데, 육상, 사이클, 스케이팅 등의 곡선 주로에서 운동 경로를 바꾸기 위한 구심력은 경기력에 큰 영향을 미친다. 식⑧에 따르면, 인체 질량이 클수록, 빠르게 질주할수록, 회전반경이 짧을수록(급경사) 구심력은 증가하는데, 이는 이러한 조건에서 곡선 경로를 이탈하려는 원심력이 증가하고, 증가한 원심력을 극복하기 위해 큰 구심력이 필요함을 의미한다. 속도를 줄이거나 회전반경을 크게 하면 경로를 이탈하지 않고 안전하게 질주할 수 있지만, 기록에 손해를 보기 때문에 경기력의 측면에서는 회전반경을 줄여 짧은 거리를, 빠른 속도로 질주해야 하고 그만큼 큰 구심력이 필요하다.

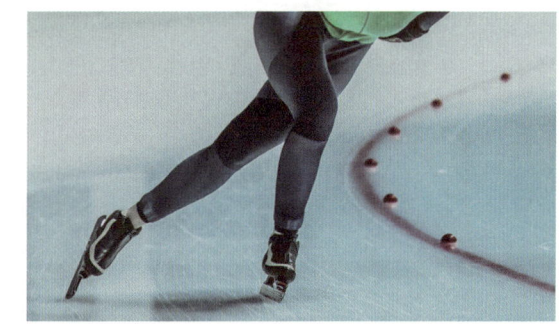

▶ 곡선 트랙에서의 몸 안쪽 기울이기

〈그림 8-19(a)〉와 같이 곡선 트랙에서 곡선 안쪽으로 몸을 기울이면 구심력을 얻는 데 효과적이다. 이는 몸을 기울여 지면을 비스듬히 지지하거나 밀어낼 때 곡선 안쪽을 향하는 수평 지면반력 성분이(F_c) 생성되어 구심력으로 작용하기 때문이다. 몸의 기울임 각도가 클수록 구심력은 증가하고, 큰 구심력이 필요할수록 기울임 각도를 증가시켜야 한다〈그림 8-19 (a)〉. 하지만 구심력으로 작용하는 수평 지면반력은 곡선 바깥으로 지면을 미는 힘에 대해 반대 방향으로 생성된 마찰력으로, 지면을 미는 힘이 지면의 최대 마찰력보다 크면 미끄러져 경로를 이탈하게 된다(최대 마찰력 이하의 범위에서 지면을 미는 힘과 같은 크기의 마찰력 발생함). 기울임 각도가 증가할수록 곡선 바깥으로 지면을 미는 힘이 증가해 큰 구심력을 얻을 수 있지만, 지면에 대한 수직항력의 감소로 최대 마찰력이 감소하기 때문에 미끄러질 가능성이 높아진다. 결국 감소하는 최대 마찰력으로 인해 기울임 각도를 무한정 증가시킬 수 없으며, 구심력과 최대 마찰력을

고려해 적정한 기울임 각도를 유지해야 한다. 반면, 사이클 벨로드롬 경기장의 경사진 트랙은 마찰력에 의한 제약 없이 좀 더 큰 구심력을 얻는 데 유리하다〈그림 8-19(b)〉. 트랙에 대해 직각을 유지하며 질주하더라도 경사진 트랙 구조로 곡선 안쪽으로 작용하는 수평 지면반력이 생성되어 구심력으로 작용하므로 곡선 경로에서도 직선 경로와 유사한 조건으로 질주할 수 있다.

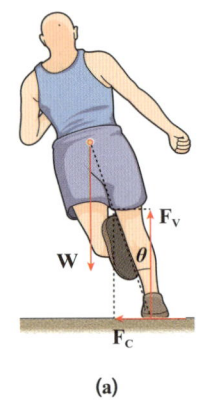

(a)

몸을 곡선 안쪽으로 기울이면 지면반력 중 F_c가 생성되어 구심력으로 작용한다.

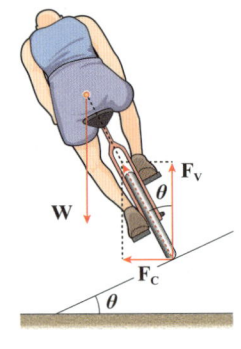

(b)

경사진 지면은 몸을 기울이지 않아도 구심력 F_c가 생성되며, 마찰력의 제약이 작아진다.

〈그림 8-19〉 곡선 경로 주행을 위한 구심력의 생성

Work Sheet　SECTION 8. 각운동의 운동역학적 이해

활동 1
반작용판을 이용한 인체 무게중심점 찾기

[준비물] 나무판자(2 m×0.7 m), 저울, 받침대, 줄자

[내용] 양끝을 저울과 받침대로 받친 반작용판 위에 사람이 누워 인체 무게중심점의 위치를 찾아보자.

　① 나무판자(반작용판)과 인체의 무게를 측정한다.
　② 반작용판의 양끝을 저울과 받침대로 받친 후 저울의 눈금을 읽는다〈그림 1-a〉.
　③ 사람이 반작용판 위에 눕고, 반작용판을 포함한 인체가 움직이지 않고 균형을 이룬 상태에서 저울의 눈금을 읽는다〈그림 1-b〉.

Q. 반작용판의 길이, 반작용판이 놓였을 때의 저울의 눈금, 사람이 누웠을 때의 저울 눈금 등을 이용하여 구한 전신의 무게중심점의 위치는?

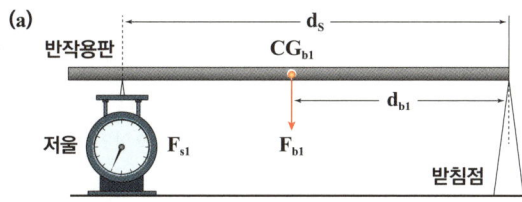

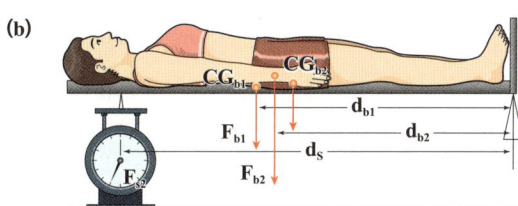

F_s: 사람이 누웠을 때 저울의 눈금(힘)
F_{b1}: 반작용판 무게　　F_{b2}: 인체 무게　　d_s: 받침점에서 저울까지 거리
CG_{b1}: 반작용판 무게중심점　　d_{b1}: 받침점에서 반작용판 무게중심까지 거리
CG_{b2}: 인체 무게중심점　　d_{b2}: 받침점에서 인체 무게중심까지 거리

〈그림 1〉 반작용판을 이용한 무게중심 찾기의 실험 장면 〈출처: 박성순 외(2005), 운동역학〉

[Tips]
- 나무판자와 인체로 구성된 전체 시스템은 움직임이 없는 평형 상태이다.
- 물체가 평형 상태를 이룬다면, 특정한 축(어떠한 축이라도 관계없음)에 대한 모든 토크의 합은 0 N·m이 된다.
- 나무판자와 전신의 무게는 각각의 무게중심점에서 수직 아래 방향으로 작용한다.

[결과]

[해설] 반작용판을 이용하여 무게중심을 찾는 방법은 두 가지의 과학적 원리를 이용한다. 첫째, 정적인 평형 상태에서는 특정한(어떠한 축이라도 관계없음) 축에 대한 모든 회전력의 합이 '0'이 되고, 둘째 인체(물체) 각 부위의 무게중심의 영향은 결국 전신의 무게중심에 집중된다는 것이다. 무게중심점을 찾는 방법은 구체적으로 아래와 같다.

❶ 〈그림 1-a〉와 같이 장치하여 반작용판 자체의 무게중심 위치를 구한다.

〈그림 1-a〉에서 양끝이 받침점과 저울로 받쳐진 반작용판은 정지된 상태로 균형(평형)을 이룬다. 이때 특정한 축에 대한 작용하는 세 힘(받침점과 저울에서 위로 작용하는 힘, 반작용판의 무게)의 토크의 합은 0 N·m이 된다. 만약 고정된 받침점을 기준 축으로 가정하면, 받침점에서의 반작용력에 의한 토크는 0 N·m이 되고, 저울의 반작용력(저울의 눈금)에 의한 토크와 판자의 무게에 의한(무게중심으로 집중됨) 토크의 합은 0 N·m이 된다. 아래 관계식을 이용하여 반작용판의 무게중심점의 위치를 구할 수 있다.

$$F_{b1}d_{b1} - F_{s1}d_s = 0 \quad \therefore d_{b1} = \frac{F_{s1}d_s}{F_{b1}}$$

❷ 〈그림 1-b〉와 같이 사람이 누운 상태에서 전신의 무게중심 위치를 구한다.

반작용판 위에 사람이 누워 평형을 이루게 되면, 특정한 축에 대해 네 힘(인체 무게, 반작용판 무게, 받침점과 저울에서 위로 작용하는 힘)이 생성하는 토크의 합이 0 N·m이 된다. 고정된 받침점을 기준 축으로 하면 받침점의 반작용력에 의한 토크의 '0'이 되고, 저울의 반작용력(저울의 눈금)에 의한 토크와 전신과 반작용판의 무게에 의한 회전력의 합은 '0'이 된다. 이때 반작용판의 무게중심점 위치는 앞서 구한 바 있다. 아래 관계식을 이용하여 전신의 무게중심점의 위치를 구할 수 있다.

$$F_{b1}d_{b1} + F_{b2}d_{b2} = F_{s2}d_s \quad F_{b2}d_{b2} = F_{s2}d_s - F_{b1}d_{b1} \quad \therefore d_{b2} = \frac{F_{s2}d_s - F_{b1}d_{b1}}{F_{b2}}$$

활동 2
토크의 개념을 이용해 움직임에 필요한 근력 구하기

[내용] 〈그림 2〉와 같이 암컬 동작을 한다고 가정할 때, 분절의 무게와 팔꿈치 관절에 대한 모멘트암, 덤벨의 무게와 모멘트암, 근력의 모멘트암이 각각 아래와 같다.

Q. 덤벨을 들어올리기 위한 최소 근력의 크기는? (단 그림에 제시된 근육만이 암컬 동작에 관여하는 것으로 가정함)

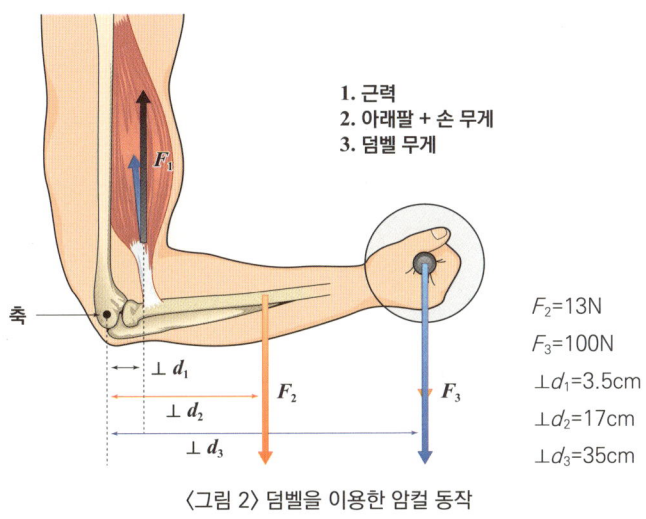

1. 근력
2. 아래팔 + 손 무게
3. 덤벨 무게

F_2=13N
F_3=100N
$\perp d_1$=3.5cm
$\perp d_2$=17cm
$\perp d_3$=35cm

〈그림 2〉 덤벨을 이용한 암컬 동작

[Tips] 회전축인 팔꿈치관절에 대하여 분절의 무게와 덤벨의 무게에 의한 시계방향의 저항 토크의 합보다 근력에 의한 반시계방향 추진 토크가 커야 덤벨을 들어 올릴 수 있다.

[결과]

[해설]

　근력에 의한 추진 토크가 분절과 덤벨의 무게에 의한 저항 토크가 균형을 이루는 근력을 산출한다.

$$(F_1 \times \perp d_1) + (F_2 \times \perp d_2) + (F_3 \times \perp d_3) = 0$$

$$F_1 = \frac{-[(F_2 \times \perp d_2) + (F_3 \times \perp d_3)]}{\perp d_1}$$

위 방향을 양(+)으로, 팔꿈치 관절을 기준으로 오른쪽을 양(+)으로 각각 설정하면,

$$F_1 = \frac{-[(-13\text{N} \times 0.17\text{m}) + (-100\text{N} \times 0.35\text{m})]\})}{0.035\text{m}}$$

$$\therefore F_1 = 1063.1 \text{N} \cdot \text{m}$$

　결국 1063.1 N·m 보다 큰 근력을 발휘해야 저항 토크를 이기고 덤벨을 들어 올릴 수 있다.

참고문헌

예종이(1999). 생체역학. 서울: 도서출판 태근.

이성철(2014). 운동역학. 서울: 대경북스.

정철수, 신인식(2005). 운동역학총론. 서울: 도서출판 대한미디어.

Enoka, R. M. (1994). Neuromechanical basis of kinesiology(2nd ed.). Champaign, IL: Human Kinetics. NY: Churchill Livingstone.

Hall, S. J. (2003). Basic biomechanics(4th ed.). New York, NY : McGraw-Hill.

Hamill, J., & Knutzen, K. M. (2007). Biomechanical basis of human movement(3rd ed.). Philadelphia, PA: Lippincott Williams & Wilkins.

Kreighbaum, E., & Barthels, K. M. (1996). Biomechanics : a qualative approach for studying human movement(4th ed.). Boston : Allyn and Bacon.

Luhtanen, P., & Komi, P. V. (1978). Mechanical factors influencing running speed. Biomechanics Ⅳ. Baltimore: Universy Park Press.

McGinnis, P. M. (2002). 스포츠 생체역학(최인애 등 역). 서울: 도서출판 대한미디어. (원서출판 1999).

Watkins, J. (2007). An introduction to biomechanics of sport & exercise. New York,

SECTION 8
요점 정리

- 힘의 작용선이 물체의 회전축을 지나지 않을 때, 물체의 회전을 일으키는 힘의 효과나 경향을 토크(회전력, 돌림힘 등)라 한다. 회전축은 회전운동의 중심이 되는 지점으로, 운동 상황에 따라 물체의 무게중심이나 특정한 지점이 회전축이 된다. 토크의 크기는 작용한 힘의 크기와 모멘트암(힘의 작용선에서 회전축까지의 수직거리)의 곱이며, 방향은 회전축에 대한 힘 작용선의 위치에 따라 결정된다.

- 관절을 축으로 한 분절의 각운동은 근력이 만들어내는 추진 토크와 외부 저항력에 의한 저항 토크의 상호작용에 의해 발생한다. 저항 토크가 증가하거나 추진력의 모멘트암이 감소하면 운동 수행을 위해 보다 큰 힘이 필요하다.

- 각운동에서 물체가 회전 상태를 유지하려는 특성은 관성모멘트(회전 관성)에 비례한다. 관성모멘트는 질량이 크고 회전축으로부터 질량이 멀리 분포할수록 증가하며, 관성모멘트가 클수록 회전 운동에 대한 저항이 증가한다.

- 인체의 관성모멘트는 회전축의 방향과 위치 그리고 자세에 따라 달라지며, 분절 및 전신 운동에서 자세 변화로 관성모멘트를 조절하면 동작의 특성에 맞게 각운동을 수행할 수 있다.

- **각관성 법칙**: 외부에서 비평형의 토크가 작용하지 않을 때 물체는 원래의 회전 상태를 그대로 유지하려 한다.

- **각가속도 법칙**: 물체에 토크를 작용하면 토크에 비례하고 관성모멘트에 반비례하는 각가속도가 토크의 방향으로 발생한다.

- **각 작용-반작용 법칙**: 물체 A와 B의 회전축이 동일할 때, A가 토크(각작용)를 가하면, B도 A에게 크기가 같고 방향이 반대인 토크를 작용한다(각반작용).

- 회전하는 물체의 각운동량은 회전축에 대한 관성모멘트와 각속도의 곱으로 결정되며, 물체에 작용한 각충격량(토크의 총량)에 의해 각운동량의 크기가 변화한다.

- 각운동량은 공중 구간의 동작과 같이 외부 토크가 작용하지 않을 때 보존된다. 각운동량이 보존될 때 관성모멘트와 각속도는 반비례하며, 신체 일부의 각운동량이 변화하면 나머지 다른 부위의 각운동량이 변화한다.

- 물체가 원운동하기 위해서는 관성에 의해 곡선 경로를 이탈하려는 경향(원심력)을 극복하는, 원의 중심이나 곡선 안쪽 방향으로 작용해 운동 방향을 바꾸는 구심력이 필요하다.

연습문제 review exercises

1. 운동체의 각운동(회전운동)에 대한 설명으로 옳지 않은 것은?
   ① 회전운동의 축은 운동면에 직교한다.
   ② 물체에 작용한 토크와 각가속도는 반비례한다.
   ③ 회전축을 벗어난 편심력이 작용하면 토크가 발생한다.
   ④ 공의 측면을 강하게 타격하면 선운동과 회전운동이 동시에 발생한다.

2. 윗몸일으키기에서 양손을 머리 위로 올린 동작과 양손을 가슴에 둔 동작을 비교한 설명으로 옳은 것은?
   ① 저항으로 작용하는 부하(무게)는 (A)가 (B) 보다 크다.
   ② 저항 부하(무게)로 인한 저항 토크는 (A)가 (B) 보다 크다.
   ③ 윗몸일으키기를 수행하기 위해 필요한 근력은 (A)와 (B)가 같다.
   ④ 윗몸일으키기를 수행하기 위해 필요한 근력은 (B)가 (A)보다 크다.

3. 각운동(회전운동)에서 인체의 관성모멘트에 대한 설명으로 옳지 않은 것은?
   ① 인체의 자세에 따라 관성모멘트가 변화한다.
   ② 회전축에 질량이 집중되면 관성모멘트가 감소한다.
   ③ 관성모멘트는 질량과 질량의 분포에 의해 결정된다.
   ④ 회선반경이 2배로 증가하면 관성모멘트가 2배로 증가한다.

4. 다음 보기의 운동 기술을 가장 잘 설명할 수 있는 운동 법칙은?

   〈보기〉
   배구의 스파이크에서 팔을 들어 백스윙할 때 무릎을 굽히고 허리를 젖혀 몸을 활처럼 만든다. 이후 무릎과 허리를 전방으로 펴면서 다리를 앞으로 힘껏 차면 팔의 전방 스윙이 좀 더 강력하게 된다.

   ① 각관성의 법칙
   ② 각가속도의 법칙
   ③ 각충격량의 법칙
   ④ 각 작용-반작용의 법칙

5. 인체 운동과 스포츠 장면에서 각운동량에 대한 설명으로 옳은 것은?
   ① 각운동량의 크기는 질량과 가속도의 곱으로 결정된다.
   ② 인체에 작용하는 토크가 증가하면 각운동량이 증가한다.
   ③ 공중 구간에서 회전속도가 감소하면 각운동량이 증가한다.
   ④ 공중 구간에서 분절을 신체 중심 가까이 모으면 각운동량이 감소한다.

6. 쇼트트랙의 곡선 구간을 빠르게 질주하기 위해서는 몸을 곡선 안쪽으로 기울이는 게 유리하다. 이는 어떠한 역학적 요인을 증가시키기 위한 것인가?
   ① 중력
   ② 구심력
   ③ 수직 지면반력
   ④ 지면의 마찰력

7. 회전축을 벗어나 작용한 힘이 물체를 회전시키는 효과나 경향을 무엇이라 하는지 쓰시오.

8. 물체에 작용한 힘의 작용선에서 회전축까지의 최단거리(수직거리)를 무엇이라 하는지 쓰시오.

9. 회전하는 물체의 각운동량을 결정하는 2가지 역학적 요인은 무엇인지 쓰시오.

10. 다음 설명에 해당하는 뉴턴의 운동법칙은 무엇인지 쓰시오.

> 외부에서 비평형의 토크가 작용하지 않을 때 물체는 원래의 회전 상태를 그대로 유지하려 한다.

11. 물체가 원운동을 할 때, 원의 중심이나 곡선의 안쪽 방향으로 작용해 물체의 운동 방향을 바꾸는 힘을 무엇이라 하는지 쓰시오.

12. 다이빙 경기에서 난이도 높은 3회전 앞돌기를 하고 성공적으로 입수하기 위한 구간별 동작 전략과 역학적 이유를 서술하시오.(각충격량과 각운동량을 중심으로)

(도약 구간)
(공중 구간)
(입수 구간)

정답 및 해설 answers and explanations

1. ②
   물체에 작용한 외부의 토크와 물체의 각가속도(각속도의 변화율)는 비례한다($\tau = I \cdot \alpha$).

2. ②
   윗몸일으키기에서 양팔을 가슴 쪽으로 내리면 저항부하(상체 무게)의 크기는 동일하지만, 상체의 무게중심이 회전축(엉덩관절) 가까이 위치해 저항 토크가 감소하고, 결국 운동 수행에 필요한 근력이 감소한다.

3. ④
   관성모멘트는 질량과 회선반경의 제곱을 곱한 값이다($I = M \cdot k^2$).

4. ④
   다리의 반시계방향의 작용 토크는 크기가 같고 방향이 반대인 반작용토크를 유발하므로 상체와 팔의 시계방향 회전을 증가시킨다.

5. ②
   다리의 반시계방향의 작용 토크는 크기가 같고 방향이 반대인 반작용 토크를 유발하므로 상체와 팔의 시계방향 회전을 증가시킨다.

6. ②
   토크가 작용하지 않는 공중 구간에서 각운동량은 일정하게 유지되고, 관성모멘트가 감소하면 각속도가 증가하여 각운동량의 크기가 변하지 않는다.

7. 토크(회전력, 돌림힘)

8. 모멘트암

9. 관성모멘트와 각속도

10. 각관성의 법칙

11. 구심력

12. (도약 구간) 공중 구간의 체공시간과 각운동량을 증가시키기 위해서는 도약 과정에서 높은 각충격량을 작용시켜야 한다. 이를 위해 보드를 강하게 밀어 지면반력을 높임과 동시에 자세를 조절해 지면반력이 무게중심의 뒤쪽에 작용하도록 해야 한다.
    (공중 구간) 도약 직후 전신의 질량이 무게중심 가까이 위치하도록 빠르게 몸을 웅크려 관성모멘트를 감소시켜야 한다. 각운동량이 일정하므로 관성모멘트가 감소하면 각속도가 빠르게 증가한다.
    (입수 구간) 3회전 돌기를 마무리하면 전신을 쭉 폄으로써 관성모멘트를 증가시켜 각속도를 줄여야 한다. 각속도가 감소하면 직각으로 입수하기에 유리하다.

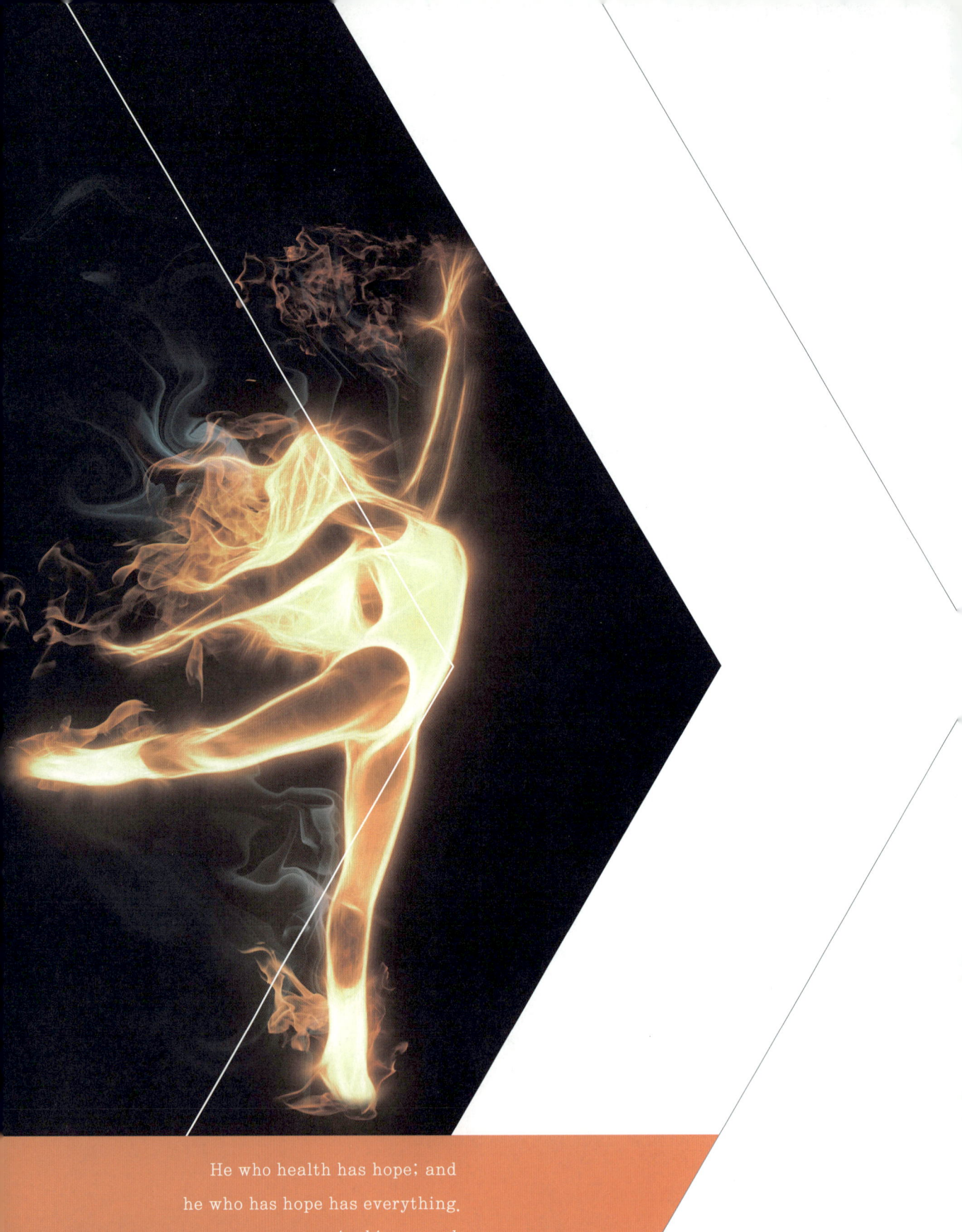

He who health has hope; and he who has hope has everything.
— *Arabic proverb*

Section **9**

일과 에너지

chapter 01	역학적 일
chapter 02	역학적 일의 크기
chapter 03	양의 일과 음의 일
chapter 04	일의 능률
chapter 05	역학적 에너지
chapter 06	역학적 에너지 전환과 보존

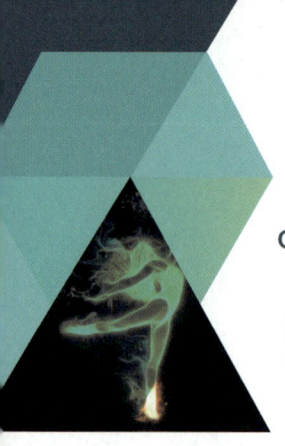

chapter

01 역학적 일

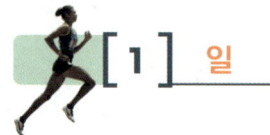 [1] 일

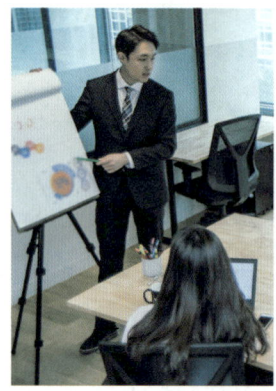 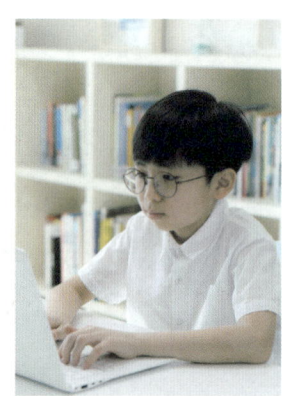 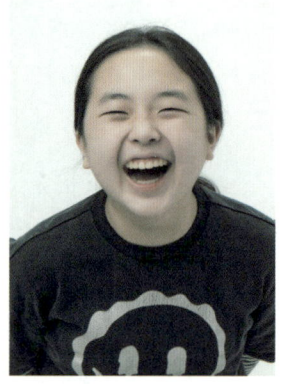

"아빠 **일**하고 올께!"   "하준아! 오늘 할 **일** 다 했니?"   "하윤아! 오늘 학교에서 무슨 좋은 **일** 있었어?"

〈그림 9-1〉 일상생활에서의 '일'의 개념

용어 풀이

일(work) - 물체에 힘이 작용하여 움직일 때, 힘과 변위의 곱으로 주어지는 물리량으로 스칼라값이다.

일상생활에서 '일'을 이야기 할 때에는 〈그림 9-1〉처럼 '노동', '과제, '사건' 등을 의미한다. 하지만 스포츠 과학의 관점에서 바라보는 '일'은 일상생활에서 바라보는 '일'과 차이가 있다.

〈표 9-1〉과 같이 생리학적 관점에서 '일'은 기초대사량에 초과되는 에너지를 소비하는 활동을 의미하며, 역학적 관점에서 '일'은 물체에 힘을 가했을 때 힘을 가한 방향으로 움직임이 발생한 것(에너지를 전달한 것)을 의미한다.

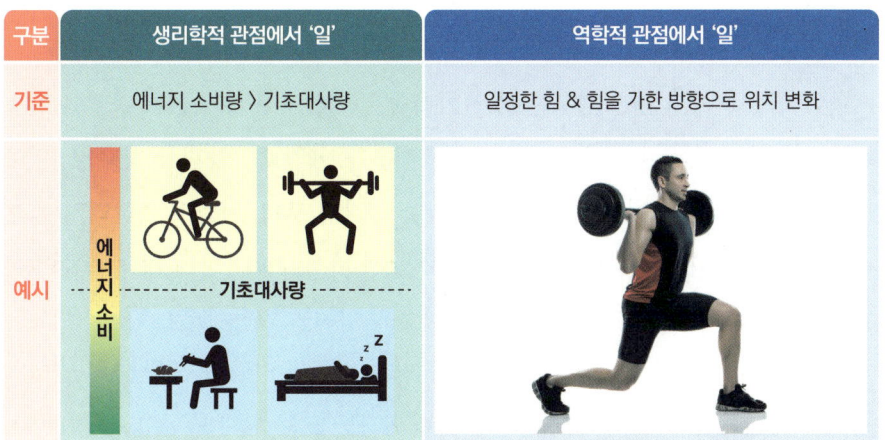

〈표 9-1〉 스포츠 과학에서의 일

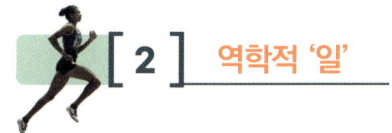

[2] 역학적 '일'

1 역학적 일을 한 경우

   역학적 일을 한 경우는 힘을 가한 물체의 위치가 변화 되었을 때를 의미한다. 예컨대, 〈그림 9-2〉의 A 자세에서 C 자세로 변경하기 위해서는 근력을 이용하여 몸을 봉 방향으로 잡아당겨야 한다. 이때 인체 질량중심(붉은 점)의 높이는 h_1에서 h_3로 이동을 한다. 이는 '힘을 가한 방향으로 움직임이 발생'하는 역학적 관점에서 '일'의 조건을 만족하였으므로 역학적으로 '일'을 했다고 할 수 있다.

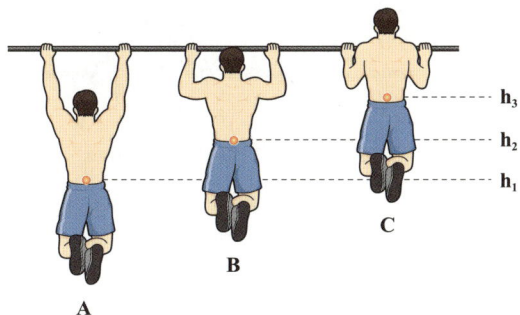

〈그림 9-2〉 역학적 일을 한 경우(예시)

2 역학적 일을 안했다고 판단하는 경우

역학적 일을 하지 않은 경우는 힘을 가하였으나 위치 변화가 없는 경우와 힘을 가하지 않았음에도 위치 변화가 발생하는 경우다. 예컨대, 〈그림 9-2〉에서 C 자세를 유지한 채로 봉에 매달려 있는 상황을 생각해 보자. 턱걸이 매달리기 동작은 우리가 중력의 반대방향으로 몸을 잡아 당겨 버텨야지만 봉에 계속 매달릴 수 있다. 분명 힘은 주고 있는데, 인체 질량중심의 위치는 변하지 않는다. 철봉 매달리기를 할 때 중력이 몸을 중력 방향으로 당기는 힘과 사람이 몸을 중력 반대방향으로 당기는 힘이 상쇄되어 시스템에 가해지는 모든 힘의 총합이 '0'이 된다. 이러한 상황에서 근육은 등척성 수축을 하게 된다. 초기 속도가 존재하지 않으면 움직임이 발생하지 않으므로 역학적으로 일을 하지 않았다고 판단한다.

〈그림 9-3〉은 등속도(v)로 움직이는 버스 안에서 가방을 들고 있는 사람을 표현한 것이다. 사람은 물체를 중력 반대방향으로 들고 있지만, 가방은 버스 이동방향으로 위치 변화가 나타난다. 이러한 경우 물체에 힘을 가하고 있고, 물체가 위치 변화가 발생하였지만, 힘을 가하고 있는 방향으로는 위치 변화가 이루어지지 않으므로 역학적으로는 '일'을 하지 않았다고 판단한다.

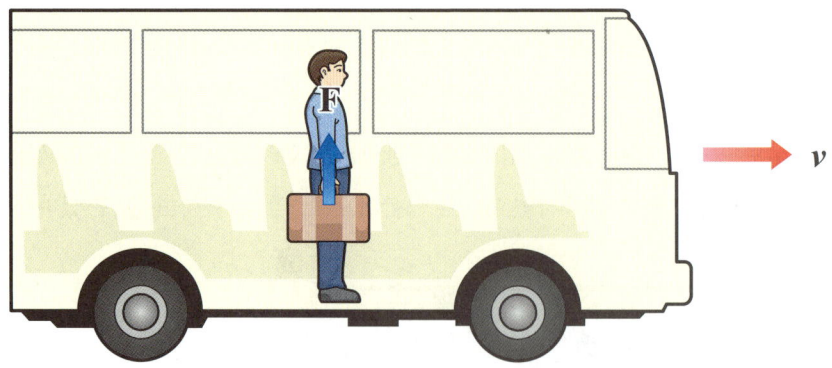

〈그림 9-3〉 역학적 일을 하지 않는 경우(예시)

chapter 02 역학적 일의 크기

[1] 일량

 앞에서 역학적으로 '일'을 하기 위한 조건(일정한 힘 & 힘을 가한 방향으로 위치 변화)에 대해 알아보았다. 그러면 일의 크기는 어떻게 계산할 수 있을까? 역학적으로 일을 하기 위한 조건에 힘과 위치 변화가 필수 조건으로 포함되듯이 일의 크기를 계산하기 위해서도 힘의 크기($|\vec{F}|$)와 이동 거리($|\vec{s}|$)를 알아야 한다.
 〈그림 9-4〉의 A상황은 물체에 힘($\vec{F}$)을 가해 변위($\vec{s}$)가 발생한 그림이다. 이때 물체에 가한 힘($\vec{F}$)은 물체가 이동하는 동안 지속적으로 가해지는 힘이며, 물체에 작용된 일의 크기는 힘의 크기($|\vec{F}|$)와 이동 거리($|\vec{s}|$)를 곱한 값, 즉 $\vec{F} \cdot \vec{s}$($|\vec{F}| \times |\vec{s}| \times \cos\theta$)로 계산할 수 있다. 〈그림 9-4〉의 A상황은 물체에 가한 힘의 방향과 물체가 이동한 방향이 같으므로($\cos\theta = 1$), 물체에 힘을 가해 한 일의 크기는 $|\vec{F}||\vec{s}|$이다.
 〈그림 9-4〉의 B상황은 A상황과 크기의 힘을 가했지만, 2배의 변위가 발생하였기 때문에 일의 크기는 $2|\vec{F}||\vec{s}|$로 A상황보다 두 배의 일을 하였다. 〈그림 9-4〉의 C상황에서는 A상황에 비해 2배의 힘을 가하였지만 동일한 변위가 발생하여 일의 크기는 $2|\vec{F}||\vec{s}|$로 B상황과 동일한 크기의 일을 하였고, A상황 보다는 두 배의 일을 한 것을 알 수 있다.
 일의 크기는 '일량(一量)'으로 부르며, 일반적으로 'Work'의 앞글자를 따서

'W'로 표현한다. 일량은 스칼라량으로 방향성이 없고 크기만 있으며 단위는 J(Joul)을 사용한다.

1J은 1N의 힘으로 물체를 1 m 움직이는 동안에 하는 일량을 의미한다. 물체에 1N의 힘을 가해 힘을 가한 방향으로 1 m 이동을 하였다면 물체에 한 일의 양은 1N×1 m = 1Nm = 1J이 된다. 힘을 가한 방향과 이동 방향이 일치할 경우에는 아래의 식으로 일량(W)을 구할 수 있다.

$$W(일량, J) = F(힘의 크기, N) \times d(이동 거리, m)$$

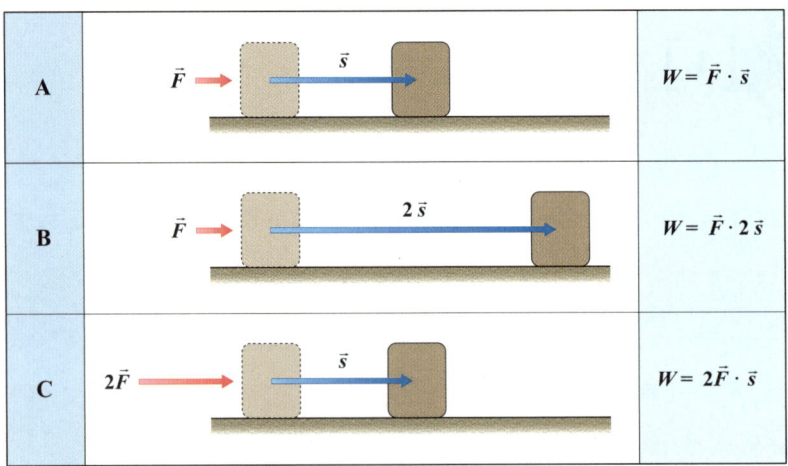

〈그림 9-4〉 다양한 일의 크기(예시)

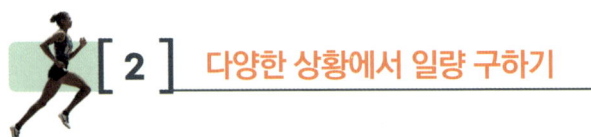

[2] 다양한 상황에서 일량 구하기

1 힘의 방향과 이동 방향이 일치하지 않는 경우

어떤 물체에 힘을 가하였을 때 힘을 가한 방향으로 움직임이 발생하면 역학적 일을 했다고 표현한다. 하지만 일상생활을 살펴보면 물체에 힘을 준 방향이 아닌

다른 방향으로 움직임이 발생하는 경우가 종종 발생한다. 〈그림 9-5〉와 같이 휠체어를 밀 때, 휠체어를 미는 방향과 휠체어가 움직이는 방향은 일치하지 않는다. 이러한 경우 일량은 실제 민 힘의 크기($|F|$)가 아니라 움직인 방향으로 가해진 힘의 크기($|F|\cdot\cos\theta$)와 이동 거리(d)의 곱으로 표현할 수 있다.

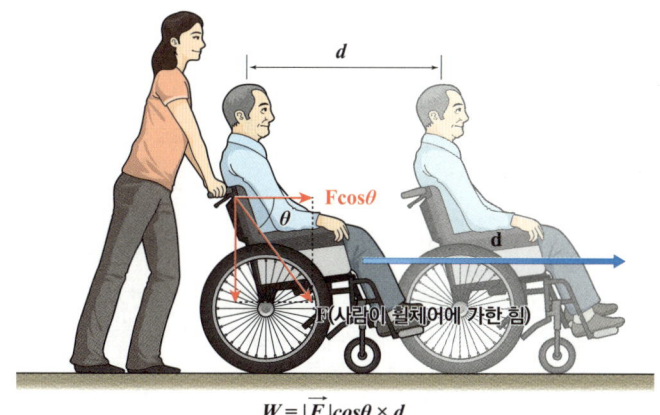

〈그림 9-5〉 힘의 방향과 이동 방향이 일치하지 않는 경우

2 도구를 사용하는 경우

(가) 도르래를 사용하는 경우

〈그림 9-6(a)〉는 도르래를 사용하지 않고, 줄을 100N의 힘으로 위 방향으로 잡아당겨 물체를 1 m 끌어올린 상황이다. 〈그림 9-6(b)〉는 도르래가 고정되어 있는 고정 도르래를 사용하여 물체를 들어 올리는 상황이다. 한 줄에 물체가 달려 있고, 물체가 없는 다른 줄을 잡아당겨 물체를 들어 올린다. 고정 도르래를 이용해 물체를 1 m 들어 올리기 위해서는 줄을 100N의 힘으로 아래 방향으로 1 m 잡아당겨야 한다.

〈그림 9-6(a)〉는 위 방향으로 100N의 힘을 가해 물체를 위 방향으로 1 m 들어 올려 100J의 일을 하였고, 〈그림 9-6(b)〉는 줄을 아래 방향으로 100N의 힘으로 1 m 당겨 100J의 일을 하였다. 고정 도르래를 사용하면 힘을 주는 방향은 변하지만 최종적으로 줄을 통해 물체에 한 일량은 동일한 것을 알 수 있다.

〈그림 9-6(c)〉는 한 줄이 고정되어 있고, 줄에 걸려 있는 움직 도르래에 물체

가 붙어 있으며, 나머지 한 줄에 힘을 가해 물체를 이동시킨다. 이 상황에서는 물체를 1 m 들어 올리기 위해 50N의 힘으로 줄을 윗방향으로 2 m 당겨야 한다. 결국, 물체를 1 m 들어 올리기 위해 사람이 한 일량은 100J로 동일한 것을 알 수 있으며, 움직 도르래의 경우 힘에 이득을, 거리에 손해를 본 것을 알 수 있다.

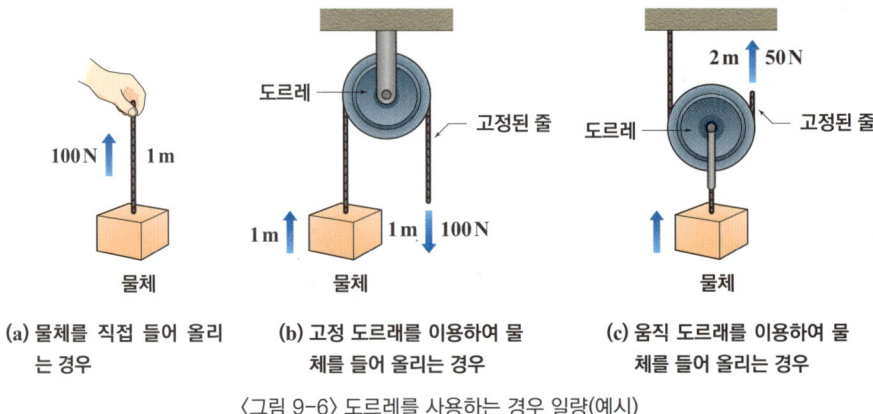

(a) 물체를 직접 들어 올리는 경우
(b) 고정 도르래를 이용하여 물체를 들어 올리는 경우
(c) 움직 도르래를 이용하여 물체를 들어 올리는 경우

〈그림 9-6〉 도르래를 사용하는 경우 일량(예시)

(나) 지레를 사용하는 경우

〈그림 9-7〉은 앞서 배운 1, 2, 3종 지레를 보여주고 있다. 〈그림 9-7(a)〉처럼 1종 지레에서는 힘팔과 저항팔의 길이가 같은 경우, 힘팔이 저항팔보다 짧은 경우, 힘팔이 저항팔보다 긴 경우가 있다. 힘팔의 길이를 b, 저항팔의 길이를 a라고 할 때 손으로 누르는 힘과 물체 무게의 비율은 저항팔의 길이와 힘팔의 길이의 비와 같다. 또한, 손으로 누르는 힘과 물체 무게의 비율은 물체가 들어 올려지는 거리(h)와 손으로 지렛대를 누른 거리(s)의 비와 같다. 결국 힘팔과 저항팔의 길이, 또는 누르는 힘과 물체 무게의 크기와는 상관없이 물체를 일정한 거리만큼 들어 올리기 위해서는 항상 일정한 일량이 필요하다.

> 힘 : 무게 = 저항팔(a) : 힘팔(b)
> 저항팔 : 힘팔 = 물체이동거리 : 손가락으로 누른 거리
> ∴ 힘 × s = 무게 × h

〈그림 9-7(b)〉처럼 2종 지레는 항상 힘팔이 저항팔보다 길며, 힘의 이득을 보지만, 이동 거리에 손해를 보며, 〈그림 9-7(c)〉처럼 3종 지레는 항상 힘팔이

저항팔보다 짧고, 힘에는 손해를 보지만, 이동 거리에 이득을 본다. 1종 지레와 마찬가지로 작용점에 물체에 가한 힘과 이동 거리의 곱(일량)과 힘점에서 지렛대에 가한 힘과 힘점의 이동 거리의 곱은 항상 동일한 것을 알 수 있다.

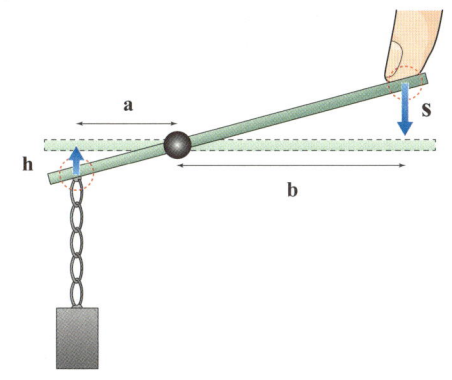

(a) 1종 지레

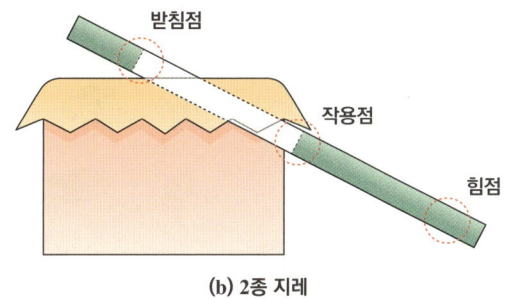

(b) 2종 지레

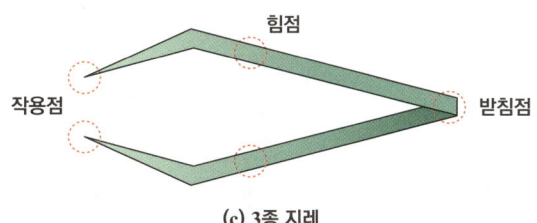

(c) 3종 지레

〈그림 9-7〉 지레를 사용하는 경우 일량(예시)

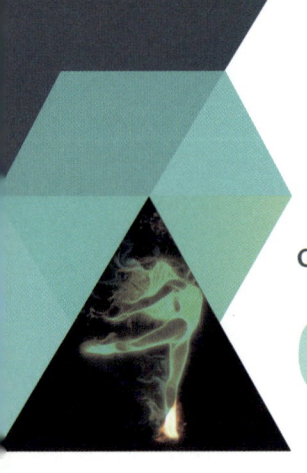

chapter 03 '양의 일'과 '음의 일'

〈그림 9-8〉은 벤치 프레스를 하는 상황이다. 바벨을 올리는 경우, 중력 반대 방향으로 힘을 주고 바벨도 중력 반대방향으로 움직인다. 하지만 바벨을 내리는 경우에는 힘은 중력 반대방향으로 주지만, 바벨은 중력 방향으로 움직인다. 힘을 가한 방향으로 움직임이 발생하면 '양의 일'을 하였다고 하고, 힘을 가한 정 반대방향으로 물체가 이동하면 '음의 일'을 하였다고 한다.

> **용어 풀이**
>
> **양의 일(positive work)**
> – 힘을 가한 방향과 이동 방향이 일치할 때의 일. 근육은 단축성 수축(Concentric contraction)을 함.
>
> **음의 일(negative work)**
> – 힘을 가한 방향과 이동 방향이 반대일 때의 일. 근육은 신장성 수축(Eccentric contraction)을 함.

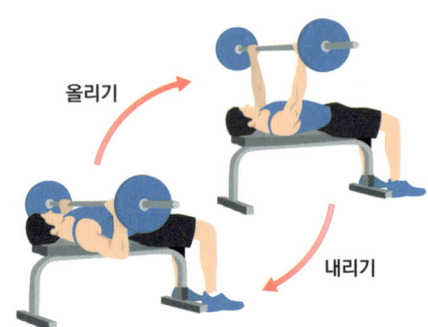

〈그림 9-8〉 벤치 프레스

〈그림 9-9〉는 바벨 스쿼트를 하는 상황이다. 바벨 스쿼트를 할 때 주동근은 대퇴사두근과 대둔근으로서 위로 올라가는 동작과 내려가는 동작 모두 주동근을 사용한다. 중력 반대방향으로 움직일 때 주동근인 대퇴사두근과 대둔근은 단축성 수축(concentric contraction)을 하므로 '양의 일'을 하였다고 한다. 반대로 아래로 내려올 때에는 주동근의 길이가 늘어나는 신장성 수축(eccentric contraction)을 하므로 '음의 일'을 하였다고 한다.

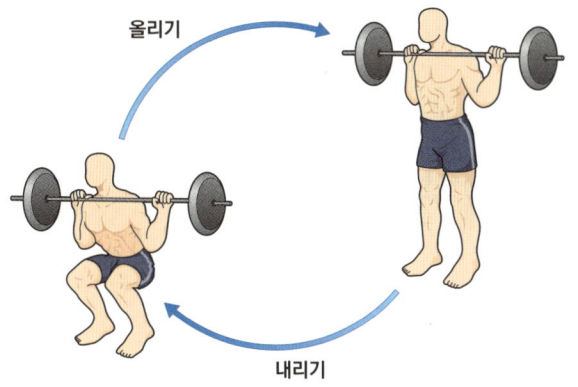

〈그림 9-9〉 바벨 스쿼트

만약 100 kg의 질량의 바벨로 스쿼트를 한다고 가정하자. 바벨 무게 중심 최저점부터 최고점까지의 거리가 1 m이고, 중력가속도를 10 m/s²로 가정하면, 바벨을 들어 올릴 때 사람은 바벨에 1000J의 양의 일을 하며, 바벨을 내릴 때 사람은 바벨에 1000J의 음의 일을 한다.

$$W = |\vec{F}| \cdot \cos\theta \times d$$
$$(\cos 0° = 1, \cos 180° = -1, d = \text{이동 거리})$$

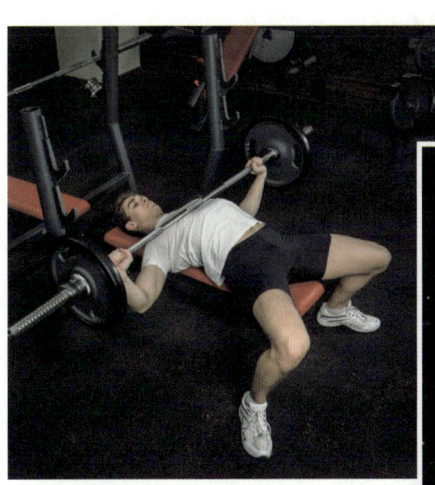

▶ 힘을 가한 방향과 이동 방향에 따라 근육은 단축성 또는 신장성 수축을 한다.

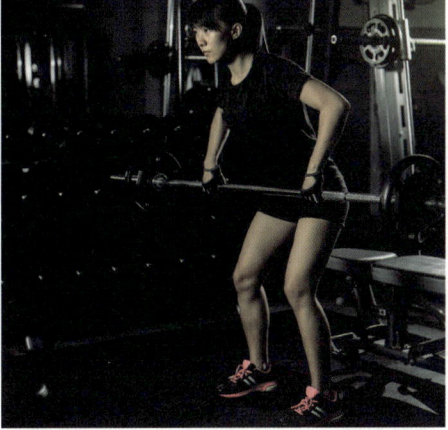

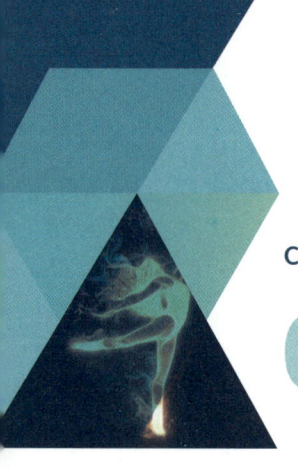

chapter

04 일의 능률

지금까지 일의 양에 대해서 배워보았다. 만약 턱걸이를 빨리하거나 느리게 할 때 일량은 동일하지만, 동일한 운동으로 생각하지 않는다. 이처럼 동일한 크기의 일을 하였지만 소요된 시간이 다른 경우는 어떻게 구분할 수 있을까? 〈그림 9-10〉의 (a) 상황과 (b) 상황, 또는 (c) 상황과 (d) 상황처럼 동일한 질량을 똑같은 높이로 들어 올렸을 경우 일량은 동일하다. 하지만 (a) 상황과 (c) 상황에서 소요 시간은 1초, (b) 상황과 (d) 상황의 소요 시간은 2초로 (a) 상황과 (b) 상황, (c) 상황과 (d) 상황은 서로 다른 상황임을 알 수 있다. 이렇게 일을 빠르게 또는 천천히 수행하는 것을 '일의 능률'이라고 표현한다. 단위시간 동안 얼마나 많은 일을 수행하였는지를 계산하여 일의 능률의 높고 낮음을 판단할 수 있다. 일의 능률은 일률(power)로 나타내며, 단위는 W(watt, J/s)를 사용한다.

> **용어 풀이**
>
> 일률(power) – 일의 효율. 단위시간당 한 일의 양. $P = W/s$

상황	질량	중력가속도	거리	시간	일률
(a)	100kg	$10m/s^2$	1m	1s	1,000W
(b)	100kg	$10m/s^2$	1m	2s	500W
(c)	200kg	$10m/s^2$	1m	1s	2,000W
(d)	200kg	$10m/s^2$	1m	2s	1,000W

동일한 질량의 바벨을 동일한 거리만큼 이동시킨 (a)와 (b) 상황을 보면, 일률은 시간에 반비례하므로 시간이 2배 소요된 (b) 상황의 일률이 (a) 상황의 일률

의 1/2이 되는 것을 알 수 있다. (a)와 (c) 상황은 움직인 질량의 크기가 2배 차이가 나서 일량도 2배 차이가 남을 알 수 있다. 하지만 소요된 시간이 동일하므로 일률의 차이는 일량의 차이와 마찬가지로 2배가 나는 것을 알 수 있다.

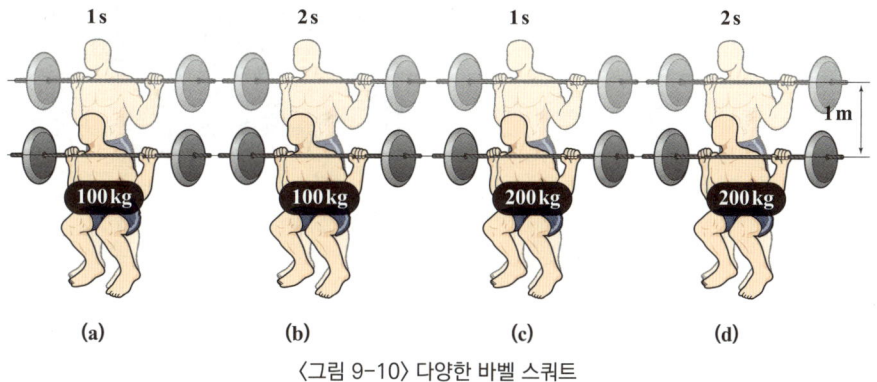

〈그림 9-10〉 다양한 바벨 스쿼트

일률은 다음과 같이 표현할 수 있다.

$$P(일률, W) = W(일량, J) / t(소요시간, s)$$

일률(파워)은 사람뿐만 아니라 기계의 활동에도 사용되는 용어이다. 예컨대, 소나타 N 라인의 경우 290마력(1마력=약 245.7W)의 성능을 보유하고 있다. 사람에게도 '파워'라는 용어를 쓰지만, 우리는 순발력이라는 단어가 더 익숙하다. 체력의 요소 중 하나인 순발력은 짧은 시간 안에 강한 힘을 발휘해서 달리고, 뛰고, 던지는 능력을 의미한다. 또한 순발력은 근력의 크기뿐만 아니라 근육을 빨리 작용시키는 능력이 요구되며, 달리기, 뛰기, 던지기 등 스포츠의 기초가 되는 능력들은 대부분 순발력과 깊은 관계를 가지고 있다.

순발력은 다음과 같이 표현할 수 있다.

$$순발력(power) = F \times d/s = F \times v$$

일반적으로 순발력을 키우는 훈련을 하기 위해서는 큰 힘(F)을 빠르게 수행(v)하는 훈련을 한다. 시니어의 경우 부상 방지를 위해 작은 부하(F)로 빠른 수행(v)을 하는 순발력 훈련을 하기도 한다. 순발력을 측정하는 방법으로는 제자리높이뛰기, 제자리멀리뛰기, 공 던지기, 50 m 달리기, 계단오르기, 자전거에르고미터 등을 이용한다〈그림 9-11〉.

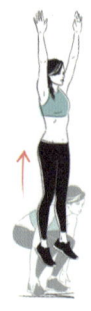
(a) 제자리높이뛰기

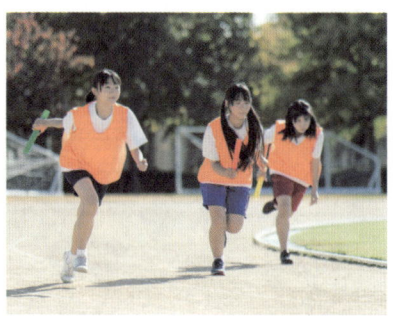
(b) 50 m 달리기

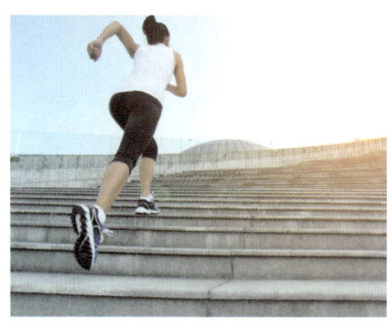
(c) 계단오르기

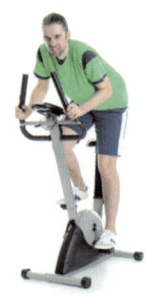
(d) 자전거에르고미터

〈그림 9-11〉 순발력을 측정하는 다양한 방법

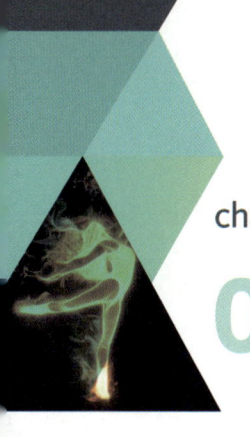

chapter

05 역학적 에너지

에너지란, 일을 할 수 있는 능력을 의미한다. 에너지의 종류는 다양하다. 운동하는 물체가 가진 운동에너지, 물체가 어떤 위치에 있음으로써 가지는 잠재적인 에너지인 위치에너지, 물체가 가지는 열역학적 상태 에너지인 열에너지, 전기적 위치에너지인 전기에너지, 화학 결합에 의해 물질 속에 저장되어 있는 화학에너지, 공기와 같이 물질의 진동에 의해 전달되는 소리에너지, 원자핵이 분열하거나 융합할 때 발생하는 핵에너지, 빛이 가지고 있는 빛에너지 등이 있다.

일상 생활에서 흔히 사용되는 에너지에 대해서 알아보자.

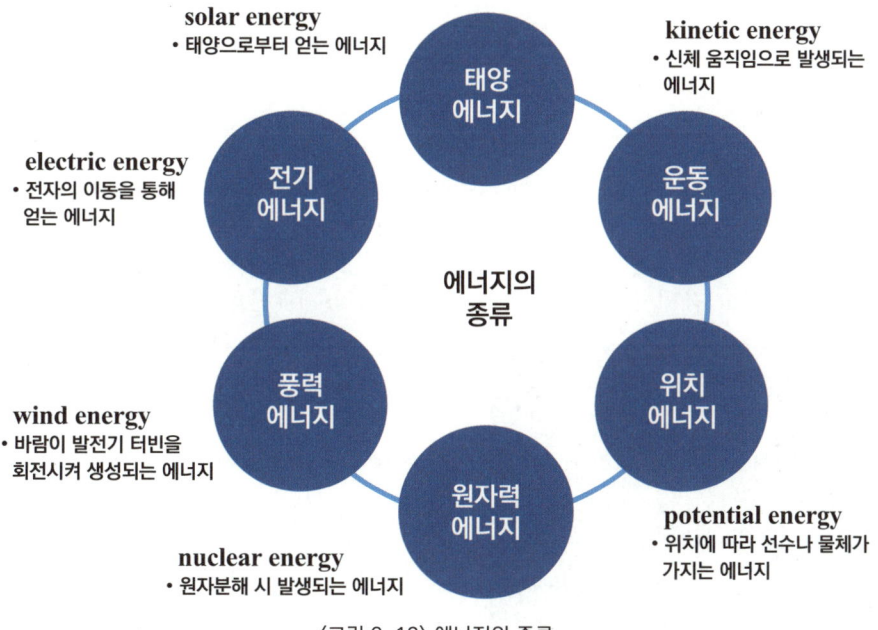

〈그림 9-12〉 에너지의 종류

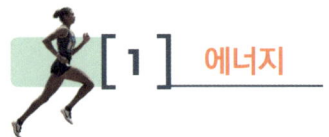
[1] 에너지

자동차가 움직이기 위해서는 연료가 필요하다. 기존 내연기관차는 휘발유나 경유가 필요하며, 요즘 나오는 전기 자동차는 전기를 충전해야 한다. 사람도 움직이기 위해서는 음식을 섭취해야 한다. 이처럼 물체나 사람이 움직이기 위해서는 연료, 즉 에너지가 필요하다. 일을 하기 위해 에너지는 필수 요소이며, 에너지는 일을 할 수 있는 능력으로 정의할 수 있다. 큰 에너지를 가진 물체는 더 많은 일을 할 수 있다. 에너지가 능력이라면, 일은 결과라고 할 수 있다. 에너지의 단위는 일의 단위와 동일한 'J'를 사용한다. 1J은 물체를 1 m 들어 올릴 수 있는 에너지를 의미한다.

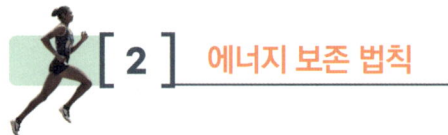
[2] 에너지 보존 법칙

에너지는 보존된다. 다시 말해서 모든 에너지의 총합은 일정하다. 어떤 물체에 추가된 에너지의 양을 더하고, 다른 물체에 한 일의 양을 빼면 그 물체에 남아 있는 에너지 양을 구할 수 있다. 즉, 에너지의 변화량은 추가된 에너지와 사용된 에너지를 더하고 감해서 구할 수 있다. 이를 열역학 제 1법칙이라고 한다. 우리는 열역학 제1법칙을 통해 에너지는 보존이 된다는 것을 알 수 있다. 예컨대, 당구공이 다른 당구공과 부딪히면 운동에너지의 일부가 일로 사용되어 에너지가 감소하게 되지만, 두 당구공의 총 에너지에는 변함이 없다.

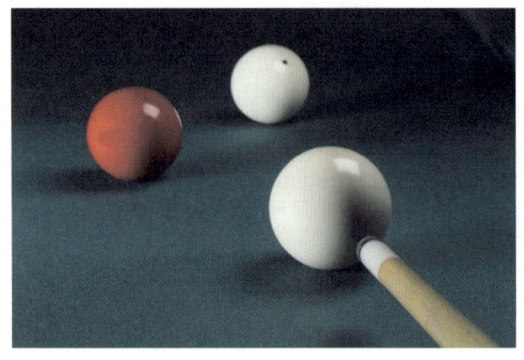

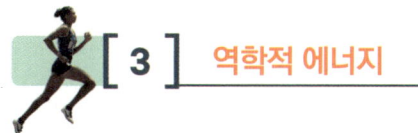

[3] 역학적 에너지

역학적 에너지는 기계적 에너지(mechanical energy)라고도 불리며 정지해 있거나 움직이는 물체에 사용되는 에너지를 의미한다. 다시 말해서 물체에 힘을 가해 움직임을 일으켜서 물체가 가지게 되는 에너지, 즉 역학적인 일을 통해 저장된 에너지를 역학적 에너지라고 한다. 역학적 에너지는 다양한 에너지의 종류 중 운동에너지와 위치에너지의 합을 말한다.

1 운동에너지(kinetic energy)

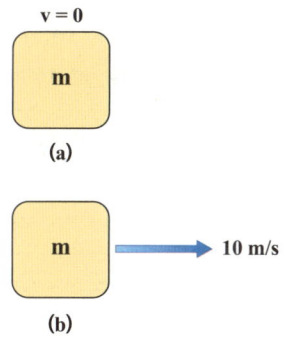

〈그림 9-13〉 운동에너지(예시)

운동에너지는 운동하는 물체가 가지는 에너지로, 어떤 물체를 정지 상태에서 일정 속도까지 가속시키는 데 필요한 일의 양이라고 정의할 수 있다. 〈그림 9-13(a)〉처럼 운동을 하지 않고 정지해 있는 물체는 다른 물체에 일을 할 수 있는 능력이 없다.

하지만 〈그림 9-13(b)〉처럼 일정한 속도를 가지고 있는 물체는 다른 물체에 힘을 가해 이동을 시킬 수 있는 능력이 있다. 즉, 속도가 있는 물체는 다른 물체에 일을 할 수 있는 능력이 있으며, 이를 운동에너지라고 한다.

운동의 형태가 선운동과 각운동으로 구분되듯이, 운동에너지는 선운동 에너지(linear kinetic energy)와 각운동 에너지(angular kinetic energy)로 구분된다. 선운동 에너지의 크기는 질량에 비례하고 속도의 제곱에 비례한다. 〈그림

9-14〉처럼 운동하는 물체의 질량이 2배가 되면(A → B) 운동에너지는 2배가 되고, 운동하는 물체의 속도가 2배가 되면(A → C) 운동에너지는 4배(2^2)가 된다. 각운동 에너지는 질량이 아닌 관성모멘트에 비례하고, 각속도의 제곱에 비례한다.

선운동 에너지와 각운동 에너지는 다음과 같이 표현할 수 있다.

$$\text{선운동 에너지}(E_{Lk}) = \frac{1}{2}mv^2, \quad \text{각운동 에너지}(E_{AK}) = \frac{1}{2}I\omega^2$$

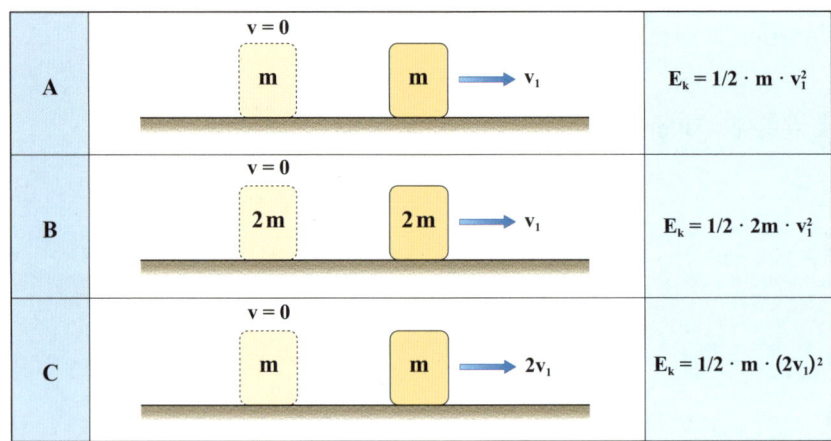

〈그림 9-14〉 물체의 질량과 속도에 따른 운동에너지 변화

2 중력위치에너지(gravity potential energy)

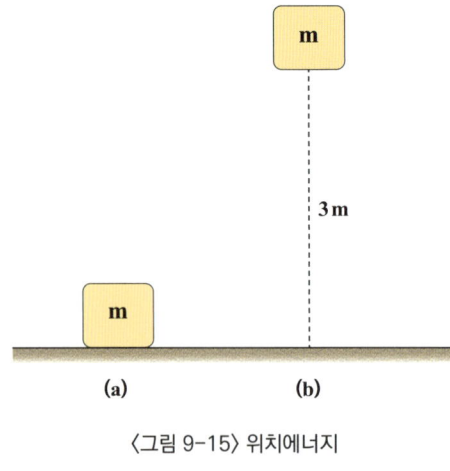

〈그림 9-15〉 위치에너지

중력위치에너지는 물체 또는 사람이 위치에 따라 지니는 잠재적 에너지를 의미한다. 〈그림 9-15(a)〉에서 물체는 지면 위에 있다. 이 물체가 정지해 있다고 할 때, 이 물체는 다른 물체에게 일을 할 수 있는 능력이 없다. 〈그림 9-15(b)〉에서 물체는 지면에서 3 m 위에 위치한다. 이 물체는 중

력에 의해 아래 방향으로 떨어질 것이며, 만약 그 사이에 다른 물체가 존재한다면 그 물체를 일정한 힘으로 밀어 움직임을 발생시킬 것이다. 따라서 〈그림 9-15(b)〉와 같이 지면에서 일정 거리 들어 올려진 물체는 다른 물체에게 일을 할 수 있는 능력을 지니고 있으며, 이를 위치에너지라고 한다.

중력 위치에너지의 크기는 물체의 질량, 중력가속도, 높이에 비례한다. 〈그림 9-16〉에서 (b) 상황과 (c) 상황에서 두 물체의 질량은 동일하고, 높이만 2배 차이 나므로 위치에너지가 2배가 된다. 또한 (c) 상황과 (d) 상황에서는 물체의 높이가 동일하고, 질량이 2배 차이가 나므로 위치에너지가 2배가 된다. 중력위치에너지는 다음과 같이 표현할 수 있다.

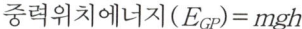

중력위치에너지(E_{GP}) = mgh

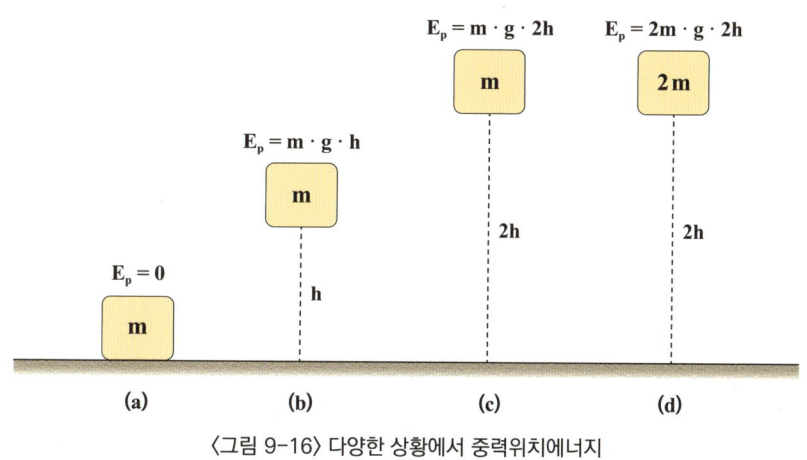

〈그림 9-16〉 다양한 상황에서 중력위치에너지

3 탄성위치에너지(elastic potential energy)

위에서 설명한 중력위치에너지처럼 탄성위치에너지도 잠재적 에너지를 의미한다. 중력위치에너지는 중력(잠재력)에 의한 에너지를 갖지만, 탄성위치에너지는 탄성(잠재력)에 의한 에너지를 갖게 되는 것이다.

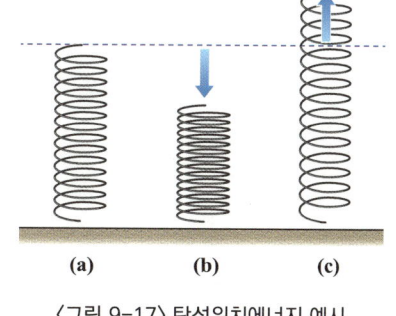

〈그림 9-17〉 탄성위치에너지 예시

〈그림 9-17〉처럼 스프링 예를 들어보자. (a) 상황처럼 가만히 있는 스프링은 움직이지 않지만, (b) 상황처럼 스프링에 힘을 가해 압축하거나 (c) 상황처럼 스프링에 힘을 가해 늘리면 원래 위치로 되돌아가려는 힘이 발생한다. 이와 같은 탄성력에 의한 위치에너지를 탄성위치에너지라고 한다. 탄성계수가 일정한 물체의 탄성위치에너지는 탄성계수와 물체 변형 거리의 제곱에 비례한다.

탄성위치에너지는 다음과 같이 표현할 수 있다.

$$\text{탄성위치에너지}(E_{EP}) = \frac{1}{2}kx^2$$

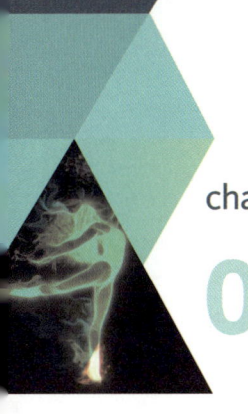

chapter 06 역학적 에너지 전환과 보존

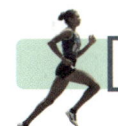

[1] 역학적 에너지 전환

〈그림 9-17〉은 진자운동을 하는 모습으로 A, E 지점의 위치에서 구슬의 속도는 '0 m/s'이며, 가장 높은 위치에 위치한다. 즉, 구슬의 높이만큼 위치에너지를 가지게 되며 B 구간에서 구슬이 아래로 내려갈수록 위치에너지는 감소하고, 운동에너지는 속도의 제곱에 비례하여 증가한다. C 지점은 구슬의 가장 낮은 위치로 위치에너지가 최소, 운동에너지가 최대가 된다. D 구간에서 구슬이 위로 올라갈수록 위치에너지는 증가하고, 반대로 운동에너지는 속도의 제곱에 비례하여 감소한다. 즉, 위치에너지와 운동에너지는 상호 전환이 됨을 알 수 있다.

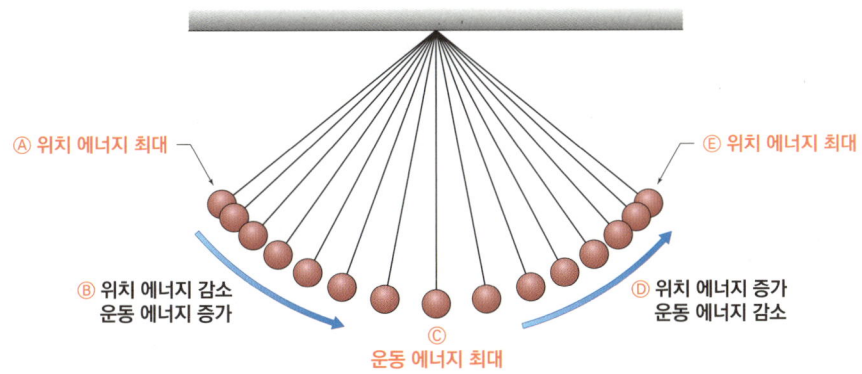

〈그림 9-18〉 진자 운동에서 역학적 에너지 전환

[2] 역학적 에너지 보존

〈그림 9-18〉의 진자운동에서 에너지가 외부로 빠져나가지 않고, 추가 에너지를 공급받지 않는다고 가정을 한다면, 역학적 에너지는 보존이 된다. 만약 A 지점에서 구슬의 역학적 에너지가 1,000J이라고 한다면, 위치에너지는 1,000J이고 운동에너지는 0J이 될 것이다. 만약 높이가 낮아지면서 위치에너지가 500J이 되었다면, 역학적 에너지 보존 법칙에 따라 운동에너지는 500J이 될 것이다. 높이가 가장 낮은 지점을 지날 때는 위치에너지가 0J이 되고, 운동에너지가 1,000J이 될 것이다.

역학적 에너지 보존 법칙을 통해 운동에너지 혹은 위치에너지의 크기를 예측할 수 있으며, 하늘로 던진 공의 초기 속도와 높이를 알고 있다면 최고 높이를 구할 수 있고, 자유낙하 하는 물체가 바닥에 닿기 직전 속도를 구할 수 있다. 역학적 에너지는 다음과 같이 표현할 수 있다.

> **용어 풀이**
>
> **역학적에너지 보존 법칙 (mechanical energy conservation law)** - 에너지가 외부로 빠져 나가지 않고, 추가 에너지를 공급받지 않는다고 가정을 한다면 위치에너지와 운동에너지의 합은 항상 일정함.

$$역학적\ 에너지(ME) = 선운동에너지(LKE) + 각운동에너지(AKE) + 중력위치에너지(GPE) + 탄성위치에너지(EPE)$$

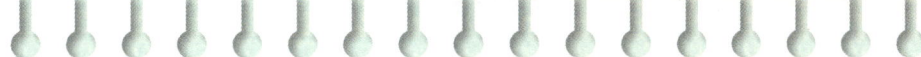

 활동 1
일량 산출 실험

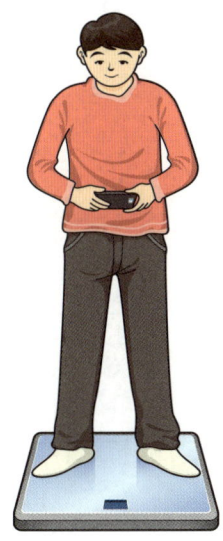

1. 목적
실제 실험을 통해 일량을 직접 산출해 봄으로써 가한 역학적 일에 대해 이해한다.

2. 방법
① 1층에서 엘리베이터에 탑승을 한다.
② 저울을 바닥에 놓고 올라가서 동영상을 촬영한다.
③ 엘리베이터 10층 버튼을 눌러 올라간다.
④ 엘리베이터가 움직이기 시작한 시점(Start)부터 도착한 시점(End)까지 저울의 값을 0.1초 간격으로 표에 기록한다.
⑤ 기록된 표의 값으로 그래프를 그린다.
⑥ 1층에서 10층까지 엘리베이터가 나에게 한 일량을 구한다.

3. 결과 및 논의
아래 표와 그래프를 통해 본 실험에 대한 결과를 제시하고 시간에 따른 일량과 일률의 변화에 대해 기술해 본다.

시점	시간(s)	체중계 눈금(kg)	시점	시간(s)	체중계 눈금(kg)	시점	시간(s)	체중계 눈금(kg)
Start	0			2.1			4.2	
	0.1			2.2			4.3	
	0.2			2.3			4.4	
	0.3			2.4			4.5	
	0.4			2.5			4.6	
	0.5			2.6			4.7	
	0.6			2.7			4.8	
	0.7			2.8			4.9	
	0.8			2.9			5	
	0.9			3			5.1	
	1			3.1			5.2	
	1.1			3.2			5.3	
	1.2			3.3			5.4	
	1.3			3.4			5.5	
	1.4			3.5			5.6	
	1.5			3.6			5.7	
	1.6			3.7			5.8	
	1.7			3.8			5.9	
	1.8			3.9			6	
	1.9			4			6.1	
	2			4.2			6.2	

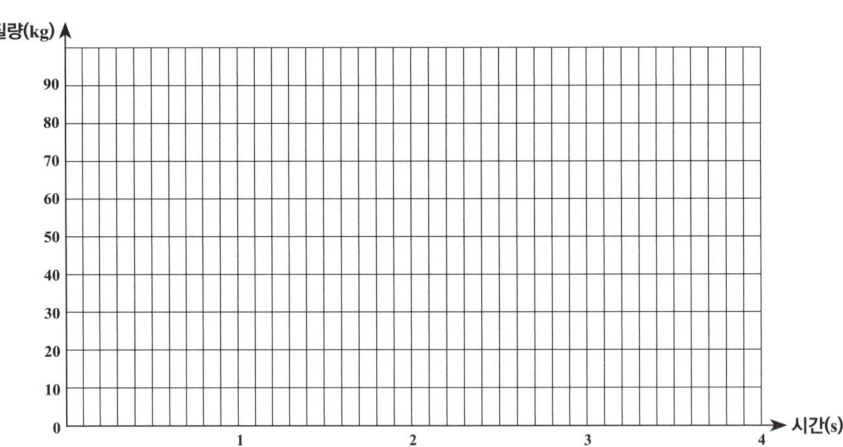

– 엘리베이터가 사람에게 한 일량은?

– 엘리베이터가 사람에게 한 일률은?

활동 2
역학적 에너지 산출 실험

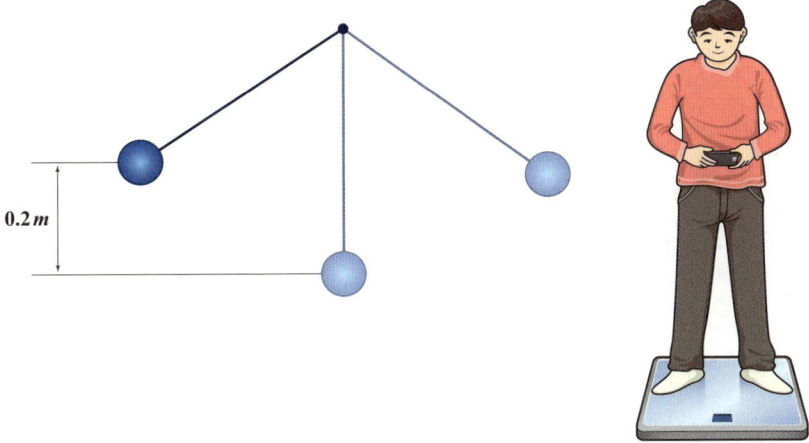

1. 목적
실제 실험을 통해 위치에너지와 운동에너지의 크기를 산출해 보고, 역학적에너지 보존 법칙이 성립하는지 확인해 본다.

2. 방법
① 줄에 공이나 물건을 매달아서 특정 높이까지 들어 올린다.
② 물건을 떨어트리고 진자 운동을 하는 장면을 스마트폰으로 촬영한다.
③ 진자가 움직이기 시작한 시점(Start)부터 다시 제자리로 돌아온 시점(End)까지 진자의 높이와 순간 속도를 0.1초 간격으로 표에 기록한다.
④ 기록된 표를 통해 각 시점에서 중력위치에너지와 운동에너지의 크기를 구한다.
⑤ 각 시점의 역학적 에너지의 크기를 산출하고 비교한다.

3. 결과 및 논의
아래 표를 통해 본 실험에 대한 결과를 제시하고 위치에너지, 운동에너지, 역학적에너지의 변화에 대해 기술해 본다.

시점	시간(s)	높이(m)	속도(m/s)	위치에너지(J)	운동에너지(J)	역학적에너지(J)
Start	0					
	0.1					
	0.2					
	0.3					
	0.4					
	0.5					
	0.6					
	0.7					
	0.8					
	0.9					
	1					
	1.1					
	1.2					
	1.3					
	1.4					
	1.5					
	1.6					
	1.7					

참고문헌

김택천, 한태룡, 김정효, 한동욱, 정진욱, 양종현(2021), 스포츠지도사 한권으로 정리하기, 레인보우북스, 서울

서정석, 강명수, 김호묵, 양종현, 임비오(2015) 운동역학 : 체육지도자 필기시험 대비 요약 문제집, NSCA Korea, 아산

정철수, 신인식(2005), 운동역학총론. 대한미디어, 서울

SECTION 9
요점 정리

1. 역학적 일(mechanical work)

1) **역학적 일**: 생리학적 관점에서 '일'은 기초대사량에 초과되는 에너지를 소비하는 활동을 뜻하며, 역학적 관점에서 '일'은 물체에 힘을 가했을 때 힘을 가한 방향으로 움직임이 발생한 것을 의미한다.
2) **일을 하지 않은 경우**: 힘을 가했으나 위치 변화가 없는 경우, 힘을 가하지 않았음에도 위치 변화가 있는 경우에는 역학적으로 일을 하지 않았다고 한다.
3) **일의 크기**: 일의 크기는 사람 또는 물체에 가한 힘과 힘을 가한 거리의 곱으로 나타낸다. 하지만 항상 힘을 가한 방향으로 움직임이 발생하는 것은 아니기 때문에 일의 양을 구하는 공식은 $W = |\vec{F}||\vec{s}|\cos\theta$이며, 일의 단위는 J(joul)이고 스칼라 값이다.
4) **일과 방향**: 힘을 가한 방향으로 움직임이 발생한 경우 '양의 일', 힘을 가한 반대 방향으로 움직임이 발생한 경우 '음의 일'을 했다고 표현하며, '양의 일'은 할 때에는 단축성 수축, '음의 일'을 할 때에는 신장성 수축을 한다.
5) **일률**: 일의 효율은 단위 시간당 한 일의 양으로 구할 수 있으며, 이를 일률이라고 한다. 일률을 구하는 공식은 $P = W/s$이며, 일률의 단위는 W(watt)이고 스칼라 값이다.

2. 역학적 에너지(mechanical energy)

1) **역학적 에너지**: 역학적 에너지는 기계적 에너지(mechanical energy)라고도 불리며 정지해 있거나 움직이는 물체에 사용되는 에너지를 의미한다. 다시 말해 물체에 힘을 가해 움직임을 일으켜서 물체가 갖게 되는 에너지, 즉 역학적인 일을 통해 저장된 에너지를 역학적 에너지라고 한다. 역학적 에너지는 운동에너지와 위치에너지의 합이다.
2) **운동에너지**: 운동하는 물체가 가지는 에너지로 어떤 물체를 정지 상태에서 일정 속도까지 가속시키는 데 필요한 일의 양으로, 일정한 속도가 있는 물체가 다른 물체에 일을 할 수 있는 능력을 운동에너지라고 한다. 선운동을 하는 물체가 갖는 선운동에너지와 각운동을 하는 물체가 갖는 각운동에너지로 구분이 되며 운동에너지를 구하는 공식은 $E_{LK} = \frac{1}{2}mv^2$, $E_{RK} = \frac{1}{2}Iw^2$이며, 운동에너지의 단위는 J(joul)이고 스칼라 값이다.
2) **위치에너지**: 물체 또는 사람이 위치에 따라 지니는 잠재적 에너지를 위치에너지라고 한다. 중력에 의한 잠재적 에너지를 중력위치에너지, 물체의 탄성에 의한 잠재적 에너지를 탄성위치에너지라고 한다. 위치에너지를 구하는 공식은 $E_{GP} = mgh$, $E_{EP} = \frac{1}{s}kx^2$이며, 위치에너지의 단위는 J(joul)이고 스칼라 값이다.
3) **역학적 에너지 보존 법칙**: 물체가 운동하는 동안 위치에너지와 운동에너지는 서로 전환된다. 이때 에너지가 외부로 빠져 나가지 않고, 추가 에너지를 공급받지 않는다고 가정을 한다면 운동하는 물체가 가진 역학적 에너지는 항상 일정하게 보존되며, 이를 역학적 에너지 보존 법칙이라고 한다.

SECTION 09
연습문제 review exercises

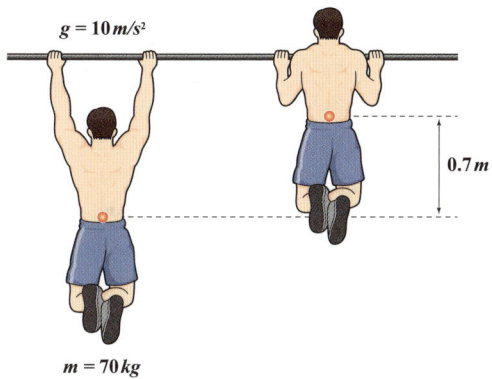

〈그림 1〉 풀업

1. 위 그림에서 사람이 한 일량을 구하시오.

〈그림 1〉에서 본인의 몸에 한 일	〈그림 2〉에서 바벨에 한 일

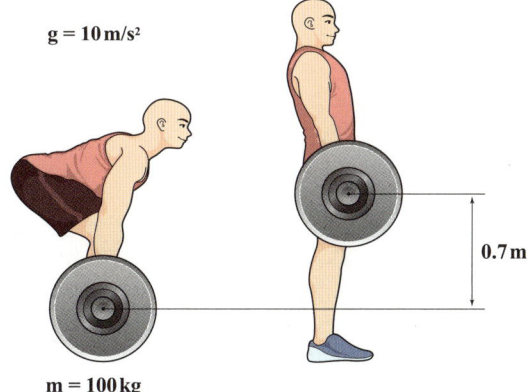

〈그림 2〉 데드리프트

2. 그림에서 사람이 한 일률의 크기를 비교하시오(단, 풀업은 0.5초가 소요되었으며, 데드리프트는 0.7초가 소요되었음).

〈그림 1〉에서 본인의 몸에 한 일률	〈그림 2〉에서 바벨에 한 일률

3. 다음 질문에 답하시오.

1) 질량이 10kg인 물체의 속도가 5m/s일 때 물체가 가지는 운동에너지는?

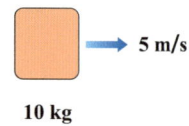

2) 질량이 2kg인 물체의 운동에너지가 100J일 때 물체의 속도는?

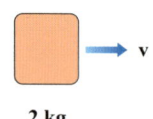

3) 속도가 4m/s인 물체의 운동에너지가 40J일 때 물체의 질량은?

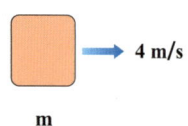

4) 질량이 10kg인 물체를 중력 반대방향으로 4m/s 속도로 던졌다. 물체의 역학적 에너지 크기, 물체의 최고 높이, 최고 속력을 구하여라.

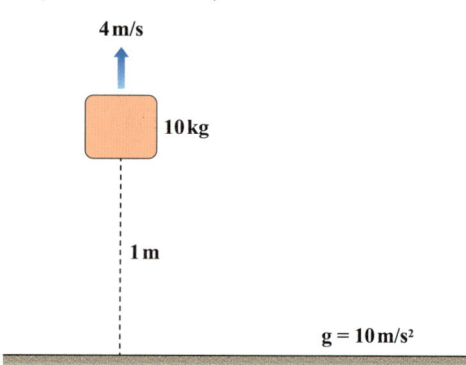

정답 및 해설 answers and explanations

1. 〈그림 1〉에서 본인의 몸에 한 일
   일량 = 힘 × 이동거리
   $W = F \times d$
   $W = 70kg \times 10m/s^2 \times 0.7m = 490J$

   〈그림 2〉에서 바벨에 한 일
   일량 = 힘 × 이동거리
   $W = F \times d$
   $W = 100kg \times 10m/s^2 \times 0.7m = 700J$

2. 〈그림 1〉에서 본인의 몸에 한 일률
   일률 = 일 / 소요시간
   $P = W/t$
   $P = 490 \div 0.5s = 940W$

   〈그림 2〉에서 바벨에 한 일률
   일률 = 일 / 소요시간
   $P = W/t$
   $P = 700J \div 0.7s = 1000W$

3. 1) 선운동에너지(E_{LK}) = $\frac{1}{2}mv^2$
   $E_{LK} = \frac{1}{2}mv^2$
   $E_{LK} = \frac{1}{2} \times 10kg \times (5m/s)^2$
   $E_{LK} = \frac{1}{2} \times 10kg \times 25m^2/s^2 = 125J$

   2) 선운동에너지(E_{LK}) = $\frac{1}{2}mv^2$
   $E_{LK} = \frac{1}{2}mv^2$
   $100J = \frac{1}{2} \times 2kg \times v^2$
   $v^2 = 100m^2/s^2$
   $\therefore v = 10m/s$

   3) 선운동에너지(E_{LK}) = $\frac{1}{2}mv^2$
   $E_{LK} = \frac{1}{2}mv^2$
   $40J = \frac{1}{2} \times m \times (4m/s)^2$
   $m = 40J \div \frac{1}{2} \div 16m^2/s^2$
   $\therefore m = 5kg$

   4) 역학적 에너지(ME) = 선운동에너지(LKE) + 각운동에너지(AKE) + 중력위치에너지(GPE) + 탄성위치에너지(EPE)
   $ME = E_{GP} + E_{LK}$
   $ME = mgh + \frac{1}{2}mv^2$
   $ME = (10kg \times 10m/s^2 \times 1m) + (\frac{1}{2} \times 10kg \times (4m/s)^2)$
   $ME = 100J + 80J = 180J$
   $\therefore$ 역학적에너지 = 180J

   물체가 가장 높은 곳에 위치해 있을 때는 중력위치에너지가 가장 클 때이므로
   $E_{GP} = 180J$
   $mgh = 180J$
   $10kg \times 10m/s^2 \times h = 180J$
   $h = 180J \div (10kg \times 10m/s^2) = 1.8m$
   $\therefore$ 물체 최고 높이 = 1.8m

   물체의 속력이 가장 빠를 때는 선운동에너지가 가장 클 때이므로
   $E_{LK} = 180J$
   $\frac{1}{2}mv^2 = 180J$
   $\frac{1}{2} \times 10kg \times v^2 = 180J$
   $v^2 = 180J \div (\frac{1}{2} \times 10kg) = 36m^2/s^2$
   $\therefore v = 6m/s$
   $\therefore$ 물체의 최고 속력 = 6m/s

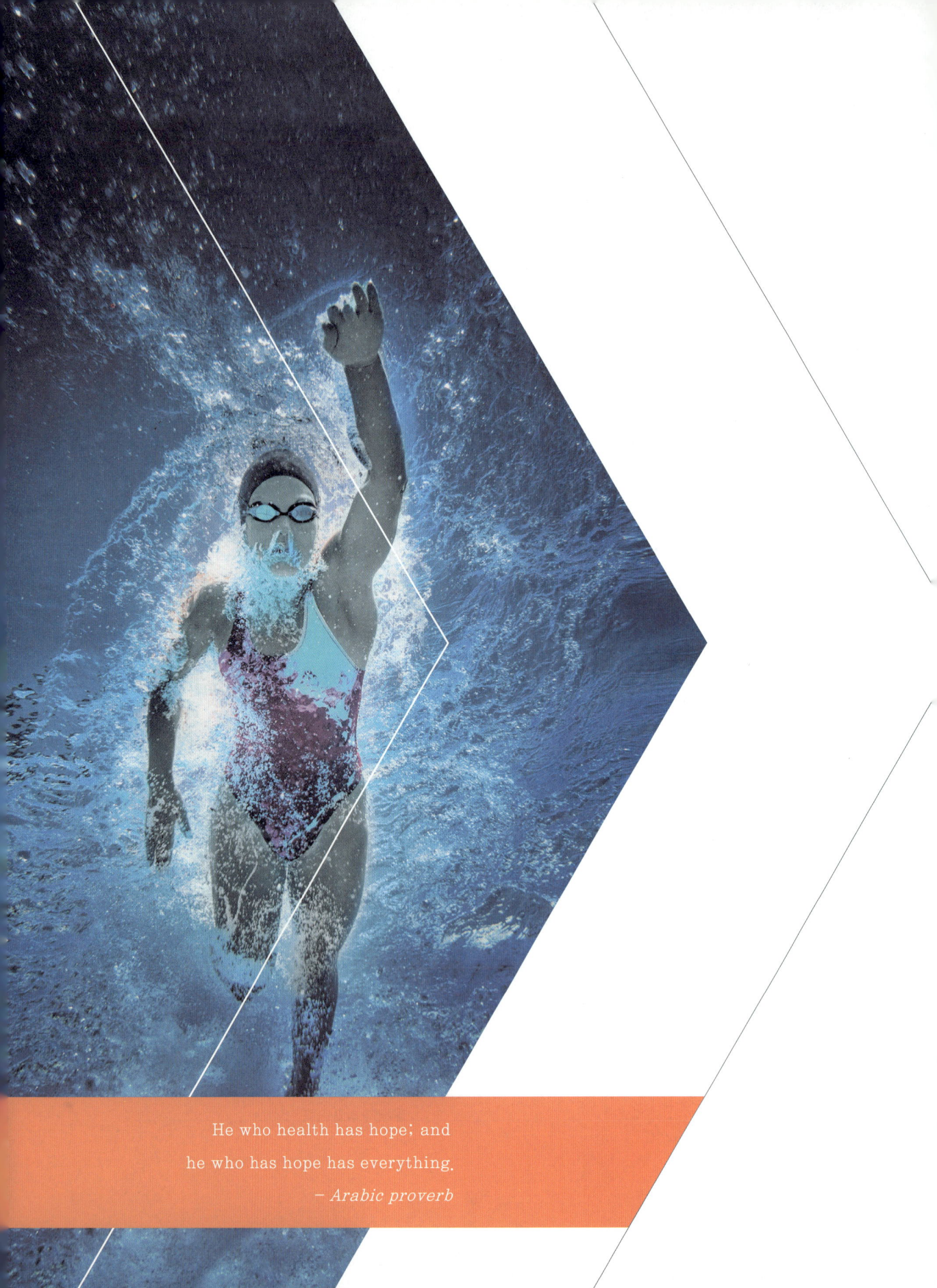

He who health has hope; and he who has hope has everything.
— *Arabic proverb*

Section **10**

유체 속 운동의 이해

chapter 01   부력
chapter 02   항력
chapter 03   양력

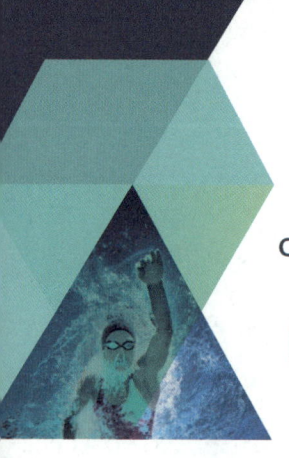

chapter

01 부력

> **용어 풀이**
>
> **부력** – 중력이 작용하는 장에서 유체 안에 있는 물체에 작용하는 압력의 차이로 인해 발생하는, 중력의 반대방향으로 가해지는 힘

물질은 상태에 따라 일반적으로 고체, 액체, 기체로 존재한다. 유체는 이 중 액체와 기체 상태로 존재하는 물질을 의미한다. 우리가 매일 마시는 물이나 피부에 닿을 때 바람으로 느끼는 공기 등이 바로 이 유체이다. 크게 의식하지 못하고 있지만, 사실 우리는 이런 유체에 대한 이해를 바탕으로 제작된 많은 편의품과 사회의 기반 시설 안에서 일상을 살고 있다.

이동을 위해 반드시 필요한 자동차, 비행기, 선박과 같은 이동수단부터 헤어드라이어, 난방기 등의 생활기기, 그리고 상하수도 시스템, 댐 등의 사회 기반 시설, 인공 심장 등의 의료용품 제작 등에 이르기까지 유체역학이 적용되지 않는 분야는 거의 없다. 그러므로 유체와 관련된 기본적인 힘에 대하여 알아 두는 것이 필요하다.

> **용어 풀이**
>
> **유체** – 액체와 기체 상태로 존재하는 물질의 총칭.

유체는 고체보다 물질 자체를 다루기도 어렵고, 관련된 성질을 이해하기도 힘들다. 고체는 가해진 힘에 저항하려는 성질이 크므로 쉽게 모양이 변형되지 않지만, 액체와 기체는 작은 힘에도 물질의 모양이 변형되기 때문이다. 그래서 우리는 물이나 기름을 다양한 모양의 용기에 담을 수 있고, 생일 케이크의 촛불을 끌 수도 있다. 이 단원에서는 우리의 주요 관심사인 스포츠, 즉 유체 속에서 스포츠를 행할 경우 고려해야 할 힘들에 대해 좀 더 중점적으로 생각해 보자. 우리가 알아볼 힘은 부력과 항력, 그리고 양력이다.

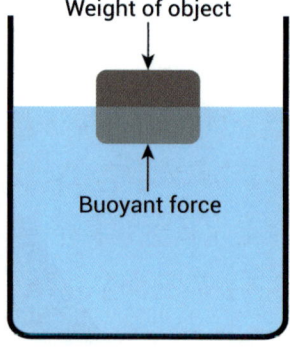

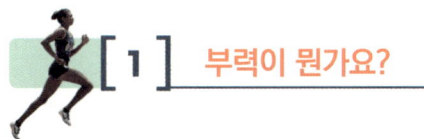

[1] 부력이 뭔가요?

'부력'이라는 단어는 관련된 학문을 공부하는 사람이 아니라면, 쉽게 접하기 어려운 단어이지만, 우리가 지구의 물, 공기와 더불어 살아가는 한 부력은 어디에서나 작용한다. 부력이란, 중력이 작용하는 장(field)에서 유체 안에 있는 물체에 작용하는 압력의 차이로 발생하는, 중력의 반대방향으로 가해지는 힘을 의미한다.

예컨대, 지구의 중력은 물체를 지구 쪽으로 끌어당긴다. 이때 부력은 물체가 중력에 의해 끌어 당겨지는 반대방향, 즉 물속에 있다면 수면 방향, 지표면에 있다면 대기권 방향으로 밀어 올려주는 힘의 느낌으로 보면 쉽게 이해할 수 있다.

이해를 돕기 위해 단어를 분석해 보자. 부력은 한자로 '浮力'이다. 이 '浮'자는 '뜰 부'자이다. '力'은 '힘 력'자를 쓴다. 글자 그대로라면, '뜰 힘' 이렇게 되는데, 주어진 상황에 따라, ❶ 뜨는 힘, ❷ 떠지는 힘, ❸ 뜨게 만드는 힘 정도로 해석될 것이다.

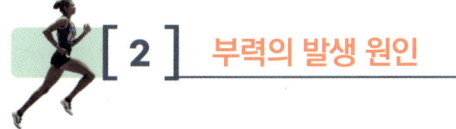

[2] 부력의 발생 원인

부력은 '압력 차'에 의해 발생한다. 이 압력은 유체 안에 있는 물체의 깊이 차에 의해 발생한다. 편의상 2차원으로 단순화한 〈그림 10-1〉을 보면, 물체에는 4방향의 힘(압력)이 작용한다. 물체에 가해지는 힘은 결국 물체에 가해지는 모든 힘을 더하고 빼서 남는 최종 힘이므로 좌우 방향의 힘은 서로 상쇄되고

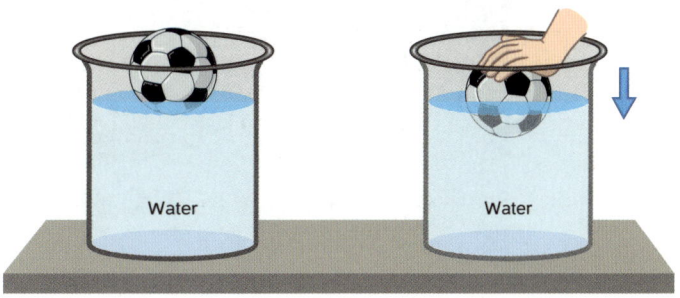

아래위 방향으로 압력 차가 생기게 되며, 이로 인해 부력이 발생한다.

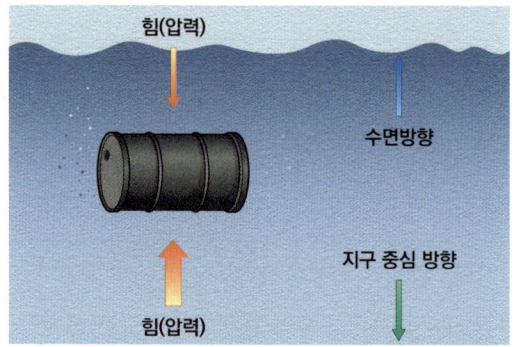

〈그림 10-1〉 압력 차에 의한 부력 발생

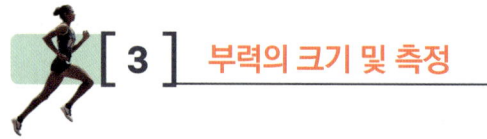

[3] 부력의 크기 및 측정

다음 그림을 보고 생각해 보자. 셋 중, 어느 물체에 작용하는 부력이 가장 클까?
같은 부피(크기)의 책과 벽돌, 그리고 나무가 물속에 있다. 물속에서 이 책과 벽돌과 나무는 부력을 받게 되는데, 세 물체 중 어떤 물체가 받는 부력이 가장 클까? 일반적으로 우리는 나무에 작용하는 부력이 가장 크다고 생각하는 경향이 있다. 그렇게 생각하는 이유는 일상에서의 경험 때문이다. 나무가 가장 잘 뜨거

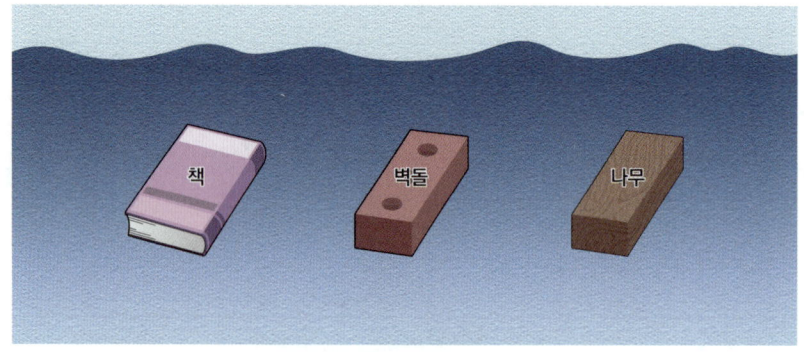

〈그림 10-2〉 부력과 부피의 상관 관계

나, 떠오르는 현상을 가장 많이 보게 된다. 또 사람들은 이 떠오름과 가라앉음이 질량, 즉 무게와 관계있다고 생각하는 경우가 많다. 나무가 제일 가벼우니까 부력을 가장 크게 받을 것이며, 무거운 순서로 책, 벽돌이 받는 부력이 클 것이라 생각하게 된다. 결론적으로는 그렇지 않은데, 그 이유를 지금부터 알아보자.

이 문제의 답은 세 가지 물체가 받는 부력의 크기는 모두 '같다'이다. 그 이유는 유체 안에 있는 부력의 크기는 물체의 재질이나 질량과 관계된 값이 아니기 때문이다. 오직 그 물체의 부피, 즉 유체 안에 있는 물체가 유체 안에서 차지하는 부피만 관계가 있다. 물체의 부피가 커질수록 물체에 작용하는 부력은 더 커지고, 물체가 유체 안에서 차지하는 부피가 작아질수록 부력은 더 작아진다. 이 원리는 물체를 담고 있는 유체가 꼭 물이 아니라도 똑같이 적용된다.

〈그림 10-3〉과 같이 벽돌보다는 책이, 책보다는 나무가 더 잘 뜨는 현상은 각 물체에 작용하는 부력의 크기 때문이 아니라, 각 물체에 작용하는 중력의 크기 때문이다. 각 물체에 작용하는 부력의 크기는 동일하지만, 중력의 크기가 다르므로 물체에 작용하는 수직방향의 힘 합력이 달라져, 어떤 것은 더 잘 뜨고 어떤 것은 가라앉는다.

지구로부터 받는 중력의 크기는, 같은 부피를 가질 경우라도 책(종이)과 벽돌과 나무가 서로 다른 것을 여러분도 경험적으로 알고 있을 것이다, 이는 밀도와 재질에 관계되어 있다. 예컨대, 대나무, 야자수 나무, 그리고 참나무를 같은 크기로 자르더라도 이처럼 나무의 종류에 따라 질량이 다르다. 다시 말해서, 같은 부피일 경우, 나무가 벽돌보다 물에 더 잘 뜨는 이유는 부력의 크기는 같지만, 질량

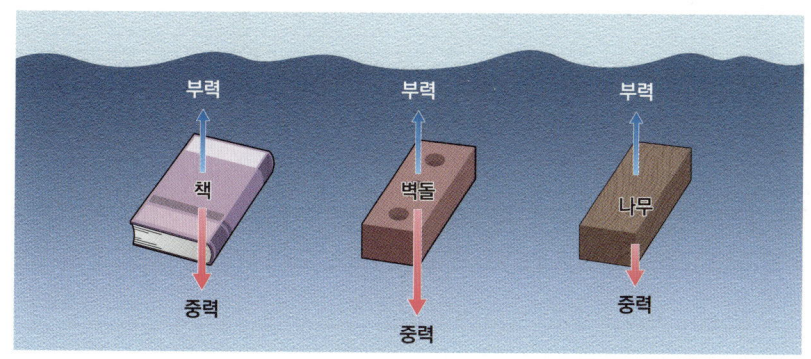

〈그림 10-3〉 부피와 부력, 그리고 중력 간의 상관 관계

이 작아서 지구가 나무를 지구 쪽으로 잡아당기는 힘, 즉 중력이 벽돌을 잡아당기는 힘보다 작기 때문이다.

부력의 크기를 눈으로 확인할 수 있다면, 즉 숫자로 나타난 값의 크기를 볼 수 있다면, 부력이 존재함에 대한 확신이 더 커질 것이다. 부력의 크기를 확인하기 위해서는 〈그림 10-4〉와 같이 용수철저울과 물이 담긴 수조, 그리고 물체 하나만 있으면 되고, 이를 이용하여 측정하면 부력의 존재를 확인할 수 있다. 〈그림 10-4(a)〉에 나타난 용수철저울의 무게에서 〈그림 10-4(b)〉에 나타난 용수철 무게를 빼주면, 나머지가 부력의 크기이다.

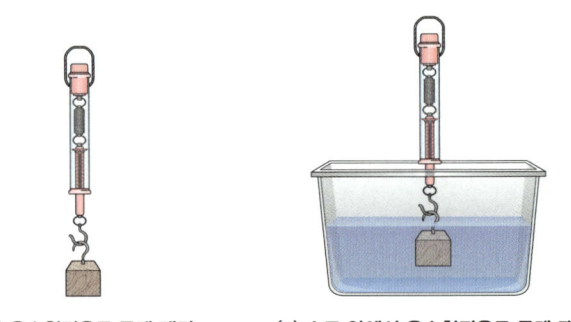

(a) 용수철저울로 무게 재기   **(b) 수조 안에서 용수철저울로 무게 재기**

〈그림 10-4〉 용수철저울로 부력 알아보기

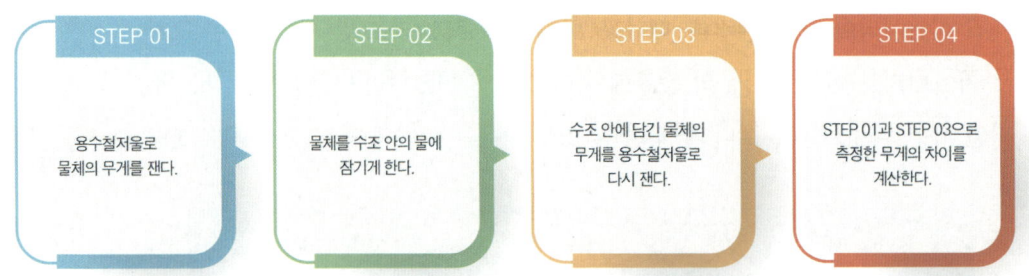

위 실험은 4단계의 절차만으로도 가능하다.

부력의 크기는 물체가 유체 속에서 차지하는 부피와 정확히 같은 부피를 가지는 유체의 무게와 같다. 여기서는 수조에 물을 넣었으니, 물에 잠긴 물체의 부피와 같은 부피가 가지는 물의 무게와 부력의 크기가 같다. 이와 같은 원리는 그리스의 철학자 아르키메데스가 밝혀냈던 부분이다.

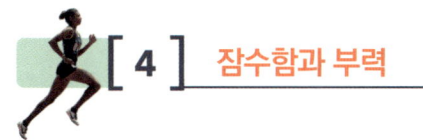

[4] 잠수함과 부력

잠수함은 어떻게 자유자재로 바다에서 가라앉았다 떴다 할 수 있는 것일까? 이제는 여러분들도 쉽게 추측할 수 있을 것이다.

"부력을 마음대로 조정하게 설계되었기 때문입니다."라고 말하기보다는 "중력을 마음대로 조정할 수 있게 설계되었기 때문입니다."가 더 옳은 대답이다. 〈그림 10-5〉와 같이 잠수함에는 물이나 공기가 들어갈 수 있는 비어있는 큰 공간이 하나 있다. 이것을 탱크라고 명명하자. 여기에 물을 채웠다 뺏다 하면서, 잠수함에 미치는 중력의 크기를 조절하여 잠수를 하거나 부상(浮上)을 한다. 그러므로 이 탱크는 물이 찼다가 공기가 찼다가 하니, 물탱크이자 공기탱크라 할 수 있다. 이처럼 빈 탱크에 물로 채우면, 잠수함의 질량이 커져서, 잠수함에 미치는 중력이 커지게 된다. 즉, 그 중력이 잠수함에 가해지는 부력보다 커지면, 가라앉게 된다. 반대의 경우는 뜨게 된다. 만약 탱크에 물을 적절한 양으로 채우면, 잠수함에 가해지는 부력의 크기와 중력의 크기를 같게 하여, 바다 중간에 떠 있을 수도 있다. 정리하면, 잠수함이 자유자재로 잠수와 부상을 할 수 있는 것은 부력탱크(ballast tank)를 가지고, 중력을 조절하여, 잠수함에 작용하는 중력 방향의 알짜힘을 조정함으로써 가능하다. 그런데 우리나라에서는 이 탱크 이름을 '부력탱크'로 말하는데, 제대로 된 표기가 아니다.

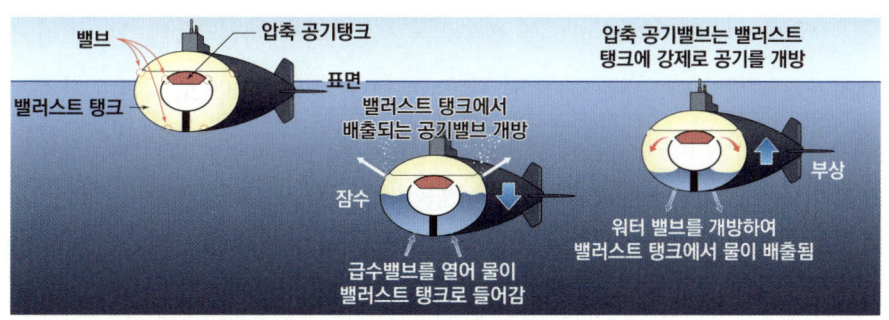

〈그림 10-5〉 잠수함의 잠수와 부상 원리

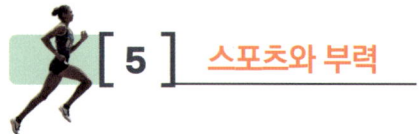

[5] 스포츠와 부력

1 열기구와 부력

부력이라고 하면 일반적으로 물에서만 작용하는 힘인 것으로 생각하는데, 부력은 공기 중에서도 작용한다. 가장 쉽게 이해하고 접할 수 있는 예는 열기구이다. 열기구 풍선 내부의 온도를 높여 풍선을 부풀리면, 유체(대기) 안에서 차지하는 부피가 커지게 되어 부력이 증가하게 되고, 이로 인해 열기구가 상승한다. 이 상태를 '양의 부력'을 받고 있는 상태라고 한다.

> **용어 풀이**
> **중립 부력** - 중력과 부력의 크기가 같을 때의 상태를 일컬음

어느 정도 풍선을 가열한 상태에서 가열을 멈추면, 열기구가 계속 올라가다가 더이상 올라가지 않고 정지하게 되는데, 이는 열기구의 부력과 열기구에 가해지는 중력의 크기가 같아졌기 때문이다. 이때 '중립부력' 상태라고 한다. 열기구 내부의 공기들이 식으면 다시 풍선이 작아지고 아래로 내려오기 시작하는데, 이때는 중력의 크기보다 부력의 크기가 작아진 상태로서 '음의 부력'을 받고 있는 상태라고 한다.

2 스쿠버다이빙과 부력

스쿠버다이빙은 부력과 항력을 활용하는 스포츠이다. 바다 아래로 좀 더 쉽게 내려가기 위해서 다이버는 중량 벨트를 사용한다. 음의 부력으로 자신이 원하는 깊이까지 다이빙을 하고, 그 깊이에 도달하면 중립 부력을 맞춘 상태에서 활동을 한다. 활동이 끝나면 다시 양의 부력을 만들어 수면으로 올라오게 된다.

스쿠버가 입는 다이빙 슈트는 기본적으로 양의 부력을 만들어 주는 역할을 하는데, 이는 슈트의 재질과 슈트가 만들어 내는 공간이 슈트를 입은 다이버의 밀도를 더 낮추어 주기 때문이다. 양의 부력을 조금 더 쉽게 생성하는 방법은 부력 조절기를 통해 공기탱크의 공기를 부력 조끼에 넣어 주는 것이다〈그림 10-6〉.

결국 스쿠버다이빙은 부력과의 관계를 통해 즐기는 스포츠이다.

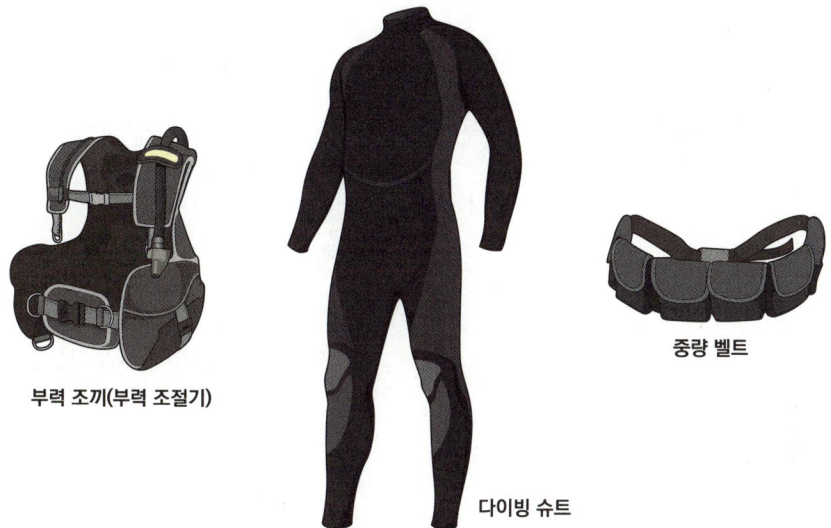

부력 조끼(부력 조절기)　　**다이빙 슈트**　　**중량 벨트**

〈그림 10-6〉 부력과 관련된 스쿠버다이빙의 장비

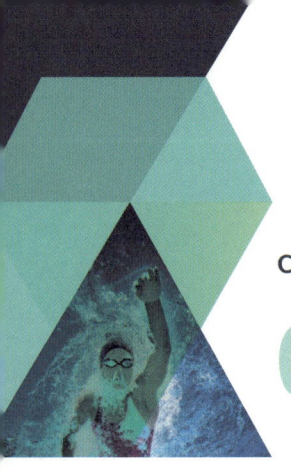

chapter 02 항력

[1] 항력이 뭔가요?

항력은 부력이나 양력에 비해 일상생활에서 가장 자주 느낄 수 있는 힘이다. 일상생활에서 가장 간편하게 항력을 느끼려면 〈그림 10-7(a)〉와 같이 바람이 심하게 부는 날에 바람 부는 방향으로 우산의 윗부분을 향하면, 우산 손잡이를 잡고 있는 손을 통해 바람의 힘을 느낄 수 있는데, 이 힘이 항력이다.

또는 〈그림 10-7(b)〉와 같이 계곡을 따라 산 아래방향으로 내려오면서 수영을 하는 것보다 계곡을 거슬러 올라가며 수영을 하는 것이 더 힘듦을 느끼는데, 이 이유는 올라갈 때는 상대적으로 더 큰 항력을 받기 때문이다. 이처럼 항력은 기본적으로는 움직임을 방해하거나 이겨내야 할 힘이다. 하지만 때로는 항력을 움직임을 돕기 위한 추진력으로 사용할 때도 있다.

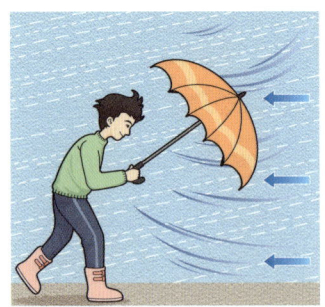
(a) 비오고 바람 부는 날 우산을 쓴 모습

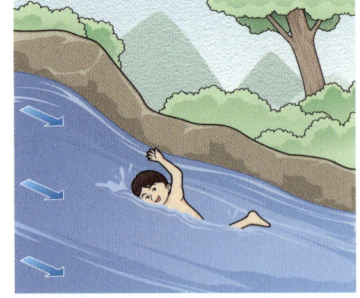
(b) 계곡을 거슬러 올라가며 수영을 하는 모습

〈그림 10-7〉 일상생활에서 항력을 느끼는 방법

항력이란, 물체가 유체 속에서 움직일 때 받게 되는 저항력을 의미한다. 정지해 있는 유체에서 물체가 움직일 때도 나타나고, 정지해 있는 물체가 움직이는 유체 안에 있을 때도 발생한다. 부력이 중력의 반대방향, 양력이 운동방향의 수직방향으로 작용한다면, 항력은 물체의 운동 방향에 대해 수평방향으로 작용한다.

항력에 대한 조금 더 쉬운 이해를 위해 단어를 분석해 보자. 항력은 한자로 '抗力'이다. 이 '抗'자는 '겨루다 항, 대항하다 항'자이다. '力'은 '힘 력'자이다. 글자 그대로라면, '겨루는 힘', '대항하는 힘'이라고 표현할 수 있는데, 주어진 상황에 따라 ❶ 움직임에 대항하는 힘, ❷ 움직임을 방해하는 힘 정도로 해석될 것이다.

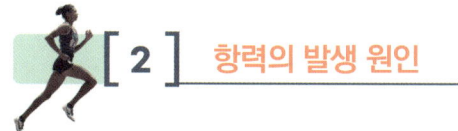

[2] 항력의 발생 원인

항력은 물체와 유체의 표면 마찰에 의해서 생기기도 하고, 유동(유체의 흐름) 속에서 나타나는 물체의 압력 차에 의해 생기기도 한다. 그런데 일반적으로는 마찰에 의해 발생하는 항력의 크기보다 압력 차에 의한 항력의 크기가 크다. 유체 안에서 발생하는 마찰에 의한 항력과 압력 차에 의한 항력의 크기는 쉽게 확인할 수 있는데, 이는 〈그림 10-8〉과 같은 경우를 생각해 보면 된다.

여러분이 수영장에서 잠영을 한다고 가정하자. <그림 10-8(a)>처럼 나아갈 때 가장 저항을 덜 받으면서 나아갈 수 있고, <그림 10-8(b)>처럼 나아갈 때 저항이 가장 센 것을 알 수 있을 것이다. 〈그림 10-8(a)〉는 진행 방향의 물체 표

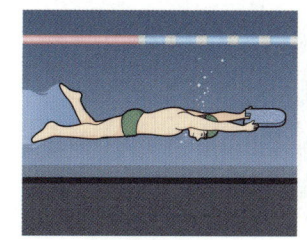
(a) 킥 판을 눕힌 경우

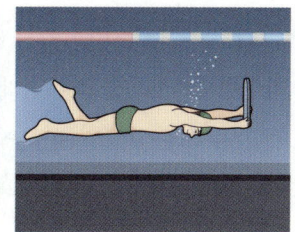
(b) 킥 판을 세운 경우

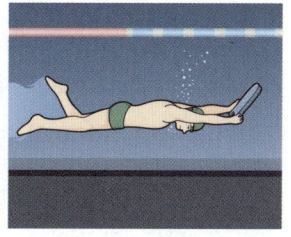
(c) 킥 판을 비스듬히 세운 경우

〈그림 10-8〉 압력에 의한 저항과 마찰에 의한 항력 간의 관계

면에 가해지는 압력에 의한 저항은 가장 작지만, 킥 판의 위-아래 부분과의 마찰에 의한 항력은 가장 크다. 유체와 물체 사이의 경계면에서 표면 마찰에 의해 발생하는 마찰력이라고 보면 이해할 수 있다. 〈그림 10-8(b)〉는 표면 마찰에 의한 항력보다 킥 판의 전면부에 압력으로 작용하는 항력이 크다. 그래서 물체의 표면에 나란한 방향으로 작용하는 마찰항력보다 이동하는 전면부에 수직방향으로 작용하는 압력항력을 줄이는 것이 중요하다. 자동차, 선박, 비행기 등을 형태학적으로 유선형으로 만드는 이유가 바로 압력 항력을 줄이기 위함이다. 압력 항력은 연비에 큰 영향을 미친다.

> **용어 풀이**
> 마찰 항력 - 마찰에 의해 발생하는 항력

[3] 항력을 극복하기 위한 방법

유체에서 움직이고 있는 물체에 작용하는 유체의 저항력을 줄이기 위한 방법은 기본적으로 두 가지가 있다. 먼저 유체와 물체 표면 사이의 경계층에서 발생하는 마찰저항을 줄이는 것이다. 예컨대, 수영 선수들이 전신 수영복을 착용하거나 수영모를 쓰는 이유가, 마찰 저항을 줄이기 위한 예에 해당한다. 또 다른 예로, 대형 선박들은 물과의 마찰을 최소화하기 위해 선체에 특수 페인트를 칠하는데, 이러한 방법으로 상당한 금액의 운송비를 절약할 수 있다.

두 번째로는 유체에서 물체가 진행하고 있는 방향의 표면을 전면부, 뒤쪽의 표면을 후면부라고 했을 때, 전면부와 후면부에 작용하는 압력 차를 최소화하는 것이다. 이를 위해 우리는 물체를 유선형화 할 수 있다. 물체를 유선형화 하면, 물체의 표면을 타고 흐르는 유체의 층이 물체로부터 분리됨 없이 후면부에서 빠져나가게 하거나, 분리되더라도 최대한 그 분리를 늦춰지게 하는 효과가 있다.

〈그림 10-9〉를 보면 물체에서 유체가 어떻게 분리되는지에 대한 이해가 좀 더 쉬울 것이다. 이것을 유동박리라고 한다. 절벽과 폭포 사이의 빈공간이 유체에서 움직이는 물체의 후면부에 발생하게 되고, 결과적으로 이 부분에 낮은 압력이 형성되어, 물체가 뒤로 당겨지는 힘을 받게 된다.

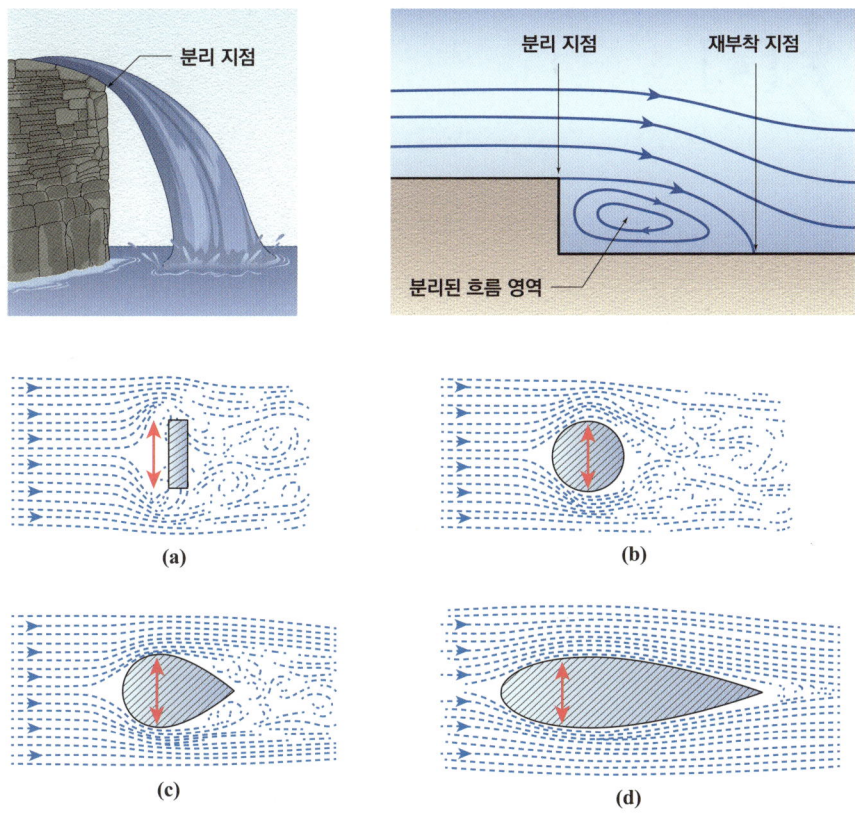

※ 유동박리 영역의 크기는 (a) − (b) − (c) − (d) 순이며, 따라서 압력 항력의 크기 또한 (a) − (b) − (c) − (d) 순이다.

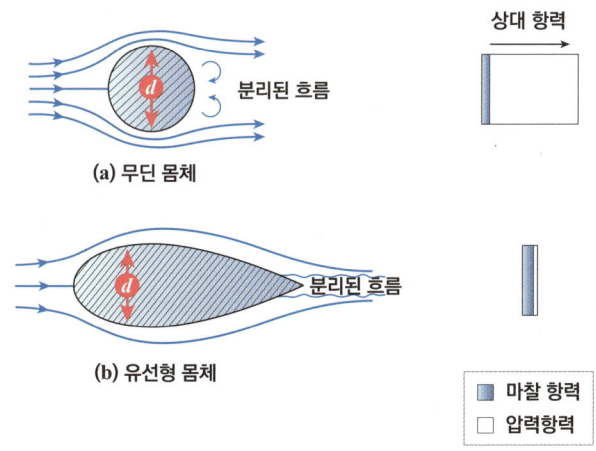

〈그림 10-9〉 유동박리와 항력

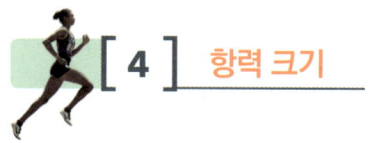
[4] 항력 크기

항력에 영향을 미치는 요인들은 유체와 물체의 상대속력, 유체의 밀도, 물체의 단면적, 항력계수 등이 있다. 항력계수는 물체의 형태나 표면의 상태에 따라 변동적이므로 유체에서의 항력을 정확히 측정하는 것은 굉장히 어려운 일이다. 그러므로 항력에 영향을 미치는 요인들에 대해서는 '무엇에 비례한다.'라는 정도로만 알아두기로 한다.

$$F_d = \frac{1}{2} pC_d v^2 A$$

여기서, F_d는 항력 크기, v는 유체에 대한 상대속력, p는 유체의 밀도, A는 물체의 단면적, D_d는 물체형태나 표면의 상태에 의해서 결정되는 상수로 항력계수(drag coefficient)이다.

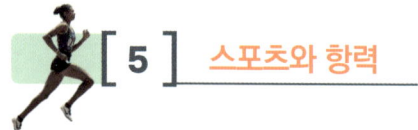
[5] 스포츠와 항력

1 골프공과 항력

골프공과 같이 규정된 모양(크기)을 변경할 수 없다면, 물체에 작용하는 항력을 최소화하기 위해서는 다른 방법을 찾아야 한다. 그 방법으로 찾아낸 것이 골프공의 딤플이다. 골프공의 딤플은 골프공 주위로 층류가 아닌 난류를 발생시켜, 유체가 물체에서 분리되는 것을 최대한 늦추는 작용을 한다. 골프공의 경우 초기에는 표면이 매끄러웠다. 그런데 자주 사용한 공일수록 표면에 스크래치가 더 많이 나기 시작했고, 스크래치가 난 공이 더 멀리 날아가는 것을 발견하게 된다. 골프공에 난 스크래치가 골프공 주위의 공기층을 최대한 늦게 분리하게 만듦으로

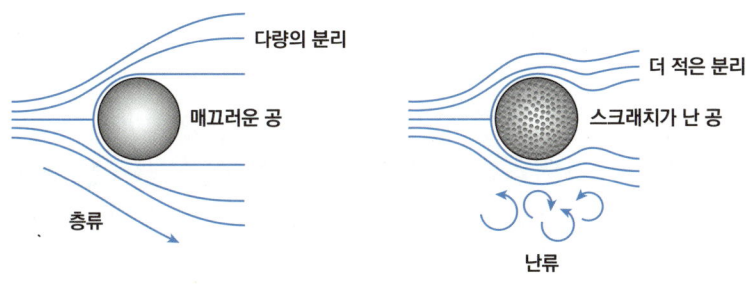

(a) 골프공 표면이 매끄러울 경우 **(b)** 골프공 표면이 스크래치가 난 경우

〈그림 10-10〉 골프공 표면에 따른 차이

써 앞뒤의 압력차를 줄여, 압력 차에 의한 항력을 줄인 것이다. 스크래치로 인해 골프공에 작용하는 마찰 항력은 증가했겠지만, 서두에서도 이야기했듯이 마찰 항력보다 압력 항력이 훨씬 더 크기 때문에, 딤플 또한 효과적이었던 것이다.

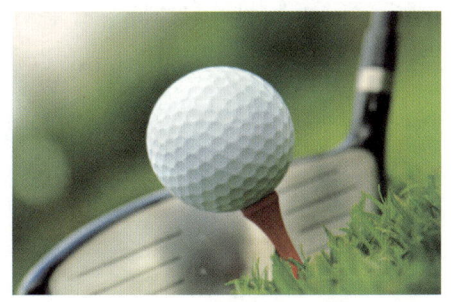

2 드래프팅 기술과 항력

속도를 겨루는 경주, 예컨대 〈그림 10-11〉의 자동차 경주에서 보면, 부딪칠 듯 말듯 앞 선수의 바로 뒤에 선수들이 열을 지어 움직이는 것을 거의 매번 볼 수 있다. 이는 진행방향으로부터 받게 되는 공기의 저항을 최소화하기 위한 기술로, '드래프팅'이라고 하는 기술이다.

앞 사람이 만들어 낸 공기의 흐름은 진행 방향의 뒷면에 진공효과를 만들어 내므로, 뒷사람이 이 영역에 들어가게 되면 좀 더 적은 저항을 받게 된다. 결과적으로 전방의 물체에 의해 형성된 낮은 압력 영역에서 움직이므로 항력계수가 감소하게 된다. 자전거 경주, 달리기 경주에서도 볼 수 있다.

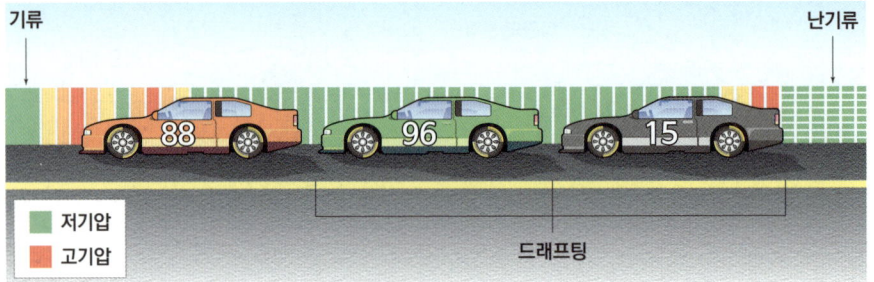

〈그림 10-11〉 자동차 경주에서 드래프팅하는 모습

3 스카이다이빙과 항력

만약 유체에 의한 항력이 없다면, 빗방울이나 우박에 의해 지구상의 많은 식물과 동물이 살아가는 데 큰 어려움을 겪게 될지도 모른다. <그림 10-12>와 같이 대기권에서 지구의 표면으로 떨어지는 물체들은 각 물체마다 그 질량과 형태에 따라, 낙하속도가 증가하다가 차차 감소한 후 더이상 속력이 증가하지 않는 값을 가지게 되는데, 이때의 속력을 종단속력이라고 한다. 이처럼 종단속력은 바로 항력 때문에 만들어진다. 물론 부력도 영향을 미치지만, 그 영향은 그리 크지 않다.

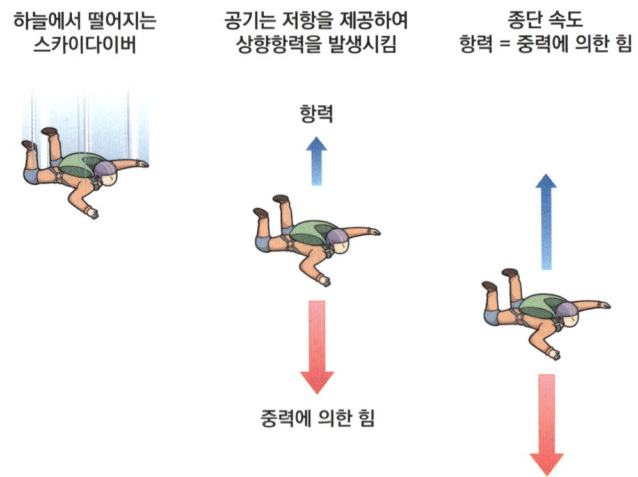

〈그림 10-12〉 스카이다이빙과 항력 간의 관계

4 다양한 운동 용기구

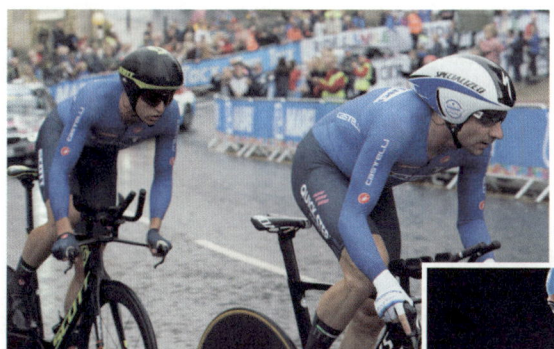

(a) 유선형으로 된 자전거 헬멧

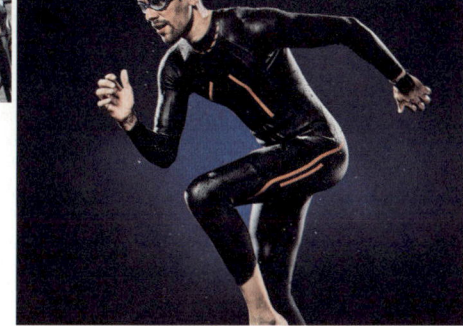

(b) 전신 수영복

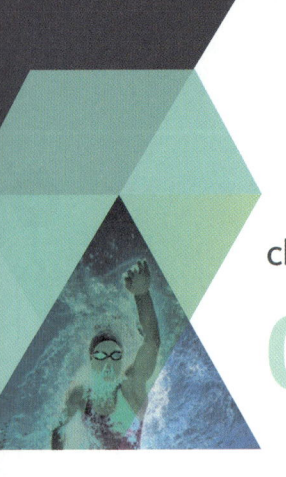

chapter

03 양력

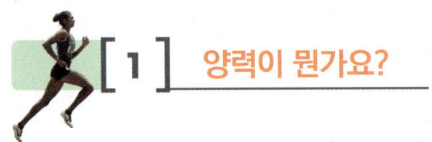

[1]   양력이 뭔가요?

   하늘을 나는 비행기를 보면서 '무게를 가늠할 수 없을 정도로 무거운 저 비행기는 어떻게 뜨는 걸까?'라는 생각을 해본 적이 있을 것이다. (참고로 우리가 타고 다니는 여객기는 그 규모에 따라 다르지만, 200톤에서 500톤가량 된다.) 만약 우리가 팔을 비행기 날개처럼 옆으로 벌리고 비행기와 같은 추진력으로 달린다면 우리의 몸이 비행기처럼 뜰 수 있을까? 경험적으로 불가능하다는 것을 알 것이다. 이와 같이 100 kg 내외의 인간의 몸을 띄우는 것도 어려운데, 그보다 2,000배에서 5,000배가량 무거운 비행기가 하늘에 뜰 수 있는 이유는 무엇일까? 그것이 가능한 이유는 바로 '양력'이라는 힘에 있다.

   양력이란, 유체 속을 움직이는 물체에 수직으로 작용하는 힘을 의미한다. 물체가 유체 속에서 가만히 있어도 작용했던 부력과는 다르게 물체가 양력을 받기 위

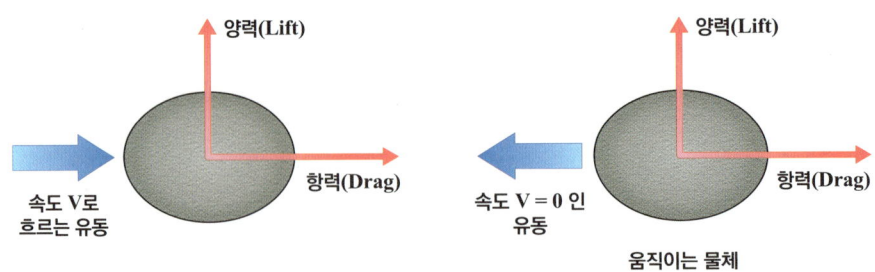

〈그림 10-13〉 유체와 상대속도를 가지는 유체 속의 물체에 발생하는 양력

해서는 반드시 유체 속에서 움직여야 한다. 좀 더 정확하게는 유체와 물체가 상대속도를 가져야 한다. 그리고 부력이 중력의 반대방향이라는 방향성을 가졌던 것에 반해, 양력은 반드시 중력의 반대방향으로 작용할 필요가 없다.

양력에 대한 쉬운 이해를 위해 단어를 분석해 보자. 양력은 한자로 '揚力'이다. 이 '揚'자는 '날릴 양'자이다. '力'은 '힘 력'자이다. 글자 그대로라면, '날리는 힘'이라고 표현할 수 있는데, 상황에 맞게 ❶ 나는 힘, ❷ 날리는 힘, ❸ 날리게 만드는 힘 정도로 해석할 수 있을 것이다.

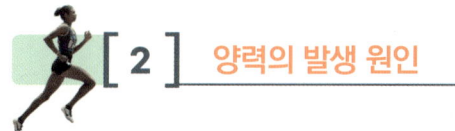

[2] 양력의 발생 원인

양력의 발생 인자 및 크기를 명확히 해석하는 것은 쉽지 않다. 비행기가 양력을 받아서 뜰 때, 비행기에 작용하는 양력을 만들어내는 인자들 각각이, 양력의 크기에 미치는 기여율을 현대 과학으로는 정확하게 계산하지 못한다. 양력에 대한 해석이 쉽지 않아 최근까지도 다양한 이론들이 주장되고 검증되는 과정에 있다. 최근까지도 여러 서적에 소개된 이론은 '긴 경로 이론'인데, 이는 날개 앞부분에서 위아래로 갈라진 공기층이 날개 뒷부분에서 동시에 만나야 하기 때문에 이동 경로가 더 길게 만들어진 날개 윗면에서 공기가 더 빨리 움직여야 한다는 것이다. 이를 베르누이의 원리로 해석하여, 속도가 빨라진 날개 윗부분의 압력이 낮아지기 때문에 아래 방향에서 위 방향으로 작용하는 힘(양력)을 받는다는 설

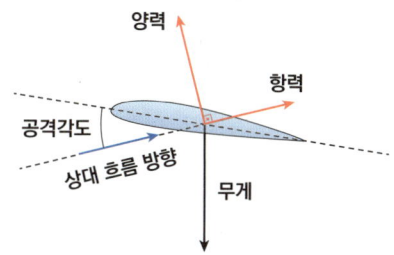

〈그림 10-14〉 날개 주위의 압력 분포

명인데, 풍동실험을 통해 동시에 만난다는 것 자체가 오류로 밝혀졌다.

그러면 양력이 어떻게 만들어지는지 좀 더 구체적으로 알아보자. 양력은 근본적으로 작용-반작용력에 의해 발생한다고 할 수 있다. 물체가 유체를 밀어내고(작용력) 그 유체가 다시 물체를 밀어내는 것(반작용력)이다. 그러므로 물체가 유체를 밀어내는 힘을 아주 크게 만들면 물체가 무거워도 뜰 수 있을 것이다. 이 힘은 받음각과 에어포일의 형태에 의해 만들어질 수 있다.

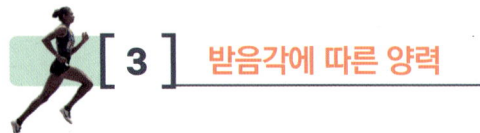

[3] 받음각에 따른 양력

받음각에 의한 양력의 생성은 경험을 통해 직관적으로 알 수 있다. 달리는 자동차에서 창밖으로 손을 내밀어 손의 각도를 조정해 본 경험이 있을 것이다. 바람이 불어오는 방향과 손바닥의 각도에 따라 손이 받는 힘이 달라지는데, 이때 손을 위로 뜨게 하는 힘이 바로 양력이다. 받음각이 어느 정도 이상이 되면, 손이 뜨는 느낌보다 뒤로 밀리는 느낌만을 받게 되는데, 이것은 양력보다 항력이 커지기 때문이다. 비행기의 비행에서 항력이 양력보다 커져 비행이 불가능하게 될 때의 각을 실속각이라고 한다. 아래 그림에서 받음각에 따른 에어포일 주위의 유체 흐름을 풍동실험으로 실측한 것을 살펴볼 수 있다.

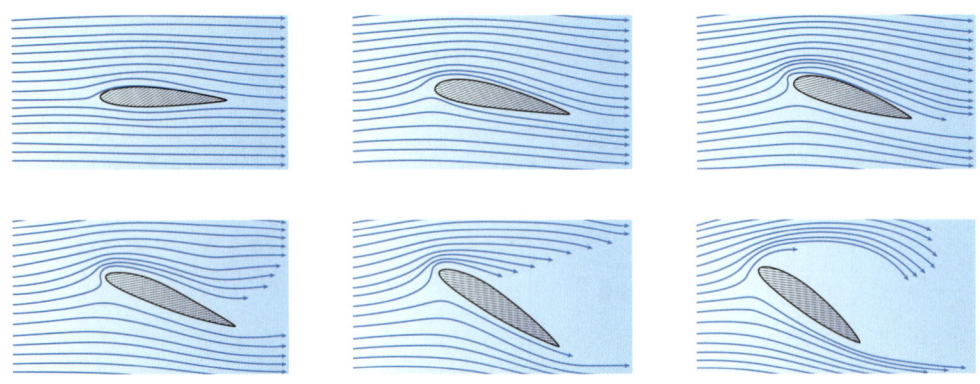

〈그림 10-15〉 받음각에 따른 에어포일 주위의 유체 흐름

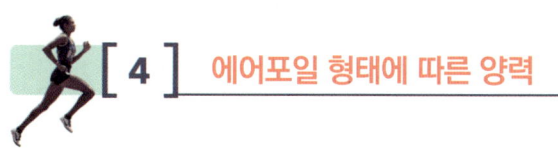

[4] 에어포일 형태에 따른 양력

에어포일은 비행기의 날개, 헬리콥터의 프로펠러, 돛과 같이 양력을 발생시킬 수 있는 물체의 단면 형상을 말한다. 에어포일의 형태에 의해 양력이 발생한다는 사실은 받음각에 의한 것만큼은 직관적이지 않지만, 캠버로 수치화하여 나타낼 수 있는데, 여기서는 에어포일의 형태와 관련된 양력에 대해 알아보자.

> **용어 풀이**
> **에어포일** - 양력을 최대화하고 항력을 최소화하도록 만든 유선형의 날개 단면.

비행기는 에어포일 단면의 각도 조절을 통해 앞에서 불어오는 공기의 편향을 조절하는데, 이를 통해 편향의 반대 방향으로 공기역학적 힘을 받는다. 캠버의 수치가 너무 커져 에어포일의 단면이 너무 커지면, 항력이 비례하여 커지기 때문에 적절한 형태의 에어포일 단면을 설계하는 것이 중요하다.

캠버가 양의 값을 가지게 설계되면, 날개의 윗부분이 볼록한 형상을 띤다. 이로 인해 날개 윗면에서 공기의 흐름이 빨라지고, 이로 인해 날개 아래 윗면에 생긴 압력 차에 의해 양력이 발생한다.

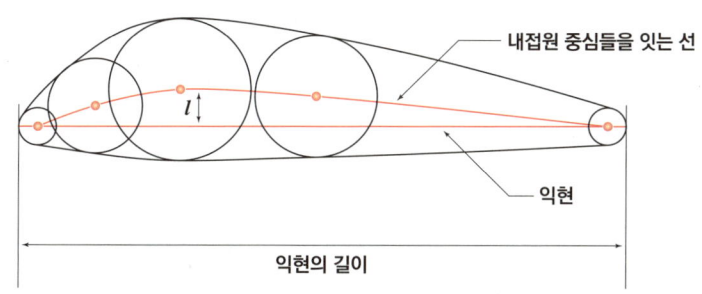

캠버: $\dfrac{l}{익현의\ 길이} \times 100[\%]$

〈그림 10-16〉 캠버와 에어포일

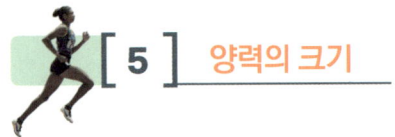

[5] 양력의 크기

에어포일에 작용하는 힘은 다음과 같은 공식으로 나타낼 수 있는데, 양력의 크기는 '어떤 변인들에 비례한다.' 정도로만 알아두기로 한다.

$$L = \frac{1}{2} p V^2 C_L S$$

여기서,
- L은 양력의 크기, p는 공기의 밀도를, V는 유체에 대한 물체의 상대속도
- C_L은 양력계수
- S는 운동 방향에서 보이는 물체의 단면적을 나타낸다.

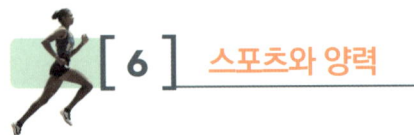

[6] 스포츠와 양력

1 매그너스 효과와 양력

용어 풀이

매그너스 효과 – 유체 속을 회전하면서 움직이는 물체에 양력이 작용하여 경로가 휘는 현상

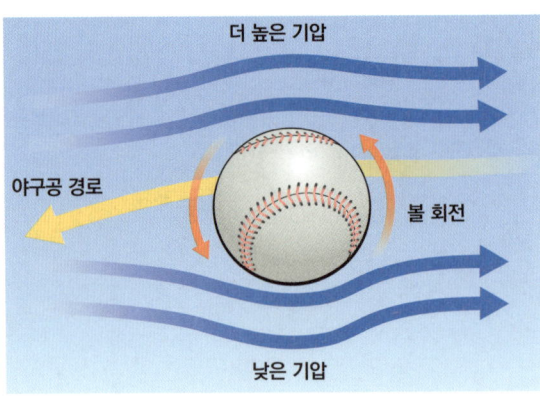

〈그림 10-17〉 야구공의 '매그너스 효과'

테니스의 탑스핀 서브, 축구의 바나나킥, 야구의 커브볼 등은 공의 궤적을 의도적으로 휘게 한 것이다. 이렇듯 공의 궤

적이 휘어져 나타나는 현상을 '매그너스의 효과'에 의한 것이라고 하는데, 이 매그너스의 효과는 바로 양력에 의해 나타나는 것이다.

2 스포일러와 양력

받음각에 따라 양력이 항력이 될 수 있다. 도달 가능한 최대속력이 굉장히 높은 차들, 흔히 말하는 스포츠카는 자동차의 안전을 위해 양력을 사용한다. 조금 더 정확히 이야기하면, 자동차 바퀴와 지면의 마찰력을 높이기 위해 양력을 사용하는 것이다. 이러한 작용을 하는 것이 자동차의 스포일러다. 대부분 자동차 후미에 달려있어 리어 스포일러(rear spoiler)라고 한다. 자동차는 속력이 올라갈수록 떠오르는 힘을 받게 되는데, 이렇게 되면 접지력이 약해진다. 접지력이 약해지면 제동력이 약해지게 되고, 회전 시 사고의 위험이 커진다. 이를 방지하기 위해 자동차를 아래로 누르는 힘을 만들어 주는 것이다. 〈그림 10-18〉에서 볼 수 있듯이 스포일러는 우선적으로 받음각을 아래로 하여 부착되어 있으며, 아래 면이 더 길게 되어 있다.

> **용어 풀이**
>
> **스포일러** – 차량의 뒷부분을 밑으로 눌러주어 차체가 뜨는 현상을 막기 위한 부착물

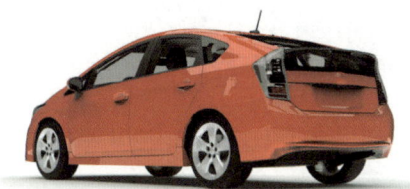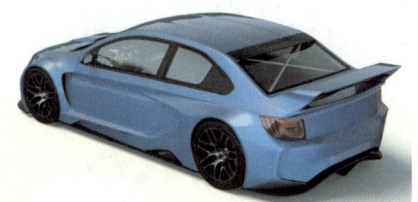

〈그림 10-18〉 자동차 스포일러

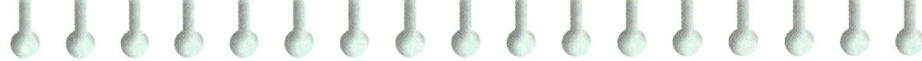

 활동 1
부력을 느껴보자.

수영장에 가면 준비되어 있는 킥판을 활용하여 부력을 느껴볼 수 있다. 먼저, 킥판을 눌러서 물속으로 넣는다. 어느 정도 깊이에서 멈춘 후 킥판을 손으로 누르고 있으면, 킥판이 손을 위로 밀어 올리는 힘을 느끼게 되는데 그것이 부력이다. 그다음, 눌러져 있는 킥판을 잡고 있다가 놓으면 킥판이 수면으로 솟구치는 모습을 보게 된다. 이번에는 킥판을 더 깊이(수영장 바닥까지) 내린 후 손으로 누르고 있어 보자. 그리고 난 후, 다시 킥판을 놓아보자. 이 두 활동에서 손에 느껴지는 힘과 킥판이 솟구치는 형태는 어떻게 다른가? 만약, 킥판 2개를 묶어서 같은 활동을 하면 어떻게 될까? 혹은 수영장 킥판만으로 물 위에 뜨는 침대를 만들려면 최소 몇 개 정도가 필요할까?

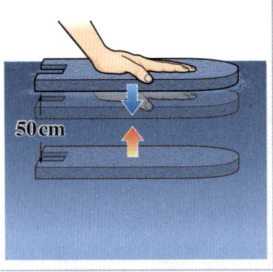

◎ 손으로 눌렀을 때 각자 어떤 느낌이었는지 쓰시오.

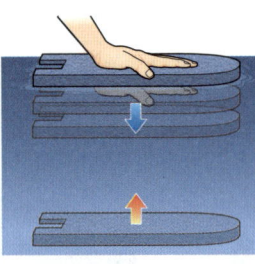

◎ 킥판의 개수와 킥판이 눌러지는 깊이에 따라 손에 느껴지는 느낌이 어떻게 다른지 쓰시오.

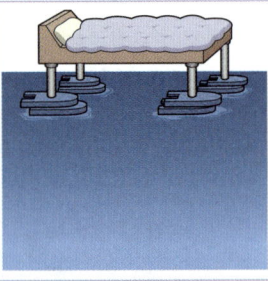

◎ 물 위에 침대를 띄울려면 몇 개의 킥 판이 필요한지와 그 이유를 쓰시오.

활동 2
항력을 느껴보자.

　바람 부는 날에 바람이 불어오는 방향으로 달려갈 때 느끼는 저항(공기의 힘)이 항력이다. 이는 몸 전체로 느낄 수 있다. 좀 더 명확하게 손으로 느끼고 싶다면, 우산을 펼치고 뛰어가는 방향으로 든 다음에 항력을 느껴보자. 이번에는 뛰어가는 반대방향으로 우산을 든 다음 항력을 느껴보자. 어떤 항력이 더 세게 느껴지는가?

　일상에서 항력을 느껴볼 수 있는 가장 쉬운 방법 중 하나는 선풍기를 활용하는 것이다. 한 번은 작동하는 선풍기와 평행이 되게 부채를 두어보고, 한 번은 선풍기에 직각으로 부채를 두어보자. 이 두 경우의 느낌은 어떻게 다른가?

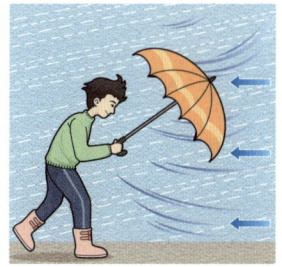	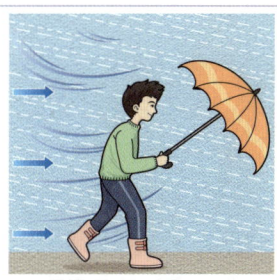
◎ 각자 어떤 느낌인지 쓰시오.	◎ 각자 어떤 느낌인지 쓰시오.
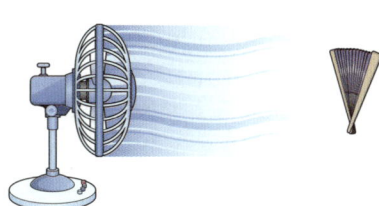	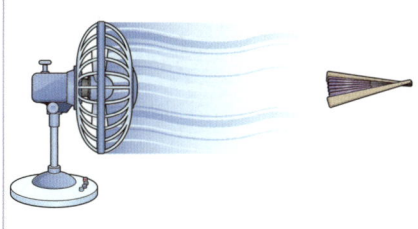
느낌 서술 (항력)	느낌 서술 (항력)

활동 3
양력을 느껴보자.

양력이라는 힘을 느껴보기 위한 가장 손쉬운 방법은 달리는 자동차의 창문 밖으로 손을 내밀어 보는 것이다. 물론 굉장히 위험할 수 있으므로 앞뒤로 달리는 차가 없을 때만, 그리고 바닥에 있는 돌 등이 튀어서 부상을 당하지 않을 도로에서만 아주 잠깐 해보도록 한다. 이 활동을 통해 알아내어야 할 것은 양력이 반드시 하늘 방향(중력의 반대방향)으로 작용하는 것이 아니라는 점이다.

아래 그림과 같이 손 모양을 만들었을 때 손은 어느 방향으로 밀릴까?(손이 받는 힘의 방향은 어느 쪽일까?) 이 질문에 대한 답은 "양력의 방향은 각각 어떻게 될까?"와 같은 답이 될 것이다.

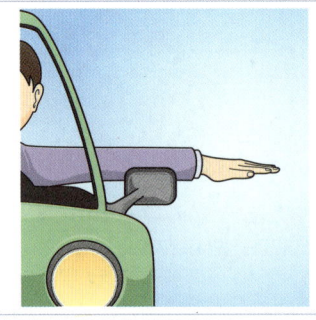

느낌 서술
(항력과 양력 비율)

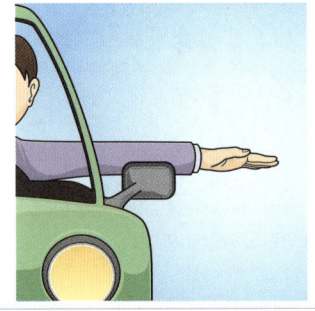

느낌 서술
(항력과 양력 비율)

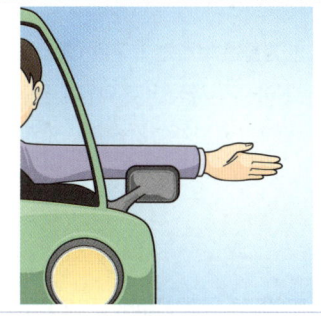 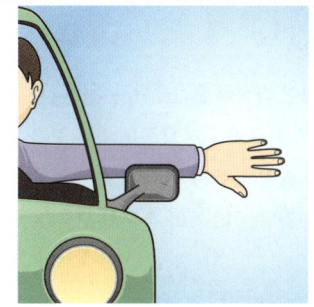

느낌 서술 (항력과 양력 비율) | 느낌 서술 (항력과 양력 비율)

SECTION 10 연습문제 review exercises

▲ 생각해 볼 문제 – 부력

1. 킥판을 수면과 수영장 바닥의 중간쯤까지 내렸다가 놓았을 때 킥판이 수면 위로 솟구쳐 오르는 것과 보다 더 아래까지 내렸다가 놓았을 때 솟구쳐 오르는 것을 비교해 보면, 두 번째 경우에 더 높이 솟구쳐 오른다. 이유는 무엇인가?

2. 배에는 적정 승선 인원이 정해져 있다. 그러나 적정 승선 인원을 넘어 사람이 계속 탈 경우에도, 증가하는 사람들의 무게에 의해 배가 바로 가라앉지는 않는다. 그 이유를 부력과 연계하여 설명해 보자.

3. 바다낚시를 할 때는 안전을 위해 구명조끼를 착용해야 한다. 움직임 편의를 위해 개발된 자동 팽창식 구명조끼는 어떤 원리에 바탕을 두어 작동하는가?

▲ 생각해 볼 문제 – 항력

4. 스카이다이빙을 할 때, 다이버는 하강 도중 본인의 자세를 변형시키며 하강 속도를 조절한다. 자세 변형에 따라 속도가 조절되는 이유는 무엇인가?

5. 빗방울은 낮게는 1~2 km, 높게는 9~10 km 상공에서 떨어지기 시작한다. 이렇게 높은 곳에서 떨어지는 빗방울의 속도가 그리 빠르지 않은 이유는 무엇인가?

6. 2009년 국제수영연맹은 2010년부터 개최되는 국제 대회에서 전신 수영복의 착용을 금지한다고 발표했다. 전신 수영복의 착용을 금지한 이유를 항력과 연계하여 설명해 보자.

7. 형태 항력이라는 단어와 압력 항력이라는 단어는 같은 개념을 설명하고 있음에도 혼용되어 쓰인다. 그 이유는 무엇인가?

▲ 생각해 볼 문제 – 양력

8. 투수가 타자와의 대결에서 보다 쉽게 이기기 위해서는 다양한 공의 구질을 가지고 있어야 한다. 큰 낙차를 가진 공을 던지거나, 타자의 예측보다 적은 낙차의 공을 던질 수 있다면, 경기 운영에 있어 많은 도움이 될 것이다. 가끔 타자들로부터 투수의 공이 홈 플레이트 근처에서 떠오르는 느낌을 받는다는, 실제로는 그렇지 않지만, 이야기를 들을 때가 있는데, 이를 양력과 관련하여 설명해 보라.

정답 및 해설 answers and explanations

1. 킥판에 부력이라는 힘이 작용하게 되는 시간이 킥판을 더 아래까지 내릴 경우 더 길어지기 때문에 더 높이 솟구치게 된다.

2. 사람이 타면 사람의 무게에 의해 배는 가라앉게 되는데, 가라앉은 배의 부피에 비례해 부력도 커지기 때문이다.

3. 자동 팽창식 구명조끼의 구성품인 인플레이터에 수분이 닿거나 인플레이터가 수면 아래로 내려가면, 압축가스가 뿜어져 나와 구명조끼의 부피를 크게 만든다. 팽창 전·후로 구명조끼에 작용하는 중력은 변함이 없으나, 부피가 커지게 됨에 의해 부력이 커지게 되는 효과가 있다.

4. 스카이다이버의 자세에 따라 다이버에게 작용하는 항력의 크기가 달라지기 때문이다. 항력의 크기는 유체 속을 움직이는 물체의 단면적에 비례하기 때문에, 다이버가 몸을 넓게 펼칠수록 항력이 커지고 웅크릴수록 항력이 작아진다. 참고로 몸을 넓게 펼친 채로 하강하면, 종단 속도에 더 빨리 도달하게 된다.

5. 빗방울의 질량이 작기 때문에 빗방울에 작용하는 중력의 크기 또한 작을 것이며, 따라서 작은 항력만으로도 빗방울이 도달할 수 있는 종단 속도에 빨리 도달하게 되기 때문이다.

6. 전신 수영복은 선수에 작용하는 마찰 항력을 줄여 선수의 경기력에 영향을 미친다. 각국의 과학 기술(어느 국가가 수영복을 더 잘 만드는가?)이 경기력에 영향을 미치게 됨에 따라 전신 수영복이 금지된 것이다. 이를 기술 도핑의 문제라 한다.

7. 유체 속을 움직이는 물체는 압력 차에 따른 항력을 받게 되는데, 이 압력 차가 형태에 의해 발생하기 때문에, 압력 항력을 형태 항력이라고도 한다.

8. 공에 언더스핀을 주게 되면, 하늘 방향으로 양력을 받게 된다. 언더스핀을 가진 공의 궤적은 언더스핀이 생성되지 않았을 때의 궤적과 다르게 되며, 이 때문에 타자들은 그런 느낌을 받게 된다.

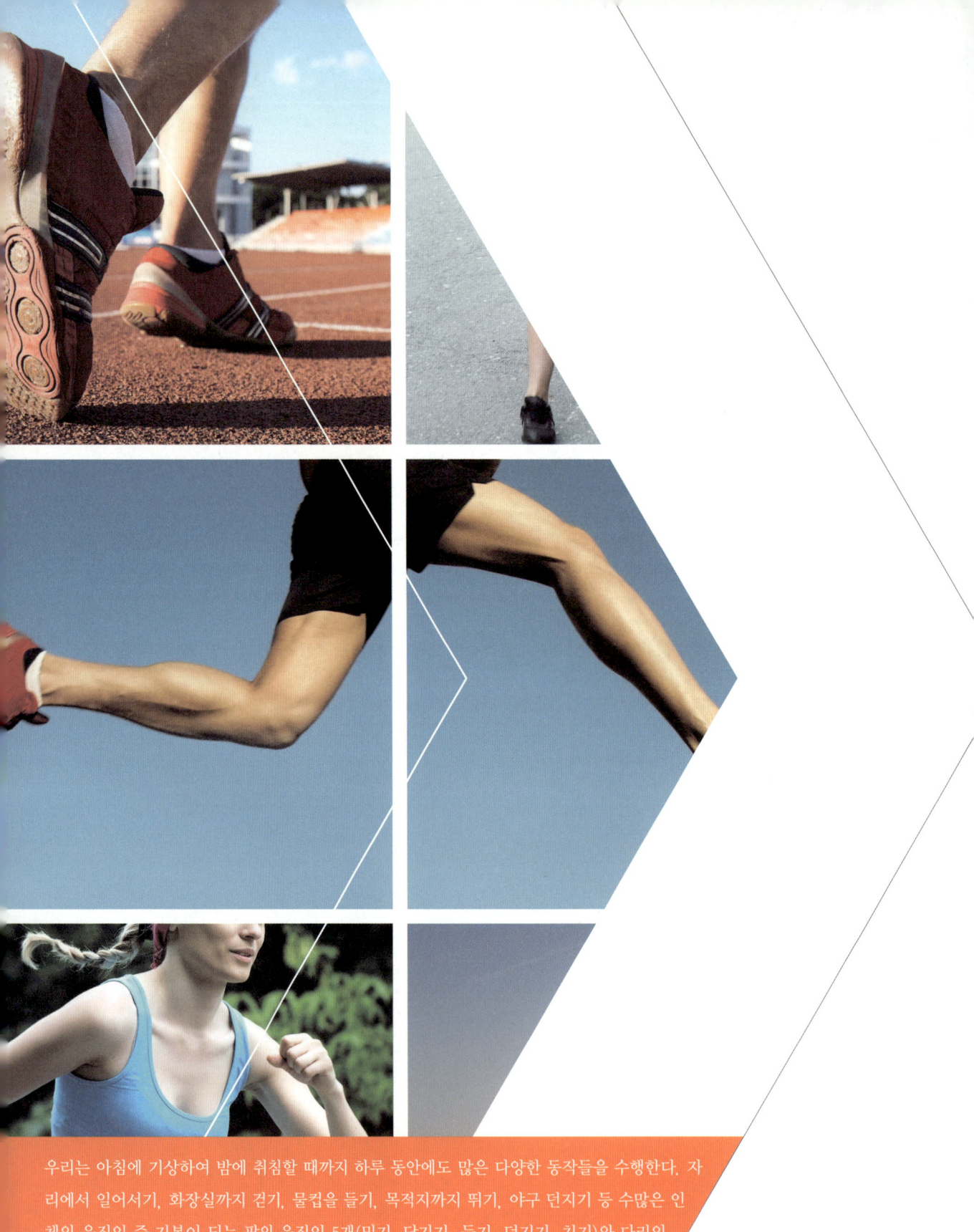

우리는 아침에 기상하여 밤에 취침할 때까지 하루 동안에도 많은 다양한 동작들을 수행한다. 자리에서 일어서기, 화장실까지 걷기, 물컵을 들기, 목적지까지 뛰기, 야구 던지기 등 수많은 인체의 움직임 중 기본이 되는 팔의 움직임 5개(밀기, 당기기, 들기, 던지기, 치기)와 다리의 움직임 5개(걷기, 달리기, 도약, 착지, 차기)를 골라 전반적으로 통용될 수 있는 역학적 원리를 제시하였다.

Section 11

기본 움직임의 역학적 이해

chapter 01   팔
chapter 02   발

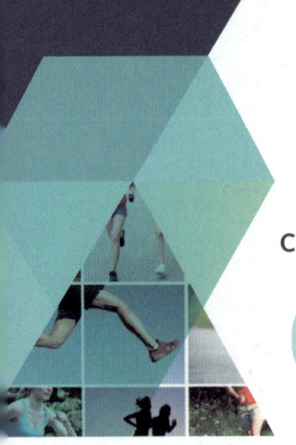

chapter 01 팔

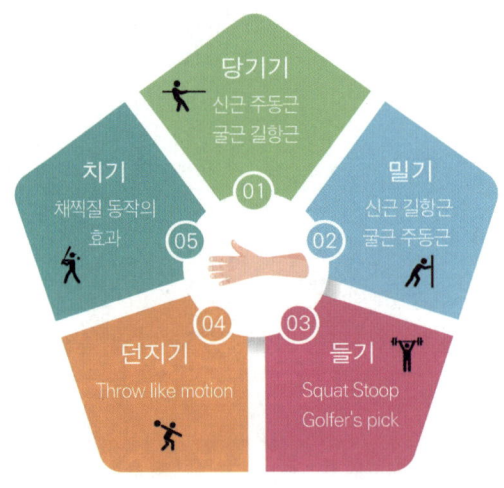

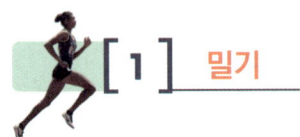

[1] 밀기

용어 풀이

주동근 – 어떤 동작을 할 때, 가장 많은 힘을 발휘하는 근육

길항근 – 서로 반대되는 작용을 동시에 하는 한 쌍의 근육. 골격근의 신근과 굴근. 동공의 조임근과 확장근 따위가 있다.

밀기와 당기기는 운동을 하는 동안 상대 또는 사물에 대해 힘을 지속적으로 발휘해야 하는 동작이다. 특히 무거운 부하(저항)에 대항하여 최대 힘을 발휘하고자 할 때, 그 운동 수행에 동원되는 신체의 많은 분절들(다리, 등, 가슴, 어깨, 팔 등)을 동시에 사용해야 한다. 이러한 동작은 신체분절을 순차적으로 동원하여 움직이는 던지기, 치기, 차기 운동과는 차이가 있다.

밀기는 신근인 주동근을 수축시킬 때 굴근인 길항근을 이완시켜야 효율적 운동이 가능하며, 미는 방향에 따라서 동원되는 근육이 다르다. 대표적인 팔 대근육 신근으로 대흉근, 전거근, 상완삼두근이 있고, 허리에는 척추기립근, 다리에는 대퇴사두근, 전경골근 등이 있다. 투기 종목에서 유도의 경우는 당기기와 관련된 근육을 주로 사용하고 태권도, 권투 등은 밀기와 관련된 근육을 많이 사용하므로 그에 맞는 트레이닝을 계획하고 실행할 필요가 있다. 농구 바운드패스, 투포환 던지기 등은 미는 듯한 동작(push-like motion)으로 물체를 자신으로부터 밀어내면서 던지기 운동을 한다.

팔로 어떤 물체를 밀 때, 상완과 전완은 서로 반대 방향으로 회전하는 움직임 패턴을 갖는다. 팔굽혀펴기 〈그림 11-1〉과 같이 상완이 어깨 관절을 중심으로 반시계방향으로 회전한다면, 전완은 팔꿈치관절을 중심으로 시계방향으로 동시에 회전할 때 밀기 또는 미는 듯한 동작을 할 수 있으며, 이 때 손에 작용하는 힘의 방향은 수직 아래 방향으로 직선이다. 마찬가지로 다리로 일어서기 동작의 경우, 대퇴와 하퇴 분절은 서로 반대 방향으로 회전하면서 발로 지면을 밀기 운동을 하게 된다.

> **용어 풀이**
>
> **움직임 패턴** – 어떠한 물체의 이동에서 인식할 수 있는 공간 및 시간의 규칙성

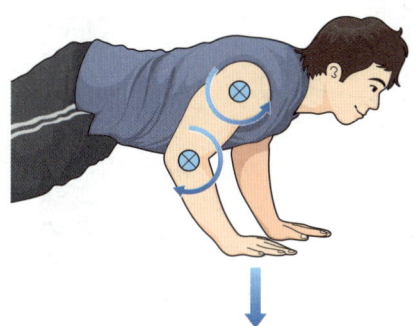

〈그림 11-1〉 팔굽혀펴기 동작 시 두 관절의 회전방향 및 미는 손의 방향

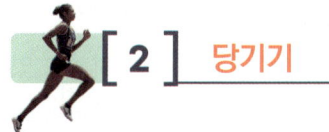

[2] 당기기

인체의 많은 움직임은 뼈를 지렛대로 하고 관절을 회전축으로 사용하는 근육

용어 풀이

장요근 - 장골근(엉덩근)과 대요근(큰허리근)을 합쳐서 장요근(엉덩허리근)이라고 한다. 엉덩관절(hip joint)을 굽힌다.

비복근 - 종아리 뒤편 두 갈래로 갈라져 내려오는 근육, 무릎 위 넓적다리뼈에서 발의 뒤꿈치까지 위치. 발뒤꿈치를 들거나 무릎을 굽히는 역할을 한다.

가자미근 - 정강이 뒤에 있는 장딴지 세 갈래근(하퇴삼두근)을 구성하고 있는 가자미 모양의 근육. 발꿈치를 들어 올리는 작용을 한다.

의 수축 작용, 즉 당기는 힘에 의하여 발생한다. 당기기는 굴근인 주동근을 수축시킬 때 길항근인 신근을 이완시킴으로써 운동할 수 있고, 당기는 방향에 따라서 사용하는 근육이 다양하다. 대표적인 대근육 굴근으로 팔은 상완이두근, 승모근, 광배근이 있고, 배는 복직근, 다리에는 장요근, 대퇴이두근, 비복근, 가자미근 등이 있다.

물체를 몸 쪽으로 당길 때, 상완과 전완은 밀기와 마찬가지로 서로 반대 방향으로 회전하는 움직임 패턴을 갖는다. 상완이 어깨 관절을 중심으로 시계방향으로 회전한다면, 전완은 팔꿈치 관절을 중심으로 반시계방향으로 동시에 회전할 때 당기기 동작을 할 수 있으며, 이 때 손은 거의 직선의 운동 경로를 취하게 된다. 〈그림 11-2〉는 서로 반대 방향으로 회전 시, 서로 멀어지면 밀기, 서로 가까워지면 당기기 동작이 됨을 나타낸다.

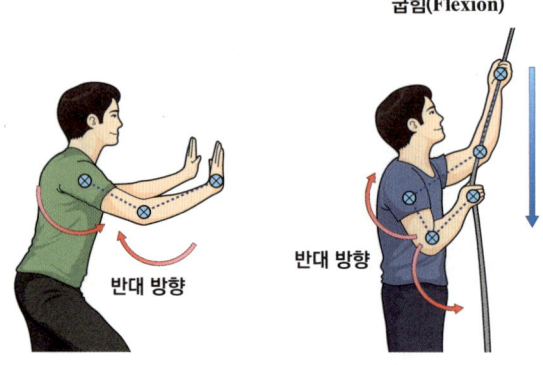

〈그림 11-2〉 밀기와 당기기의 패턴

그러나 두 분절 간의 각도가 좁아진다고 해서 무조건 당기기 동작이 아니므로 해석에 주의하여야 한다. 예컨대, 벤치프레스와 스쿼트 하강 국면에서는, 바벨을 지구 중심 방향으로 당기는 중력보다는 작은 힘을 내고 있기 때문에 내려가는 움직임이 생기지만, 근육을 조금씩 이완시키면서 실제로는 미는 동작을 취하고 있다는 것을 이해하는 것이 중요하다. 또한 앉거나 착지 동작 시 대퇴와 하퇴가 동시에 굽혀지면서 서로 반대방향으로 회전하고 있음에도 불구하고, 이 역시 당기기 운동이 아닌 밀기 운동을 수동적으로 하고 있음을 구별할 수 있어야 한다.

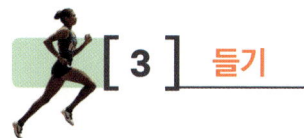

[3] 들기

어떤 상대 또는 사물을 들어올린다고 가정했을 때, 드는 사람의 무게중심선은 가능하면 물체 또는 상대와 가깝게 위치시키는 것이 좋다. 드는 사람이 빨리 움직이고, 체중이 무거우며, 상대와의 거리가 멀수록, 드는 사람에게는 더욱 큰 저항적 회전력(토크)이 발생한다. 물체 또는 상대를 드는 사람 쪽으로 최대한 가깝게 위치시키면, 같은 무게라도 회전반경을 줄여 관성모멘트를 감소시킴으로써 이러한 토크를 감소시킬 수 있고, 이는 요추에 가해지는 토크를 최소화시킬 수 있다.

들기 시, 부하로 인해 전방으로 기울어지는 힘에 대응하기 위해서는 지렛대의 축에 해당하는 요추에 많은 힘이 가해진다. 요추는 그냥 가만히 서 있을 때도 큰 힘을 받는 곳으로, 무거운 물건을 들어올릴 때에는 더 큰 힘을 받게 된다. 따라서 드는 동작을 할 때는 전방 기울임 부하에 대해 후방 기울임을 만들 수 있는 요추 부위 힘이 중요하므로, 척추 부위의 근육들 능력을 최대화시키는 전략을 사용해야 한다. 이를 위해 척추가 완전히 굽혀지는 자세는 들기에서 피해야 한다.

〈그림 11-3〉은 세 번째 요추 디스크에 압력 측정기를 삽입하여 여러 동작 시 요추에 얼마나 큰 힘이 작용하는지 알아내기 위한 실험이다. 그냥 서 있을 때 요추에 걸리는 압력이 5×10^5Pa이라면, 양손에 10 kg씩 총 20 kg 무게의 물건을 들고 서 있을 때 요추에 작용하는 압력은 그냥 서 있을 때의 1.5배, 몸을 수직에 가깝게 세운 상태에서 20 kg 물건을 앞에서 들 때는 약 2.5배, 그리고 몸을 60° 정도로 구부린 상태에서 20 kg 물건을 앞에서 들 때는 약 3.5배의 압력이 작용한다〈그림 11-3(a)〉. 즉, 무거운 물체를 바르지 않은 자세로 들어올리면 요추 디스크에 큰 압력이 작용하여 하부 요통의 원인이 된다. 〈그림 11-3〉60° 압력 그래프 5~10초 사이 매우 높은 꼭짓점처럼, 요추에 걸리는 순간적인 압력이 매우 커져서 과부하에 의한 파열이 일어날 수도 있다.

> **용어 풀이**
>
> **관성 모멘트** – 관성 모멘트(moment of inertia)는 회전하고 있는 물체가 회전을 지속하려고 하는 크기를 나타내는 물리량을 말한다.
>
> **들기** – 아래에 있는 것을 위로 올리는 동작

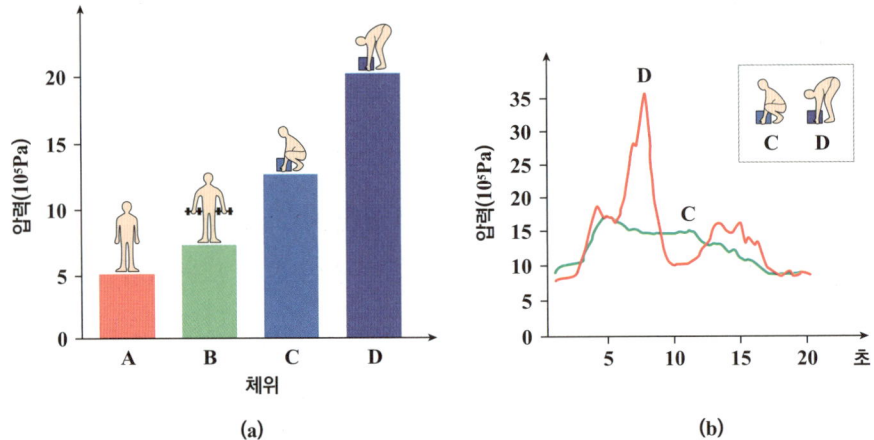

〈그림 11-3〉 물체를 들 때 요추에 작용하는 압력의 변화 (a : A 그냥 서 있을 때, B 양 손에 10kg씩 들고 서 있을 때, C 몸 가까이 앞에서 20kg 물체를 들 때, D 몸에서 멀리 20kg 물체를 들 때, b : C와 D 상황에서 요추에 작용하는 압력의 실시간 변화)

위처럼 무거운 물체를 들 때는 최대한 몸의 무게중심에 가깝게 위치시켜야 요추에 작용하는 부하를 줄일 수 있음에도 불구하고, 무거우면서도 부피가 커서 두 다리 사이에 위치시키지 못하는 물체를 드는 요령은 차이가 있다. 다리 사이에 둘 수 없을 정도로 무겁고 큰 물체를 들어 올릴 때,〈그림 11-4(a)〉처럼 스쿼트 자세로 들면 물체가 몸통에서 멀어질 수 밖에 없기 때문에 이때 생기는 큰 회전력이 무릎관절과 요추 모두에 큰 부하로 작용하여 부상 위험이 커진다.

용어 풀이

스투프 자세 - 구부정하게 몸을 구부린 자세

골퍼스 픽 자세 - 한쪽 다리를 들고 허리를 구부린 채로 손으로 물건을 짚는 자세

따라서 이런 경우에는 다리를 곧게 펴고 허리를 굽힌〈그림 11-4(b)〉스투프(stoop) 자세로 드는 것이 상대적으로 더 나을 수 있다. 하지만 이 자세는 허리 가동범위의 제한으로 지면에 있는 물체를 잡지 못하는 경우가 있다. 물체를 잡기 위해 허리를 너무 많이 구부린다면 척추가 너무 많이 굽혀져 허벅지 뒤 근육의 손상이 올 수도 있기 때문이다. 그래서 무겁지 않은 물체라면〈그림 11-4(c)〉처럼 골퍼가 골프공을 줍는 방식으로 들어 올리는 방식을 취하는 것이 효과적이다. 결론적으로 상해를 입지 않기 위해서는 물체의 크기, 무게, 환경적 상황 등에 맞춰 역학적이면서 효율적인 방법을 취하는 것이 중요하다.

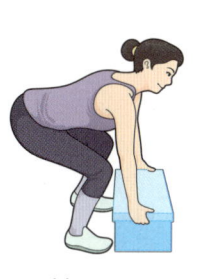 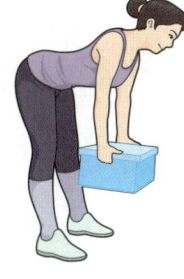 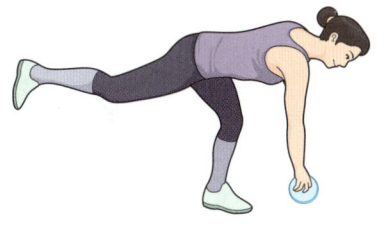

(a) 스쿼트 자세 　　(b) 스투프 자세 　　(c) 골퍼스 픽 자세

〈그림 11-4〉 무거우면서 부피가 큰 물건을 들 때 사용하는 다른 전략

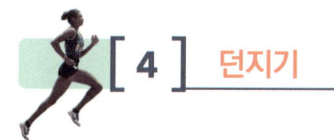

[4] 던지기

던지기는 손이나 발로 공중에 물체를 추진시키는 운동이다. 던지기는 야구 투구, 미식축구 패스, 농구 한 손 롱패스, 수류탄·창 던지기, 투원반 등과 같이 공이나 물체를 한 손으로 던지는 듯한 동작과 농구 3점슛, 다트 슈팅, 투포환 등과 같이 두 손이나 한 손으로 미는 듯한 동작으로 나눌 수 있다. 이 단원에서는 한 손으로 던지는 동작을 신체의 움직임 원리 관점에서 설명하였고, 던져진 물체의 투사체 운동과 관련해서는 앞의 선운동학 단원을 참조하기 바란다.

던지기는 〈그림 11-5〉 와인드업(windup)과 같은 예비동작을 수행함으로써 힘이 가해지는 거리를 길게 가져갈 수 있고, 근육을 사전에 신장시켜 줌으로써 보다 강력한 수축을 유발한다[SSC ; stretch shortening cycle(사전근수축)]. 이때 이완(relaxation)과 유연성(flexibility)은 최적의 예비동작을 하는데 도움을 준다. 또한 도움닫기의 운동량은 예비동작과 함께 던지기 속도를 높이는 데 많은 기여를 한다.

> **용어 풀이**
> 던지기 – 손에 든 물건을 다른 곳에 떨어지게 팔과 손목을 움직여 공중으로 보내는 동작

> **용어 풀이**
> 사전근수축 – 단축성 수축 이전에 신장성 수축이 동반되는 형태의 근수축. 미리 발생한 신장성 수축으로 단축 시 역학적 출력 증가

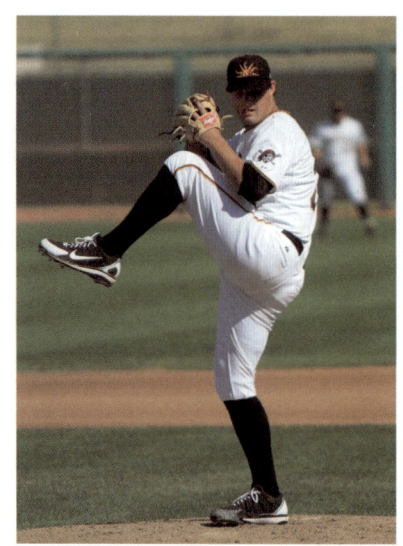

〈그림 11-5〉 투수 와인드업 자세

용어 풀이

예비동작 – 힘을 생성할 수 있는 동작을 만들기 위해 몸을 움직여 준비하는 것

예비동작 시 팔을 뒤로 빼는 것과 동시에 상체를 반대쪽으로 회전시켜야 하는데, 이것은 던지고자 하는 물체에 가하는 힘의 크기와 작용거리 및 작용시간을 최대한 증가시키기 위해서이다. 또한 몸을 던지는 반대 방향 뒤로 기울이고 뒷다리를 굽히는 것은, 다리 근육들을 사전 이완시켜서 다리 근육이 던지는 방향으로 강력한 회전 추진력을 발휘할 수 있도록 준비하는 과정이다. 던지는 손의 반대쪽 발을 크게 디딤으로써 힘을 가할 수 있는 넓은 기저면을 확보할 수 있는데〈그림 11-6〉, 던지는 사람의 골반과 어깨를 던지는 방향의 반대방향으로 멀리 회전시키면 큰 회전력을 얻는데 도움이 된다. 키가 큰 사람은 작은 사람보다 회전팔이 길어 손끝에서 더 큰 속도를 낼 수 있다.

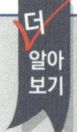

기저면

기저면이란 신체나 물체가 지면에 접촉되어 있을 때 그 접촉점들을 상호 연결시킨 넓이 또는 지지하고 있는 면과 접촉하고 있는 대상의 면적을 말한다. 기저면의 넓이는 신체의 안정성과 운동성이 관련이 되며 안정성과 운동성은 상반되는 관계를 보인다. 안정성이 높으면 그만큼 운동성이 줄어들고, 안정성이 낮으면 신체의 움직임은 증가하게 된다. 다양한 신체의 움직임은 지면과의 접촉을 줄임으로써 더 많은 동작을 이끌어낼 수 있기 때문이다.

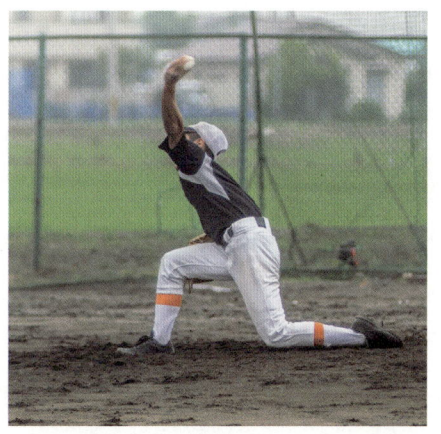

〈그림 11-6〉 투구 방향으로 기저면을 넓히는 모습

일과 에너지 관점에서, 손목으로만 던지기를 한다면, 작은 변위로만 물체에 힘을 가할 수 있어서, 수행된 일이 적고 그 결과로 물체의 운동에너지 변화도 작아서, 손을 떠날 때 물체의 속도는 느리다. 따라서 물체를 던질 때 다리, 몸통, 팔, 팔꿈치, 손목 전체를 이용하면 훨씬 더 큰 변위를 통해 물체에 힘을 가할 수 있고, 물체에 수행된 일이 훨씬 더 크며 그 결과로 물체의 운동에너지 변화도 훨씬 커져서, 손을 떠날 때 물체의 속도가 훨씬 더 빠르다. 투포환 경기에서는 〈그림 11-7〉에서 보는 것처럼 7 ft 지름의 원 안에서만 던지는 동작이 이뤄지게 규칙을 정함으로써, 선수가 포환에 가할 수 있는 힘 작용 거리를 제한하여 포환에 할 수 있는 일의 양을 제한한다.

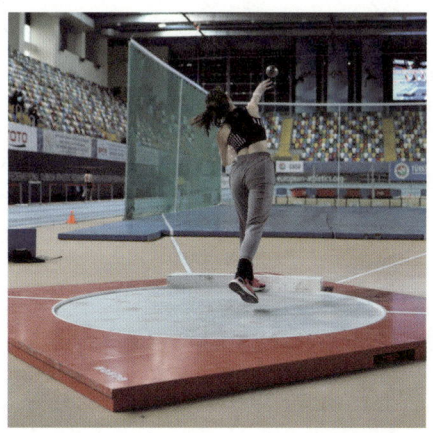

〈그림 11-7〉 힘이 가해지는 거리를 제한하기 위하여 투포환은 7ft 지름의 원 안에서 던져야 함

용어 풀이

채찍 패턴 - 어떠한 물체가 최대속도와 같은 방향의 분절의 회전을 가진 움직임 형태. 말단은 회전운동 경로를 따름

빠르게 던지거나 치기 위해서는 빠른 속도를 얻어야 하는데, 이를 위해서 지면에 접해 있는 신체로부터 시작하여 인접한 신체분절로 순차적으로 빠르게 가속해야 한다(채찍 패턴; whip pattern). 지면에 접하고 있는 다리로부터 골반, 골반으로부터 상체, 상체의 던지거나 치는 팔까지 순차적인 가속을 함으로써 최종적으로 빠른 속도를 얻을 수 있다. 보다 무겁고 천천히 움직이는 신체분절들이 앞으로 이동하는 사이에 던지는 팔과 같은 상대적으로 가벼운 분절들은 뒤에 남아 복부, 가슴, 어깨의 근육을 신장시켜 던지기 최종국면에 폭발적인 근수축을 수행할 수 있도록 해준다.

움직임 패턴의 관점에서 던지기 또는 차기는, 밀기 또는 당기기와 다르게 두 분절이 같은 방향으로 회전하는 모양이다〈그림 11-8〉. 동시에 회전하지 않고 몸쪽에 가까운 분절이 먼저 회전 후 몸에서 먼 분절이 순차적으로 회전함으로써 각속도가 증가하고, 최종적으로 손끝 또는 발끝에서 채찍 패턴에 의해 최대의 선속도를 얻을 수 있다. 한편 다트는 보통의 던지기와는 다르게 미는 듯한 동작으로 던지는데〈그림 11-9〉, 목표를 향해 직선 경로를 따라 움직이기 때문에 속도는 채찍 패턴 던지기보다 상대적으로 느리지만 오류를 수정할 시간이 많아 정확성을 높일 수 있다.

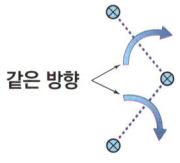

〈그림 11-8〉 던지기 또는 차기의 움직임 패턴. 시간의 차이를 두고 두 관절은 같은 방향으로 회전

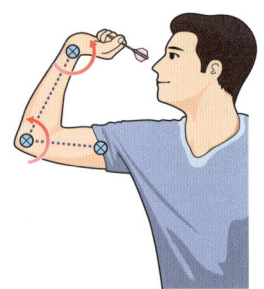

〈그림 11-9〉 다트 던지기는 손목 관절과 팔꿈치 관절이 동시에 같은 방향으로 회전

한편, 물체를 던지지 않은 팔은 뒤로 당겨줌으로써 몸통이 수직축을 중심으로 회전하는 데 도움을 준다〈그림 11-10〉. 이러한 각운동량 반작용은 던지는 팔을 앞으로 빠른 속도로 끌어당기는 데 기여함으로써 빠른 속도를 얻을 수 있다. 또

한 던지는 동작 및 던진 후 팔로우 스로를 수행함으로써 물체에 오랫동안 힘을 가할 수 있고, 또한 신체가 지닌 운동량을 안전하게 분산시킬 수 있다. 곧바로 동작을 멈추는 것은 불가능하며, 이는 오히려 운동 상해의 원인이 되기도 한다.

> **더 알아보기**
>
> **각운동량**
>
> 회전운동하는 물체의 운동량을 가리킨다. 물체의 운동량과 물체와 회전축 사이의 거리를 곱한 값으로 표현하는 벡터량이다. 이는 피겨 스케이트 선수가 처음에는 팔을 완전히 벌려서 회전하다가, 팔을 점점 몸에 밀착시키면 더 빠른 회전을 하는 것에서 그 예를 볼 수가 있다. 힘을 추가하지 않고 단지 회전 반경을 변경시킴으로써 회전을 더 빠르게 할 수 있는 것이다.

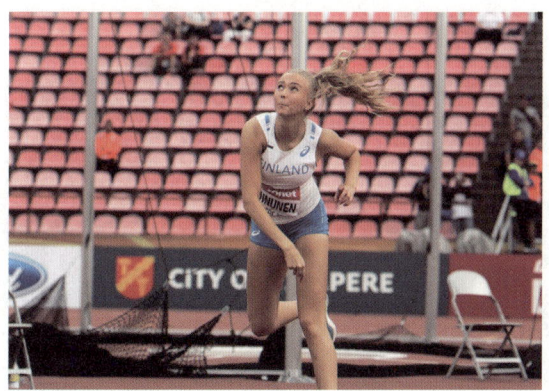

〈그림 11-10〉 창 던지기 직후 반대팔을 뒤로 당기는 모습

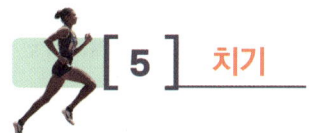

[5] 치기

치기는 야구 배팅, 테니스 스트로크, 배드민턴 스매싱, 골프 드라이브 등과 같이 도구를 이용하여 공과 같은 물체를 타격하는 운동과 태권도 치기, 배구 스파이크 등 상대 또는 물체를 타격하는 운동으로 나눌 수 있다. 이 단원에서는 치기를 수행하기 위한 신체의 움직임 원리에 대해서 설명하며, 치기 이후 충격량, 충격력 또는 변형과 관련해서는 앞의 선운동역학 및 각운동역학 단원을 참조하기 바란

> **용어 풀이**
>
> **협응** – 신체의 신경 기관, 운동 기관, 근육 따위가 서로 호응하며 조화롭게 움직임을 완성시켜 나가는 것을 협응이라 한다. 달리기, 발 구르기, 도약, 공중 동작 등의 연속 동작으로 이루어지는 높이뛰기와 같이 복합적인 운동을 효과적으로 수행하기 위하여 개별 동작들을 통합하는 능력이다.

다. 또한 공 또는 물체를 맞추기 위한 협응, 타이밍, 반응속도 및 반응시간 등에 관한 설명은 운동제어와 관련한 자료를 참조 바란다.

치기는 〈그림 11-11(a), (b)〉의 백스윙과 같은 예비동작을 수행함으로써, 힘이 가해지는 거리를 길게 가져갈 수 있고, 근육을 사전에 신장시켜줌으로써 보다 강력한 수축을 유발한다(SSC). 또한 타격하고자 하는 대상과 수직 또는 일정 각도 이상을 두고 서 있는 것이, 타격 방향으로 몸(엉덩이와 몸통)을 회전하면서 타격에 전달시키는 힘의 거리를 증대시키는데 용이하다. 한편 투기 스포츠에서는 예비동작을 기본을 익힐 때 외에는 잘 하지 않는데〈그림 11-11(c)〉, 이는 타격의 의도가 상대에게 쉽게 노출되기 때문이다.

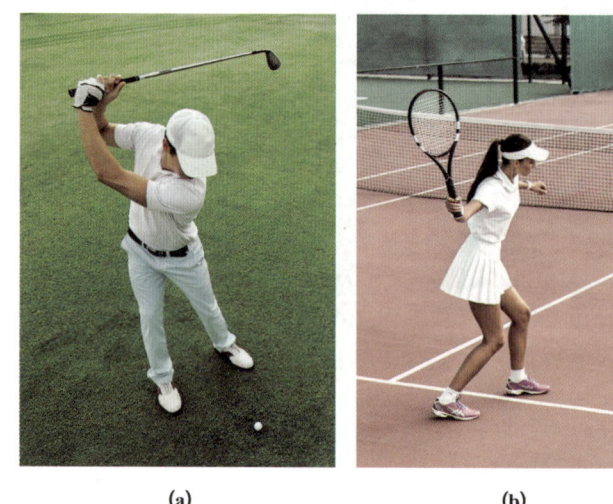 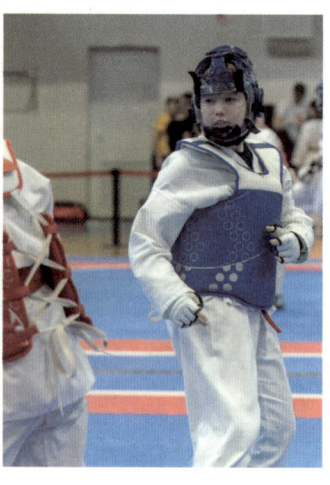

(a) (b) (c)

〈그림 11-11〉 백스윙 예비동작과 겨루기 준비자세(a : 골프 아이언샷 백스윙, b : 테니스 포핸드 스트로크 백스윙, c : 태권도 경기겨루기 준비자세)

용어 풀이

각속도 - 각속도(angular velocity)란 원운동에서 단위 시간 동안에 회전한 각도를 말한다. 기준이 되는 원의 중심축 주위로 얼마나 빠르게 도는지를 나타낸다.

타격하고자 하는 방향 쪽으로 몸통을 먼저 이동시킴으로써 타격 시 치기에 동원되는 근육을 사전에 이완시킬 수 있다(SSC). 다리, 골반, 몸통 등의 좀 더 무거운 신체분절을 빠르게 회전시킨 후, 이들 분절을 순차적으로 급격히 감속시키면, 다리, 골반, 어깨, 팔, 그리고 손 또는 도구로 이어지는 순차적인 움직임에 의해 신체 끝 분절의 각속도 및 각운동량이 급격히 증가하여 채찍질 동작의 효과를 이끌어 냄으로써, 빠르고 강한 타격이 가능하다〈그림 11-12〉.

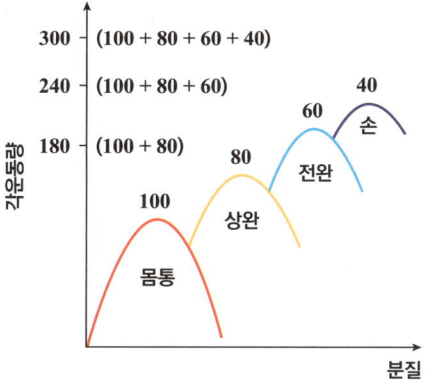

〈그림 11-12〉 야구, 테니스, 골프 타격 시 몸통-상완-전완-손 분절로 이어지는 각운동량의 전이

만약 오른손잡이라면 스윙 시 무게중심을 왼발 쪽으로 이동시키고 신체의 왼쪽 측면과 왼발을 축으로 하여 회전시킴으로써 끝 분절까지의 회전반경을 늘릴 수 있어 회전력을 증대시킬 수 있다〈그림 11-13〉. 도구를 사용하여 타격한다는 것은 도구의 길이만큼 회전반경을 늘릴 수 있기 때문에 끝에서의 속도와 운동량을 높일 수 있는 좋은 방법이다. 야구 배팅의 경우, 배트의 마지막 속도는 팔이 펴지는 힘, 배트 길이, 신체 분절의 각속도에 의해 결정된다. 참고로 골프 스윙에서 골프채의 길이와 선수의 팔길이에 따라 척추작용에 대한 모멘트 길이가 다르겠지만, 대체로 각 분절별 각속도 기여도는 손목이 70%, 어깨가 20%, 골반 5%, 그리고 척추가 5%이다.

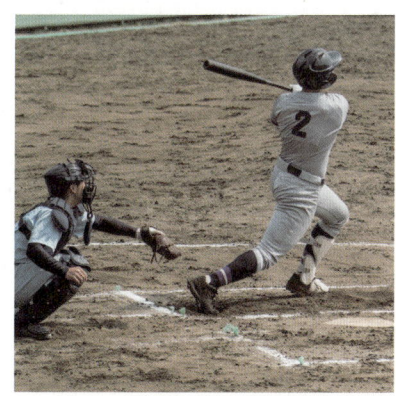 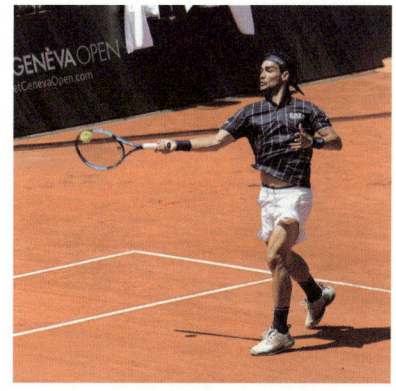

〈그림 11-13〉 오른손잡이의 야구 배팅과 테니스 포핸드 스트로크 시 왼발 쪽으로의 회전축 및 무게중심 이동

치기 후 팔로우 스로 동작을 통해 접촉시간을 길게 가져가 충격력을 오래 전달함과 동시에 회전동작으로 인해 형성된 운동량이 분산되어 소멸하게 된다. 곧바로 동작을 멈추는 것은 불가능하며, 이는 오히려 운동 상해의 원인이 되기도 한다.

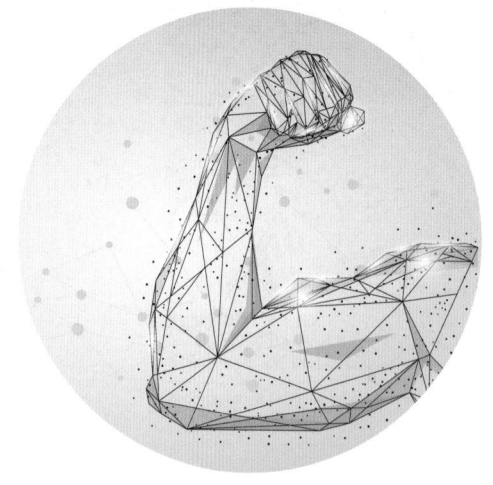

chapter

02 발

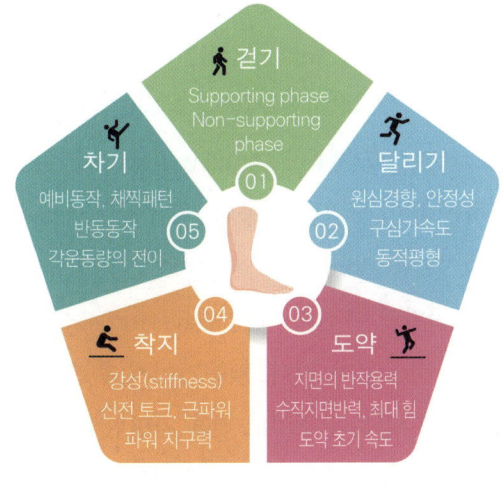

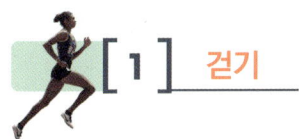

걷기는 왼발과 오른발을 번갈아 내딛는 인간의 가장 기초적인 이동 방식이자 기본적인 활동 중 하나이다. 한쪽 발을 지지하고 몸을 앞으로 기울여 넘어지지

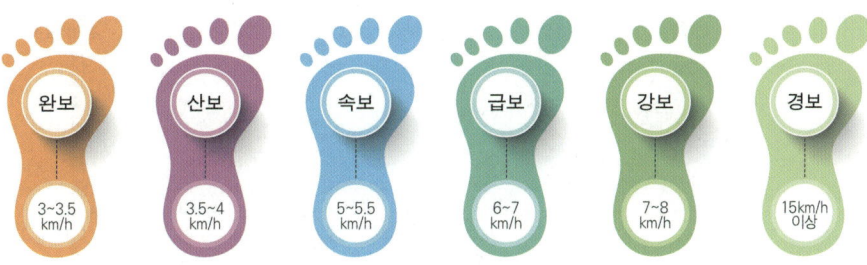

않기 위해 적절한 타이밍에 반대 발을 디디는 것을 반복하는데, 이 반복 동작의 결과로 신체가 이동할 수 있다.

걷기는 100여 개의 골격근이 상체와 하체의 여러 관절과 협응을 이루는 단순해 보이지만 복잡한 신체 활동이다. 걷기 동작을 분석하면 크게 접지기(supporting phase)와 체공기(non-supporting phase)로 나눌 수 있는데, 접지기는 발의 뒤꿈치가 땅에 닿기 시작해 발끝이 땅을 밀어내기 시작할 때까지를, 체공기는 발끝이 땅에서 떨어져 다시 발뒤꿈치가 땅에 닿을 때까지를 의미한다. 이 접지기는 다시 두 구간으로 분류할 수 있는데, 발뒤꿈치가 지면에 닿은 시점부터 신체 무게중심선이 지지발을 지나갈 때까지 진행 방향의 반대 방향으로 지면반력(제동력; braking force)이 작용하여 신체의 이동을 저지하는데 이 구간을 제동기(restraining phase)라 하고, 무게중심선이 지지발을 지난 시점부터 발끝이 지면에서 떨어질 때까지 진행 방향 지면반력(추진력; propulsive force)을 얻는 구간을 추진기(propulsive phase)라 한다. 제동기에서 추진기로 넘어가는 과정에서, 수직 지면반력은 감소하고 전후 지면반력은 순간적으로 '0'이 되었다가 다시 추진기 이후에 수직 및 전후 지면반력이 증가하며, 좌우 지면반력은 발바닥 내번 현상으로 발 안쪽에 지면반력이 발생하게 되는데 헌 신발의 바깥쪽 뒤꿈치와 엄지발가락 쪽이 더 빨리 닳는 이유이다. 걷는 속도가 빠를수록 그리고 보폭이 클수록 추진력이 증가하여 수직 지면반력은 커진다.

> **용어 풀이**
>
> **지면반력** - 지면반발력이라고도 한다. 땅에 발을 내딛어 체중을 싣고 그 힘이 지면을 향해 작용할 때, 지면과의 작용·반작용의 법칙이 일어나는 것을 말한다.
>
> **내번** - 발바닥의 안쪽을 젖히는 운동

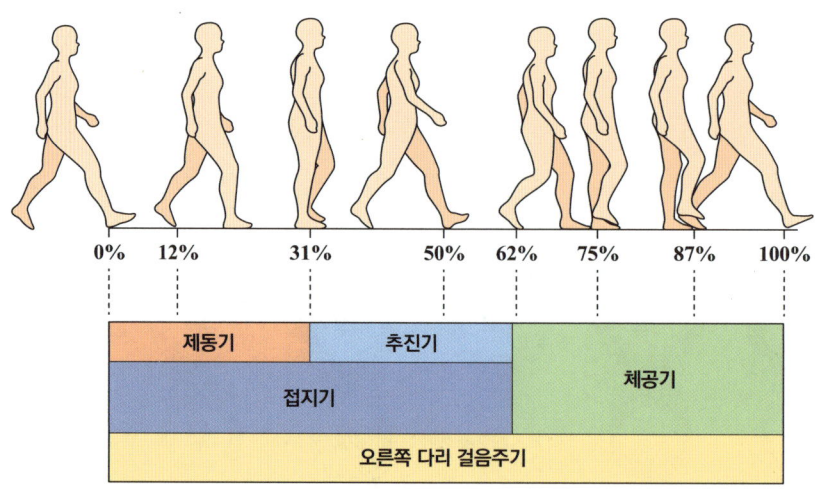

〈그림 11-14〉 걷기 시 걸음주기

제동기에서 추진기로 넘어갈 때 지지발을 중심축으로 하여 신체 전체가 회전하는 모양과 유사하게 운동하므로, 걷기운동에 역진자 모델을 적용하기도 한다〈그림 11-15〉. 접지기 동안 안정되어 있다가 지지발을 축으로 회전운동하면서 무게중심이 기저면 바깥에 위치하게 되면서 불안정해지는데, 넘어지기 전 다른 쪽 발을 지지발로 만듦으로써 다시 안정을 되찾는다. 이때 일시적으로 양발이 지면에 닿아있는 이중 접지기가 나타나며, 이렇게 안정된 상태는 달리기에서는 나타나지 않는 특징이다.

> **용어 풀이**
> **역진자 모델** – 질량중심이 회전축의 끝부분에 위치해 있어서 외부적 도움 없이는 바로 쓰러져 매우 불안정한 뒤집어진 진자 모형

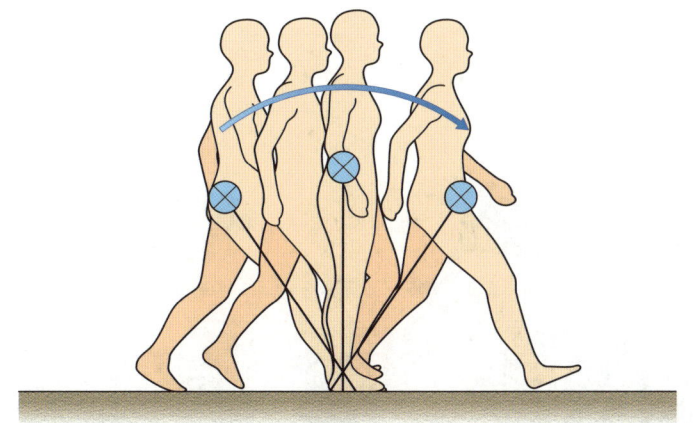

〈그림 11-15〉 제동기에서 추진기로 넘어갈 때 적용할 수 있는 걷기운동 역진자 모델

보폭은 앞발 뒤축에서 뒷발 뒤축까지의 거리를 의미하며, 성인 남자의 경우 약 65~70 cm, 성인 여자는 약 60~65 cm 정도이다. 보수는 단위시간 당 걸음 수이다. 빨리 걷기 위해서는 보폭을 넓게 하고 1보의 소요시간을 단축하여야 하지만, 소요시간을 너무 단축하면 보폭이 짧아져 걷는 속도(보속)가 감소할 우려가 있다.

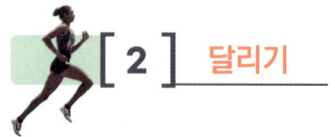

[2] 달리기

용어 풀이

달리기 - 발을 몹시 재게 움직여 빨리 나아가는 동작

달리기 출발 시 크라우칭 스타트 자세는 기저면의 전방 가장자리에 무게중심선을 위치시킴으로써 균형 안정성보다는 운동성을 증대시킨다. 이 자세는 두 다리를 강력하게 추진시킬 수 있는 자세이면서 동시에 목표 방향으로 몸을 추진시킬 때 힘이 가장 적게 요구되는 자세이다〈그림 11-16〉. 출발 초기에는 신체를 전방으로 기울이고 짧은 보폭과 빠른 보수를 활용함으로써 관성을 잘 극복하고 운동량을 얻을 수 있도록 도와준다.

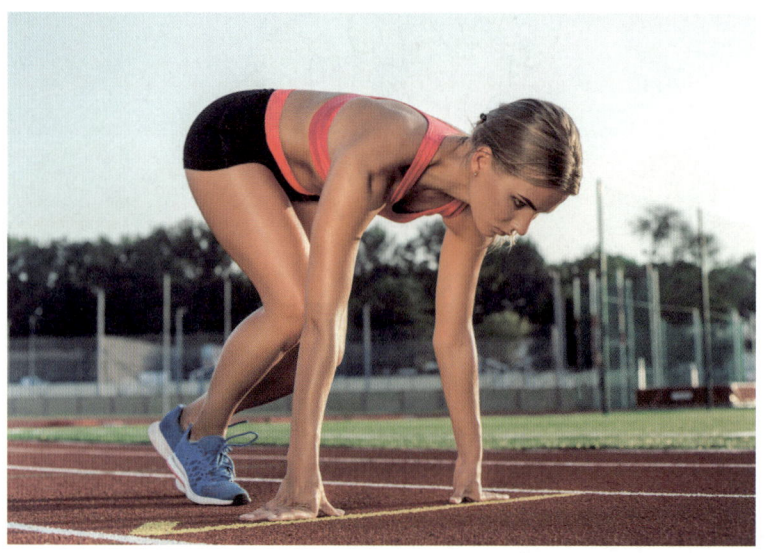

〈그림 11-16〉 단거리 달리기 크라우칭 스타트 자세

달리기 자세는 개인마다 나타나는 다양한 해부학적 차이로 인해 단 하나의 정답이 없다. 하지만 달리기의 효율을 높일 수 있는 기본적인 지침에 따라 편한 자세를 만드는 것이 중요하다. 기본적으로 상체를 너무 앞으로 숙이거나 뒤로 젖힐 경우, 목과 등에 있는 승모근 또는 척추기립근과 같은 근육들에 상대적으로 힘이 더 들어가기 때문에, 쉽게 피로해질 수 있다. 따라서 머리와 목, 어깨는 곧게 펴서 상체와 일직선이 되도록 해야 한다〈그림 11-17〉.

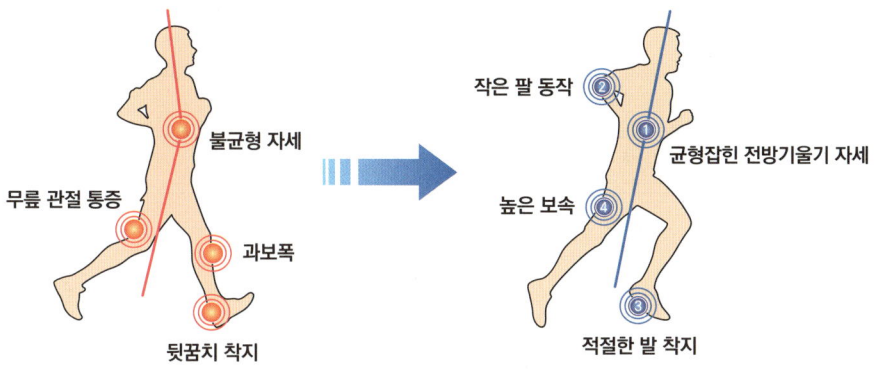

〈그림 11-17〉 효율적인 달리기 자세

　빨리 달리기 위해서는 보폭과 보수의 적절한 조화가 필요하고, 충분한 힘과 반작용 능력, 뛰어난 유연성 등이 필요하다. 보폭은 엉덩관절의 유연성, 다리 길이, 근 파워 및 가동범위에 의해 결정되고, 각 보수의 파워와 횟수를 증가시키기 위해서는 전방 추진력 증대를 위한 파워 트레이닝과 주동근 근섬유 동원 능력을 향상시킬 필요가 있다.

　한편, 보폭과 보수는 둘 다 높일수록 좋지만, 이 두 요소는 반비례 관계를 보이기 때문에 함께 높일 수는 없다. 현재 보속은 자신의 보속에서 5~10% 정도 높일 경우 부상률을 낮출 수 있다고 알려져 있지만, 보폭은 무리하게 넓힐 경우 오히려 부상의 위험을 증가시킬 수 있다. 따라서 착지하는 발이 자신의 무게중심 근처에 착지할 수 있을 정도로만 뻗어주도록 하고, 현재 자신의 보속에서 5~10% 정도 높이는 것이 적당하다.

　육상 100 m 세계 신기록 보유자인 우사인 볼트는 장신(196 cm)이어서 다른 선수들보다 훨씬 큰 보폭을 활용하여 100 m를 41걸음 만에 완주할 수 있다. 이때, 단거리 달리기를 위해서는 하체 근육의 속근섬유를, 중장거리 달리기를 잘하기 위해서는 지근섬유의 트레이닝이 필요하다. 웨이트 트레이닝을 하면 속근이 발달해서 근육이 순간적인 큰 힘을 발휘하기 좋은 형태로 변하지만, 오랫동안 운동을 지속할 수 있는 지구력은 상대적으로 약해진다. 반면 지구력을 증진시키는 유산소 트레이닝 중심의 훈련을 하면 작고 섬세한 근육들이 발달하고 지근이 강화돼 지구력이 증가한다.

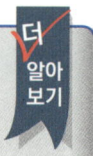

속근

척추동물의 골격근 중 생리학적 수축속도가 빠른 근육을 말한다. 사람의 근육은 크게 지근과 속근으로 나뉜다. 지근은 주로 지구력에 영향을 주어 마라톤 같은 유산소 운동에, 속근은 순발력에 영향을 주어 웨이트 트레이닝 등과 같은 무산소 운동에 사용된다. 지근은 적색을 띤 근육 섬유로 '적근', 속근은 백색을 띤 근육 섬유로 '백근'이라고도 한다.

달리기 시 한쪽 다리로 지면을 박차고 추진하면 우리 몸은 수직축을 중심으로 틀어짐(twisting motion)이 발생하고, 추진한 다리의 반대쪽 팔을 전후방으로 스윙함으로써 각운동량 작용-반작용에 의해 신체의 균형을 유지하게 된다〈그림 11-18〉. 팔의 스윙 운동량은 신체 전체로 전이되고, 다시 다리를 뻗어 신체를 앞으로 추진하는 데 도움을 주며, 이러한 팔과 다리의 빠른 스윙은 몸통과 골반이 함께 틀어지지 않고 고정하는 데 도움이 된다. 팔꿈치를 90°가량 굽힌 채 스윙하면, 팔을 완전히 폈을 때보다 관성모멘트를 감소시켜 빠른 팔 스윙을 가능하게 할 수 있다. 지면을 박찬 다리 역시 굽혀서 전방 회전을 시킴으로써, 관성모멘트를 줄여 더욱 빨리 다리를 전방에 가져다 놓아 되돌리기(recovery)의 효과가 있다. 이처럼 주기적으로 반복하는 운동기능들의 경우, 운동량과 리듬은 완성된 운동기능을 율동적으로 수행하는 데 중요한 역할을 한다.

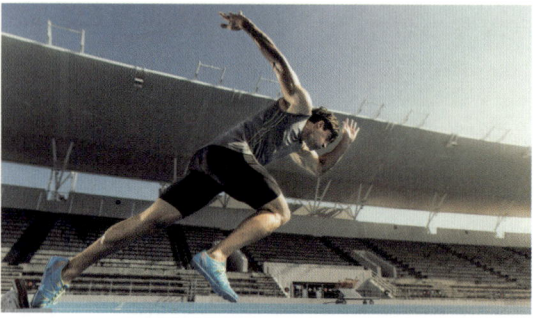

〈그림 11-18〉 한쪽 발로 지면을 박찰 때 몸이 틀어지는 균형을 잡기 위한 반대쪽 팔 스윙

지면을 박찰 때는 강력한 지면반력인 추진력(propulsive force)을 얻기 위하여 추진 다리의 엉덩관절, 무릎관절, 발목관절을 순차적으로 강하게 펴야 한다. 이때 전방으로의 추진력은 지면을 후방으로 밀어내는 후방 추진력에 대응하여 발생된 지면의 반작용력이다. 스윙시켰던 다리를 펴서 지면에 다시 닿게 할 때는 다리를 완전히 펴지 않고 약간 굽힌 채로 접촉시키는데, 지면과 발바닥 사이의

접촉시간을 길게 하여 신체가 받는 충격력을 완화시킬 수 있기 때문이다〈그림 11-19〉. 이 충격력은 신체가 앞으로 진행하는 것을 늦추는 제동력(braking force)으로 작용하여 속도를 늦춘다.

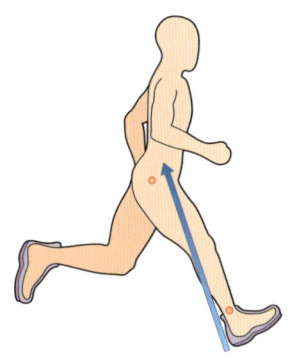

(a) 지면반력의 제동력 작용 **(b) 지면반력의 추진력 전환 직전**
〈그림 11-19〉 달리기 지면 착지 시 지면반력의 작용 방향

이때 지면에 닿는 지지 다리는 역진자-스프링 모형처럼 지지 다리를 중심으로 신체 전체가 회전하면서 튕겨내는 모양이 되며, 무게중심선이 지지 다리 닿는 점을 지나는 순간 지지 다리는 다시 추진 다리로 바뀌면서 지면을 뒤쪽 밑으로 밀게 된다〈그림 11-20〉. 지지발이 지면에 닿았다가 떨어질 때까지를 접지기라 부르고 떨어졌다가 다시 닿을 때까지를 체공기라 부른다. 접지기는 다시 제동기와 추진기로 나눌 수 있는데, 달리기에서 빠른 속도를 얻기 위해서는 제동기에서 덜 감속하고 추진기에서 더 가속하는 전략적 기술의 적용이 필요하다.

> **용어 풀이**
>
> **역진자 스프링 모델** - 역진자 모델과 같으나, 연결 부위에 스프링이 있어 유효질량이 클수록 탄성력을 갖고 압축

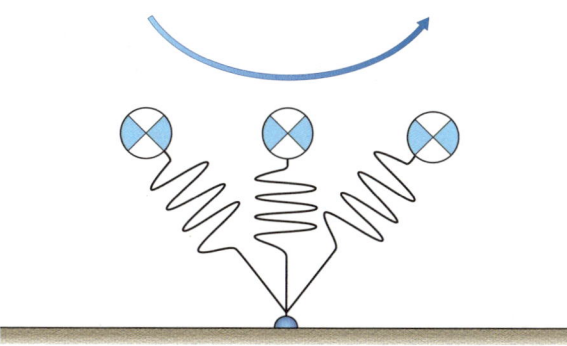

〈그림 11-20〉 달리기 시 적용하는 역진자-스프링 모형

한편 달리기 착지 시 발의 앞부분으로 착지해야 할까, 발의 뒷부분으로 착지해야 할까? 〈그림 11-21〉은 착지 시 발생하는 지면반력을 나타낸 그래프인데, 우측 그래프를 먼저 보면 발의 중간 부분부터 착지할 경우 뾰족한 부분의 충격이 발생하지 않는 것에 비해 좌측 그래프를 보면 뒷부분부터 착지할 경우 충격이 발생하는 것을 볼 수 있다. 발의 뒤꿈치로 착지하는 행동은 왼쪽의 그림처럼 우리가 나아가고자 하는 방향과 반대 방향으로 지면반력을 발생시키기 때문에 브레이크의 기능을 하게 된다. 따라서 빠르게 달리기 위해서 지면과의 접촉시간을 줄이고 앞으로 나아가기 위해 힘을 더 낼 수 있는 앞꿈치 주법을 사용하도록 노력해야 한다.

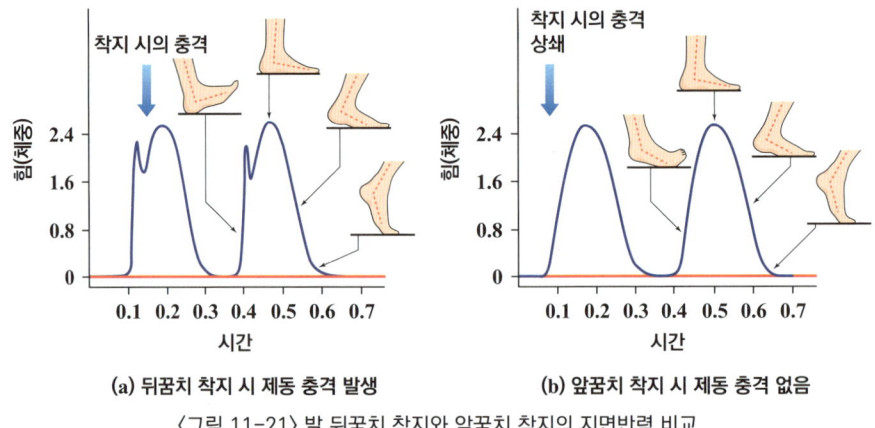

〈그림 11-21〉 발 뒤꿈치 착지와 앞꿈치 착지의 지면반력 비교

추진력에 의한 가속도 발휘 양상은 달리기 선수들마다 다른데, 올림픽 챔피언인 칼 루이스는 100 m 경기에서 70 m까지 가속하는 것으로 유명하다. 그는 출발 초기에 상대 선수들보다 가속도가 떨어져 뒤지지만, 종종 마지막 30 m를 남겨놓고 가속이 떨어지는 상대를 따라잡거나 추월하기도 한다. 일반적으로 100 m를 달렸을 때 평균속력이 가장 빠를 것이라고 생각하지만, 사실은 200 m 경주의 평균속력이 가장 빠르다. 그 이유는 선수들이 달리기 시작해 대략 3초 전후에서 최고속력에 도달하는데, 100 m 경주에서는 최고속력으로 달리는 시간이 짧아 충분하게 실력 발휘를 못하는 것이다. 단거리 육상선수의 기록단축을 위한 주요 관건은 초기의 최대 가속도와 말기의 최대속도라고 할 수 있다. 반면에 중장거리 선수들은 전속력으로 달릴 때 호흡에 의해 얻어진 산소만으로는 충분한

에너지를 얻지 못해 오랫동안 최고속력을 유지하지 못한다.

한편, 트랙을 돌 때 반시계 방향으로 달리는 이유는, 대부분의 사람들이 오른손잡이이고 인간의 심장이 왼쪽에 달려 있기 때문이다. 오른손잡이는 점프하거나 큰 힘을 낼 때 주로 왼발로 지지하면서 스포츠 활동을 하기에 오른쪽 다리에 비해 왼쪽 다리가 더 무겁다. 따라서 트랙 곡선구간을 돌 때, 신체를 내측으로 기울이면서 왼발은 축의 역할을 하고 오른발은 바깥쪽으로 밀고 차는 역할을 함으로써 원심경향을 줄이고 안정성을 높여, 보다 빠르게 달릴 수 있다. 또한 심장 등 내장 기관이 왼쪽에 위치하여 더 무거우므로, 트랙 곡선 구간을 반시계 방향이 아닌 시계 방향으로 돈다면, 트랙 바깥쪽으로 심장이 향하고 충격이 더 가해짐으로써 더 빠른 호흡으로 인해 체력이 쉽게 소진되는 생리학적 이유도 있다. 따라서 반시계 방향으로 트랙을 도는 것이 더 효율적이다.

달리기 트랙의 곡선주로에서 안쪽 라인으로 돌고 있다면, 바깥쪽 라인에서 같은 선속도로 뛰는 사람보다 짧은 반지름으로 인해 더 큰 구심가속도가 발생하기 때문에, 신발의 마찰력을 더 필요로 하거나 몸을 트랙 중심 쪽으로 기울여 동적 평형을 유지하여야 한다〈그림 11-22(a)〉. 빠른 속도로 진행하는 경마 경주로는 안쪽이 낮고 바깥쪽이 높은 형태로 설계되어 있고, 사이클 경주 벨로드롬 역시 바깥쪽이 높게 경사를 만들어, 곡선주로에서 빠른 속도로 달려도 안정되게 달릴 수 있다〈그림 11-22(b)〉.

> **용어 풀이**
>
> **동적 평형** - 물체에 작용하는 합력과 물체에 작용하는 힘에 의한 토크의 합이 0이어서 등속도 운동을 하는 상태

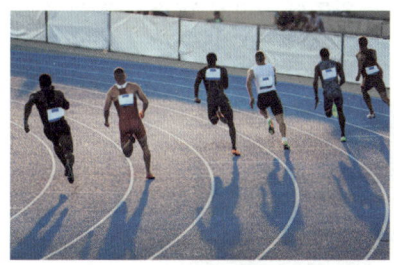 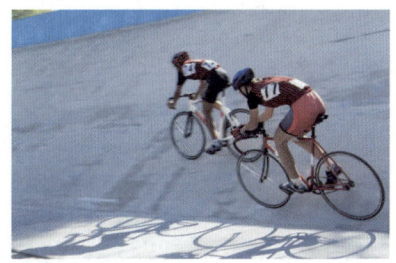

〈그림 11-22〉 곡선주로에서 발생하는 구심력 ((a) 달리기 트랙 곡선주로, (b) 싸이클 경주 벨로드롬)

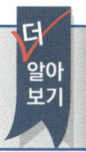 **동적 평형**

물질이나 에너지의 이동 또는 변화가 계속되고 있지만, 그 이동 또는 변화가 상쇄되어 평형을 이루고 있는 현상을 말한다. 정적평형과는 다른 것이, 이 경우는 처음부터 물질이나 에너지의 이동 및 변화가 없기 때문에 평형을 이루고 있는 것이다.

[3] 도약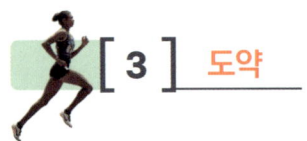

용어 풀이

도약 - 몸을 있던 자리로부터 위로 솟구치는 동작

높이뛰기, 멀리뛰기, 농구 레이업 슛, 태권도 뛰어앞차기 등 한 발로 도약하는 운동과 배구 스파이크 등 두 발을 동시에 도약하는 운동으로 나눌 수 있다. 이 단원에서는 한 발로 도약하는 공통적인 신체 도약 동작에 관해서 설명하고자 한다.

공중으로 도약하기 위해서는, 자기 체중을 능가하는 힘을 지면에 발휘함으로써, 지면의 반작용력에 의하여 신체를 상방으로 추진시킨다. 지면을 강하게 차면 찰수록 지면반력은 커진다. 도약 직전 무릎을 굽히거나 높이뛰기의 경우 신체를 뒤로 기울이는 자세를 취하는 이유는 낮아진 무게중심은 도약하는 다리의 큰 근육을 긴장시키고 구름발이 지면에 힘을 가하는 작용시간을 늘려줌으로써 지면을 폭발적으로 강하게 찰 수 있도록 도와주기 때문이다〈그림 11-23〉. 무릎을 굽혀 근육의 길이가 통상 휴식상태보다 약 20% 정도 늘어났을 때 최대 힘을 발휘하므로 더 높이 뛰어오를 수 있지만, 너무 깊게 웅크리면 결과적으로 도약에 관련된 근육들이 너무 늘어나 최대 힘과 토크를 만들어내지 못해 역효과가 발생한다. 높이뛰기에서는 발구름 시 강한 다리의 힘에 의한 수직 지면반력으로 보다 큰 운동에너지를 얻은 후 이를 공중동작에서 위치에너지로 변환시켜 무게중심을 보다 높이 상승시킨다.

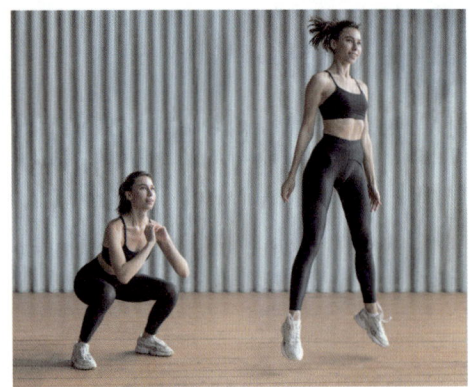

〈그림 11-23〉 도약 직전 무릎을 굽힌 자세

양팔을 뒤쪽 위로 올렸다가 앞쪽 위로 휘두르는 스윙과 구르지 않는 다리를 위쪽으로 들어올리는 것은 각운동량 반작용으로 운동량을 전이시킴으로써 도약자의 다리가 지면을 밑으로 박차는 것을 돕는다 〈그림 11-24〉. 즉, 강한 다리의 힘을 얻기 위하여 다리의 반동동작과 팔의 스윙동작을 효과적으로 이용하여야 한다. 멀리뛰기에서는 도움닫기의 충분한 거리와 빠른 속도 또한 강력한 발 구름을 할 수 있도록 도와주는 역할을 한다.

> **용어 풀이**
>
> **반동동작** - 움직이고자 하는 방향의 반대방향으로 근육을 미리 빠르게 수축시켰다가 의도한 방향으로 수축시킴으로써 사전근수축의 효과를 얻는 동작.

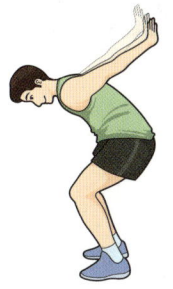 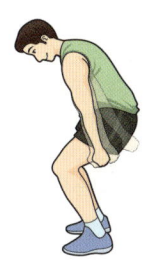 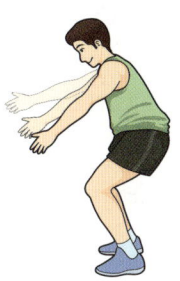

〈그림 11-24〉 양팔의 스윙에 의한 각운동량도 도약 지면반력에 도움

도약 시, 양팔과 구르지 않는 다리를 위로 들어올리면서 굽혀야 하는데 각각의 운동축에 가깝게 위치시킴으로써 팔과 다리의 관성모멘트를 감소시켜 신체를 빠른 속도로 위로 끌어올리는 데 도움을 준다. 양팔과 구르지 않는 다리의 위쪽으로의 최대 속력 스윙과 구름발이 펴지면서 내는 근육의 강력한 파워는 도약 초기 속도를 결정지어 도약 높이를 좌우하게 된다.

미국의 농구선수 타이론 보그스는 160 cm의 단신임에도 덩크슛을 넣을 수 있을 정도로 순발력이 대단했다〈그림 11-25(a)〉. 반면에 스웨덴의 높이뛰기 선수 스테판 홀름은 다른 높이뛰기 선수들에 비해 상대적으로 작은 181 cm의 신장으로 세계 기록에 버금가는 240 cm를 넘어 세계를 놀라게 했다〈그림 11-25(b)〉. 이와 같이 각 종목별 다양한 도약 방법을 익히고, 그에 따르는 강화 트레이닝 접목을 통해 도약력을 증대시킬 수 있다.

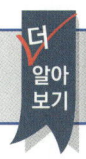

타이론 보그스 / 스테판 홀름

- 타이론 보그스 - 미국 NBA 역사상 최단신 농구선수로서 160 cm의 키로 주전으로 활약함
- 스테판 홀름 - 스웨덴의 높이뛰기 선수, 아테네 올림픽 금메달리스트

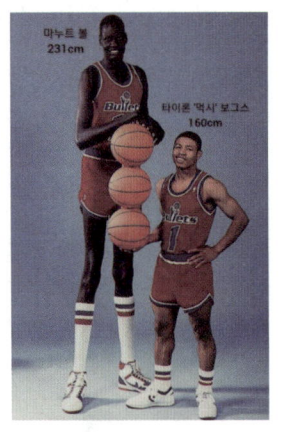
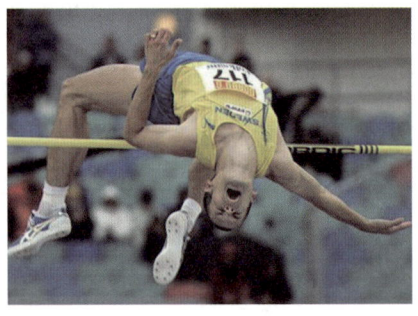

(a)   (b)

〈그림 11-25〉 농구 타이론 보그스 선수(a)와 높이뛰기 스테판 홀름 선수(b)

Fitts(1954)의 시각적 정보처리와 정확성 관계 이론에 따르면, 움직인 거리가 늘어날수록, 목표물의 크기가 작아질수록 과제 수행에 필요한 정보의 양이 많아져 난이도 지수가 증가한다. 반대로 움직인 거리가 가까울수록 목표물의 크기가 클수록 쉽게 과제를 수행할 수 있다. 따라서 농구 레이업 슛의 경우 공을 놓는 위치가 림에 가까울수록 골인 성공 확률이 높아진다. 공과 림의 위치를 가깝게 하기 위해서는, 도약을 최대한 높게 하고 공을 든 손을 최대한 위로 뻗어야 하는데, 두 팔을 동시에 위로 펴는 것보다 한쪽 팔을 최대로 펴는 것이 같은 무게중심 높이에서도 손끝의 위치를 더욱 높일 수 있는 비결이다. 보통 왼발로 도약하면 오른손으로, 오른발로 도약하면 왼손으로 레이업 슛하는 이유이다. 두 발로 점프하면 제자리 높이뛰기의 기록은 높겠지만, 스텝과 연결시켜 도움닫기 한 후에 수행하는 도약은 한발 도약이 더 유리하다.

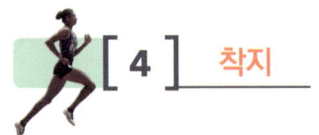

[4] 착지

인체가 공중에 있는 동안 추가되는 에너지가 없기 때문에, 도약하는 순간에 생성된 것과 같은 크기의 에너지를 착지하는 순간 흡수해야 한다. 착지 시 먼 쪽에서부터 몸 쪽으로 도약 시 폈던 반대 순서로 굽혀지는데, 이때 다리의 강성(stiffness)이 딱딱하면 무게중심의 변위가 작고 수직 지면반력이 크게 증가하고, 다리가 유연하게 움직이면 무게중심의 변위가 커지고 수직 지면반력은 작아진다. 즉, 딱딱한 착지 시 관절의 움직임이 작기 때문에 근육에 의해 흡수되는 에너지는 작고 인체의 수동적 구조가 많은 에너지를 흡수해야 한다. 반면에 부드러운 착지는 관절이 보다 큰 관절 가동범위를 운동하기 때문에 근육이 많은 에너지를 흡수한다〈그림 11-26〉.

용어 풀이

착지 - 공중에서 땅으로 내려서는 동작

강성 - 경직도. 변형에 저항하려는 성질

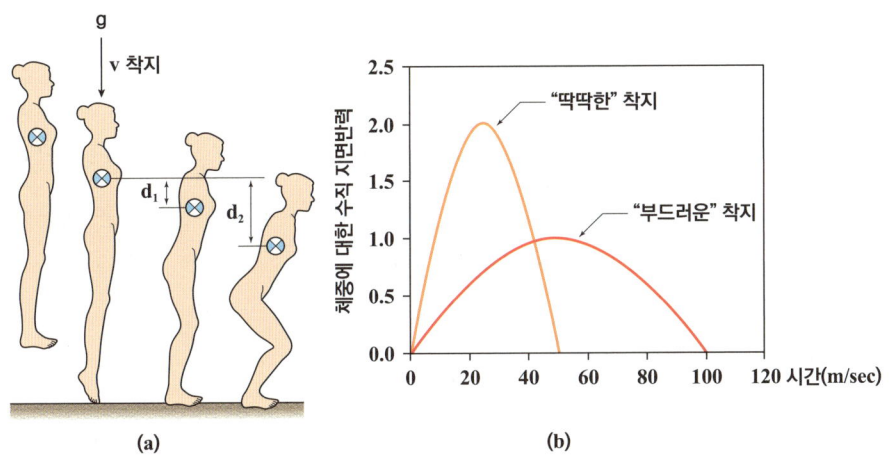

〈그림 11-26〉 착지 모습(a)와 딱딱한 착지와 부드러운 착지 지면반력의 비교(b)

청소년 여자 배구 선수는 경기에서 약 200번 정도 도약과 착지를 반복한다고 한다. 착지하는 동안 신체가 에너지를 흡수해야 하는데, 에너지 흡수 능력을 가진 근육-건 복합체가 에너지를 흡수하기 위해서는 근육이 활성화되고 신장되어야 한다. 착지 시, 엉덩관절, 무릎관절, 발목관절이 굽혀질 때 신전 토크가 발생하는데, 굽혀지는 각이 증가할수록 보다 큰 관절 토크가 요구되며, 굽히는 각도를 증가시키기 위해서 반드시 이에 필요한 근력과 관절 가동범위를 지녀야 한다. 즉, 부드러운 착지가 근육에 보다 큰 부담을 주는 것이다. 따라서 근육-건 복합체는 아주 빨리 움직이면서 토크를 생성해야 하므로 근 파워와 착지 반복에 따른 파워 지구력이 매우 중요한 단련 요인임을 알 수 있다.

용어 풀이

근육-건 복합체 - 대부분의 골격근은 뼈에 붙어 있는 양끝의 건(힘줄)과 함께 중심부의 근육 조직으로 구성되어 있다.

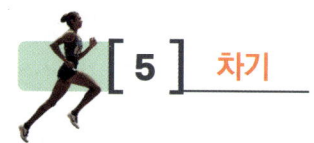 **[5] 차기**

용어 풀이

차기 - 발을 내어 지르거나 받아 올리는 동작

차기는 다리 및 발의 힘을 이용하여 차는 행위이다. 축구의 킥, 미식축구의 펀트킥 등과 같이 공을 발로 차는 운동과 태권도 차기 등과 같이 상대를 직접 발로 차는 운동으로 나눌 수 있다. 이 단원에서는 차기 동작에서 나타나는 역학적 원리에 초점을 맞추어 설명하였고, 차기 이후 충격과 관련한 부분은 앞의 선운동역학 또는 각운동역학 단원을 참조하기 바란다.

차기는 백스윙을 하거나 차는 다리를 지지발 뒤에 둠으로써 힘이 가해지는 거리 및 접촉시간을 길게 하기 위한 예비동작을 포함한다〈그림 11-27〉. 이 예비동작은 근육을 사전에 신장시켜둠으로써 보다 강력한 수축을 유발시킨다(SSC). 몸통을 차는 방향으로 움직임으로써 관성을 극복함과 동시에 운동량을 제공한다. 지지발을 무게중심 앞쪽에 위치시킴으로써, 지지발을 축으로 차는 다리의 회전반경과 회전력을 증대시킬 수 있다.

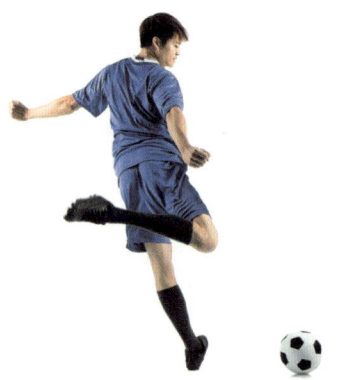

〈그림 11-27〉 축구 킥을 위한 예비동작

빠르고 강하게 차기 위해서는, 던지기와 치기와 마찬가지로 지면에 접해있는 다른 쪽 다리로부터 시작하여 인접한 신체분절로 순차적으로 빠르게 가속해야 한다. 지면에 접하고 있는 다리로부터 골반, 골반으로부터 차는 다리까지 순차적으로 가속함으로써 최종적으로 빠른 속도를 얻을 수 있다. 차는 다리의 대퇴가 앞으로 스윙할 때, 하퇴는 일시적으로 반대방향으로 회전하는데, 채찍 패턴 동작에서 무거운 분절이 전방 이동할 때 가벼운 끝부분이 순간적으로 후방 이동하였다가 다시 전방으로 빠르게 움직이는 것과 같은 원리이다.

대퇴의 각속도가 하퇴의 각속도보다 빠른 상태에서 대퇴를 감속시키면, 대퇴에 비해 가볍고 관성모멘트가 작은 하퇴는 무릎관절을 축으로 회전함으로써 급격한 각속도 증가와 함께 강력한 각운동량을 얻을 수 있다(각운동량의 전이). 이때 상체 또는 팔을 차기 반대 회전방향으로 움직이거나 스윙함으로써 각운동량 반작용의 도움을 얻어 더 강한 운동량을 만들 수도 있다. 예컨대 축구의 킥, 미식축구의 펀트킥, 태권도 앞차기 등 앞쪽으로 차는 경우는 상체를 숙이거나 차는 발의 반대 팔을 당김으로써 각운동량을 증대시키고, 태권도 돌려차기처럼 몸을 돌려서 차는 경우는 상체와 팔을 차는 회전방향과 반대로 회전시킴으로써 더 강한 차기를 할 수 있다. 또한 몸통과 골반의 반동동작을 이용한다면 근육의 사전근수축(SSC) 원리에 의하여 더 빠르고 강한 차기를 만들 수 있다.

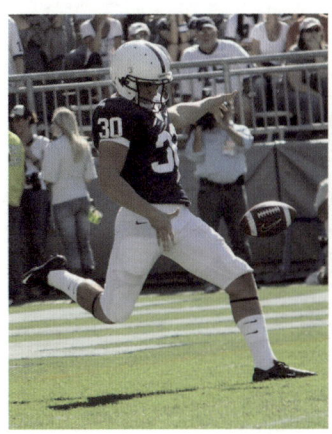

〈그림 11-28〉 미식축구 펀트킥

또한 신체가 뒤로 기울어진 상태에서 꼿꼿이 편 지지 다리의 발끝을 들어올리면 차는 다리의 스윙 궤적과 타격 대상에 가해지는 힘을 증가시킬 수 있다. 즉, 긴 다리와 강한 근력, 큰 가동범위는 충격력을 강하게 발휘하는 데 도움을 준다. 차는 발은 공 또는 대상을 찬 후에도 찬 방향으로 계속 이동하는 팔로우 스로가 나타나고, 이후 운동량을 분산 및 소멸시킨다. 곧바로 동작을 멈추는 것은 불가능하며, 이는 오히려 운동 상해의 원인이 되기도 한다.

용어 풀이

펀트킥 – 미식축구에서 롱 스내퍼가 뒤로 빼준 공을 받아 볼을 살짝 띄운 다음 지면에 닿기 전에 차는 것. 더 이상 전진이나 득점이 어려운 상황에서 공격팀의 플레이를 종료하고, 수비팀이 막아야 할 안전거리를 확보하기 위해 공격권을 상대 팀에 넘겨주기 위한 킥이다. 축구로 치면 클리어링과 비슷한 의미이다.

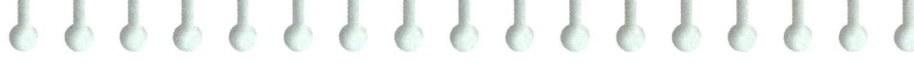

활동
운동 동작분석

줄 잡아 당기기	동작분석
	상지 1. 당기는 동작에 관여하는 근육은 무엇인가? 2. 팔꿈치와 어깨는 같은 방향으로 회전하는가? 다른 방향으로 회전하는가? 3. 각 관절을 회전시킬 때 동시에 회전하는가? 아니면 순차적으로 회전하는가? **몸통** 1. 당기는 팔을 견고하게 유지하기 위한 골반의 경사는 전방경사인가? 후방경사인가? 2. 당기는 팔 근육 외 복부 수축 근육은 무엇인가? 3. 뒤로 강하게 당기기 위하여 근육의 힘 외에 사용할 수 있는 전략은 무엇인가? **하지** 1. 강하게 잡아당기기 위한 하체의 자세는 무엇인가? 2. 바닥 마찰력이 없다면 당기기가 가능할까? 3. 하체로 버티기 위하여 사용하는 근육과 최적의 관절 각도는 얼마인가?

농구 슛	동작분석
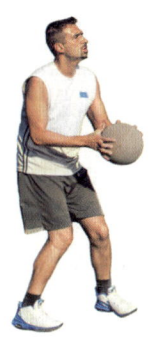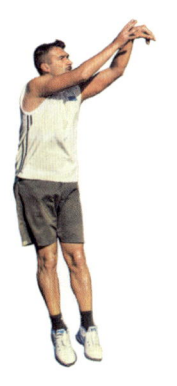	**상지** 1. 농구 슛은 야구공 던지기와 던지는 방법의 측면에서 어떤 차이가 있는가? 2. 던지기 시 속도를 결정짓는 요소는 무엇인가? 3. 두 손으로 던지는 것보다 한 손으로 던질 때 더 유리한 상황은 어떤 때인가? **몸통** 1. 슛을 던질 때 상체를 굽히지 않고 꼿꼿하게 펴는 이유는 무엇인가? 2. 페이드어웨이 슛을 하는 목적과 하는 방법은 무엇인가? **하지** 1. 슛 시작 전 무릎을 굽혔다 펴는 이유는 무엇인가? 2. 레이업 슛 시 높게 점프를 하는 이유는 무엇인가? 3. 농구의 점프와 높이뛰기 점프는 어떤 차이가 있는가? 4. 점프 후 착지 시 딱딱한 착지와 부드러운 착지는 어떤 차이가 있는가?

달리기

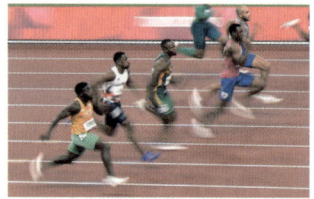 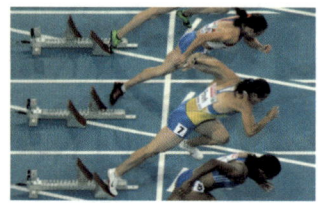

동작분석

상지
1. 출발 시 상체 기울기와 달리는 중간 상체 기울기는 어떻게 차이가 나고 그 이유는 무엇인가?
2. 딛는 발과 반대 방향으로 팔을 앞뒤로 흔드는 이유는 무엇인가?
3. 팔의 각도를 90도 정도로 유지하는 이유는 무엇인가?

몸통
1. 단거리 달리기 선수들은 웨이트 트레이닝을 많이 하는데, 그 이유는 무엇인가?
2. 무릎을 위로 들어올리기 위하여 장요근, 대퇴직근 등의 코어 근육 단련이 필요한데, 그 방법은 무엇인가?
3. 트랙 곡선 주로에서는 몸을 트랙 안쪽으로 기울이는데, 그 이유는 무엇인가?

하지
1. 추진기에서는 다리를 펴고 체공기에는 다리를 굽히는 이유는 무엇인가?
2. 발의 뒤꿈치로 착지하는 것과 앞꿈치로 착지할 때 더 유리한 방법은 무엇인가?
3. 제동기에서 추진기로 넘어가는 시점은 몸의 무게중심이 딛는 발 위로 지나가는 시점과 거의 일치한다. 이 때 무릎을 살짝 굽히는 이유는 무엇인가?

참고문헌

주명덕, 이기청(2006). 운동역학. 대한미디어.
김의환, 윤성원, 김기진, 이창섭, 신정택, 채원식, 김성섭 (2013). 스포츠과학(고등학교 교과서). 체육과건강(주).
과학동아 편집부(1999). 스포츠 사이언스. 아카데미서적.
정동근, 서덕준(2000). 인체물리. 한승.
최인애(2002). 스포츠 생체역학. 대한미디어
김석원, 김용운, 서정석, 엄길호, 이기광, 이은정, 이해동(2016). 생체역학. 도서출판 한미의학.

SECTION 11
요점 정리

1. 팔 움직임의 역학적 원리

1) 밀기(pushing)

밀기는 운동을 하는 동안 신체의 많은 분절을 동시에 펴면서 상대방 또는 사물에 대해 힘을 지속적으로 발휘한다. 신근인 주동근을 수축시키고 굴근인 길항근을 이완시켜야 하며, 미는 방향에 따라 동원되는 근육이 다르다. 태권도와 권투의 주먹 지르기나 다리로 일어서는 동작 모두 밀기에 해당하고, 관절을 중심으로 분절들이 서로 반대방향으로 회전하며 멀어지는 움직임 패턴을 갖는다.

2) 당기기(pulling)

관절을 축으로 뼈를 지렛대 삼아 근육으로 당기는 회전력을 토대로 많은 신체 움직임이 생성되므로, 당기기는 인체 운동 중 가장 기본이 되는 움직임이다. 당기기는 굴근인 주동근을 수축시킬 때 길항근인 신근을 이완시키는데, 밀기와는 반대로 관절을 중심으로 분절들이 서로 반대방향으로 회전하지만 가까워지는 움직임 패턴을 갖는다.

3) 들기(lifting)

어떤 상대방 또는 사물을 들어올릴 때, 부하로 전방으로 기울어지는 힘에 대응하기 위해서 지렛대의 축에 해당하는 요추에는 많은 힘이 가해진다. 따라서 물체 또는 상대방을 가깝게 위치시켜 드는 사람의 무게중심선에 근접하게 하면 저항 회전력(토크)를 줄임으로써 요추에 가해지는 힘의 크기를 줄일 수 있다. 부하에 따라 안전하고 효율적인 여러 들기 자세가 있다.

4) 던지기(throwing)

던지기는 손이나 발로 공중에 물체를 추진시키는 운동이다. 던지기는 예비동작을 수행함으로써 힘의 크기, 작용거리, 작용시간을 증가시켜 운동량과 일을 증대시키고, 던지는 팔의 반대쪽 팔을 동시에 잡아당겨 큰 회전력을 생성시키면 빠른 속도로 물체를 던질 수 있다. 밀기 및 당기기와 달리 두 분절이 순차적으로 같은 방향으로 회전하는 움직임 패턴을 보인다.

5) 치기(striking)

치기는 도구를 이용하여 공과 같은 물체를 타격하는 운동과 상대방 또는 물체를 직접 타격하는 운동으로 나눌 수 있다. 던지기와 마찬가지로 예비동작과 가속을 위한 일정거리를 유지하면 강한 타격을 할 수 있으나, 투기 스포츠에서는 빠른 타이밍을 위해 예비동작을 생략한다. 몸통 가까이 있는 분절을 빠르게 회전시킨 후 순차적으로 급격히 감소시키면 신체 끝 분절에서 채찍효과에 의해 빠르고 강한 타격이 가능하다.

SECTION 11 요점 정리

2. 다리 움직임의 역학적 원리

1) 걷기(walking)
걷기는 한쪽 발을 지지하고 몸을 앞으로 기울여 넘어지지 않기 위해 적절한 타이밍에 반대발을 디디는 것을 반복하면서 신체가 이동하는 인간의 기초적인 이동 방식이다. 한쪽 발은 접지기에서 진행 방향의 반대 방향 지면반력(제동력)으로 신체 이동을 저지하다가 진행 방향으로의 지면반력(추진력)으로 발을 밀어 앞으로 나아가며, 체공기 때 다리를 접어 앞으로 내딛는다. 걷기는 두 발이 지면에 닿는 이중지지기가 있다.

2) 달리기(running)
달리기는 걷기보다 빠른 신체 이동 기술로, 한 발로 도약하고 착지와 동시에 다시 다른 발로 도약하는 연속으로 뛰어오르는 과정이다. 빨리 달리기 위해서는 보폭과 보수의 적절한 조화가 필요한데, 출발 초기에는 짧은 보폭과 빠른 보수를, 중반 이후에는 보폭과 보속을 높이기 위해 노력한다. 달리기 시 추진 다리의 반대쪽 팔을 전후방으로 흔드는 이유는 회전 각운동량을 서로 상쇄시켜 균형을 유지함으로써 척추근육의 부하를 줄일 수 있기 때문이다.

3) 도약(jumping)
도약은 자기 체중을 능가하는 힘을 지면에 발휘할 때 지면의 반작용력에 의하여 신체를 위로 추진시키는 운동이다. 무릎을 굽혔다가 펴면서 지면에 힘을 가하는 시간을 늘리거나, 도움닫기 등을 통해 순간적인 수직 지면반력을 크게 하여 박차오르는 방법을 주로 사용한다. 다리의 반동동작과 팔의 스윙동작을 효과적으로 이용하면 더욱 강한 지면반력을 발휘할 수 있다.

4) 착지(landing)
도약에 의해 공중에 떠 있던 신체가 바닥에 다시 닿는 것을 착지라고 한다. 공중에서 추가되는 운동량 또는 에너지가 없으므로 도약하는 순간 생성된 것과 같은 양의 운동량과 에너지를 착지하면서 신체가 흡수해야 한다. 이때 무릎을 더 구부리는 부드러운 착지와 덜 구부리는 딱딱한 착지냐에 따라 근육 흡수 운동량과 에너지의 양이 다르다.

5) 차기(kicking)
차기는 다리 및 발의 힘을 이용하여 상대방 혹은 사물을 차는 행위이다. 백스윙 예비동작 또는 차는 다리를 지지발 뒤에 두어 힘이 가해지는 거리 및 접촉시간을 길게 할 수 있고, 몸통을 차는 방향으로 먼저 움직여 관성 극복과 운동량을 증대시킬 수 있다. 지면에 접해있는 다른 쪽 다리로부터 인접한 신체분절로 순차적으로 빠르게 가속시킬 수 있고, 상체 또는 팔을 차기 반대 회전방향으로 스윙함으로써 각운동량 반작용에 의해 더욱 강한 차기를 할 수 있다.

SECTION 11 연습문제 review exercises

[1~2] 다음 사진의 당기기 동작을 보고 질문에 답하시오.

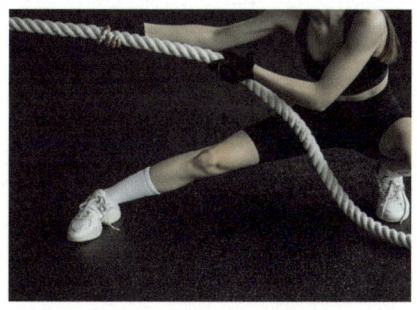

1. 당기기 동작에 관한 다음 설명 중 맞지 <u>않는</u> 것은?
   ① 팔로 당길 때 주동근은 상완이두근이다.
   ② 팔꿈치 관절과 어깨 관절은 서로 반대방향으로 회전하는 움직임 패턴을 갖는다.
   ③ 팔꿈치 관절을 먼저 굽힌 후 어깨 관절을 회전시킨다.
   ④ 바닥의 마찰력 때문에 지지한 채 뒤로 당길 수 있다.

2. 뒤로 강하게 당기기 위하여 근력 외에 사용할 수 있는 전략을 서술하시오.

[3-5] 다음 사진을 보고 질문에 답하시오.

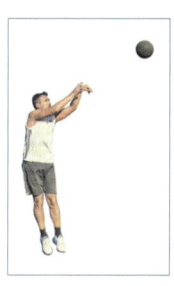

3. 포물체 운동에서 수평거리를 결정하는 요인을 모두 쓰시오.

4. 농구 슛 동작에 대한 다음 설명 중 맞는 것은?
   ① 슛을 던질 때 상체를 굽히지 않고 꼿꼿하게 펴는 이유는 균형을 잘 잡기 위해서이다.
   ② 페이드어웨이 슛은 수직으로 최대한 높이 뛰어올라 슛하는 것이다.
   ③ 농구 선수의 점프와 높이뛰기 선수의 점프는 대체적으로 유사하다.
   ④ 레이업 슛 할 때 한쪽 팔을 최대로 펴서 하는 이유는 두 팔을 동시에 위로 펴는 것보다 같은 무게중심 높이에서도 손끝의 위치를 더욱 높일 수 있기 때문이다.

5. 농구 슛은 야구공 던지기와 던지는 방법적 측면과 공의 궤적 측면에서 어떤 차이가 있는지 서술하시오.

6. 달리기 시 트랙 곡선 주로에서는 몸을 트랙 안쪽으로 기울이는데, 그 이유는?
   ① 신발의 마찰력을 높이면 몸을 기울이지 않고 곡선 주로를 통과할 수 있다.
   ② 구심가속도가 발생하기 때문에 몸을 기울여 동적평형을 유지하기 위해서이다.
   ③ 몸을 기울여 곡선 주로에 진입하면 트랙의 바깥쪽으로 튕겨져 나가기 때문이다.
   ④ 달리는 속도가 느리면 구심가속도가 커지기 때문에 몸을 기울이지 않아도 된다.

7. 달리기 자세에 대한 다음 설명 중 옳지 <u>않은</u> 것은?

   ① 팔의 각도를 120도 정도로 유지함으로써 관성모멘트를 크게 하여 한번 휘두를 때 큰 회전력을 갖게 한다.
   ② 딛는 발과 반대로 팔을 앞뒤로 흔드는 이유는 회전 각운동량을 상쇄시켜 균형을 유지하기 위해서이다.
   ③ 체공기에 다리를 굽히는 이유는 관성모멘트의 크기를 변경하여 더 빨리 다리를 회전시키기 위함이다.
   ④ 제동기에서 추진기로 넘어가는 시점에 무릎을 살짝 굽힘으로써 지면과 발바닥 사이의 접촉시간을 길게 하여 신체가 받는 충격력을 완화시킬 수 있다.

[8-9] 다음 사진을 보고 질문에 답하시오.

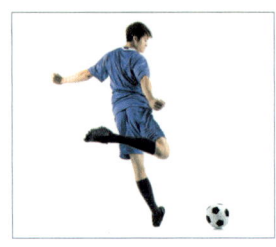

8. 다음 중 차기 동작 시 각운동량의 작용-반작용 원리를 적용하여 강하게 차는 힘을 생성시키는 예로 적절한 것은?

   ① 차는 다리를 지지발 뒤에 둔다.
   ② 차는 순간 상체 또는 팔을 반대 회전방향으로 움직이거나 스윙한다.
   ③ 대퇴, 하퇴의 순서로 빠르게 가속한다.
   ④ 차고 난 뒤에도 찬 방향으로 계속 이동하는 팔 로우 스로를 한다.

9. 차는 발의 최대속도를 얻기 위해서는 신체분절을 순차적으로 가속시켜 각운동량을 끝 분절로 전이시킨다. 다음 중 〈보기〉의 순서를 맞게 연결한 것은?

   ─〈보기〉─
   가. 지지발   나. 차는 발
   다. 지지발 허벅지 라. 골반
   마. 차는 다리 허벅지

   ① 가-나-다-라-마   ② 가-다-라-마-나
   ③ 나-라-다-마-가   ④ 나-다-가-마-라

10. 다음 〈보기〉에 해당하는 운동역학적 원리는?

    ─〈보기〉─
    ◦ 투수가 던지기 위해 와인드업을 한다.
    ◦ 치기 위해 백스윙과 같은 예비동작을 한다.
    ◦ 도약을 위해 무릎을 굽힌다.
    ◦ 차기 전 다리를 크게 백스윙 한다.

11. 움직이고자 하는 방향의 반대방향으로 근육을 미리 빠르게 수축시켰다가 의도한 방향으로 수축시킴으로써 사전근수축의 효과를 얻는 동작을 무엇이라고 하는가?

12. 백스윙과 같이 힘을 생성할 수 있는 동작을 만들기 위해 몸을 움직여 준비하는 동작을 무엇이라고 하는가?

정답 및 해설 answers and explanations

1. ③
   당기기 동작에서는 팔꿈치 관절과 어깨 관절을 동시에 회전시켜야 한다.

2. 마찰력이 작용하는 발의 뒤쪽으로 무게중심을 최대한 이동시키는 노력이 필요하다. 줄을 손에 잡고 몸을 뒤로 기울이거나 뒤로 눕는 자세를 취하면, 마찰력이 작용하는 발의 뒤쪽으로 최대의 토크를 발생시켜 강하게 당길 수 있다. 또한, 뒤로 누운 자세에서 각 관절을 반듯하게 편다면 수평지면반력, 마찰력을 최대로 생성시킴과 동시에 근력 대신 골격이 일자로 정렬되어 좀 더 큰 당기는 힘에 대해 버틸 수 있다.

3. 이륙속도(수평속도, 수직속도), 이륙각도, 상대높이

4. ④
   슛 할 때 림과 공의 거리가 가까울수록 골인의 확률이 높다. ① 몸을 꼿꼿하게 펴는 이유는 점프를 높게 하고 수직지면반력을 이용하여 슛 동작 시 미는 힘을 돕기 위해서이다. ② 페이드어웨이 슛은 수직보다 약간 대각 뒤쪽으로 점프함으로써 상대방의 슛 블록을 피할 수 있다. ③ 농구 선수는 무릎을 굽혔다 펴는 반동동작을 사용한 점프를 하는 반면, 높이뛰기 선수는 주로 도움닫기를 이용해 무릎을 편 채로 바닥을 박차오른다.

5. 농구 슛은 정확성을 위하여 미는 듯한 동작(push-like motion)으로 팔꿈치와 어깨가 동시에 서로 반대쪽으로 회전하면서 농구공을 밀어내는 반면, 야구공 던지기는 던지는 듯한 동작(throw-like motion)으로 어깨 먼저, 팔꿈치 나중의 순서로 순차적 같은 방향 회전하는 차이가 있다. 공의 궤적 측면에서 농구공은 착지지점이 이륙지점보다 높으므로 45°보다 높게 투사해야 골대의 림 안에 들어갈 확률이 높아지고, 야구공은 상황에 따라 다르지만 멀리, 그리고 빠르게 던지기 위해서 45°보다 낮게 던져야 한다.

6. ②
   속도가 빠를수록 몸을 더 기울여야 한다. ① 신발의 마찰력이 구심가속도를 만드는 데 도움이 되지만, 몸을 기울이는 만큼의 큰 구심가속도를 만들지는 못한다. ③ 몸을 기울이지 않고 곡선 주로에 진입하면 트랙의 바깥쪽으로 튕겨져 나간다. ④ 속도가 느리면 구심가속도가 작으므로 몸을 기울이지 않아도 된다.

7. ①
   팔꿈치를 90° 가량 굽혀, 팔을 폈을 때보다 관성모멘트를 감소시켜 빠른 팔 스윙을 가능하게 한다.

8. ②
   ① 차는 다리를 지지발 뒤에 두면 힘이 가해지는 거리 및 접촉시간을 길게 할 수 있다. ③ 근위에서 원위 분절로 순차적 채찍 패턴 동작의 가속을 통해 각운동량을 전이시킬 수 있다. ④ 팔로우 스로는 운동량을 분산 및 소멸시켜 운동 상해를 방지하는 효과가 있다.

9. ②
   가까운 분절로부터 먼 분절로 각운동량을 전이시킨다.

10. 사전근수축(stretch shortening cycle; SSC)
    단축성 수축 이전에 신장성 수축이 동반되는 형태의 근수축으로, 미리 발생한 신장성 수축으로 단축 시 역학적 출력이 증가한다.

11. 반동동작(countermovement)
    무릎을 굽혔다 펴는 반동 점프는 그냥 점프에 비해 도약 높이가 12% 향상된다.

12. 예비동작(preliminary movement)

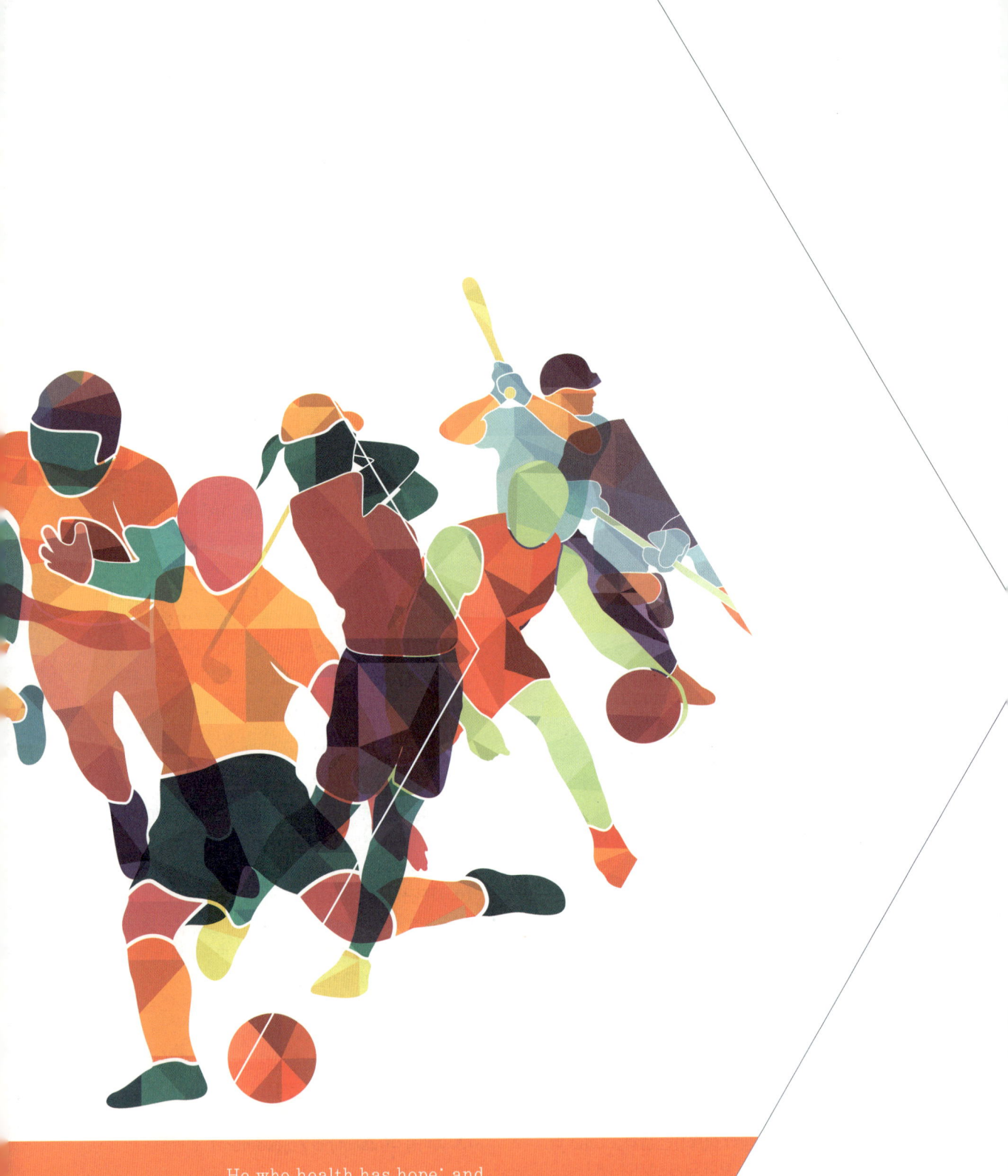

He who health has hope; and
he who has hope has everything.
— *Arabic proverb*

Section 12

스포츠 경기기술의 역학적 이해

chapter 01	육상
chapter 02	체조
chapter 03	축구
chapter 04	야구
chapter 05	배구
chapter 06	역도
chapter 07	스키, 스키점프

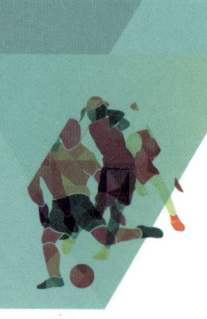

chapter 01 육상

> **용어 풀이**
>
> **웨어러블 센서(wearable sensor)** – 옷, 시계, 신발, 안경 혹은 피부에 부착하거나 삽입하는 등의 형태로 통신이 가능한 전자 센서류를 통칭함

이 장에서는 다양한 종목에서 세부적인 스포츠 경기기술을 분석하고 이해하기 위해 운동역학이 적용된 사례를 소개하고자 한다. 기초 종목과 프로스포츠 종목을 포함하여 운동역학 분야에서 효과적으로 다룰 수 있는 종목을 선정하였고, 과거 전통적인 비디오 기반의 영상 및 지면반력 분석부터 최신 웨어러블 센서(wearable sensor)와 기계학습(machine learning) 활용까지 폭넓은 내용으로 구성하고자 하였다.

[1] 운동학적 분석

육상 달리기는 100 m, 200 m부터 42.195 km까지 다양한 거리를 정해두고 달려 소요시간에 해당하는 초(sec), 분(min), 시간(hour) 기록을 정밀하게 측정하여 순위를 정하는 방식으로 진행한다. 단거리 달리기에 해당하는 100 m의 경우, 초기 운동역학 연구는 영상분석을 활용하여 정해진 구간에서 선수들의 보폭(stride length; SL), 보빈도(stride frequency; SF), 접촉시간(contact time; CT), 비행시간(flight time; FT) 등을 측정하여 엘리트 육상선수들의 주법을 분석하였다.

> **용어 풀이**
>
> **보빈도(stride frequency)** – 초당 보의 횟수로 스텝(step)은 초당 한 보의 횟수, 스트라이드(stride)는 초당 첫 번째 보, 두 번째, 세 번째 보까지의 횟수로 정의함

영상분석 기술로는 100 m 달리기 전체 구간의 속도와 가속도를 산출하는 데 어려움이 있으므로 가속구간(0~30 m), 최고속도구간(30~60 m), 감속구간(60~100 m)으로 구분하여 분석을 수행하였

다. 100 m 달리기 초기 가속구간에서는 폭발적인 근력을 동원하여 보폭과 보빈도를 증가시키므로 지면과 발이 접촉하는 시간이 짧아지고 비행시간은 증가한다. 최고속도구간에는 보폭과 보빈도가 비교적 일정하며, 일반적으로 남성 선수는 60~80 m 구간, 여성 선수는 50~70 m 구간에서 최고 속도를 보인다. 이때, 선수들의 평균 접촉시간은 0.11초, 비행시간은 0.13초, 보빈도는 4.24회/초로 보고되고 있다. 감속구간의 속도는 최고 속도구간과 비교하여 약 0.5~1.5 m/s의 감속이 있으며, 보빈도도 약 7.8% 감소하는 것으로 보고되고 있다. 또한, 평균 접촉시간은 0.11초에서 0.13초로 증가하는 반면에 비행시간은 0.13초에서 0.10초로 감소하는 특성을 보여 이 구간에서 속도를 유지하기 위한 훈련이 요구된다.

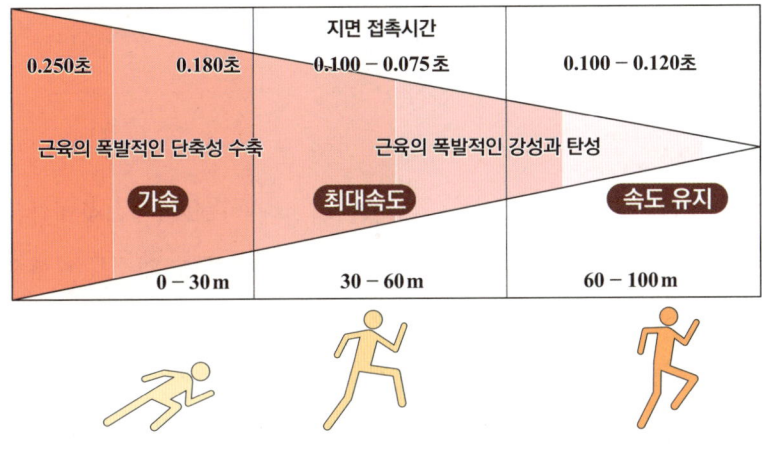

〈그림 12-1〉 100 m 달리기 구간별 지면 접촉 시간과 근력의 형태 변화

최근 영상분석 기술이 비약적으로 발전하고 있는 추세임에도 여전히 100 m 달리기 모든 구간을 분석하는 데 어려움이 있다. 또한, 연구결과를 산출하는 데 오랜 시간이 소요되어 많은 사례를 분석하여 일반화하는 데 한계가 있다. 따라서 육상 트랙 레인 양쪽에 적외선 주파수의 송수신이 가능한 광학식 감지 레일을 설치하고 시간의 흐름에 따라 지면을 접촉하는 발의 위치를 실시간으로 측정하여 보폭, 보빈도, 접촉시간, 비행시간, 속도, 가속도 등의 운동학적 정보를 빠르게 제공할 수 있는 측정 장비를 활용하고 있는 추세다〈그림 12-2〉.

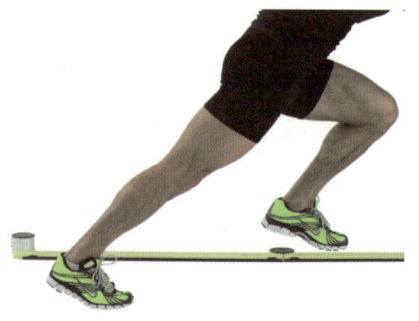

〈그림 12-2〉 실시간 광학식 감지 장비

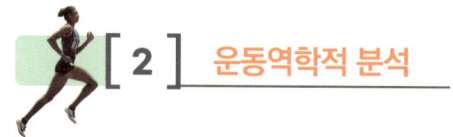

[2] 운동역학적 분석

　단거리 달리기에서 운동역학적 분석은 지면에 가해지는 저항력(braking force)과 추진력(propulsive force)의 관계에 주안점을 두고 연구를 진행하였다. 50 m 구간까지 지면반력 측정기를 설치하여 질주를 하는 동안 지면에 가해지는 저항력과 추진력을 분석한 연구도 진행하고 있다. 〈그림 12-3(a)〉는 크라우칭 스타트 후 첫 번째 스텝부터 26번째 스텝까지 수직(vertical)과 전후(anterior-posterior) 방향으로 작용하는 지면반력을 측정한 결과다. 수직 방향으로 가해진 힘의 크기는 11번째 스텝까지 증가하다가 유지되는 결과를 보이며, 전후 방향으로 가해지는 전체적인 힘의 크기는 스텝의 증가에 따라 큰 변화는 없으나, 지면에 가해지는 힘의 시간은 스타트부터 5번째 스텝까지 짧아진 이후 유지되는 경향을 보이고 있다.

　〈그림 12-3(b)〉는 첫 번째, 13번째, 25번째 스텝의 수직과 전후 방향으로 작용하는 저항력(수직: 줄무늬, 전후: 음의 방향의 breaking phase)과 추진력을 보여주고 있다. 첫 번째 스텝에서 수직과 전후 방향으로 작용하는 저항력은 상당히 낮고 추진력은 높아 스타팅 후 높은 가속이 이루어지고 있다고 할 수 있다. 반면에 13번째와 25번째 스텝에서는 수직으로 작용하는 저항력과 추진력은 유사한

수준을 보이고 있고, 전후로 방향으로 작용하는 추진력이 저항력에 비해 다소 높아 낮은 수준의 가속 또는 속도를 유지하고 있음을 알 수 있다.

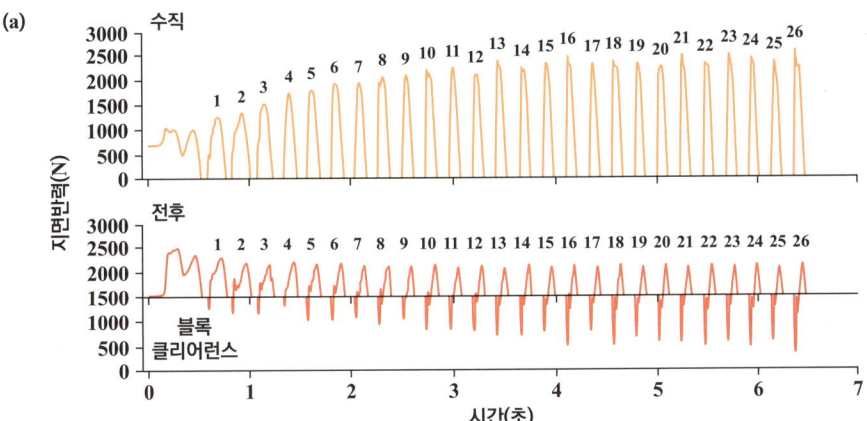

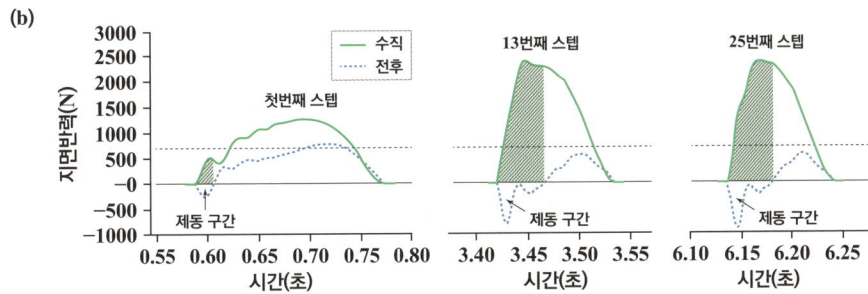

〈그림 12-3〉 50 m 구간에서 스프린트를 수행하는 동안 지면반력을 측정한 결과 (Nagahara et al., 2020)

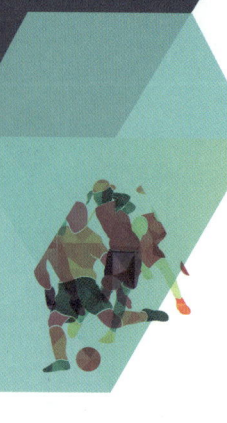

chapter

02 체조

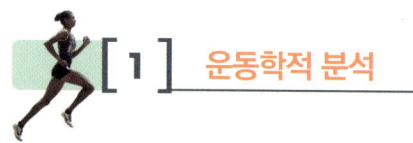

[1] 운동학적 분석

    체조는 난도(difficulty) 점수를 기반으로 감점에 의한 실행(execution) 점수를 최종 합산하여 순위를 결정하는 종목이다. 따라서 종목별 고난도 기술의 완성도를 정량적으로 평가하기 위한 운동학적 분석과 훈련 프로그램 작성을 위한 근전도 연구를 주로 진행한다. 운동기술을 평가하는 데 효과적인 방법 중 하나는 숙련자와 비숙련자와 구사하는 기술의 차이를 비교·분석하여 비숙련자의 경기력 향상을 위한 정보를 제공하는 것이다.

    〈그림 12-4〉는 도마의 Roche 기술(도마 손 짚고 앞공중돌기 2회전)을 구사하는 동안 신체 주요 관절의 각도의 변화를 정량화한 자료이다. 고득점(a)과 저득점(b) 사례로 구분하여 제시하였는데, 고득점의 경우 무릎을 잡고 앞으로 회전하는 동작에서 팔꿈치, 무릎관절 및 엉덩관절을 최대한 구부려 회전관성을 증가시켰으므로 착지 시 충분한 시간을 확보하였다.

    하지만 저득점의 경우에는 무릎을 잡기 전에 이미 무릎관절이 최대로 구부러진 것을 확인할 수 있다. 또한, 앞으로 회전하는 동작에서도 팔꿈치와 무릎관절을 고정되지 않아 부드럽지 못한 불규칙 회전이 발생하였다. 이러한 관절의 움직임으로 체공시간이 짧아졌고 회전관성이 부족하여 착지 직전에 무릎관절을 펴는 불안정한 착지를 했음을 알 수 있다.

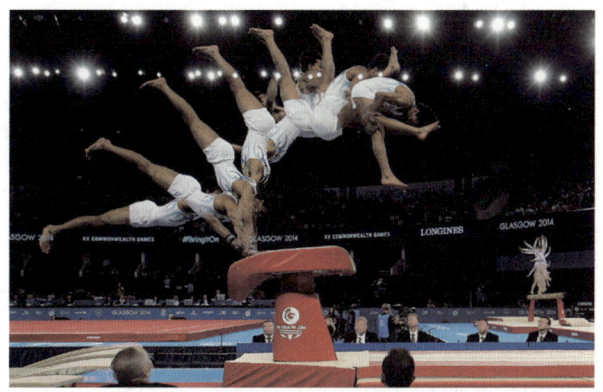

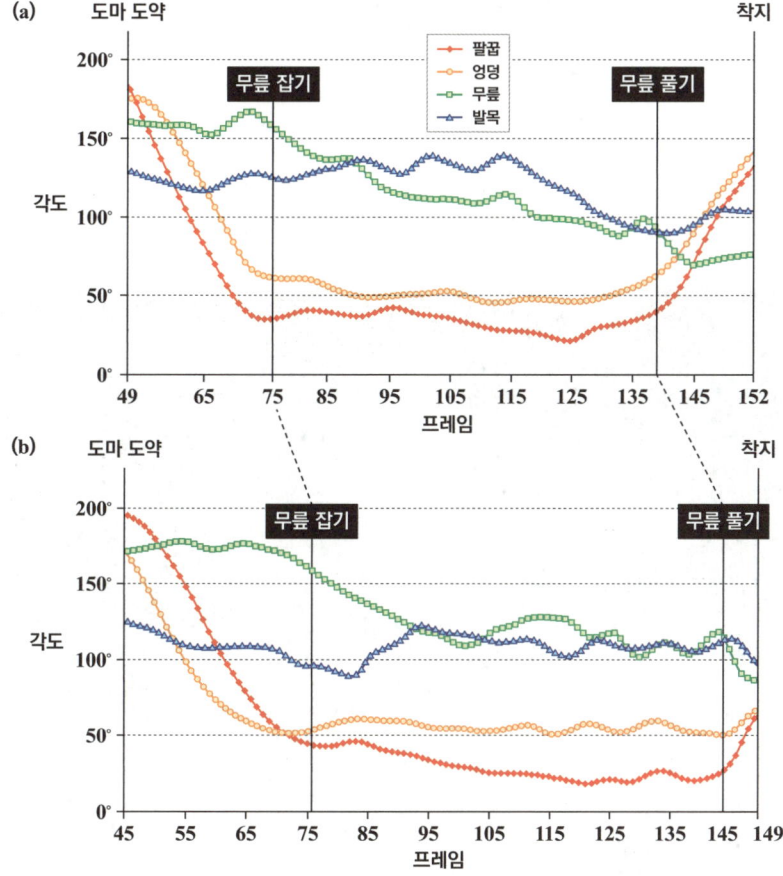

〈그림 12-4〉 Roche 기술을 수행하는 동안 고득점(a)과 저득점(b) 사례에 대한 신체 주요 관절의 각도 분석 결과(Takei et al., 2007)

〈그림 12-5〉는 도마에 손을 짚은 후 앞으로 돌아 몸을 편 상태로 세 바퀴를

비틀어 회전하여 착지하는 YANG Hak Seon 기술을 스트로모션(stromotion)으로 보여주고 있다. Roche 기술은 핸드스프링 후 진행 방향으로의 회전이 강조된 다면, YANG Hak Seon 기술은 진행 방향으로 회전을 수직축 중심으로 몸통을 비틀어(twisting) 1,080° 회전해야 하는 고난도의 기술이다.

이 기술을 영상분석한 연구결과에 의하면, 성공한 시기의 도마에서 손이 떨어지는 순간 몸통의 전방회전 각속도는 411°/초로 실패한 시기의 각속도인 242°/초보다 높았다. 또한, 성공한 시기의 신체중심이 가장 높은 순간의 몸통 비틀기 각속도는 1,293°/초로 실패한 시기의 각속도인 1,111°/초보다 높았다.

반면에 성공한 시기의 착지 순간의 몸통 비틀기 각속도는 432°/초로 실패한 시기의 각속도인 730°/초보다 낮았다. 따라서 성공적인 기술을 구사하기 위해서는 몸통의 전방회전 각속도를 증가시키고 비틀기 구간에서 몸통의 수직축을 중심으로 발생하는 각속도를 극대화한 후 착지 구간에서는 생성된 각속도를 제어해야 할 필요가 있다.

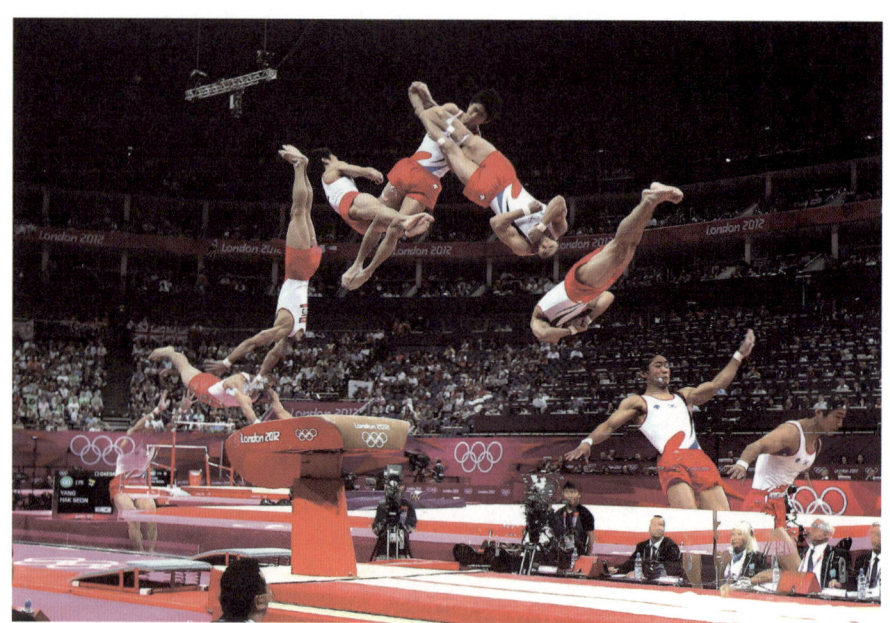

〈그림 12-5〉 Yang Hak Seon 기술 구분 동작

[2] 운동역학적 분석

링 종목에서 근력을 평가하는 기술 요소 중 하나인 아자리안(Azarian)을 수행하기 위한 훈련방법으로 벨트와 보조기(Herdos)를 활용하고 있다〈그림 12-6〉. 효율적인 훈련계획을 수립하기 위해서는 두 가지 훈련방법 중 어떠한 방법이 어깨관절 주변 근육을 활성화시키는지 확인할 필요가 있다.

이를 확인하기 위해 근전도 분석을 실시한 결과에 의하면, 벨트를 활용한 훈련이 마름근(능형근, rhomboid), 가시위근(극상근, supraspinatus), 어깨세모근(삼각근, deltoid), 위팔두갈래근(상완이두근, biceps brachii), 위팔세갈래근(상완삼두근, triceps brachii)의 근활성도가 보조기를 활용한 훈련보다 높았다〈그림 12-7〉. 따라서 벨트를 활용한 훈련은 링에서 아자리안 기술을 수행하는 데 더 유사한 근육 시너지 효과를 제공할 수 있는 반면, 보조기는 어깨와 팔꿈치관절에 가해지는 스트레스를 줄이는 데 유용할 것이다.

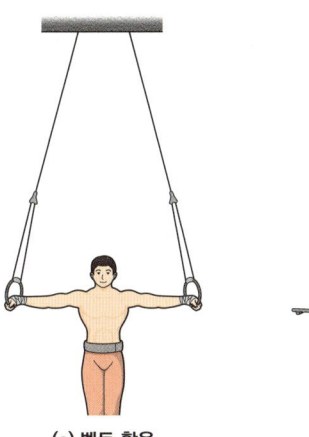 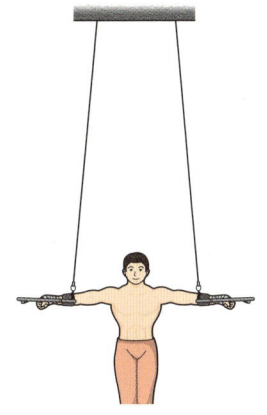

(a) 벨트 활용 (b) 보조기(Herdos) 활용

〈그림12-6〉 아자리안(Azarian) 훈련방법(Bernasconi et al., 2006)

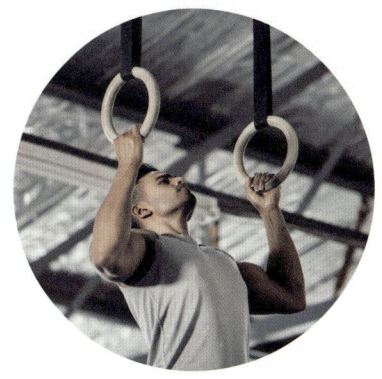

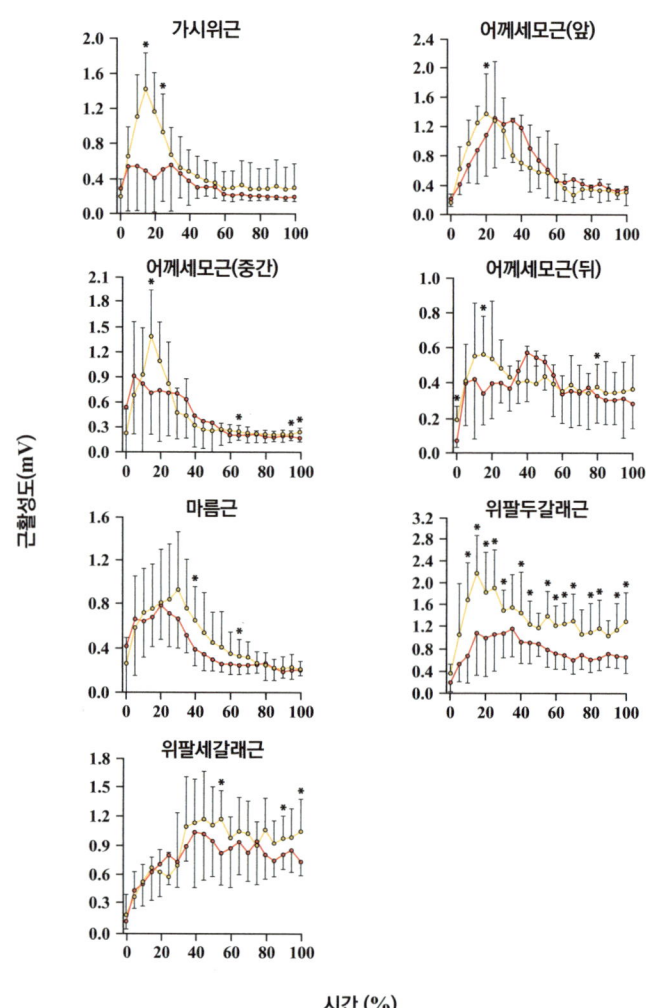

〈그림 12-7〉 벨트(○)와 보조기(●)를 활용하여 아자리안 기술을 수행하는 동안 어깨관절 주변 근육의 근활성도 결과(Bernasconi et al., 2006)

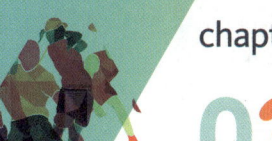

chapter 03 축구

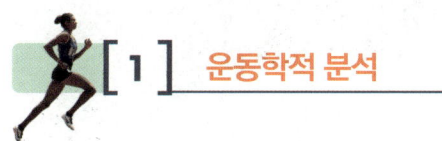

[1] 운동학적 분석

　축구는 비디오 촬영과 웨어러블 센서를 활용하여 선수의 움직임을 추적 및 분석하여 전략/전술을 수립을 위한 연구와 슈팅 동작 시 운동상해 예방을 위한 운동학 및 운동역학적 분석과 동원되는 근육에 대한 연구가 진행되었다.

　축구에서 전략/전술을 수립과 훈련 강도 등을 파악하는 데 활용하기 위한 정보로써 선수들의 움직임을 정량적으로 획득하고자 한다. 기존에는 선수들의 위치를 실시간으로 추적하기 위해 글로벌 포지셔닝 시스템(Global Positioning System; GPS)를 주로 활용하였으나, 정확도가 낮고 실내에서는 사용하기 어려운 한계로 초광대역 기술(Ultra Wide-Band; UWB)와 같은 최신 기술을 도입하고 있는 추세다.

　2019-2020 프로축구 정규리그 경기에서 GPS와 UWB 센서를 선수들에게 부착한 후 움직인 거리, 면적 등에 대한 신뢰도를 평가하였다. 그 결과 움직인 거리에 대한 신뢰도(Intra-class Correlation Coefficient; ICC)는 0.94(mean difference=-0.011 to -0.017 m), 면적에 대한 신뢰도는 0.84(mean difference=-9.25 to 57.41 m^2)으로 상당히 높은 결과로 나타났다. 따라서 연구자나 분석가는 GPS와 UWB가 제공하는 정보는 상호교환이 가능하지만, 재가공한 변인에 대해서는 조심스럽게 접근해야 한다고 보고하여 추가적인 연구가 진행될 것으로 예상된다.

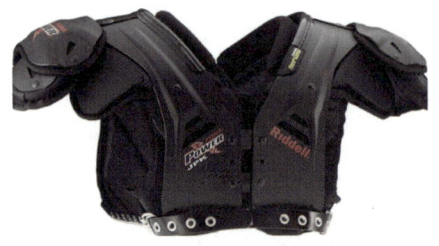
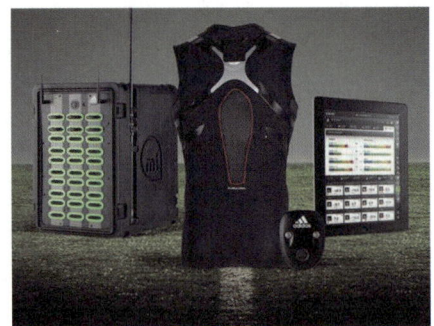
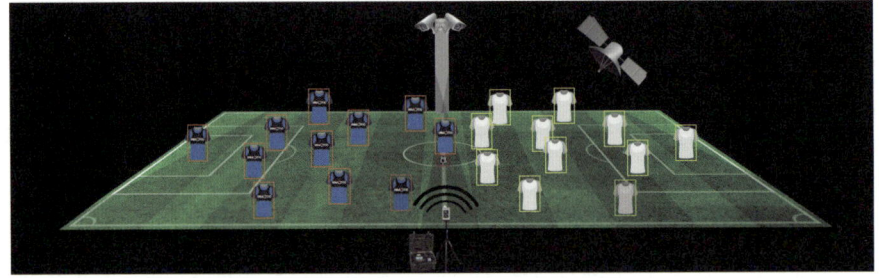

〈그림 12-8〉 축구선수의 움직임을 실시간으로 추적할 수 있는 웨어러블 센서
(좌: GPS, 우: UWB, 하단 하이브리드)

[2] 운동역학적 분석

　　인스텝 슈팅 동작을 0°(직선), 45°(대각선), 90°로 접근하여 하지관절의 부하를 비교분석한 연구를 진행하였다. 높은 각도로 공에 접근하여 슈팅 동작을 수행하는 경우 내측과 후방으로 작용하는 지면반력이 증가하는데, 이는 슈팅을 수행하는 구간에서 급격한 자세 변경에 의한 결과로 설명하고 있다〈그림 12-9(a)〉.
　　특히, 지면을 지지하는 무릎관절의 수평면(horizontal plane)에서의 회전을 비교하였을 때, 45°와 90°로 접근하여 수행하는 슈팅 동작을 0°에 비해 상당히 높은 것을 알 수 있다〈그림 12-9(b)〉. 이는 장기적인 측면에서 무릎관절 구조에 부하를 누적시킬 수 있으므로 슈팅 훈련 시 고려해야 할 것으로 현장에 전달하고 있다.

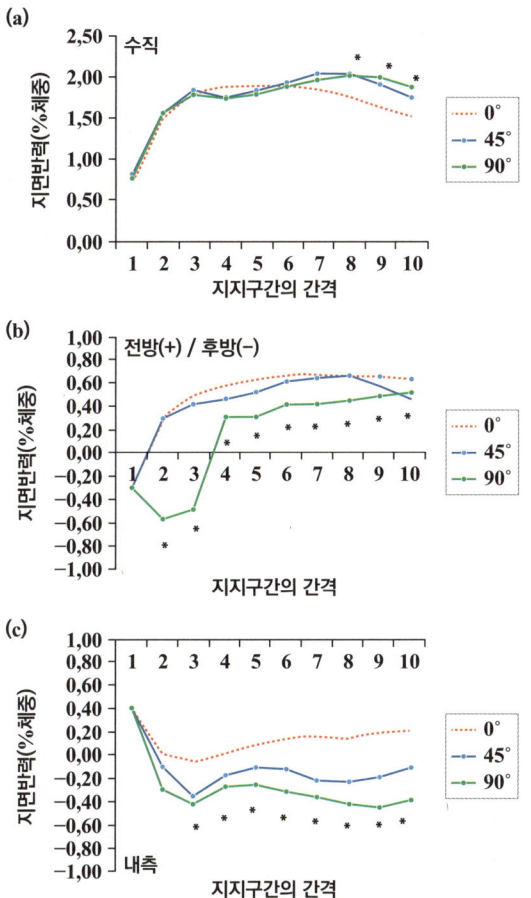

〈그림 12-9〉 접근 각도에 따른 지지하는 하지의 지면반력(Kellis et al., 2004)

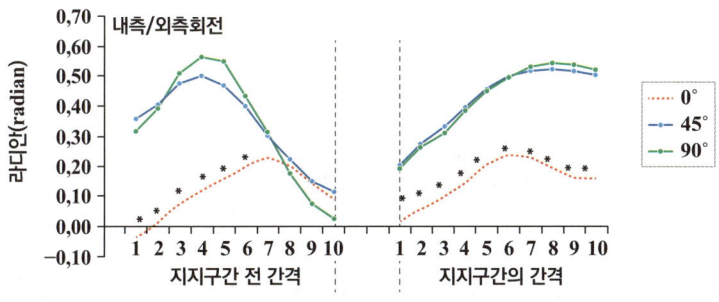

〈그림 12-10〉 접근 각도에 따른 무릎관절의 수평면상 각도(Kellis et al., 2004)

인스텝킥과 인사이드킥에 동원되는 근육 중 큰모음근(대내전근, adductor magnus)과 긴모음근(장내전근, adductor longus)에 중점을 두고 근전도 분석을 실시하여 근력 훈련에 도움이 될 수 있는 연구도 진행되었다.

이 연구에서는 공의 속도를 50%, 75%, 100%까지 증가시키면서 인스텝킥과 인사이드킥을 하는 동안 큰모음근, 긴모음근과 함께 가쪽넓은근(외측광근, vastus lateralis), 넙다리두갈래근(대퇴이두근, biceps femoris)에 대한 근활성도 측정을 실시하였는데, 차는 다리의 인스텝킥 속도 증가에 따라 가쪽넓은근, 넙다리두갈래근의 근활성도는 변화가 없었고 큰모음근에서만 증가하였다.

지지하는 다리의 인스텝킥과 인사이드킥의 속도 증가에 따라 큰모음근과 긴모음근의 근활성도가 증가하였다. 이러한 결과는 인스텝킥의 차는 발의 경우 큰모음근의 역할이 중요하고 인사이드킥의 지지하는 다리에서는 큰모음근과 긴모음근 강조되기 때문에 축구선수 훈련 프로그램 고안 시 고려해야 한다.

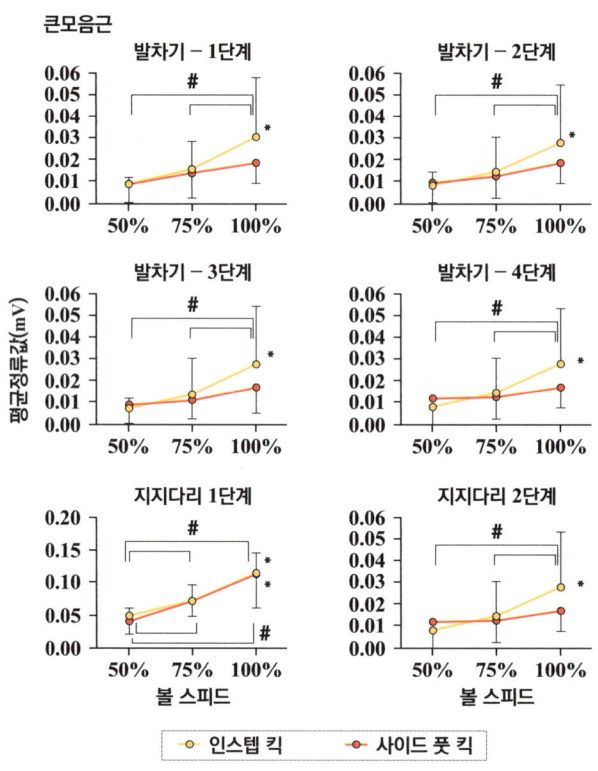

〈그림 12-11〉 큰모음근과 긴모음근의 근활성도 결과(Watanabe et al., 2020)

chapter 04 야구

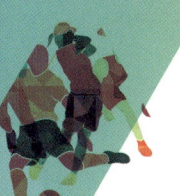

[1] 운동학적 분석

야구는 투수의 투구와 타자의 타격 동작에서 회전운동에 대한 효과와 야구공의 물리적인 특성을 분석하는 연구를 진행하고 있다. 일반적으로 효율적인 던지기 동작에서 분절의 각속도는 근위에서 원위로 전달되는 것으로 알려져 있다. 따라서 야구 투수의 투구 동작에서도 최대 각속도가 관찰되는 분절의 순서는 골반 → 몸통 → 위팔 → 아래팔 → 손으로 예상하였다.

하지만 프로야구선수를 포함한 22명의 투수를 대상으로 10개 정도의 직구 투구 동작에 대한 운동학적 분석을 실시한 결과, 최대 각속도를 나타낸 분절의 순서는 골반 → 몸통 → 위팔 → 손 → 아래팔이었다〈그림 12-12〉. 또한, 반복 측정을 실시하는 동안 10% 미만의 투수만 동일한 키네메틱 시퀀스를 유지하는 것으로 나타났다. 이처럼 키네메틱 시퀀스의 가변성(variability)은 일반적으로 부상 위험 증가와 관련이 있다는 것으로 여겨지고 있다. 하지만 투구와 같은 던지기 동작에서 이상적인 키네메틱 시퀀스와 가변성은 아직 정립되지 않아 이 부분에 대한 추가적인 연구가 필요하다.

> **용어 풀이**
>
> **키네메틱 시퀀스 (kinematic sequence)**
> - 인체의 분절과 관절의 결합을 사슬과 같이 연결된 것으로 가정하고 운동이 인체의 중심에서 먼 곳으로 순차적 전이되는 과정을 설명함

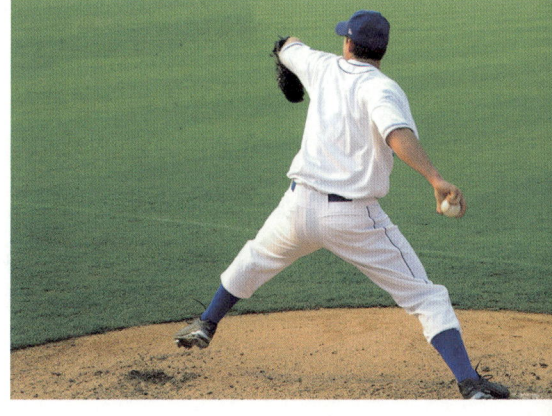

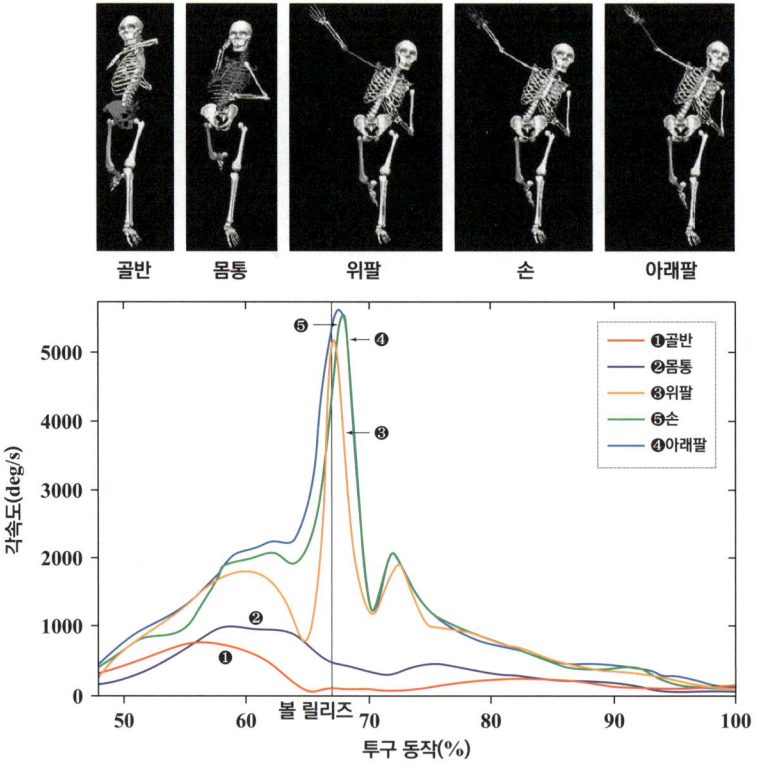

〈그림 12-12〉 프로선수의 투구 동작에서 최대 각속도가 골반 → 몸통 → 위팔 → 손 → 아래팔 순서로 나타난 사례(Scarborough et al., 2020)

[2] 운동역학적 분석

    타자의 타격 동작을 운동역학적으로 분석한 연구는 체중이 이동하는 특성을 파악하기 위해 지면반력을 분석하는 연구가 대표적이라 할 수 있다. 〈그림 12-13〉는 타격 시 앞발과 뒷발의 수직으로 작용하는 지면반력을 체중으로 표준화한 자료인데, 초기 뒷발의 지면반력은 체중의 80% 정도로 높고 앞발이 체중의 40% 이하로 낮았다가 스테핑(stepping) 전에 반대로 교차하는 변화를 관찰할 수 있다.

스테핑에서 랜딩(landing) 구간까지는 뒷발의 지면반력이 체중의 100~80% 정도로 대부분의 체중이 뒤로 이동하였다. 스윙(swing)을 시작하면서 뒷발의 지면반력은 체중의 80%에서 10% 정도로 감소하는 반면에, 앞발의 지면반력은 체중의 0%에서 120% 이상으로 급격히 증가하여 뒷발에 있었던 체중이 근력이 더해져 앞발로 급격히 이동하는 형태를 보인다.

임팩트(impact) 이후에는 10% 정도까지 감소하였던 지면반력이 체중의 100%까지 급격히 증가하였고, 앞발의 지면반력은 체중이 거의 작용하지 않는 수준까지 급격히 감소하여 임팩트 이후 체중 이동은 앞발에서 뒷발로 변경되었다. 이처럼 운동역학적 접근을 통해 타격 동작을 분석하는 것만으로 확신할 수 없었던 체중 이동의 기전을 정량적으로 설명하고 평가하는 데 활용할 수 있다.

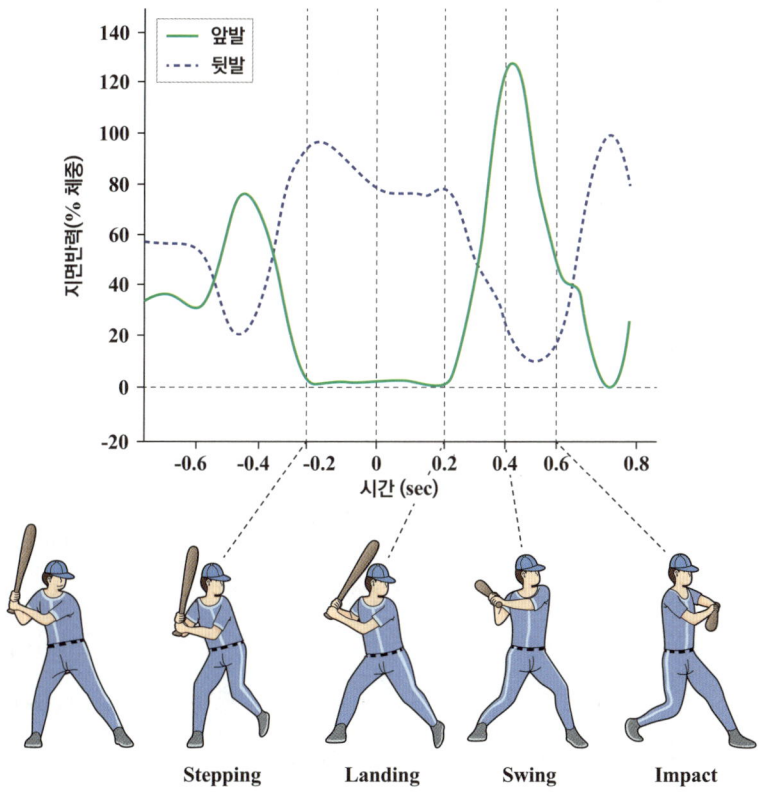

〈그림 12-13〉 타격 시 앞발(front foot)과 뒷발(rear foot)의 지면반력 시계열 데이터(Katsumata, 2007)

[3] 웨어러블 디바이스 활용

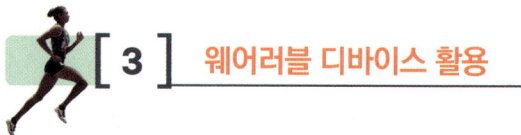

인체나 물체에 힘이 작용하면 그 힘이 작용한 인체와 물체는 가속도를 발생한다. 이러한 특성을 활용하여 스포츠 종목별 다양한 정보를 제공할 수 있는데, 영상분석을 통하여 변위 → 속도 → 가속도를 산출할 수도 있지만, 여기에서는 가속도 측정기가 내장된 웨어러블 센서를 활용한 사례에 대해 소개하고자 한다.

> **용어 풀이**
>
> **가속도 측정기 (accelerometer)** - 인체나 물체의 가속도를 측정하는 센서로 영상분석을 통하여 산출하는 가속도에 비해 직접 가속도를 측정하여 보다 정밀한 정보를 제공함. 단위는 g 또는 m/s^2으로 표기함

투수에게서 투구 수는 부상 위험과 밀접한 관련이 있는 것으로 여겨지고 있다. 하지만 모든 투구 수를 측정할 수 없는 한계로, 주로 경기 중 투구 수만 기록한다. 따라서 투수의 부상을 사전에 방지하기 위해서는 연습과 경기 중 투구, 송구, 견제구 등을 자동으로 검출(detect)하여 분류할 수 있다면 투구 수를 좀 더 정밀하게 기록할 수 있다.

〈그림 12-14〉에는 가속도 측정기를 활용하여 경기 중 10회의 투구를 하는 동안 수집한 좌우, 전후, 상하로 작용하는 가속도 데이터 패턴을 예시로 제시하였는데, 투구뿐만 아니라 송구, 견제구 등의 데이터를 수집하여 자동으로 분류하는 알고리즘을 개발하여 정확도를 평가하였다. 그 결과 투구와 송구, 견제구 등에 해당하는 던지기를 자동으로 분류한 민감도(sensitivity)는 경기와 연습 상황 모두 100%로 나타났다. 하지만 특이도(specificity) 측면에서는 경기 상황에서 74.4%, 연습 상황에서 79.8%로 다소 낮은 정확도를 보였다. 따라서 투구를 검출하는 데 가속도 데이터를 민감하게 활용할 수 있으나, 일관된 분류를 위해서는 추가 알고리즘이 개발되어 투수의 부상 방지에 노력해야 한다.

> **용어 풀이**
>
> **민감도(sensitivity)** - 검사, 분류 등에서 맞는 것을 올바르게 예측하는 정도
>
> **특이도(specificity)** - 검사, 분류 등에서 틀린 것을 올바르게 예측하는 정도

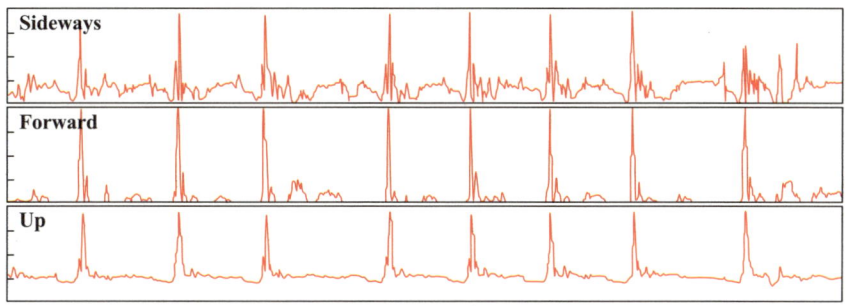

〈그림 12-14〉 10회의 투구 동안 수집한 좌우, 전후, 상하로 발생한 가속도 데이터(Murray et al., 2017)

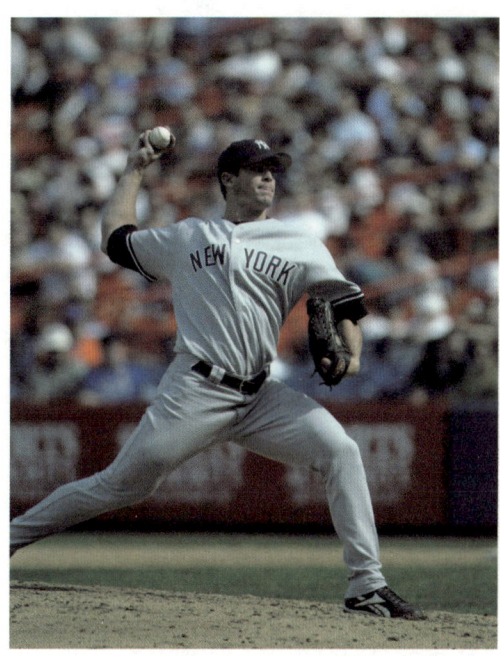

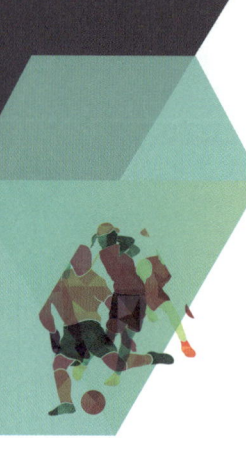

chapter

05 배구

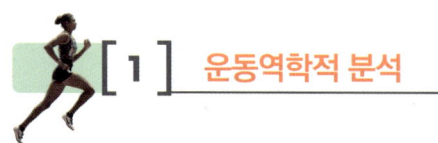

[1] 운동역학적 분석

　배구는 점프 후 스파이크, 블로킹 등의 기술을 구사하며 점프와 착지를 반복하는 종목이다. 공격수는 상대편의 블로커보다 더욱 높은 점프를 수행하려 노력하는데, 신장-단축 전환(Stretch-Shorten Cycle; SSC) 이론에 의한 넙다리 주변 근육의 강한 근 수축을 유도하는 훈련 등에 많이 적용하고 있다.

　무릎관절을 펴는 힘은 스파이크 타점과 타이밍을 맞추는 데 매우 중요한 역할을 하는데, 일반적인 스파이크 동작에서 남성 선수의 무릎관절의 신전 모멘트는 0.527 Nm/kg, 여성 선수의 무릎관절 신전 모멘트는 0.413 Nm/kg으로 남성 선수가 높았다. 이처럼 남성 선수가 0.27 m 정도 높은 지점에서 스파이크를 구사하고 있다.

　스파이크 동작에서 팔의 움직임은 카운터 밸런스 유지, 지면반력과 신체중심 높이를 향상시키는 데 도움이 된다. 〈그림 12-15〉에 제시한 바와 같이 배구선수의 크고 역동적이고 팔 동작을 통해 몸통과 어깨관절로 연계되는 충분한 회전을 발생시키며, 주로 상체의 관절을 중심으로 발생하는 각속도를 통해 평가한다.

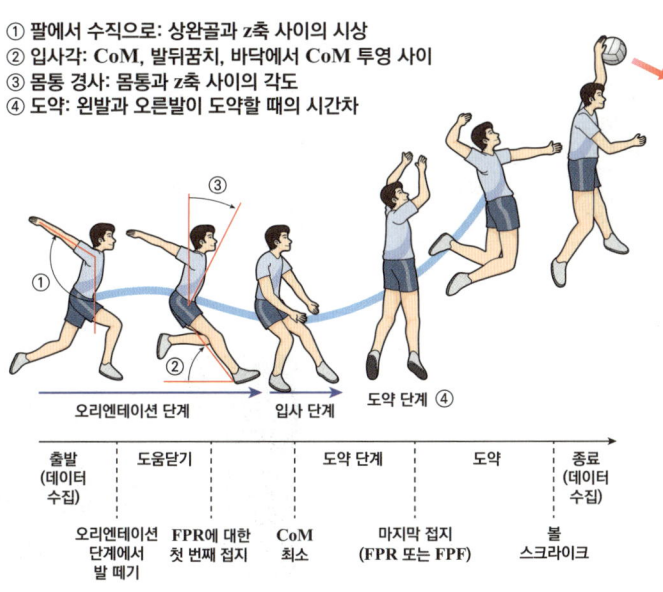

〈그림 12-15〉 배구 스파이크의 구분 동작(Fuchs et al., 2019)

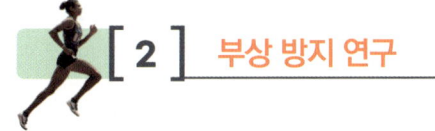 [2]   부상 방지 연구

  배구 부상의 신체 부위는 포지션별로 다르지만, 전체적으로 발목, 무릎, 손가락, 허리, 어깨 순으로 보고되고 있다. 먼저 발목 부상은 대부분 인대 손상으로서, 가장 흔한 부상이 발생하는 인대는 앞목말종아리인대(전거비인대, anterior talofibular ligament)이다. 이 인대의 손상 원인은 주로 동료나 상대 선수의 발을 밟아 접질려서인데, 급성으로 발생하며 발목관절이 약간 발바닥굽힘된 상태에서 과도한 안쪽번짐으로 발목관절의 가장자리에 위치한 외측 인대가 지나치게 늘어나는 손상이다. 발목 부상은 약 80%가 재발되는 것으로 보고되고 있으며, 이 중 약 70%가 발목관절 주변에서의 만성적인 불안정성을 야기하여 경기력을 저하시키고 있다. 이를 예방하기 위해서는 적절한 풋워크 훈련, 정기적인 신경근 및 고유수용감각 훈련과 발목관절 보조기와 테이핑을 활용하는 방법이 대표적

이라 할 수 있다〈그림 12-16〉.

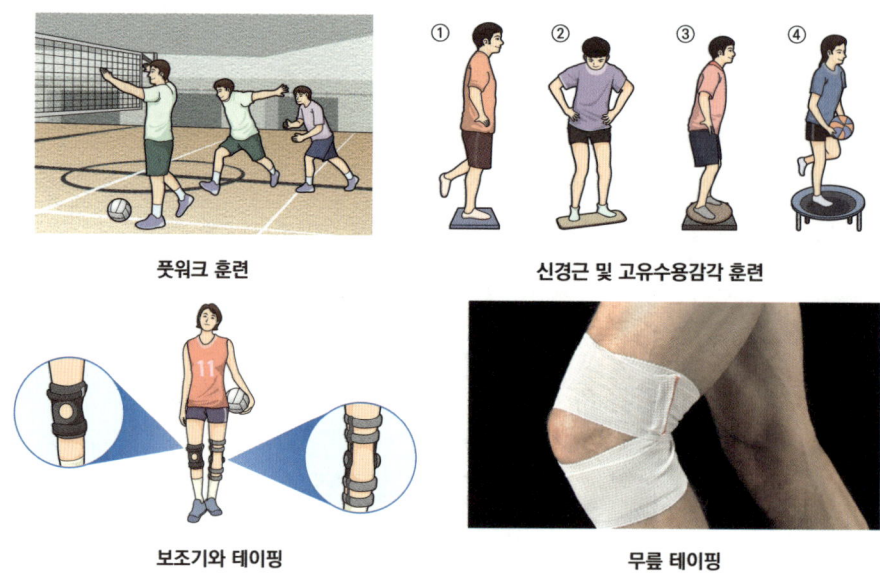

〈그림 12-16〉 발목관절 부상을 예방하는 방법 예시

무릎 부상은 jumper's knee로 불리는 무릎뼈 힘줄염(슬개건염, patellar tendonis)이 대부분으로 공격수에게 많이 발생한다. 이 부상의 원인은 강한 점프와 착지 동작을 반복적으로 수행하여 무릎관절 주변에 가해지는 부하에 의한 만성적인 손상이라 할 수 있다.

무릎 부상의 위험 요인을 사례 중심으로 살펴보면, 점프 후 한 발로 착지하여 부하가 한 발에 집중되는 경우, 스파이크를 수행하기 위해 수평이동을 하며 발을 안쪽으로 돌려 지면을 지지하는 동작(toeing-in), 점프 후 착지 동작에서 엉덩관절과 무릎관절의 굽힘이 부족하여 강한 충격력이 흡수되지 못한 사례가 대표적이다〈그림 12-17〉.

따라서 무릎관절 주변에 가해지는 부하를 감소시키기 위한 운동기술 및 근력 훈련이 요구되는데, 점프 후 착지 동작에서 부드러운 착지(연성 착지, soft landing)를 구사하기 위한 기술훈련, 엉덩관절 주변 근육의 강화와 허벅지 근육의 유연성 증가로 충격을 흡수할 수 있는 무릎폄근의 편심성 운동 적용 등이 있다.

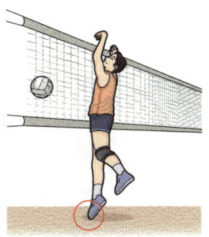
한 발 착지

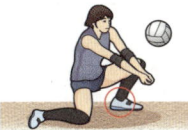
안쪽으로 발목 돌아감

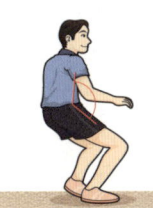
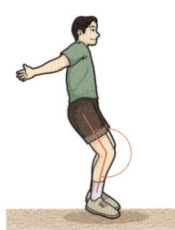
엉덩관절과 무릎관절의 굽힘 부족

⟨그림 12-17⟩ 무릎 부상 위험 요인의 주요 사례

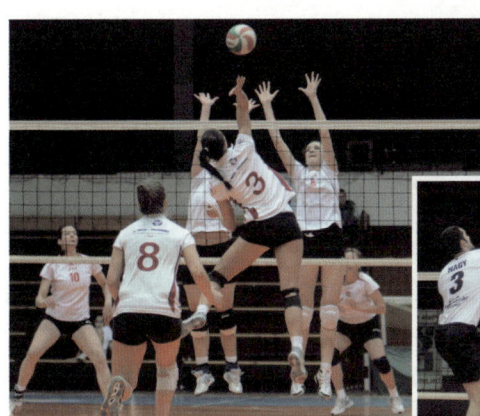
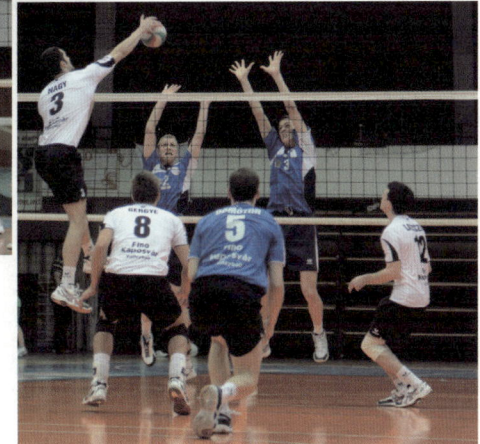

▶ 강한 점프와 착지가 반복되면 부상의 위험도가 높아진다.

SECTION 12. 스포츠 경기기술의 역학적 이해

chapter

06 역도

[1] 운동학적 분석

역도는 바벨을 머리 위로 한 번에 들어 올리는 인상(snatch)과 바벨을 어깨까지 바벨을 들어 올리는 클린(clean) 이후 머리 위로 들어 올리는 저크(jerk)로 구성되는 용상으로 구분된다. 역도 경기력 향상을 위해 인상은 기술훈련에 중점을 두고, 용상은 고강도의 근력 기반의 훈련에 집중하기 때문에 운동역학 분야에서는 주로 인상 기술에 대한 연구를 진행하고 있는 추세다. 3차원 영상분석을 통해 바벨-목뼈(C7)-엉덩관절(Barbell-Cervical-Hip; BCH)이 이루는 각도와 바벨의 이동경로를 분석한 연구에서는 바벨이 뒤쪽으로 이동하는 특성을 가진 선수들이 BCH 각도가 작았고 효율적으로 근력을 사용할 수 있는 인상 기술을 보유하고 있다고 하였다〈그림 12-18〉.

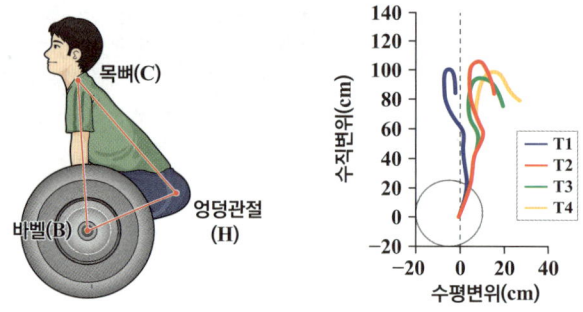

〈그림 12-18〉 BCH 각도(좌)와 바벨의 이동경로(우)(Chiu et al., 2010)

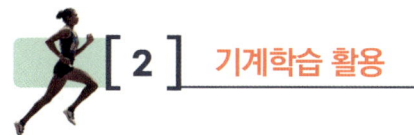

[2] 기계학습 활용

과거 운동학적 분석 기법은 장기간에 걸쳐 위치좌표를 생성해야 하는 기술의 한계로 대규모 데이터 기반의 연구결과를 발표하는 데 어려움이 있었다. 또한, 적외선카메라의 등장으로 자료처리 시간은 획기적으로 단축되었으나 반사마커를 인체에 부착해야 하는 제약으로 실제 시합 상황에 적용할 수 없었다.

하지만 최근 컴퓨터 비전과 기계학습 기술이 발전하면서 비디오카메라 1대를 사용하여 인상 경기 중 바벨의 이동경로를 자동으로 추적하여 성공/실패를 예측하는 연구가 진행되었다. 이 연구에서는 국내 역도대회에 참가한 체급별 남녀 10위 이내 선수들의 인상 경기 영상 388회를 수집하여 자동으로 바벨의 이동경로를 추적하고 종속변인을 산출한 결과를 기계학습 알고리즘에 적용하였다〈그림 12-15〉.

그 결과 가장 높은 예측력을 보인 기계학습 알고리즘은 랜덤 포레스트(Random Forest)이고, 이 모델의 성공/실패 예측력은 81%로 나타났다. 또한, 이 알고리즘에서 성공/실패를 분류하는 판단의 근거로 높은 우선순위는 바벨이 위쪽으로 최대로 이동한 지점과 앉아받기 시 높이의 변위와 수직속도로 인상 경기에서 성공률을 높이기 위한 전략으로 의미 있는 정보가 될 것이다.

용어 풀이

컴퓨터 비전(computer vision) - 인공지능(artificial intelligence; AI)의 한 연구 분야로 인간의 시각적 인식을 광학식 장비 등을 활용하여 컴퓨터가 재현하여 수행하는 것을 목표로 함

랜덤 포레스트(random forest) - 기계학습에서 검출, 분류, 회귀 등 모델 개발에 사용되며, 다양한 의사결정 트리(decision tree)를 활용하는 앙상블 학습기법

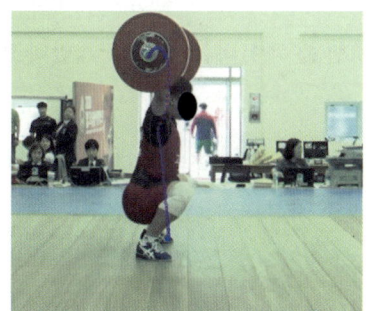

〈그림 12-19〉 자동으로 바벨 이동경로를 추적하는 장면(좌)과 종속변인 산출 결과(우)

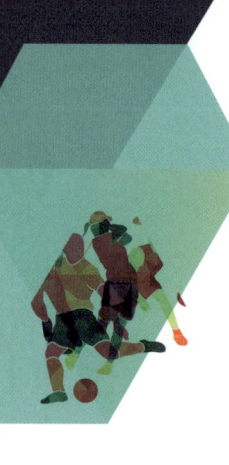

chapter

07 스키, 스키점프

[1] 웨어러블 디바이스 활용

알파인 스키는 고지대의 위치에너지를 이용하여 최대한의 속도로 결승지점을 통과하는 기록경기다. 다양한 슬로프 경사, 길이 및 기문 위치에 따라 회전하는 기술이 경기기록을 단축하는 데 매우 중요한 요인으로 작용하므로, 다양한 방법을 적용한 운동학적 분석이 진행되고 있다.

과거에는 비디오 기반 3차원 동작분석을 실시하여 스키어의 기술 수준에 따른 턴 동작 시 관절의 각도, 각속도 등의 요인으로 운동기술을 평가하였다. 하지만 비디오 기반 분석은 슬로프의 길이에 비하여 분석할 수 있는 구간이 매우 제한적이라는 한계가 있으므로 최근에는 글로벌 항법 위성 시스템(Global Navigation Satellite System; GNSS)과 관성센서(Inertial Measurement Unit; IMU) 등을 조합한 웨어러블 센서를 개발하고 활용하고 있는 추세이다.

GNSS를 사용하여 대회전 코스에서 12회의 회전 동작을 기존 비디오 기반 3차원 동작분석 시스템과 정량적으로 비교하였는데, 신체중심의 평균 위치의 차이는 0.9±0.1 m, 속도는 0.08±0.19 m/s, 가속도는 0.22±1.28 m/s^{2}으로 큰 차이를 보이지 않아 활용 가능성을 시사하고 있다〈그림 12-20〉.

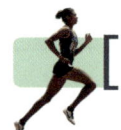

용어 풀이

관성센서(Inertial Measurement unit, IMU) – 움직이는 인체나 물체의 속도와 방향, 중력, 가속도를 측정하는 센서로 일반적으로 자이로스코프(gyroscope), 가속도계 · 지자계 센서가 결합된 형태임

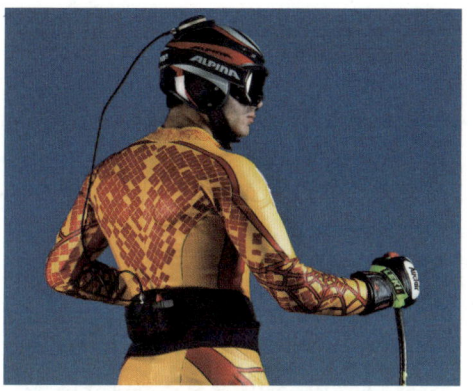

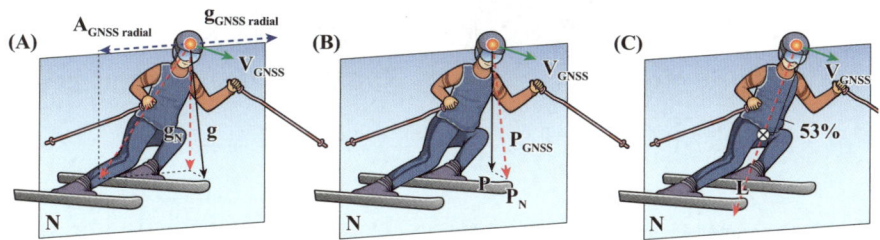

<그림 12-20> 스키어에게 GNSS를 착용한 장면(좌)과 신체중심을 추정하는 도식(우)(Gilgien et a., 2015)

[2] 운동역학 및 공기역학 분석

스키점프는 인공으로 설치된 노멀힐(normal hill)과 라지힐(large hill)에서 활강, 도약, 비행, 착지 동작을 수행하여 비행거리와 자세를 반영하여 순위를 정하는 종목이다. 스키점프는 각 구간마다 공기의 저항, 마찰력, 도약력과 타이밍 등 운동역학적 요인이 경기력에 중요하게 작용하므로 비교적 다양한 연구가 진행되었다.

지금까지 여러 종목에서 소개한 3차원 영상분석은 물론이고, 스키점프대 끝 부분인 칸테(kante)에 지면반력 측정기를 설치하여 도약하는 힘을 분석하기도 하였다. 하지만 주로를 빠른 속도로 활강하여 비행거리를 늘려야 하는 스키점프의

> **용어 풀이**
>
> **풍동실험(wind tunnel test)** – 터널 모양의 구조물에서 기류를 발생시켜 인체 또는 물체가 받는 양력과 항력 등과 같은 영향과 그로 인해 주변에 발행하는 기류의 변화를 관찰하는 실험

특성을 고려한다면, 공기의 저항을 고려하지 않는 동작분석은 큰 의미가 없다.

따라서 풍동실험(wind tunnel test)을 통하여 공기에 의한 항력을 최소화하기 위한 활강자세와 비행구간에서 양·항비(lift-to-drag ratio)를 극대화하기 위한 비행자세를 최적화하는 연구도 진행되었다. 〈그림 12-21〉에는 지면반력 측정기가 내장된 풍동실험 장면을 보여주고 있는데, 다양한 풍속과 선수의 활강 및 비행자세 변화에 따라 항력과 양력을 계산한 다음 양·항비를 산출한다. 한국 선수의 체형을 고려하여 최적의 비행자세를 제안한 연구에서는 스키와 지면의 각(α)은 약 10°, 발목각(β) 25±10°, 엉덩관절각(γ) 160°, 두 스키 사이의 각(V) 30~40°, 팔과 상체의 각(θ)은 약 10°에서 최대 양·항비가 도출된 것으로 보고하였다.

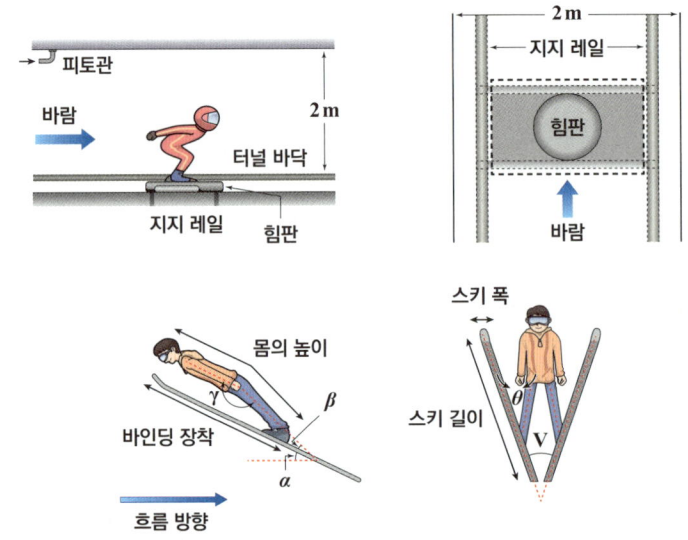

〈그림 12-21〉 풍동실험 실험을 위한 지면반력 측정기 설치 장면(Viavirta et al., 2010)

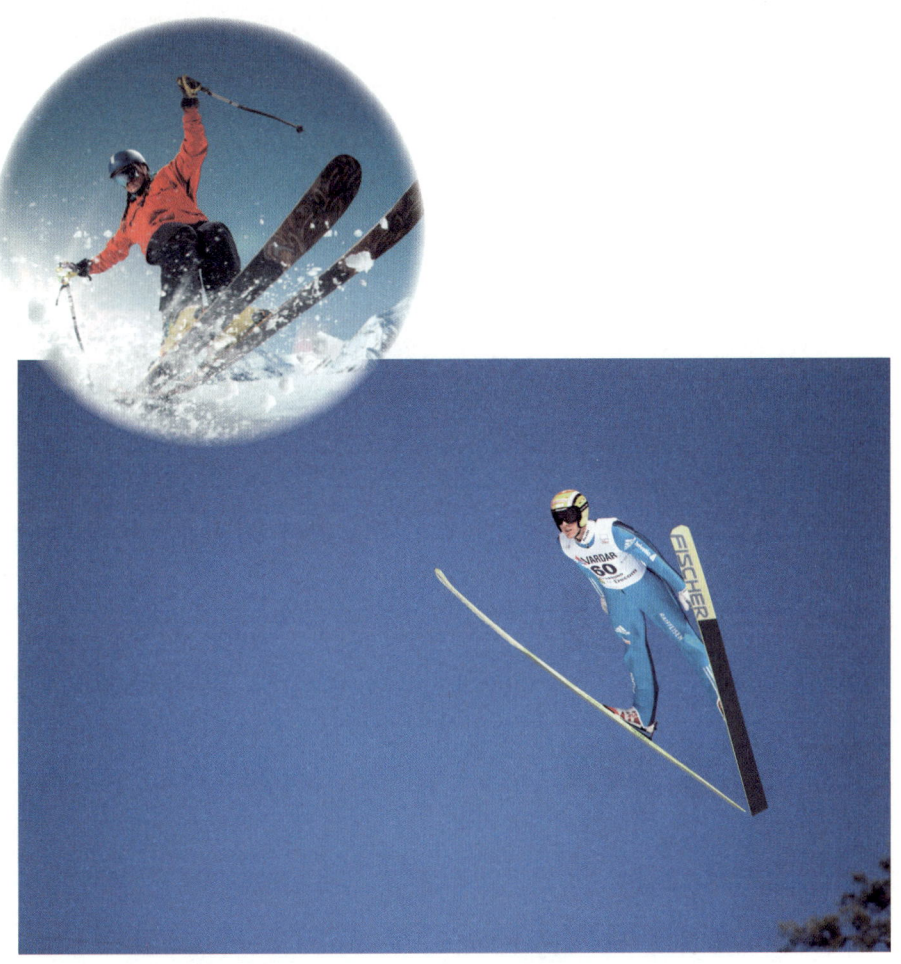

▶ 스키 점프는 공기의 저항을 고려하면서 동작 분석을 해야 한다.

Work Sheet — SECTION 12. 스포츠 경기기술의 역학적 이해

키노베아(Kinovea)를 활용한 영상분석 실습

1. 영상분석 프로그램 설치
- www.kinovea.org 방문
- 웹페이지 중앙 DOWNLOAD 버튼 아래 OHER DOWNLOADS 버튼 클릭
- 보유 컴퓨터 사양에 따라 64비트, 32비트를 선택하여 0.8.27 버전 설치 파일 다운로드 후 설치

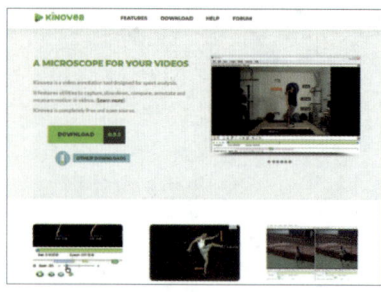
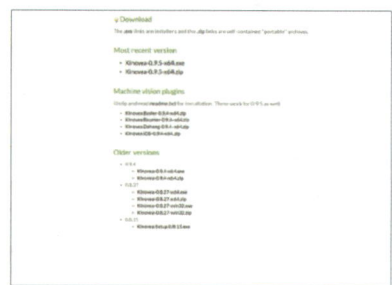

2. 제자리멀리뛰기 영상 수집
- 제자리멀리뛰기를 수행할 기준점 표시
- 스마트폰 거치대를 활용하여 제자리멀리뛰기 동영상 촬영
- 수집한 영상을 컴퓨터로 전송

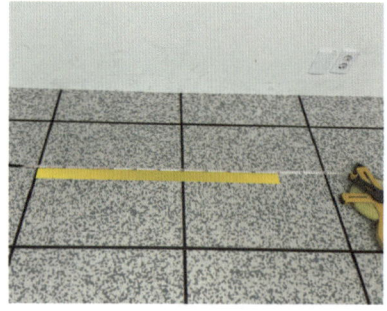
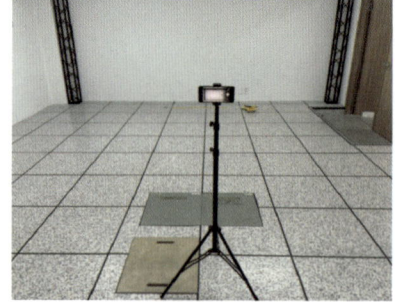

테이프로 지면에 1 m를 표시한 장면   거치대에 스마트폰을 설치한 장면

3. 캘리브레이션(calibration)

- 키노베아 프로그램 구동
- 좌측 상단의 탐색기를 활용하여 촬영한 동영상이 저장된 경로로 이동
- 우측 큰 창에서 분석 대상 영상 더블 클릭
- 하단의 선(Line) 기능을 선택 후 지면에 부착한 테이프 위에 선 그리기
- 그린 선 위에서 마우스 우측 클릭 - Calibrate 클릭 - 100 cm 또는 1 m 입력
- 그린 선 위에서 마우스 우측 클릭 - Display Measure - None 선택

※ 동영상 촬영 시 자나 노트 등 정확한 길이를 측정할 수 있는 물체를 운동면에 배치하여 캘리브레이션 도구로 활용하면 보다 정밀한 분석 가능

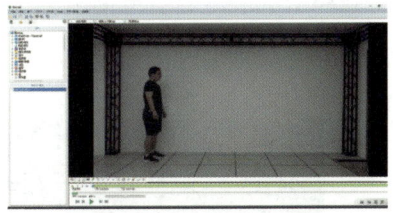

① 분석 대상 영상 더블 클릭 후 장면

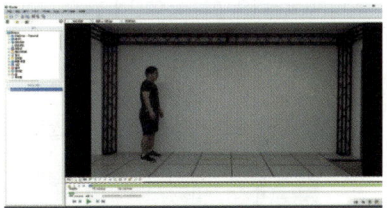

② 1 m 선을 그린 장면

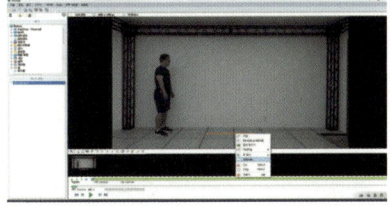

③ Calibrate 선택

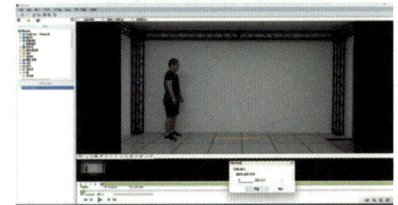

④ 1 m 또는 100 cm 입력

4. 제자리멀리뛰기 거리 측정

- 재생과 한 프레임씩 이동 버튼을 사용하여 착지한 프레임으로 이동
- 화살표(Arrow) 기능을 활용하여 기준점부터 착지한 거리까지 측정

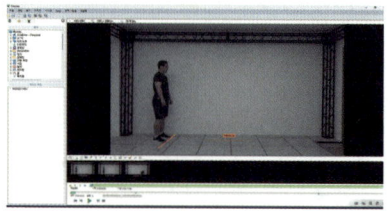
① 기준선 그리기

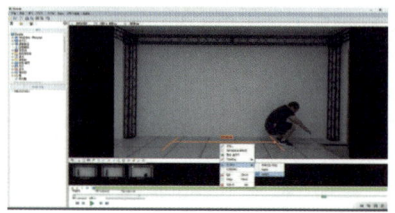
② 화살표로 거리 측정

5. 제자리멀리뛰기 공격 각도(attack angle) 분석
   - 재생과 한 프레임씩 이동 버튼을 사용하여 발의 앞꿈치가 지면에서 떨어지는 시점으로 이동
   - 각도 기능을 활용 – 신체의 주축과 운동방향의 지면이 이루는 각도 측정
   - 각도 위에서 우측 마우스 클릭 – 반시계방향(Counter clockwise) 등 기능 활용

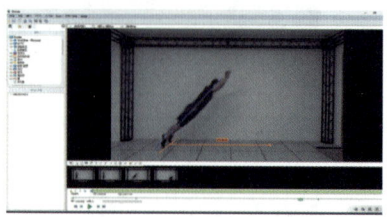
① 신체 주축 그리기

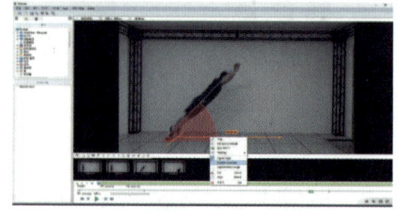
② 각도 분석 결과

6. 제자리멀리뛰기 경로 추적
   - 재생 패널의 처음으로 돌아가기 버튼을 활용하여 영상의 맨 처음으로 이동
   - 표시점에서 우측 마우스 클릭 – 경로 추적(Track Path) 클릭 – 표시점에 추적할 영역 맞추기 – 영상 재생
   - 영상이 재생되면서 추적이 종료되면 일시 정지 – 추적한 영역에서 우측 마우스 클릭 – 경로 추적 종료(End Path Edition) 클릭
   ※ 경로를 추적하기 위해서는 보색을 활용한 표시점 부착이 필요함.

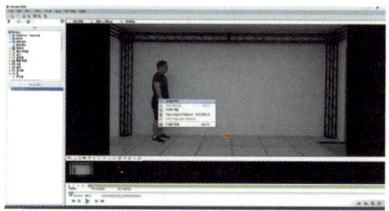
① 경로 추적 선택

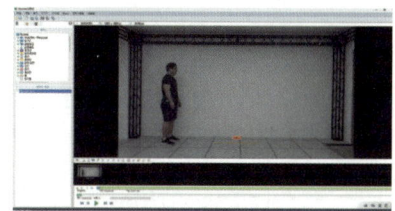
② 표시점 영역 맞추기

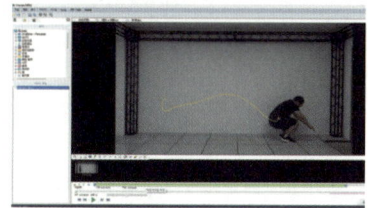
③ 경로 추적 결과

7. 분석 영상과 추적한 경로 데이터 저장
   - 좌측 상단 File – Save 클릭 – Save video with analysis permanently applied on the video 선택 후 Save 클릭 – 저장 경로, 파일명, 확장자(예: mp4)를 선택 및 입력하여 분석한 영상을 저장할 수 있음.
   - 좌측 상단 File – Export to Spreadsheet – Microsoft Excel (MS-XML) 클릭 – 저장 결로, 파일명, 확장자(예: *.xml)를 선택 및 입력하여 추적한 경로 데이터를 저장할 수 있음.
   ※ xml 파일이 자동으로 Microsoft Excel과 연동되지 않을 경우 파일 속성에게 연결 프로그램 설정이 필요함.

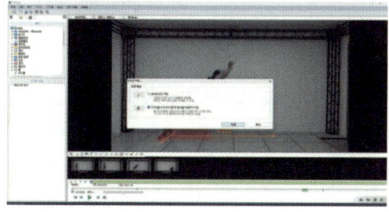
① 분석한 영상 저장

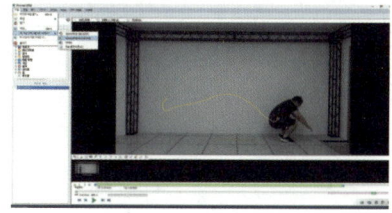
② 추적한 경로 데이터 저장

참고문헌

손갑식, 류민형, 조진수. (2012). 스키점프 비행 자세에 따른 공력 해석. 한국항공우주학회지, 40(3), 193-200.

문제헌, 김태완, 김성민. (2022). 바벨 움직임을 활용한 역도 인상 성공/실패 예측 및 경기력 결정요인 산출: 기계학습 모델을 기반으로. 한국체육학회지, 61(6), 73-81.

정철정, 이종훈. (1996). 100m 달리기의 운동학적 요인 분석 (고등학교 남자 선수를 대상으로). 한국운동역학회지, 6(1), 1-13.

송주호, 문영진, 박종훈. (2017). 도마 YANG Hak Seon 동작의 완성도 향상을 위한 운동학적 분석: 사례연구. 체육과학연구, 28(4), 1063-1072.

Gilgien, M., Spörri, J., Chardonnens, J., Kröll, J., Limpach, P., & Müller, E. (2015). Determination of the centre of mass kinematics in alpine skiing using differential global navigation satelle systems. Journal of Sports Sciences, 33(9), 960-969.

Krüger, A., & Edelmann-Nusser, J. (2010). Application of a full body inertial measurement system in alpine skiing: A comparison with an optical video based system. Journal of Applied Biomechanics, 26(4), 516-521.

Viavirta, M., Kivekäs, J., & Komi, P. V. (2001). Take-off aerodynamics in ski jumping. Journal of Biomechanics, 34(4), 465-470.

Chiu, H. T., Wang, C. H., & Cheng, K. B. (2010). The three-dimensional kinematics of a barbell during the snatch of Taiwanese weightlifters. The Journal of Strength & Conditioning Research, 24(6), 1520-1526.

Čoh, M., Babić, V., & Maćkała, K. (2010). Biomechanical, neuro-muscular and methodical aspects of running speed development. Journal of Human Kinetics, 26, 73-81.

Nagahara, R., Kanehisa, H., & Fukunaga, T. (2020). Ground reaction force across the transition during sprint acceleration. Scandinavian Journal of Medicine & Science in Sports, 30(3), 450-461.

Bernasconi, S., Tordi, N., Parratte, B., Rouillon, J. D., & Monnier, G. (2006). Effects of two devices on the surface EMG responses of eleven shoulder muscles during Azarian in gymnastics. Journal of Strength and Conditioning Research, 20(1), 53-57.

Takei, Y., Dunn, J. H., & Blucker, E. P. (2007). Somersaulting techniques used in high-scoring and low-scoring Roche vaults performed by male Olympic gymnasts. Journal of sports sciences, 25(6), 673-685.

Kellis, E., Katis, A., & Gissis, I. (2004). Knee biomechanics of the support leg in

참고문헌

soccer kicks from three angles of approach. Medicine and Science in sports and exercise, 36(6), 1017-1028.

Rico-González, M., Los Arcos, A., Nakamura, F. Y., Gantois, P., & Pino-Ortega, J. (2020). A comparison between UWB and GPS devices in the measurement of external load and collective tactical behaviour variables during a professional official match. International Journal of Performance Analysis in Sport, 20(6), 994-1002.

Watanabe, K., Nunome, H., Inoue, K., Iga, T., & Akima, H. (2020). Electromyographic analysis of hip adductor muscles in soccer instep and side-foot kicking. Sports biomechanics, 19(3), 295-306.

Katsumata, H. (2007). A functional modulation for timing a movement: A coordinative structure in baseball hitting. Human movement science, 26(1), 27-47.

Murray, N. B., Black, G. M., Wheley, R. J., Gahan, P., Cole, M. H., Utting, A., & Gabbett, T. J. (2017). Automatic detection of pitching and throwing events in baseball with inertial measurement sensors. International journal of sports physiology and performance, 12(4), 533-537.

Scarborough, D. M., Bassett, A. J., Mayer, L. W., & Berkson, E. M. (2020). Kinematic sequence patterns in the overhead baseball pitch. Sports biomechanics, 19(5), 569-586.

Bere, T., Kruczynski, J., Veintimilla, N., Hamu, Y., & Bahr, R. (2015). Injury risk is low among world-class volleyball players: 4-year data from the FIVB Injury Surveillance System. British journal of sports medicine, 49(17), 1132-1137.

Bisseling, R. W., Hof, A. L., Bredeweg, S. W., Zwerver, J., & Mulder, T. (2007). Relationship between landing strategy and patellar tendinopathy in volleyball. British journal of sports medicine, 41(7), e8-e8.

Fuchs, P. X., Menzel, H. J. K., Guidotti, F., Bell, J., von Duvillard, S. P., & Wagner, H. (2019). Spike jump biomechanics in male versus female elite volleyball players. Journal of sports sciences, 37(21), 2411-2419.

Lian, Ø., Refsnes, P. E., Engebretsen, L., & Bahr, R. (2003). Performance characteristics of volleyball players with patellar tendinopathy. The American journal of sports medicine, 31(3), 408-413.

SECTION 12 요점 정리

1. 육상

육상은 운동기술 향상을 위해 과거에는 대부분 영상분석에 의존하였으나, 최근에는 트랙에 적외선 주파수가 송수신 가능한 광학식 감지 장비를 설치하여 실시간으로 보폭, 보빈도, 접촉시간, 속도, 가속도 등의 운동학적 정보를 분석하고 있다. 단거리 달리기에서 지면에 가해지는 추진력과 저항력의 관계를 분석하여 가속과 속도 유지 등의 원인을 규명하고 있다.

2. 체조

체조는 고난도 기술의 완성도를 평가하므로 빠른 회전 동작에 대한 정밀분석을 실시하고 있다. 난도가 높은 운동기술의 관절별 각도, 각속도 등의 정량적 정보를 제공하여 후속세대 선수들이 활용할 수 있도록 하며, 훈련 중 인체에 가해지는 부하를 감소시키면서 작용근의 활성도를 확인하기 위해 근전도 분석도 적용하고 있다.

3. 축구

축구는 전략/전술 수립과 훈련 강도 등을 파악하기 위해 선수들의 움직임을 정량적으로 획득하고 있다. 최근에는 GPS, UWB 기반의 웨어러블 센서를 개발하여 경기 중 움직인 거리, 최고 속력 등의 정보를 기반으로 의사결정에 활용하고 있다. 다른 한편으로는 인스텝 슈팅을 위해 공에 접근하는 각도에 따라 무릎관절 부하의 변화를 분석하여 슈팅 훈련 시 고려해야 하는 사안을 제공하고 있다.

4. 야구

일반적인 던지기 동작의 키네메틱 시퀀스는 근위에서 원위로 전달되는 것으로 알려져 있다. 하지만 투수의 투구 동작을 3차원 동작분석한 결과 관절별 최대 각속도가 나타난 시점의 순서는 일정하지 않아 이에 대한 추가적인 연구가 필요하다. 타격 동작에서는 지면반력 분석을 통해 체중 이동와 함께 힘이 작용하는 기전을 정량적으로 설명하고 있어 운동기술을 평가하는 데 활용할 수 있다.

5. 배구

배구는 점프와 착지를 반복적으로 수행하는 대표적인 종목이다. 경기력 향상 측면에서 점프 시 무릎관절에서 작용하는 모멘트와 공중 동작에서의 카운터 밸러스 유지 등에 관한 연구가 수행되었다. 부상 방지 측면에서는 착지 구간에서 하지에 작용하는 부하를 감소시키기 위해 운동기술의 변화를 유도하고 근력훈련을 적용하는 등의 연구가 진행되었다.

SECTION 12 요점 정리

6. 역도

역도 운동기술의 성공적인 수행을 위한 운동학적 분석을 실시한 대표적인 내용은 바벨-목뼈-엉덩관절이 이루는 각도와 바벨 이동경로의 시계열 데이터를 분석한 사례라고 할 수 있다. 최근에는 컴퓨터 비전을 활용하여 바벨의 이동경로를 자동으로 추적하고 기계학습에 의한 성공/실패를 예측하는 알고리즘이 개발되고 있다.

7. 스키·스키점프

스키는 경기장이 규모가 크고 야외종목이라는 특성을 반영하여 GPS, GNSS, IMU와 같은 웨어러블 센서를 적극적으로 활용하고 있다. 스키점프는 공기의 저항이 경기력에 매주 중요한 변수로 작용하는데, 풍동실험을 통해 양·항비를 극대화하기 위한 선수의 운동기술 자세를 최적화하는 연구가 진행되고 있다.

SECTION 12 연습문제 review exercises

1. 다음 그림은 달리기 시 지면에서 작용하는 힘의 방향과 크기를 보여준다. 뉴턴의 제3 법칙 측면에서 ㉠, ㉡을 설명하는 힘으로 올바르게 묶인 것은?

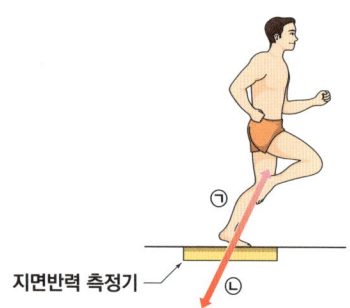

① 추진력 – 저항력   ② 저항력 – 추진력
③ 작용력 – 반작용력   ④ 반작용력 – 작용력

[2-3] 다음 그림은 100 m 달리기의 시간에 따른 속도의 변화를 나타낸 그래프이다. 그림을 보고 질문에 답하시오.

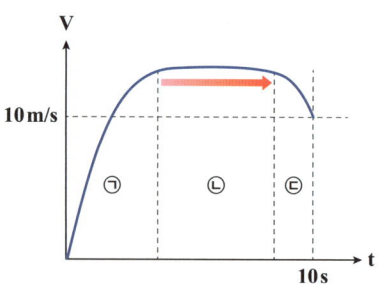

2. 위 그림에서 ㉠, ㉡, ㉢에 해당하는 구간으로 바르게 묶은 것은?

	㉠	㉡	㉢
①	질주구간	가속구간	감속구간
②	가속구간	질주구간	감속구간
③	감속구간	질주구간	가속구간
④	가속구간	감속구간	질주구간

3. 위 그림에서 ㉠, ㉡, ㉢ 구간에서 지면에서 작용하는 평균 추진력과 평균 저항력의 관계를 서술하시오.

4. 다음 그림은 철봉 휘두르기 동작이다. 이를 설명한 내용으로 맞는 것은?

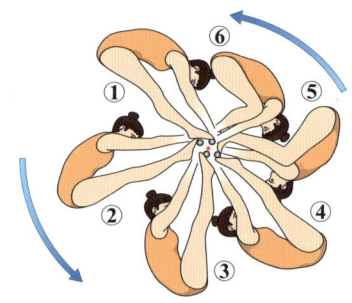

① 2-3번 구간에서 반시계방향으로 작용하는 각속도가 가장 높다.
② 1, 2, 3번 구간에서 무릎관절을 펴는 동작을 통해 회전반경이 감소한다.
③ 1, 2, 3번 구간에서 무릎관절을 펴는 동작을 통해 관성모멘트를 감소시킨다.
④ 5, 6번 구간에서 무릎관절을 구부리는 동작을 통해 관성모멘트를 증가시킨다.

5. 체조 도마에서 YANG Hak Seon 기술은 수직축 중심으로 몸통을 비틀어 1,080° 회전해야 한다. 성공적인 기술을 구사하였다면 각도법으로 몇 회의 회전을 수행하고 착지하였는지 쓰시오.

7. 다음 그림은 스마트폰을 사용한 영상분석 결과를 요약하여 보여주고 있다. 이를 통해 산출한 농구공과 야구공의 반발계수로 올바르게 묶인 것은?

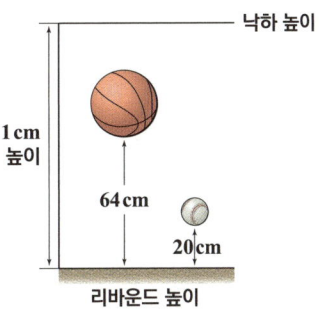

	농구공	야구공
①	0.64	0.20
②	0.36	0.80
③	0.80	0.45
④	0.80	0.36

6. 다음 그림은 스키점프에서 도약 후 비행자세를 보여주고 있다. 인체의 중심선과 운동방향을 표현하는 θ의 명칭은?

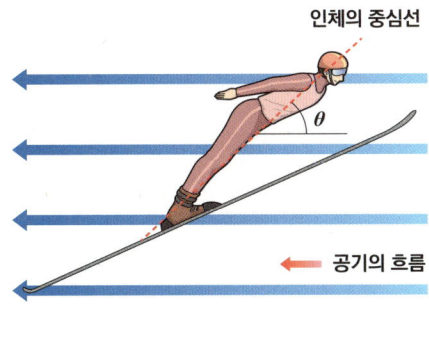

① 도약각　② 입사각
③ 공격각　④ 투사각

8. 운동역학 연구방법에서 운동학적 분석과 운동역학적 분석의 개념을 서술하고 대표적인 변인을 제시하시오.

정답 및 해설 answers and explanations

1. ④
   뉴턴의 제3법칙 중 작용–반작용의 법칙은 상호 작용하는 물체들 사이에서 크기는 같고 방향은 반대인 작용력과 반작용력을 설명한다.

2. ②
   100m 달리기에서 속도가 증가하는 구간을 ㉠ 가속구간, 속도가 유지되는 구간을 ㉡ 질주구간, 속도가 감소하는 구간을 ㉢ 감속구간으로 설명할 수 있다.

3. ㉠ 가속구간에서는 평균 추진력이 평균 저항력보다 높고, ㉡ 질주구간에서는 평균 추진력과 평균 저항력이 동일하게 유지되며, ㉢ 감속구간에서는 평균 추진력이 평균 저항력보다 낮다.

4. ①
   ② 1, 2, 3번 구간에서 무릎관절을 펴는 동작을 통해 회전반경이 증가한다. ③ 1, 2, 3번 구간에서 무릎관절을 펴는 동작을 통해 관성모멘트를 증가시킨다. ④ 5, 6번 구간에서 무릎관절을 구부리는 동작을 통해 관성모멘트를 감소시킨다.

5. 3회
   각도법으로 1회의 회전은 360°를 회전하였음을 의미한다. 따라서 1,080°의 회전은 1,080° ÷ 360° = 3회의 수직축을 중심으로 회전 후 착지하였다고 할 수 있다.

6. 투사된 인체와 물체의 각도에 의하여 양력이 발생하게 되는데, 인체의 중심선과 운동의 진행방향에 의해 형성되는 각도를 공격각(angle of attack)이라고 한다.

7. 반발계수를 일정한 높이에서 자유낙하 후 튀어 올라온 높이를 측정하여 구할 수 있으며, 그 공식은 다음과 같다. 반발계수(e) = $\sqrt{\frac{h'}{h}}$, 따라서 농구공의 반발계수는 $\sqrt{\frac{64}{100}}$ = 0.80, 야구공의 반발계수는 $\sqrt{\frac{20}{100}}$ = 0.45이다.

8. 운동학적 분석은 움직임의 형태에 관해 동작을 관찰하고 측정하여 기술한다. 변인으로는 (각)변위, (각)속도, (각)가속도 등이 대표적이다. 운동역학적 분석은 인체 내부에서 발현되고 흡수되는 힘과 인체와 외부 환경 사이에서 작용하는 힘을 등 연구한다. 변인으로는 힘, 모멘트, 일 등이 있다.

용어 풀이

Section 01

- **kinesiology**: kinesis는 '운동' 또는 '움직임'이라는 뜻을 가지고 있는 단어와 -ology의 '학문'이라는 접미사를 합쳐 만든 용어로서, '운동역학'보다는 해부학과 기능학을 합친 '해부기능학' 또는 '인체기능학'이라고 사용되어 왔다. 그러나 현재는 스포츠 과학의 발달로 biomechanics라는 용어의 출현과 더불어 광의의 의미인 '운동과학'이라는 의미로 널리 사용되고 있다.
- **biomechanics**: '살아있다'는 의미의 접두사인 bio-와 '역학이나 공학'을 뜻하는 mechanics의 합성어이다. 70년대 중반부터 사용하기 시작한 biomechanics라는 학문의 내용은 생물체의 움직임을 설명하고 그 원인을 규명하기 위해 생물체의 모형을 설정하고 역학적인 물리량을 양적으로 계산하여 산출된 물리량을 기반으로 그 움직임을 이해하고 설명할 뿐만 아니라 그 원인을 규명하는 것이다.
- **자유물체도(free body diagram)**: 인체 움직임에 영향을 주는 모든 힘을 도해로 표시한 것이다. 예를 들어 외력, 지면반력, 중력, 유체에 의한 힘 등이 있다.
- **운동에너지**: 운동하고 있는 물체가 가지고 있는 에너지를 운동에너지라 하고, 그 크기는 물체의 속도 제곱과 질량에 비례한다. 따라서 운동에너지를 크게 하기 위해서는 속도 증가나 질량을 늘리는 것이 중요하다.
- **위치에너지**: 높은 곳에 있는 물체가 높이에 따라 갖게 되는 에너지를 위치에너지라 하고, 그 크기는 질량, 중력가속도, 높이에 비례한다. 높은 곳에서 물체를 떨어뜨리면 중력에 의해 저절로 떨어지는데 이때 일의 양은 높이와 중력에 비례한다. 높이와 질량이 클수록 일의 양도 커진다.
- **충격량(impulse)**: 주어진 시간 동안 작용된 힘의 총량을 말한다. 그 크기는 힘의 크기와 시간에 비례하며 운동량 변화의 원인이다.
- **운동량**: 운동량은 물체의 질량과 속도의 함수로서 더 큰 질량을 지닌 물체일수록, 또는 더 빠른 속도로 움직이는 물체일수록 큰 운동량을 지닌다. 따라서 일정한 질량을 가진 어떤 물체의 운동량 변화는 속도의 변화를 의미한다.
- **비중**: 어떤 물체의 무게와 이것과 같은 부피의 섭씨 4℃ 물의 무게와의 비율로서 나타낸 것이다. 따라서 물보다 무거우면 1보다 크고, 작으면 1보다 작고, 같으면 1이 된다.
- **구심성 수축(concentric contraction)**: 근육의 길이가 줄어들면서 하는 수축을 구심성 수축이라고 하고 근육의 길이가 늘어나면서 하는 수축을 원심성 수축(eccentric contraction)이라고 한다. 예를 들면 턱걸이에서 수축하는 근육은 상완이두근으로 올라갈 때는 상완이두근의 길이가 줄어드는 구심성 수축이고, 내려갈 때는 길이가 늘어나는 원심성 수축이다.
- **과신전(hyper-extension)**: 관절이 외력이나 관성에 의해 가동범위보다 더 크게 신전되는 것이며, 부상의 원인이 된다.

Section 02

- **해부학적 자세(anatomical position)**: 손을 모은 상태로 손바닥을 정면을 바라보게 하고, 발은 어깨넓이로 평행하게 위치하며, 모든 관절을 편 상태
- **시상면(sagittal plane)**: 신체를 좌우로 나누는 면

용어 풀이

- **이마면(frontal plane)**: 신체를 전후로 나누는 면
- **횡단면(transverse plane)**: 신체를 상하로 나누는 면
- **전후축(anteroposterior axis)**: 지면과 수평하고, 인체의 앞쪽과 뒤쪽을 가로지르는 축
- **좌우축(medial-lateral axis)**: 지면과 수평하고, 인체의 양옆을 가로지르는 축
- **수직축(superior-inferior axis)**: 지면과 수직이고, 위쪽에서 아래쪽을 가로지르는 축
- **구름(roll)**: 오목 관절과 볼록 관절 사이에서 볼록 관절이 구르는 움직임
- **미끄러짐(slide)**: 관절의 사이에서 분절 전체가 직선 운동하듯 병진 운동이 나타나는 움직임
- **돌림(spin)**: 관절의 회전 동작으로 어깨의 회전 동작이 이에 해당
- **내회전**: 몸의 안쪽으로 회전하는 동작
- **외회전**: 몸의 바깥쪽으로 회전하는 동작
- **내번**: 발바닥이 몸의 중심쪽으로 향하도록 하는 움직임
- **외번**: 발바닥이 몸의 바깥쪽으로 향하도록 하는 움직임
- **상전**: 올림 동작
- **하전**: 내림 동작
- **배측굴곡**: 발목 관절에서 발등 쪽으로의 굽힘
- **저측굴곡**: 발목 관절에서 발바닥 쪽으로의 굽힘
- **선운동**: 물체 전체가 동일한 시간에 동일한 방향으로 움직이는 것
- **직선운동**: 물체의 회전이 없고, 직선의 궤적으로 움직이는 것
- **곡선운동**: 물체의 회전이 없고, 곡선의 궤적으로 움직이는 것
- **각운동**: 회전축이 아닌 부위에 힘을 가해서 회전 운동이 발생하는 것
- **회전운동**: 회전축을 중심으로 물체가 회전하는 것

Section 03

- **개재신경원(interneuron)**: 직접적인 운동뉴런이나 감각뉴런이 아닌 두 뉴런을 연결하는 뉴런. 중추신경계와의 정보 교환 기능을 수행하고, 운동/감각 뉴런과 함께 반사궁을 형성
- **고유수용성촉진법(proprioceptive neuromuscular facilitation, PNF)**: 뇌성마비나 다발성경화증과 같이 신경계 손상으로 나타나는 근육의 약화나 긴장을 해결하기 위해 개발된 운동 방법. 근육의 고유수용성감각을 자극하여 개별 근육이 아닌 집단화/패턴화된 근육 그룹의 활동을 촉진시킨다는 특징을 지님
- **고정근(fixator muscle)**: 조절된 인체 움직임을 위해 근수축에 의해 발생할 수 있는 특정 분절의 움직임을 차단/고정하는 역할을 수행하는 근육군
- **근원섬유마디(sarcomere)**: 힘 생성을 위한 근섬유의 가장 작은 단위. 근원섬유 내에 Z 선(z-line)부터 다음 Z 선까지의 영역을 의미하며 마이오신과 액틴 섬유가 교차된 색이 짙은 영역인 A 밴드와 액틴 섬유만이 존재하는 옅은 영역인 I 밴드로 구성
- **길항근(antagonist muscle)**: 인체 분절 움직임의 반대 방향의 토크를 생성하는 근육군. 주동근에 의해 발생하는 토크를 상쇄하는 역할을 함. 주로 신장성 수축을 통해 분절 움직임을 감속

용어 풀이

- **깃각(pennation angle)**: 깃근(pennate muscle)의 비스듬한 근섬유의 방향과 힘줄 사이에 생성되는 각도. 근섬유의 수축에 의해 힘줄로 전달되는 힘은 근섬유가 생성한 힘 크기와 cosine(깃각)의 곱으로 정의됨
- **등장성 수축(isotonic contraction)**: 근육의 길이가 변하는 근수축 유형. 근수축에 의해 근육의 길이가 짧아지는 경우는 단축성 수축(concentric/shortening contraction), 외력에 의해 근육이 길어지는 경우는 신장성 수축(eccentric/lengthening contraction)으로 분류
- **등척성 수축(isometric contraction)**: 근-건 복합체(muscle-tendon complex)의 길이 변화 없이 이루어지는 근수축의 유형
- **신경 지배율(innervation ratio)**: 단일 알파운동신경원이 지배하는 근섬유의 비율. 큰 운동단위는 상대적으로 많은 근섬유를 지배하기 때문에 높은 신경 지배율을 가지며, 작은 운동단위는 상대적으로 작은 신경 지배율을 지님
- **울프의 법칙(Wolff's law)**: 인체의 뼈는 가해지는 물리적 힘 또는 스트레스에 따라 적응성 변화(변형)를 보인다는 이론
- **유해수용기(nociceptor)**: 신체에 유해할 수 있는 자극에 대해 척수에 위험 신호를 보냄으로써 잠재적인 손상을 줄 수 있는 신체 부위의 회피 반응을 유도할 수 있는 감각뉴런. 뇌는 유해수용기에 의해 생성된 감각을 통증으로 인지하기 때문에 통증수용기(pain receptor)라고도 불림
- **주동근(agonist muscle)**: 인체 분절 움직임을 가속시키기 위한 토크를 생성하는 근육군. 주로 단축성 수축을 통해 짧아지며 힘을 생산
- **지연성 근육통(delayed onset muscle soreness)**: 강도 높은 운동을 한 이후 즉각적으로 나타나지 않고, 약 24시간 정도의 잠복기 이후 2~3일 동안 발생하는 근육통
- **척수(spinal cord)**: 뇌와 말초신경 사이의 전달통로. 앞 뿔을 통해 운동명령이 근육으로 전달되고 뒤 뿔을 통해 감각정보가 중추신경계로 들어옴
- **충돌 증후군(impingement syndrome)**: 관절을 이루는 뼈대의 과도한 병진운동, 또는 구조적 변형으로 인해 움직임 동안 주변 결합조직에 기계적 스트레스를 유발하는 관절 병리
- **플라이오메트릭(plyometrics) 훈련**: 짧은 시간 동안 최대 근력 생성과 관련된 순발력을 증진하기 위한 목적의 운동. 일반적으로 반복적인 점프와 같은 운동으로 구성되며 근육의 신장과 수축이 빠르게 연속되는 특징을 지님
- **항복점(yield point)**: 탄성을 가진 물체가 탄성 한도를 넘어 영구 변형이 급격히 증가하는 지점

Section 04

- **지레(lever)**: 다른 물체에 힘을 가해서 축에 대해 회전을 생성할 수 있는 장치
- **역학적 이득(mechanical advantage)**: 힘팔을 작용팔로 나눈 비율로, 그 지레 체제의 효율성 수치
- **무게중심(center of gravity)**: 특정 물체의 전체 무게가 작용된다고 가정되는 지점
- **분절법(body segments method)**: 인체분절모수치 자료를 활용하고 영상분석을 통해 무게중심을 산출하는 방법
- **평형(equilibrium)**: 선운동은 특정 물체에 작용되는 힘의 합이 '0'일 때, 각운동은 특정 물체에 작용되는 토

용어 풀이

크의 합이 '0'일 때
- **안정성(stability)**: 선가속도나 각가속도에 저항하는 특성에 의한 다양한 요인에 의해 결정되며 운동성과는 반비례 관계
- **기저면(base of support)**: 특정 물체가 지면과 접촉할 때 만들어지는 접촉면의 최외곽을 연결한 면적

Section 05

- **운동학**: 운동을 변위, 속도, 가속도 관점에서 다루는 분야
- **운동역학**: 운동학을 포함하고 운동을 일으킨 힘까지 고려하여 운동을 다루는 분야
- **벡터**: 크기와 방향을 포함하는 물리량
- **스칼라**: 크기만으로 충분한 의미를 나타내는 물리량
- **병진운동**: 운동체 각 부분의 이동 거리가 평행인 운동
- **회전운동**: 운동체의 각 부분의 이동 거리가 다른 운동
- **변위**: 방향을 나타내는 위치 차이
- **속도**: 단위 시간에 나타나는 변위의 차이
- **가속도**: 단위 시간에 나타나는 속도의 변화 정도
- **굴곡**: 전후면에서 관절의 각도가 작아지는 분절의 움직임
- **신전**: 전후면에서 관절의 각도가 커지는 분절의 움직임
- **내전**: 좌우면에서 분절이 중심선으로 가까이 가는 움직임
- **외전**: 좌우면에서 분절이 중심선으로부터 멀어지는 분절의 움직임
- **회내**: 해부학적 차려 자세에서 손이 안쪽으로 도는 움직임
- **회외**: 해부학적 차려 자세에서 속이 바깥쪽으로 젖혀지는 움직임
- **회전**: 신체분절을 장축을 축으로 돌리는 움직임
- **회선**: 신체분절을 관절을 꼭지점으로 휘돌리는 움직임
- **자유낙하**: 공중에 정지한 상태에서 낙하운동이 일어나는 운동
- **투사 각도**: 던져진 물체의 초기 운동 방향이 수평면과 이루는 각도
- **초기 속도**: 던져진 물체가 지면을 떠나거나 던지는 신체 부위를 떠나는 순간의 속도

Section 06

- **라디안(radian)**: 원호 길이와 반경이 같을 경우의 각도이다.
  - 원을 360등분할 때의 1이 1°(degree)이다.
  - 1 라디안 = 57.3°이다.
  - 1 레볼루션은 360°이다.
- **SSC**: Stretch Shortening Cycle의 줄임말로 근육을 쓸 때 신장성 수축 후 단축성 수축형태로 근육을 쓰는 것

용어 풀이

Section 07

- **계(system)**: 물리계라고도 하며, 구성 요소들을 체계적으로 통일한 조직을 일컫는 말로, 구성 요소들을 포함하여 요소들 사이의 상호 관계를 정의하고 있는 것을 의미한다.
- **알짜힘(net force)**: 합력이라고도 하며, 물체에 작용하고 있는 모든 힘들의 벡터를 합하여 계산한 것이다.
- **마찰계수(friction coefficient)**: 마찰력을 수직 접촉력으로 나눈 상대적인 비율로 정의되며, 두 물체의 재질과 접촉하고 있는 물체 표면의 상태에 따라 영향을 받는다.
- **수막현상(hydroplaning)**: 물에 젖은 노면을 고속으로 달릴 때 타이어와 노면 사이에 일종의 물로 된 막이 생겨 자동차가 조종능력을 잃는 현상
- **앵커링(anchoring)**: 양궁 경기에서 활시위를 당겨 손을 턱에 고정하는 동작
- **종단속도(terminal velocity)**: 공기 중에서 낙하하는 물체가 일정 속도에 도달하면 저항력과 중력의 크기가 같아져 더 이상 가속되지 않고 일정한 속도로 낙하할 때의 속도
- **스톤(stone)**: 컬링에서 사용되는 용구로, 원 둘레는 91.44 cm 이하, 17.24~19.96 kg이고, 화강암으로 만들며, 중심에는 자석 감지 센서가 있어 빨간선을 지나서 손을 떼면 빨강 불빛이 표시된다.

Section 08

- **각운동(회전운동)**: 특정 회전축에 대해 물체를 구성하는 모든 질점이 동일한 시간에 동일한 각(angle)으로 이동하는 운동이며, 각운동의 회전축은 회전 평면에 직교함
- **각운동량**: 특정 회전축을 중심으로 회전하는 물체가 가지고 있는 각운동의 양을 의미하며, 크기는 회전축에 대한 관성모멘트와 각속도의 곱으로 결정됨
- **각운동량 보존 법칙**: 외부의 알짜토크가 작용하지 않을 때, 즉 모든 외부 토크의 합이 '0'일 때 한 물체 또는 여러 물체로 구성된 시스템의 각운동량은 보존됨
- **각충격량**: 특정 시간 동안 물체에 작용한 토크의 총합으로, 각충격량의 크기는 각운동량의 변화량과 동일함.
- **공전적 각운동량**: 전신(시스템)의 질량중심축에 대한 분절(질량중심점)의 회전에 대한 각운동량임
- **관성모멘트(회전 관성)**: 회전하는 물체가 원래의 회전 상태(각속도)를 유지하려는 특성을 의미하며, 질량 및 질량의 분포로 결정됨($I = \sum m \cdot r^2$, m는 질량, r는 회전축까지 거리)
- **구심력**: 물체가 곡선 경로를 운동할 때, 원의 중심이나 곡선의 안쪽 방향으로 작용하여 물체의 운동 방향, 즉 경로를 바꾸는 힘으로, 크기는 질량과 구심가속도의 곱으로 결정됨
- **모멘트암**: 힘의 작용선에서 회전축까지의 수직거리(최단 거리)로, 힘과 모멘트암의 곱으로 토크의 크기가 결정됨
- **원심력(원심경향)**: 물체가 원이나 곡선 경로를 이탈해 운동하려는 경향으로, 속도를 유지하려는 관성에 따른 효과일 뿐 실제로는 존재하지 않는 가상의 힘임
- **자전적 각운동량**: 물체의 질량중심축에 대한 자체적인 회전에 대한 각운동량임
- **짝힘**: 같은 평면상에서, 크기가 같고 평행하면서 방향이 반대인 두 힘을 의미하며, 짝힘이 작용하면 물체는 선운동하지 않고 각운동만 하게 됨

용어 풀이

- **토크(회전력)**: 물체에 작용한 힘에 의한 회전 효과나 경향을 의미하며, 힘과 모멘트암의 곱으로 토크의 크기가 결정됨
- **편심력**: 힘의 작용선이 물체의 회전축(무게중심점)을 지나지 않는 힘으로 물체를 회전시키는 토크를 생성함
- **평행축 정리**: 물체의 질량중심을 지나는 회전축 및 이와 평행한 다른 회전축에 대한 두 관성모멘트 간의 관계식($I = I_{com} + (m \cdot r^2)$, I_{com}는 질량중심 축에 대한 관성모멘트, m은 질량, r는 두 회전축 사이의 거리)
- **회선반경**: 관성모멘트와 관련해 특정 회전축에 대한 물체의 질량 분포를 대표하는 값으로, 회전축으로부터 물체의 총 질량이 모여 있는 가상의 위치까지의 거리를 의미함
- **힘의 작용선**: 작용한 힘의 연장선으로 힘의 작용점과 작용 방향에 의해 결정됨

Section 09

- **일(work)**: 물체에 힘이 작용하여 움직일 때, 힘과 변위의 곱으로 주어지는 물리량. 스칼라
  $W = |\vec{F}||\vec{s}|\cos\theta$
- **양의 일(positive work)**: 힘을 가한 방향과 이동 방향이 일치할 때의 일. 근육은 단축성 수축(concentric contraction)을 함
- **음의 일(negative work)**: 힘을 가한 방향과 이동 방향이 반대일 때의 일. 근육은 신장성 수축(eccentric contraction)을 함
- **일률(power)**: 일의 효율. 단위시간당 한 일의 양. $P = W/s$
- **에너지(energy)**: 일을 할 수 있는 능력
- **역학적 에너지(mechanical energy)**: 기계적 에너지라고도 불리며, 정지해 있거나 움직이는 물체에 사용되는 에너지. 역학적 에너지 = 운동에너지 + 위치에너지
- **운동에너지(kinetic energy)**: 운동하는 물체가 가지는 에너지
- **선운동에너지(linear kinetic energy)**: 선운동을 하는 물체가 가지는 에너지. $E_{LK} = \frac{1}{2}mv^2$
- **각운동에너지(angular kinetic energy)**: 각운동을 하는 물체가 가지는 에너지. $E_{RK} = \frac{1}{2}Iw^2$
- **중력위치에너지(gravity potential energy)**: 물체 또는 사람의 높이에 따라 갖는 중력 에너지. $E_{GP} = mgh$
- **탄성위치에너지(elastic potential energy)**: 물체의 변형의 갖는 탄성 에너지. $E_{EP} = \frac{1}{s}kx^2$
- **역학적 에너지 보존 법칙(mechanical energy conservation law)**: 에너지가 외부로 빠져 나가지 않고, 추가 에너지를 공급받지 않는다고 가정을 한다면 위치에너지와 운동에너지의 합은 항상 일정함

Section 10

- **고체**: 일정한 모양과 부피가 있으며 쉽게 변형되지 않는 물질의 상태
- **기체**: 모양과 부피가 일정하지 않으며 액체처럼 흐르는 성질이 있고, 힘을 가하면 부피가 줄어드는 물질의 상태.

용어 풀이

- **마찰 항력**: 유체의 점성으로 인해 발생하는 표면 마찰에 의한 항력
- **매그너스 효과**: 유체 속을 회전하면서 움직이는 물체에 양력이 작용하여 경로가 휘는 현상
- **받음각**: 공기 흐름의 방향과 날개의 경사각이 이루는 각. 영각(angle of attack)이라고도 함
- **베르누이의 정리**: 점성이 없이 정상적으로 흐르고 있는 유체에 대하여 에너지 보존의 법칙이 성립되는 것을 나타내는 정리
- **부력**: 중력이 작용하는 장에서 유체 안에 있는 물체에 작용하는 압력의 차이로 인해 발생하는, 중력의 반대 방향으로 가해지는 힘
- **스포일러**: 차량의 뒷부분을 아래 방향으로 눌러주어 차체가 뜨는 현상을 막기 위한 부착물
- **액체**: 물, 기름과 같이 자유롭게 유동하여 용기의 모양에 따라 그 모양이 변하며 일정한 형태를 가지지 않고, 압축해도 거의 부피가 변하지 않는 물질
- **양력**: 유체 속에서 유체와 상대운동을 하고 있는 물체에 수직 방향으로 작용하는 힘
- **에어포일**: 양력을 최대화하고 항력을 최소화하도록 만든 유선형의 날개 단면
- **유체**: 액체와 기체 상태로 존재하는 물질의 총칭
- **인플레이터**: 수중에서 상승, 하강하기 위해 부력조절기에서 공기를 주입하거나 뺄 때 사용하는 장치
- **종단속도**: 유체 속을 낙하하는 물체가 다다를 수 있는 최종 속도
- **중립 부력**: 중력과 부력의 크기가 같을 때의 상태를 일컬음
- **항력**: 물체가 유체 속에서 움직일 때 받게 되는 저항력
- **형태 항력**: 물체의 형태에 따라 진행 방향의 앞뒤로 생기는, 압력차에 의해 발생하는 항력

Section 11

- **강성(stiffness)**: 경직도. 변형에 저항하려는 성질로, 하나의 물체가 더 큰 강성을 가지면 같은 양의 변형에 더 많은 힘을 요구함
- **골퍼스 픽(golfer's pick) 자세**: 한쪽 다리를 들고 허리를 구부린 채로 손으로 물건을 짚는 자세
- **동적 평형(dynamic equilibrium)**: 물체에 작용하는 합력과 물체에 작용하는 힘에 의한 토크의 합이 '0'이어서 등속도 운동을 하는 상태
- **반동동작(countermovement)**: 움직이고자 하는 방향의 반대방향으로 근육을 미리 빠르게 수축시켰다가 의도한 방향으로 수축시킴으로써 사전근수축의 효과를 얻는 동작으로, 무릎을 굽혔다 펴는 반동 점프는 그냥 점프에 비해 12% 도약 높이를 향상시킴
- **사전근수축(stretch shortening cycle; SSC)**: 단축성 수축 이전에 신장성 수축이 동반되는 형태의 근수축으로, 미리 발생한 신장성 수축으로 단축 시 역학적 출력이 증가함
- **스투프(stoop) 자세**: 구부정하게 몸을 구부린 자세
- **역진자 모델(inverted pendulum model)**: 질량중심이 회전축의 끝부분에 위치해서 외부적 도움 없이는 바로 쓰러지는, 매우 불안정하게 뒤집어진 진자 모형
- **역진자 스프링 모델(inverted pendulum spring-mass model)**: 역진자 모델과 같으나, 연결 부위에 스프링이 있어 유효질량이 클수록 탄성력을 갖고 있는, 압축한 진자 모형

용어 풀이

- **예비동작**(preliminary movement; backswing): 힘을 생성할 수 있는 동작을 만들기 위해 몸을 움직여 준비하는 것
- **움직임 패턴**(movement pattern): 어떠한 물체의 이동에서 인식할 수 있는 공간 및 시간의 규칙성
- **채찍 패턴**(whip pattern): 어떠한 물체가 최대속도와 같은 방향의 분절의 회전을 가진 움직임 형태로, 말단은 회전운동 경로를 따름

Section 12

- **보폭**(stride length): 걷거나 달릴 때 앞발과 뒷발의 뒤꿈치까지의 거리로, 스텝(step)은 한 보의 거리, 스트라이드(stride)는 첫 번째 보, 두 번째, 세 번째 보까지의 거리로 정의함
- **보빈도**(stride frequency): 초당 보의 횟수로 스텝(step)은 초당 한 보의 횟수, 스트라이드(stride)는 초당 첫 번째 보, 두 번째, 세 번째 보까지의 횟수로 정의함
- **접촉시간**(contact time): 걷거나 달릴 때 발이 지면에 접촉하고 있는 시간
- **비행시간**(flight time): 걷거나 달릴 때 발이 공중에서 스윙하는 시간
- **웨어러블 센서**(wearable sensor): 옷, 시계, 신발, 안경 혹은 피부에 부착하거나 삽입하는 등의 형태로 통신이 가능한 전자 센서류를 통칭함
- **키네메틱 시퀀스**(kinematic sequence): 인체의 분절과 관절의 결합을 사슬과 같이 연결된 것으로 가정하고 운동이 인체의 중심에서 먼 곳으로 순차적 전이되는 과정을 설명함
- **가속도 센서**(accelerometer): 인체나 물체의 가속도를 측정하는 센서로, 영상분석을 통해 산출하는 가속도에 비해 직접 가속도를 측정하여 좀 더 정밀한 정보를 제공함. 단위는 g 또는 m/s^2으로 표기함
- **민감도**(sensitivity): 검사, 분류 등에서 맞는 것을 올바르게 예측하는 정도
- **특이도**(specificity): 검사, 분류 등에서 틀린 것을 올바르게 예측하는 정도
- **기계학습**(machine learning): 다양한 데이터와 알고리즘을 기반으로 컴퓨터가 학습을 통해 결론을 추론하는 프로그램
- **컴퓨터 비전**(computer vision): 인공지능(artificial intelligence; AI)의 한 연구 분야로, 인간의 시각적 인식을 광학식 장비 등을 활용하여 컴퓨터가 재현하여 수행하는 것을 목표로 함
- **랜덤 포레스트**(random forest): 기계학습에서 검출, 분류, 회귀 등 모델 개발에 사용되며, 다양한 의사결정 트리(decision tree)를 활용하는 앙상블 학습기법
- **관성센서**(inertial measurement unit; IMU): 움직이는 인체나 물체의 속도와 방향, 중력, 가속도를 측정하는 센서로, 일반적으로 자이로스코프(gyroscope), 가속도계·지자계 센서가 결합된 형태임
- **풍동실험**(wind tunnel test): 터널 모양의 구조물에서 기류를 발생시켜 인체 또는 물체가 받는 양력과 항력 등과 같은 영향과 그로 인해 주변에 발행하는 기류의 변화를 관찰하는 실험